U0233520

中医针推治脑病

中医脑及脑病的基本理论 +

治疗脑病的常用腧穴和应用技巧 +

23种常见脑病的针推治疗经验和护理要点 +

王维峰　薛聆◎主编

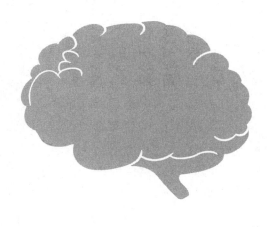

山西出版传媒集团　山西科学技术出版社

前 言

随着现代医学的不断向前发展，古老的中医学也逐步焕发出了新的生命力，中医"脑理论"即是中医理论发展的标志之一。中医对脑的认识不仅是中医借助于现代解剖学而发展的，更是中医传统理论的突破。古老的《黄帝内经》中即有关于脑的相关论述，如《素问·脉要精微论》说，"头者，精明之府，头倾视深，精神将夺矣""夫精明者，所以视万物，别白黑，审短长"。说明脑为精明、精神之所在，具有主视觉、精神的功能。《灵枢·海论》说："髓海有余，则轻劲多力……髓海不足，则脑转耳鸣，胫酸眩冒，目无所见，懈怠安卧。"《灵枢·口问》说："上气不足，脑为之不满，耳为之苦鸣，头为之苦倾，目为之眩。"说明脑与人体精力、视觉、听觉有关，脑髓不足则出现一系列精神、感觉、运动等多方面的变化。隋代医家巢元方在《诸病源候论》中提出"风头眩者，由血气虚，风邪入脑"的病源学说，指出眩晕的发生与脑有关，是由于"风邪入脑"所致。宋代十三科之风科，更可以说是中医脑病之滥觞。明代医家李时珍在《本草纲目》中提出"脑为元神之府"，进一步认识到脑与人的生命活动、精神活动密切相关。随着解剖学的发展和西方医学的传入，清代医家更倾向于从脑的解剖结构认识脑的功能，为中医学在对脑的认识方面进行了一些补充。中医"脑理论"的深化，促进了中医脑病学的发展，中医脑病学综合运用中医药、针灸、推拿等传统医疗手段治疗脑病，其临床优势越来越明显。我们有理由相信，中医"脑理论"及中医脑病学将是中医学新的发展方向之一。

当今社会，一方面，医学快速发展，医疗水平逐步提高，人们的平均寿命逐渐延长，老年人口越来越多，老年病问题越来越突出；另一方面，人们生活节奏逐步加快，饮食结构逐渐发生变化，一些不良的生活习惯越来越严重。因此，心脑血管疾病、高血压、糖尿病、血脂异常症、肥胖、偏头痛、抑郁焦虑

1

症及认知障碍的患者越来越多，尤其是脑血管疾病已经成为我国城乡人口首要的死亡原因。这些疾病常属于中医之中风、眩晕、消渴、头痛、脏躁、呆病、不寐等中医脑病范畴。这些医学问题直接影响着我国经济的发展和人民健康水平的提高，也直接影响着我国小康社会的建设。尽管现代医学医疗水平较高，但中医学（包括中医药、针灸、推拿等）作为现代医学的重要组成部分，在上述疾病的诊断、治疗中作用独特，不可替代。

本书从临床实践出发，以针灸、推拿为切入点，综合各家治疗经验，理论联系实际，不仅阐述了中医"脑理论"的相关学术基础，而且对治疗脑病常用腧穴的临床运用技巧进行了深入浅出的阐述，对于中医脑病中常见的23种疾病，从诊断依据、病因病机、辨证论治、治则治法、分证论治、临床心得、转归与预后、护理与调摄、预防与康复、医论提要、医案选粹等方面，进行了深入细致的讲解。本书以理论为基础，以临床为着眼点，客观、真实，资料丰富，操作性强。

在本书的编写过程中得到了周围众多同道、师生的鼎力相助，在此一并致谢。

由于编者学识水平有限，书中不足之处难免，敬请各位同道批评指正。

目　录

第一章　中医脑及脑病的基本理论

第一节　中医对脑的认识的演变过程

现代医学认为，脑是人体精神意识、思维活动的发生部位及物质基础，也是人体生命的主宰者及最主要的调节器。中医对脑的认识是随着人类对自身认识的变化而逐步演变和推进的。从最初甲骨文中只认识到脑的解剖位置，到《黄帝内经》的"脑为髓海""头者精明之府"，再到明·李时珍提出"脑为元神之府"，及至清·王清任的"脑主记忆"，中医对脑的解剖位置、功能等方面的认识在不断发展、不断深入。殷商时期人们就对脑的功能有了初步认识，至《黄帝内经》成书，中医学理论体系基本形成，中医对脑的认识也更加深入。随着社会的不断进步、科技的不断发展，以及历代医学家的不断探索，人们不仅对脑的生理有了更深入的理解，而且对脑病的病理也有了更进一步的了解。

中医认为，人体是一个以五脏为中心的有机整体，五脏与六腑具有密切的表里关系。藏于体内的脏腑（包括五脏、六腑、奇恒之腑）通过经络、气血联系五官九窍、形体百骸等，组成五个一脏、一腑、一体、一窍的系统。五大系统以五脏为中心，五脏当中又以心为最高统帅，如《素问·灵兰秘典论》说："心者，君主之官，神明出焉。"说明心对人体的生命活动起主宰作用。及至明清时期，中医学逐步认识到脑与精神、情志的关系。近年来，随着中医学理论的发展，人们对"心主神明"又有了新的认识。

一、春秋战国以前对脑的认识

远古时期，医与巫是不分的。巫的地位很高，从事的活动范围也很宽泛，从祭祀、祈祷、记史、司仪……到驱魔、治病，无所不为。

远古时期虽处于原始社会，但中医学已悄然萌芽。殷商以前，祭祀与巫祝一直是人们生活的重要组成部分。人们借助巫"与天地交感"的能力，祈福驱

1

魔、祈求健康，于是巫客观上便承担起了一些治疗疾病的活动，这也是医学最早的起源。如《山海经·大荒西经》说："大荒之中，有山名曰丰沮玉门，日月所入。有灵山，巫咸、巫即、巫盼、巫彭、巫姑、巫真、巫礼、巫抵、巫谢、巫罗十巫，从此升降，百药爰在。"说明巫在当时不仅司祭祀，而且有司医药的职能。但巫医对脑的认识十分模糊，并未留下可反映当时巫医对脑的认识与理解的文献资料。

文字是历史的重要见证。殷商甲骨文的出现使人类对自身的活动有了更明确的记载，所以从甲骨文可以看出先民对世界万物的理解。关于脑结构的记载最早应源于甲骨文。在甲骨文中，"脑"写作，即 ⦀ 在上，囟 在中，儿 在下。从文字结构可以看出"《《"似头发，"儿"像人形，故"囟"便是头颅。汉·许慎的《说文解字》曰："𦜕（脑），头髓也。从匕；匕，相比著也。《《像发，囟像𦜕形。"即言脑的物质基础为脑髓。许慎的这一观点应该源于当时已经成书的《黄帝内经》，强调了脑与头颅的关系。

二、春秋战国时期对脑的认识

春秋战国时期，"脑"作为一个医学范畴的名词出现，在现存文字资料中，最早见于《黄帝内经》。《黄帝内经》是我国现存最早的一部医学典籍，成书于春秋战国时期，标志着中医学理论体系的基本形成。《黄帝内经》的内容涵盖人体的生理病理，以及疾病的诊断、治疗、预防与养生的法则。脑是人体的重要组成部分，《黄帝内经》对于脑也做了一定的论述，如脑的位置、性质及功能。《灵枢·海论》中说："脑为髓之海，其输上在于其盖，下在风府。"介绍了脑位于颅中，精确阐释脑的主要范围，并且指出"脑为髓之海"。《素问·五脏生成篇》中说："诸髓者，皆属于脑。""髓"在《说文解字》中是形声字，本义即是骨中之脂。《素问·脉要精微论》中说："髓者，骨之充也。"结合"肾其充在骨""肾藏精"，可以归纳出髓即由先天之精所化生。脑为髓海，是精、髓聚集之处，所以能够反映肾精、骨髓的盈亏盛衰。除此之外，《黄帝内经》在其他章节对脑也有类似的阐述，如"人始生，先成精，精成而脑髓生"（《灵枢·经脉》），说明脑髓是先天之精所化生。

《素问·逆调论》指出"肾不生则髓不能满"，从病理的角度说明了脑髓、肾、阴精三者间的关系；肾为封藏之本，主藏精，而且是"作强之官，伎巧出焉"，说明脑的功能与肾精的盈亏密切相关，从另一个角度描述了脑与人体的运动、智慧密切相关。《黄帝内经》还进一步阐述了脑与后天水谷精微的关系。如《灵枢·五癃津液别》中说："五谷之津液，和合而为膏者，内渗入于骨空，补益脑髓。"《灵枢·大惑论》中说："五脏六腑之精气，皆上注于目……上属于脑。"可见《黄帝内经》已认识到，脑髓依赖于后天水谷精微的濡养，为以后医学家论述脑与其他脏腑及气血津液的关系奠定了基础。《黄帝内经》对脑功能的论述比对结构的描述多，如《素问·脉要精微论》中说："夫精明者，所以视万物，别白黑，审短长""头者，精明之府，头倾视深，精神将夺矣"。精明是目之所主，五脏六腑之精上注于目，属脑；而头为精明之府，说明脑为精明、精神之所在，具有主视觉、精神的功能。《灵枢·海论》还说："髓海有余，则轻劲多力……髓海不足，则脑转耳鸣，胫酸眩冒，目无所见，懈怠安卧。"《灵枢·口问》也说："上气不足，脑为之不满，耳为之苦鸣，头为之苦倾，目为之眩。"进一步说明脑与人体精力、视觉、听觉有关，脑髓充足则精力充沛，视觉、听觉正常，脑髓不足则眩晕耳鸣、视物昏花、倦怠嗜卧。《黄帝内经》时期或之前也有一种观点，认为脑当为脏，如《素问·五脏别论》中说："余闻方士，或以脑髓为脏，或以肠胃为脏，或以为腑，敢问更相反，皆自谓是，不知其道，愿闻其说。"可以看出，虽然《黄帝内经》否定了这些方士的观点，但这种认识也还存在，甚至当今也有人主张"脑当为脏论"。此外，在《黄帝内经》中，脑和髓均为奇恒之腑，脑的范畴要大于髓的范畴，髓涵盖的范畴又以"骨之脂"为主。脑与髓同出而异名，脑更倾向于功能的表述，髓则偏向物质，包括脊髓、脑髓、骨髓。虽然《黄帝内经》也曾"脑""髓"二字并称出现，但是《黄帝内经》对脑、髓、肾三者关系的阐释比较全面，髓基本成了脑与肾的桥梁，即肾－精－髓－脑，进一步引申出了肾精、衰老、脑功能减退的关系，不过心与脑的关系并没有明确解释。

综上所述，春秋战国时期，中医对脑范畴的认识主要以《黄帝内经》中的观点为主，认为脑为髓海，为奇恒之腑，与人的听力、视力、活动，甚至精神均有密切关系。此时期，人们对脑的认识，有赖于中国古代哲学的发展（主要受稷下黄老哲学影响），已经从殷商时期模糊的认识发展成有明确定位，有来源、性质、定义，有功能联系的脑的范畴，进一步完善了中医学理论。

三、秦汉时期对脑的认识

秦汉时期，人们对脑的阐述实际上是《黄帝内经》的延续。如，西汉末年儒家的纬书《春秋·元命苞》中就有对脑的描述："脑之为言在也，人精在脑""头者，神之所居。"说明了脑与头及精神的关系，脑在头中，精神居于脑，与《黄帝内经》中"精明之府"的认识一脉相承。西汉·韩婴在其《韩诗外传》中这样描写："人生……三月微昫而后能见，七月而生齿而后能食，朞年膑就而后能行，三年脑合而后能言。"可见，当时人们已经认识到"囟门闭合"是脑发育成熟的标志之一，语言能力则是大脑功能成熟的标志之一。东汉·张仲景在《金匮玉函经·卷一·论治总则》里对脑的认识与西汉的大致相同："头者，身之元首，人神所注。"在这个时期，医家所言"神所居""人神所注"与《黄帝内经》所言"头者，精明之府"有异有同，与《黄帝内经》的"心主神明"也有明显的区别。头是人身之首，是人身体最上、最前的部分，本义是"脑袋"，认为脑在头中。头所包含的意义更广，人体的视、听、言、动功能虽与脑密切相关，但也与头部的五官七窍密切相关，是人脑与头部官窍共同完成的。《黄帝内经》的"精明之府"，正是与"夫精明者，所以视万物，别白黑，审短长"相符。从表面上看，精明即是"睛"，正所谓"五脏六腑之精气，皆上注于目""望神先望目""目睛是人神的表现窗口"。但是，精明不仅仅是指"睛"，在《淮南子·精神训》中有"使耳目精明玄达而无诱慕"，是聪明、明洁、挚诚的含义，又隐隐包涵了"睛明"的意思在里面。"头者，神所居""人神所注""人精在脑"，可见头（脑）、神、精三者之间既有区别也有联系，认为头是人神所注、所居，然并非神之所生，也非神之所主。《大戴礼记·曾子天圆》中就这样定义："阳之精气曰神。"头是诸阳之会，那么神所居、神所注也就顺理成章了。且上述书籍中的"神"为人神，并非"心主神明"的神明。《素问·五运行大论》亦说："论言天地之动静，神明为之纪。"

此外，"人精在脑"的"精"意义很多，可以同于"人始生，先成精，精成而脑髓生"，即指先天之精；也可同于"天有精"，所谓天人相应，"人精"可对应"天之精"，而脑与髓作为奇恒之腑"藏于阴而象于地"，恰对应"地有形"（《素问·阴阳应象大论》），还可以解释为精神，亦即"天有精，地有形"之谓。

"人精在脑"提示了脑象地，更偏于物质精髓，而心的"神明出焉"，为君为纪，更偏于功能表述。头为"人神所注"，也是"精明之府"，然"神"之主在心，以心为主。秦汉时期的这种认识既受《黄帝内经》的影响，又受黄老哲学的影响，突出强调了"五脏为中心的整体观"，且心居人身中位，符合君主之职位。所以脑虽然与精、神有关，但脑可以说是神的主要物质基础，并为"神所居处"，而主神明者则是"君主之心"。虽然在秦汉时期并未言明脑、心的这种"体用关系"，但为后世脑、心关系的认识和后世"脑为元神之府"等论述奠定了基础。脑与心二者相辅相成，在神志层面，脑可以说是"心"的"体"，故可以"精明"。

总之，秦汉时期中医对脑范畴的认识基本继承了《黄帝内经》的理论，可考书籍并不丰富，但其中能挖掘探究的内涵却很多，主要以汉朝为主，认为头为"人神所注""人精在脑"，对头与脑的关系做出了进一步阐释。

四、魏晋时期对脑的认识

魏晋时期，玄学与道家兴起，因此中医受道家思想的影响颇深。道家论脑大都与泥丸宫挂钩。道家根据脑的形态、颜色，将脑称为泥丸宫，是因为脑色黄，象于土，故曰"泥丸是土"。这种命名方法符合道家命名的朴素直观原则，所以泥丸是道家根据大脑的解剖结构而创出的一种形象化的名称。东晋的《黄庭内景经·至道章》中描写泥丸宫："泥丸百节皆有神。"梁丘子注曰："泥丸，脑之象也。"即将脑与泥丸视作一体。

道家亦论及"脑门"，葛洪在《抱朴子》中解释："两眉之间为上丹田，俗称脑门，其内即脑髓聚会之所。"这里所说的"脑门"虽与修行相关，但也能看出脑的重要性。

道家文化的兴起及魏晋文人求仙问道的风气，进一步丰富和发展了中医脑的范畴，同时也兴起了一股炼丹养生之风。

五、隋唐时期对脑的认识

隋唐时期对脑的认识有贡献的医家首推巢元方与孙思邈。隋·巢元方著《诸病源候论》，首次从脑病的病因、病机角度对脑进行了一些阐述。如"风邪入脑"中对脑病的病因、病机进行了论述，描述了"风邪入脑"所致的头眩、耳聋、耳鸣、鼻塞、脓涕结聚、脑痛、须眉堕落等症状。从生理角度而言，巢元方还是延续了《黄帝内经》的认识，认为"脑为髓海"，与头部疾病有从属关系。在此基础上进一步发展，联系了脑髓疾病与各个脏腑的病变，讨论了多种脑髓疾病的病因、病机。唐·孙思邈的《备急千金要方·卷二十九》中也有对脑的叙述："头者，身之元首，人神之所注。气口精明三百六十五络皆上归于头。头者，诸阳之会也。""脑者，头之髓也。""头痛……灸过多伤神。"都说明孙思邈对头脑主精神及脑在人体的重要性有相当的了解，这与《黄帝内经》《金匮玉函经》所述大体一致。同时期，杨上善也在注解《黄帝内经》时明确指出"头为心神所聚"（《太素·厥头痛》）。除此之外，孙思邈还在《备急千金要方》中留下了治脑之方，如治脑风方、治髓虚实方、治脑癫方等。而另一部方剂著作《外台秘要》里也记载了益脑散等方剂。

综上，隋唐时期，人们对脑的认识主要体现在病因、病机及证候学、方剂学上，基本理论仍以《黄帝内经》为滥觞，并在此基础上丰富发展了证候学与方剂学内容。

六、宋代至明清时期对脑的认识

宋代医家对脑的论述并不多，但宋代哲学家的部分著作中有相关论述。如，宋·朱熹《性理精义》中认为，万事万物之化生，皆始于无极。所谓"无极之真，二五之精，妙合而凝……二气交感，化生万物"。"无极之真"的"真"指真精、真气，真精在真气催化下，成为脑髓。脑髓由阴精、阳气相互转化，一分为二，分为左右。脑之左者主动、主升、主开，右者主静、主降、主合，故脑髓为太极之象。该观点从哲学层面论述了脑是由真精所组成，并强调了肾的重要性。从无极到太极，太极生两仪之理，领悟到太极动而生阳，动极而静，静而生阴，一动一静，互为其根。阴柔阳刚，阴舒阳缩，催化脑髓生出"多细络如细腺（线）"，内涵"多精质之体"（清·王宏翰《性原广嗣》）。

这一时期，医家或哲学家逐渐强调脑与精神的关系，甚至将人体的思维、意识、感觉都归于脑的功能，认为脑与元神密切相关。李时珍提出"脑为元神之府"，《本草纲目·辛夷发明》说："鼻气通于天。天者，头也，肺也。肺开窍于鼻，而阳明胃脉环鼻而上行。脑为元神之府，而鼻为命门之窍。人之中气不足，清阳不升，则头为之倾，九窍为之不利。"脑髓元神又为五官九窍之司，五官是灵机之窗，故脑又称为"清窍""清空""机窍""窍络"等。窍者，神机出入之所；络者，传导、反射之路。以上所说诸窍，皆由脑之祖窍所统，祖窍受元神所主，具有开合、升降、出入之能，诸窍为祖窍所使，而生传导、反射之功。因此，脑髓既是接收之器，更是传出指挥之官。五官九窍之生理作用，是脑神生理功能向外之表现。清·黄元御《四圣心源》说："祖气之内，含抱阴阳。"也就是父母赋予阴气、阳气，二者相互渗透，相互为用，转化为真气。

真气者，为气之根，"脑为真气之所聚"。由于气具有功能和物质两重意义，所以脑之真气亦不例外。

明清时期，人们对脑功能的认识，不仅简单论及神"所居""所注"，而且详尽地认识到人体视听言动、灵性思维等都与脑的功能密切相关。这些理论上的变化是对之前人们对脑认识的进一步发展和细化，而这种变化的缘由主要有两个方面：一方面是积于解剖学的发展，另一方面是西学东进的影响。

七、结语

文字学开始，人们对脑只有初步认识，到了《黄帝内经》成书才有了明确叙述。之后，脑的概念基本延续了《黄帝内经》的理论，在病因、病机及证候学、方剂学上有了一定的发展。先秦时期，中医对脑范畴的认识基本以《黄帝内经》理论为主，认为脑为"髓海"，为"奇恒之腑"，并且明确指出脑在头中，"其输上在于其盖，下在风府"，总结其物质基础为阴精，与视听及人体活动有密切联系。魏晋时期，受道教的影响，人们把脑与泥丸宫归为一体。隋唐时期，主流思想仍然是在《黄帝内经》的基础上发展，丰富了证候学与方剂学内容。但"心主神明"仍是主流理论，脑在人体的"精神"作用也逐渐被重视。此时，脑的范畴作为一个医学研究课题，内容日益丰富，囊括了基础理论、证候学、方剂学。而在历史前进的征程中，脑范畴逐渐完善，容纳了更多的新元素，得到了新发展。宋代至明清，对脑的解剖进一步深入，对脑构成的认识没有实质性的变化，但对于脑功能的认识则从"神所居""元神之府"，进一步具体到了人体的各种感觉及思维、记忆、智慧、灵性、情感等。这与现代医学的传入和普及有密切的关系。

第二节　脑的结构与生成

《素问·五脏别论》说："余闻方士，或以脑髓为脏……或以为腑。"表明早在两千多年前，古人就对人体或者人脑的生理功能做过认真的探讨，只是限于当时的科学水平，还不能深入研究脑的解剖生理，因而才确立脑为奇恒之腑。《灵枢·经脉》中说："人始生，先成精，精成而脑髓生，骨为干，脉为营。"说明当时人们已做过人体胚胎学研究，观察到脑的生成较身体其他组织器官为先。即言脑位于颅内，由髓汇集而成，故名"髓海"，为元神之府，生命之主宰。脑藏髓，主神志，智能出焉。脑外形如核桃，表面满布沟回，直通口、鼻、眼、耳诸窍，下延脊髓。脊髓沿脊柱居于身背。脑为发令之官，髓为传令之使，督脉通贯脑髓，连输五脏，协调于五脏六腑，统辖于四肢百骸。脑开窍于五官，灵机现于瞳子，应于语言。

一、脑髓的解剖位置和结构

脑藏于颅内，位于人体最高位。正如前述，脑的解剖位置在《灵枢·海论》中就已有详细描述。脑系由脑、髓及经络、筋脉共同组成。《素问·五脏生成》有"诸髓者皆属于脑"的论述。在《史记·扁鹊仓公列传》中有扁鹊望诊时认识病位"其在骨髓"的记载，并阐述了从腠理到血脉、肠胃到骨髓的病位递进层次，说明髓在人体的深部，髓对生命活动十分重要。《黄帝内经》认为，经络是气血津液运行的通道，是五神脏的生理基础，并初步阐述了对神机的一些认识。《灵枢·邪气脏腑病形》说："十二经脉，三百六十五络，其血气皆上于面而走空窍。"《灵枢·大惑论》说："五脏六腑之精气，皆上注于目而为之精……裹撷筋、骨、血、气之精而与脉并为系，上属于脑，后出于项中。"另外，《灵枢·经筋》说："足少阳之筋……从左之右，右目不开，上过右角，并跷脉而行，左络于右，故伤左角，右足不用，命曰维筋相交。"这其中"维筋相交"的理论阐述了脑系经络传导的实际情况。《灵枢·经水》认为"若夫八尺之士，皮肉在此，外可度量切循而得之，其死可解剖而视之，其脏之坚脆、腑之大小、谷之多少、脉之长短、血之清浊、气之多少……皆有大数"，认识到人体结构可以通过测量的方法来精确描述。当时没有神经的名称，但有关于气、神的描述，与神经解剖及其生理功能基本一致，可以看出髓和经络是构成脑系的主体成分。历代医家虽然大都能认识到脑在人生命中的重要作用，但由于历史条件的限制、尸体实地解剖的欠缺，人们对脑的组成和结构的描述还是显得比较粗浅。

明·李梴在《医学入门》中说："脑者髓之海，诸髓皆属于脑，故上至脑，下至尾骶，皆精髓升降之道路也。"这一说法与现代神经解剖对脊髓传导通路的研究相吻合。

清·刘思敬在《彻剩八编内镜·头面脏腑形色观》中明确指出，脑与脊髓的连续性为"颈节膂髓，连脑为一"。

随着西方思想的逐步传入，医学知识的吸纳融合，人们逐渐对脑的解剖结构有了更加深刻的认识。王清任在对许多尸体进行实地解剖后，写成了著名的《医林改错》一书。在《医林改错·脑髓说》中，王清任对脑及脑系组成的描述逐步具体化，如"灵机记性在脑者，因饮食生气血，长肌肉，精汁之清者，化而为髓，由脊骨上行入脑，名曰脑髓。盛脑髓者，名曰髓海。其上之骨，名曰天灵盖""两目即脑汁所生，两目系如线长于脑，所见之物归于脑""鼻通于脑，所闻香臭归于脑""两耳通脑，所听之声归于脑"等，说明王清任认识到脑、髓、目、耳、鼻皆相通而维系，共同组成脑髓系统。

清·赵彦晖在《存存斋医话稿·卷上·第二十条》中说："脑散动觉之气，厥用在筋，第脑距身远，不及引筋以达百肢，复得颈节膂髓，连脑为一，因遍及也。脑之皮分内外层，内柔而外坚，既以保存生身，又以肇始诸筋，筋自脑出者六偶，独一偶逾颈至胸下，垂胃口之前，余悉存项内，导气于五官，或令之动，或令之觉。又从膂髓出筋三十偶，各有细筋傍分，无肤不及。其与肤接处，稍变似肤，以肤为始，始缘以引气入肤，充满周身，无不达矣。筋之体，瓤其里，皮其表，类于脑，以为脑与周身连接之要约，即心与肝所发之脉络，亦肖其体，因以传本体之性于周身。盖心、肝与脑三者，体有定限，必藉筋脉之势，乃能与身相维相贯，以尽厥职。否则，七尺之躯，彼三者何由营之、卫之，使生养动觉各效灵哉？"进一步认识到了脑在颅内外有筋膜包裹，并从脑及髓发出经筋、脉络，连属五官，内达脏腑，外及皮毛，发挥动觉、感知、号令、维系的作用，说明脑髓及其经脉、筋络是构成脑系的重要组成部分。

清·邵同珍在《医易一理·论人身脑气血脉根源脏象论·脑脏论》中则明确描述了脑髓的整体结构："脑精气，居脑顶之上，前齐眉，后齐颈，左右齐耳。中系六瓣，中二瓣名曰大脑，前曰前脑，后曰后脑。背行较多，分九对脑气筋，入五官脏腑，以司视言动听。故曰：目无脑气筋则不能视，耳无脑气筋则不能听，鼻无脑气筋则不分香臭，舌无脑气筋则不知甘苦。脊髓者，由脑直下，为脑之余，承脑驱使分派，众脑气筋之本也。脊柱二十四节，凑叠连贯，互相勘合而成，共成脑气筋三十一对，由筋分线，由线分丝，愈分愈细，有绕如网者，有结如球者，以布手足周身，皮肉筋骨无微不到。人身能知觉运动，及能记忆古今，应对万事者，无非脑之权也。"说明他认识到脑由大脑、小脑、脑气筋组成，脑气筋连接眼、耳、口、鼻等器官。这里的"脑气筋"类似于现代解剖学中认识的神经、血管束。同时，他还认识到脊髓是脑下延而成，"为脑之余，承脑驱使"，并在脊柱内下行，"成脑气筋三十一对"，类似于 31 对脊神经及其血管筋膜。

综上所述，脑位于颅内，外被筋膜及颅骨，并向头面发出脑气筋。脑下接脊髓，脊髓沿脊柱向下，由脊柱"凑叠连贯，互相勘合"，保护在外，并向外分出脑气筋，分布到周身及其他脏腑，和脑髓共同完成协调脏腑、主持感觉和运动等功能。

二、脑髓的生成

（一）脑髓的物质来源

脑髓依赖精气化生，在人出生之后，依靠肾中精气及脾胃摄入的五谷精微维持营养并充养而成。脑髓的生成来源有三部分：

1. 先天之精生成脑髓雏形　《灵枢·经脉》中说："人始生，先成精，精成而脑髓生。"是说脑髓产生的原始物质基础是先天父母之精。《灵枢·本神》说："故生之来谓之精，两精相搏谓之神。"即脑髓由"两精相搏"而产生。先天之精还是化生元神的物质基础，元神又依附于形体而存在，脑是人体中最先发育的器官，元神藏于脑内，所以李时珍说："脑为元神之府。"先天之精的盛衰，直接影响着脑的发育和神明的功用。肾精充足，先天之精充盈，则肾主骨生髓，脑有化源，脑髓正常化生；肾气不足，先天之精亏虚，脑髓不能正常化生，则小儿可见"五迟""五软"诸证。所以，蔡陆仙认为："人之才力均出于脑，而脑髓实由肾主之。"张锡纯在《医学衷中参西录》中更是明确提出："脑为髓海，乃聚髓之处，非生髓之处，究其本源，实由肾中真阴、真阳之气酝酿化合而成，缘督脉上升而贯注于脑。"

2. 水谷之精充养脑髓　肾中精气化生脑髓雏形之后，脑髓还需不断得到水谷精微的濡养化生才能逐步长成。《素问·五脏生成》说："诸髓者皆属于脑。"后天脾胃将水谷精微转化为气血，并借助脾的升清与胃的降浊，将水谷精微之气上承脑髓，而补益之。《灵枢·五癃津液别》说："五谷之津液和合而为膏者，内渗入于骨空，补益脑髓。"提出了脑是髓汇集的地方，脑需要不断在五谷之津液和合濡养中获得补益，逐步长成。《灵枢·决气》也说："谷入气满，淖泽注于骨，骨属屈伸，泄泽，补益脑髓。"临床上，先天发育不良者，可在婴幼儿时期以饮食调补，通过后天水谷之精补养脑髓，开发智能。后天饮食不足，气血化生乏源，脑髓失养，临床可见发育迟缓、智力低下等症。成人在饮食失调，脾胃运化功能失常之时，由于气血生化乏源，营血亏虚，不能上奉于脑，脑髓空虚，常常出现头晕目眩、肢疲神倦、心神不安及失眠，甚至记忆力下降等表现。

3. 脏腑之精化髓充脑　脑髓为肾中精气所生，脾胃精气所化，五脏六腑之精气皆上充于脑而养脑髓。肾主骨、生髓；脾气散精，濡养脑髓；肺吸入自然界清气合水谷之气上充脑髓；心主血脉，使血行脉中而上达于脑髓；肝主疏泄，调畅脑髓气血，并藏血以养脑髓，故脑髓之功能正常是五脏精气充养、协调为用的结果。《素问·上古天真论》说："肾者主水，受五脏六腑之精而藏之。"同时，古人认识到肾藏精，精生髓，髓能充脑以补益脑髓，故唐容川说："益肾生精，化为髓，而藏之于脑中。"肾精的盛衰，直接影响着脑髓的盈亏。若肾精不足，不仅脑失其养，还影响到肾中生殖之精的活力，使生殖功能下降；在胚胎发育中，脑髓的化生也较迟缓，易见新生儿脑髓先天不足的疾患。隋·巢元方在《诸病源候论·小儿杂病诸候》中说："解颅者，其状小儿年大，囟应合而不合，头缝开解是也……肾主骨髓，而脑为髓海，肾气不成，则脑髓不足，不能结成，故头颅开解也。"宋·钱乙在《小儿药证直诀·解颅》中说："年大而囟不合，肾气不成也，长必少笑，更有目白睛多，㿠白色瘦者，多愁少喜也，余见肾虚。"脑髓从先天之精产生之后，要接受肾中精气、肺中清气及脾胃五谷精微的濡养才能逐步充实。脑髓充实，神乃自生。

（二）脑髓的产生和发育过程

脑髓产生于父母先天精气。《灵枢·经脉》有"人始生，先成精，精成而脑髓生"，阴阳和合，精气化生脑髓。胎儿吸纳母体脏腑精气而成雏形，出生后由五脏六腑精气充养而逐渐长成，至老年又伴随脏腑精气的逐步衰退而衰退，最终由于脑髓的失用而宣告生命的结束。

对于脑髓的产生和发育过程，古人描述较少。历代医家秉承《黄帝内经》所述，受历史条件限制，对此也少有深入探讨。清·王清任在《医林改错·脑髓说》中说："看小儿初生时，脑未全，囟门软，目不灵动，耳不知听，鼻不知闻，舌不言。至周岁，脑渐生，囟门渐长，耳稍知听，目稍有灵动，鼻微知香臭，舌能言一二字。至三四岁，脑髓渐满，囟门长全，耳能听，目有灵动，鼻知香臭，言语成句。"论述了脑髓从出生到长成的大体发育过程，较之过去的认识深入许多，这种认识符合现代医学对脑髓发育的描述。

第三节　脑的生理功能及病理特点

　　脑，位于颅腔之内，为髓聚之处；由精气所化生，有九宫百节之结构，为元神之府；下连脊髓，通过经络、脑气筋等与全身密切联系；具有主持思维、发生感情、产生智慧、控制行为、支配感觉、统帅全身的作用。因而，脑是人体生命活动的根本所在，是人体内的一个重要器官，如受到损伤可致人死亡。从中医的角度看，大脑的生理功能如下：

一、主宰生命活动

　　人出生之前随形具而生之神，即为元神。元神藏于脑中，为生命的主宰。元神存则有生命，元神败则人即死。得神则生，失神则亡。因为脑为元神之府，元神为生命的枢机，故"脑不可伤，若针刺时，刺头，中脑户，入脑立死"（《素问·刺禁论》）。

二、主精神、意识、情志、智能活动

　　脑具有精神、意识、思维、情志功能，为精神、意识、思维、情志活动的枢纽，为"一身之宗，百神之会"（《道藏》）。脑主精神、意识、思维、情志的功能正常，则精神饱满，意识清楚，思维灵敏，记忆力强，语言清晰，情志正常。脑主精神、意识、思维、情志功能异常，则心神不宁，失眠健忘，头胀痛，或眼昏花。长时间脑气郁结不能疏散，则致血瘀痰浊交结，而出现虚、瘀、痰、浊夹杂为病，临床出现善太息、晕厥、头痛、惊恐不安，甚至出现癫狂、抑郁、昏迷、语言不清等临床见症。

　　人的智能活动是脑的功能。人之所以能够思维、计算，具有记忆、识别和创造等各种智能活动，都赖于人有发达的脑。小儿脑气未充，所以智能发育未全；青少年脑气渐长，脑脏发育最快，智能变化最快，所以青少年模仿力强，是学习的大好时期；中年人脑海充足，气血充盈，能够上承脑府而养脑脏，所以中年之人智满力足，是发明创造等智能活跃的时期；老年人脑髓失养，脑海不足，所以记忆力下降、健忘。人的智能活动，每一个时期都在随着脑脏发育的特点而变化。

三、主感觉、运动、视觉、听觉、语言功能

《医学原始》说："五官居于身上，为知觉之具，耳、目、口鼻聚于首，最显、最高，便于物接。耳、目、口、鼻之所导入，最近于脑，必以脑先受其象而觉之，而寄之，而剖之，而存之也。"《医林改错》说："两耳通脑，所听之声归于脑；两目系如线，长于脑，所见之物归于脑；鼻通于脑，所闻香臭归于脑。"小儿"至周岁，脑渐生，……舌能言一二字"。说明人体的视、听、言、动等，皆与脑有密切联系。脑髓充盈，则身体强劲有力。否则，胫酸乏力，功能失常，不论虚实，都会表现为听力下降、视物不清、嗅觉失灵、感觉异常、运动失司。脑还具有主司语言活动的功能。人区别于动物的一个重要特征就是人能够使用语言进行沟通交流，参与实践活动，其中包括口头语言直接交流和文字语言间接交流等。语言在人类社会活动中是必不可少的组成要素，促进了人类社会的进步和发展。人之所以能够学习语言并使用语言，是由于人体脑髓的功能调配。临床上可以观察到，脑髓受损的患者会出现语言不清、謇涩不利、失读、失认、失写等临床表现，这些都是脑主语言的功能失常在临床上的具体表现。

人体的运动是一种复杂的功能活动，不论是身体的本能活动还是经过学习而获得的技巧性活动，都属于筋、骨、肌肉、关节的协调运动，而协调各个脏腑和组织的器官就是脑髓。肾主伎巧，实质上是脑髓司运动的表现。脑通过连属筋骨、肌肉、关节的经络发挥其协调指挥作用。头为诸阳之会，督脉总督诸阳，为阳脉之海，汇集诸阳经经气，贯脊入脑。形体得阳气之温煦，则腰脊能俯仰，四肢能屈伸。《医学衷中参西录》说："究其本源，实由肾中真阴、真阳之气化合而成。"肾中阴阳充足，筋脉、骨节得精血之濡养，则肢体活动灵活。反之，如果脑髓精血不足，则脑转耳鸣、胫酸眩冒、目无所见、懈怠安卧。如果脑髓精气本身空虚，或感受外邪之后，则会影响到肢体的运动功能。《素问·刺禁论》说："刺脊间中髓，为伛。"认识到针刺时，如果伤及脊髓则可导致腰背及下肢运动功能的失常。王清任《医林改错》也指出脑"气亏则半身不遂"。

四、支配脏腑功能

脑具有支配脏腑活动的生理功能。人体五脏六腑及形体官窍的功能活动都受脑的支配。脑气筋从脑发出，内连五脏六腑，外达形体官窍及皮毛肌腠，支

配人体的运动与感觉。脑气筋从脑发出者，共有"六偶"，其中一偶到达胸腹，发出的分支分布到胸腹中五脏六腑之内；从髓发出"三十偶"，全都到达脏腑之中，共同支配脏腑的运动和感觉。肺主气、脾主运化、心主血脉、肝藏血、肾藏精等功能的正常运行离不开脑功能的正常发挥。脑具有协调五脏，主意识、思维、情志活动的功能，若七情致病，影响脑气的输布，脑气郁结不能外达，或脑气直接受损使其不足，不能到达五脏六腑、四肢百骸，五脏失调，百节不用，则表现为各个脏腑功能失调的症状。

从现代医学的角度来说，脑是中枢神经系统的主要组成部分，位于颅腔内。脑是整个人体的控制中心，支配着人体各种功能，例如循环、呼吸、消化、对外界的反应及肢体的活动等。由感官（嗅、视、味、触、听）感知获得的信息在脑中进行分析处理，并下传。脑同时也负责人类的高级功能，例如：思想、记忆、语言、情绪、人格等。

脑是人体重要的组织器官，其生理功能和病理改变是密切相关的。古代医家对其病理改变有着不同的见解，例如：《灵枢·海论》有"髓海有余，则轻劲多力，自过其度；髓海不足，则脑转耳鸣，胫酸眩冒，目无所见，懈怠安卧"。《灵枢·口问》亦说："上气不足，脑为之不满，耳为之苦鸣，头为之苦倾，目为之眩。"除此以外，中医学还认为，神志功能的失调是由于五脏的病变，如心血不足可见失眠、多梦、健忘；热陷心包可见神志昏聩；痰阻心窍可见神志不清、喜怒无常；痰火扰心可见狂乱躁动；肝气郁滞可见心烦易怒等。清·林佩琴在《类证治裁·健忘》中说："人之神宅于心，心之精依于肾，而脑为元神之府、精髓之海，实记性所凭也。"指出记忆与脑的联系。癫、狂都属于神志失常的疾病。中医学对癫证的研究指出，该病为脑神与脏腑之神的功能失调，加之情志不遂，使人体内产生气、血、痰、火、瘀的病理改变而出现的一类精神失常性疾病，主要病位在脑。中医学认为，脑髓不足亦可导致疾病的发生，清·王清任认为痫证的发生与元气亏虚不能上传进入脑髓和瘀血阻滞脑髓有关。

第四节　脑与五脏的关系

人是一个有机的整体。这个有机的整体与脑的协调支配作用相关。脑的协调支配作用主要表现为十二经脉、奇经八脉及经别的协调络属从而使五脏六腑相协调。另外，脑髓发出的脑气筋布散脑气进入脏腑，从而发挥支配脏腑的运动与感觉。脑统摄五脏六腑，又与五脏六腑共同维持生命的存在。脑的生成、濡养离不开五脏六腑化生、输布气血津液的作用，而脑又对五脏六腑化生、输布气血津液功能具有协调和支配作用。脑与五脏相辅相成、相互为用的关系进一步加强了脑神、脏腑、形体、官窍的整体联系。

一、脑与心

脑与心之间的关系有两种说法，一是心、脑共主神明；一是心主血脉、脑主神明。

关于神明所主的问题，历来存在一定的争议。在中医学早期，尤其是在《黄帝内经》时期，由于客观条件所限，认为心主神明，如《素问·灵兰秘典论》说："心者，君主之官也，神明出焉。"而在《灵枢·邪客篇》则说："心为五脏六腑之大主。"都说明了心与神明的关系。之所以有这种观点的产生，一方面是受历史条件和传统文化的限制（包括古代哲学、解剖学、历史学、文学及思维方法等），心为君主之官则必主神明；另一方面由于心主血脉，血是神志活动的物质基础，所以心主神明，即所谓"心藏脉，脉舍神"（《灵枢·本神》）。而在稍后的各家论述中也有脑主神明的说法，如魏·宋均在《春秋·元命苞》中提出："脑之为言在也，人精在脑。"在，就是存在。客观事物反映到五官，通过五官而进一步反映到脑，得以存储记忆。这就是说，至少两千多年前，中医就明确提出了脑有记忆功能的观点。随着解剖学及中医理论的深化，脑主神明的思想得到更广泛的认识，一方面人们解剖发现，脑通过脑气筋与五脏六腑及形体官窍相互联系，脑中血络十分丰富，并认识到人体某一部分脑气筋损伤会造成相应脏腑或组织功能的缺失；另一方面人们认识到，精可生髓，髓聚为脑，精血互化，精血共为脑的物质基础，血也是神志活动的物质基础，而"脉舍神"，所以脑也主神明。在此后的各家论述中（尤其是明清以后），脑主神明的思想越来越明晰，如明·李时珍提出："脑为元神之府。"说明人体最初神的产生源自于脑。明·李梴在《医学入门》中说："有血肉之心，形如未开莲花，居肺下肝上是也。有神明之心……主宰万事万物，虚灵不昧者是也。"开始将主血脉之心和主神明之心区别开来。清·王清任《医林改错·脑髓说》则提出，"灵机记性在脑""两目……所见之物归于脑""鼻……所闻香臭归于脑""两耳……所听之声归于脑"等，说明人体的记忆、感觉等都生于脑。

关于神明，笔者认为由心、脑共主，理由如下：一是心主血脉，表明全身血液都由心所主，血是神志活动的物质基础，所以心主神明有其依据，即《黄帝内经》所言"心藏脉，脉舍神"。同时，传统中医药理论都是以心主神明为基础而建立的，如药物归经及方剂理论在论及神明失常时，都以归心经药物或治疗心神失常为主，这套理论体系完善，临床疗效确切。二是随着解剖学的发展，以及"精血互化，精能生髓，脑为髓海"理论的深入，脑主神明的理论也有其理。心、脑在主神明方面相互为用、相互协调。正如清·邵同珍《医易一理·论人身脑气血脉根源脏象论》所说："脑之精气，如树之枝干，根生于脑，缠绕周身，五官百体，无微不到。心之血脉，根生于心，亦如树之枝干，百体内外，一气流通。脑之精气，心之血脉，互相环抱，如果核出生之二瓣，鸟卵之内黄白也。人形从此渐成，脏腑从此渐具矣。"三是心推动血液输布于脑，为脑主神明及脑对人体之主宰功能提供了物质基础，是脑功能正常的前提条件。

若仍然坚持"心主神明，以心概脑"的认识，将会导致人们忽略对脑的研究，继而影响中医对脑解剖、生理、病理的认识和发展。脑的功能及其相对独立存在的客观性失去了应有的地位，使得临床上对脑病的治疗方法相对于其他疾病存在一定程度的滞后，如对中风、癫痫、痴呆、五迟、五软等脑科疾病的认识可能受到局限。

若过分强调脑主神明而否认心主神明的地位，在临床用药中不仅会受到限制，而且对不寐、郁证、癔证等疾病的研究治疗也会受到影响。

对此，笔者的临床体会是，临证选方用药应侧重于心主神明，而针刺则应侧重于头部、督脉、足太阳膀胱经等入脑经脉腧穴的使用，当然也应配伍手少阴心经及手厥阴心包经之腧穴。

二、脑与肾

肾藏精，主骨生髓。肾所藏之精是脑髓的重要来源。肾藏精指的是肾具有储存、封藏精气的生理功能。肾所藏之精包括先天之精（来源于父母的生殖之精）和后天之精（来源于饮食水谷中的精微物质和脏腑代谢化生的脏腑精气）。先天之精和后天之精相互依存，先天之精有赖于后天之精的不断培育和充养，后天之精又有赖于先天之精的活力资助方能不断摄入和化生。就脑髓而言，先天之精是化生脑髓的物质基础，后天之精是充养脑髓的精微物质。在先天之精的推动下，利用后天之精，脑髓才得以化生。

肾藏精、生髓；脑为髓海，是精髓聚会之处。正因为肾精化生脑髓，从而保证脑神之用，所以彭用光在《体仁汇编》中说："肾受精气故神生焉。《传》曰：聚精会神此也。"只有肾气旺盛，肾精充足，才能生髓而上注于脑。就肾为作强之官，伎巧之所由出"而言，更是证明肾与脑的关系极为密切。因肾主藏精，精生髓，髓汇于脑，脑为髓海，府精神明，故精足则令人肉坚力强，智慧敏捷，动作灵活。实际上，作强之功赖于脑髓充足，以脑髓充足为前提，脑髓充足又源于肾精充足。而"伎巧之所由出"乃脑之神明为用的结果。伎巧是智慧运用的结果，意志、智慧都是脑的功能。所以蔡陆仙认为："人之才力均出于脑，而脑髓实由肾主之。"金正希认为："人之灵机记性皆在于脑。小儿精少脑未满，老人精虚脑渐空，故记性皆少。脑源（原）于肾，非明证乎。"可见，肾与脑关系十分密切。

　　肾藏精，有调节肌体代谢和生理功能活动的作用，肾的这种调节功能是通过肾中精气所含的肾阴、肾阳两种成分来完成的。肾阳主要有促进肌体的温煦、运动、兴奋和气化的功能，肾阴主要有滋润、宁静、成形和制约阳热的作用。肾阴、肾阳到达全身各个脏腑、经络、形体、官窍，则变化为该脏腑、经络、形体、官窍之阴阳。肾阴、肾阳平衡，则全身阴阳平衡，如果肾阴、肾阳发生偏盛偏衰，则全身阴阳失调而引起疾病。肾阳旺则全身之阳旺盛，肾阳衰则全身之阳皆衰，肾阳亡则全身之阳皆灭。临床上，如果肾阳不足，则全身新陈代谢功能下降，各脏腑、经络、形体、官窍的生理功能均减弱，脑的生理功能也随之减弱，表现为精神萎靡不振、反应迟钝、面色苍白、畏寒肢冷、脉无力而迟缓等阳虚症状。肾阴通过三焦到达全身，促进津液的分泌和血液的生成，发挥津液和血液的濡养作用。由于津液和血液是在肾阴的促进下产生的，所以不少医家常将阴与津血互称，而名之为"阴津""阴血"。肾阴旺则全身之阴旺盛，肾阴衰则全身之阴皆衰，肾阴亡则全身之阴皆灭。临床上，如果肾阴不足，则津液分泌减少，脑髓失去阴津濡养滋润，可以出现心烦意乱、血行加快、五心烦热、口干咽燥、脉细数、舌干红等阴虚内热表现。

　　简言之，肾中所藏之精为脑神的物质基础，肾中阴阳对人体生命的调节作用是脑神之用，肾精足则脑神旺，肾精不足则脑神衰弱，同时对生命的调节作用也减弱，如年老精亏或脑络受损常出现神志恍惚、运动受限而发为痴呆、风痱等疾病。

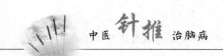

三、脑与脾

脑与脾的关系主要表现在，脾为后天之本，化生水谷精微、气血，对脑髓具有濡养作用。

脾主运化，化生水谷精微，并在脾主升清的作用下，上输心、肺、头、目，继而化生气血濡养全身。如《医宗必读》说："一有此身，必资谷气，谷入于胃，洒陈于六腑而气至，和调于五脏而血生，而人资之以为生者也，故曰后天之本在脾。"脾胃运化水谷功能正常，才能为化生精、气、血、津液提供足够的养料，才能进而濡养脏腑、经络、四肢百骸以至筋肉、皮毛等组织，保证其生理功能的正常进行。所以清·王清任在《医林改错·脑髓说》中指出："灵机记性在脑者，因饮食生气血，长肌肉。精汁之清者，化而为髓，由脊骨上行入脑，名曰脑髓。"提示人体出生之后，脑髓需要依赖后天脾胃的充养功能才能逐步发育，渐渐长成。

脾还有运化水液的作用。主要是脾有吸收、输布水液，防止水液在体内停滞的作用。人体摄入的水液需要经过脾的吸收转化布散全身才能发挥滋养、濡润作用，同时，各组织器官代谢后产生的水液需要由脾及时转输给肺和肾，通过肺肾的气化作用化为汗液和尿液排出体外。脾运化水湿的功能失调可以导致水液在体内的停滞，形成水湿痰饮，痰浊蒙蔽脑窍，产生头痛、眩晕、昏冒，甚或水液积聚的病理变化。

脾主统血，可以统摄血液在脉内运行，不使其逸出脉外，脾统血是靠脾气对血的固摄作用来实现的。沈目南在《沈注金匮要略》中说："五脏六腑之血，全赖脾气统摄。"脾气旺盛，气血生化有源，统摄有力，血液行于脉内而不外逸；脾气虚衰，气血生化不足，统血之力减弱，血液逸于脉外，可见出血，眼目、口鼻之出血更是常见。如颅脑中出血，则可以导致头痛眩晕、行动不遂、语言不利，甚或昏迷等症。

人的各种情志、意识活动为脑所主，而以五脏为用。情志变化可以影响脏腑气血与功能活动。思虑伤脾，思虑由脑而发，思虑过度，所思不遂之时，会影响脾气运动。《素问·举痛论》说："思则心有所存，神有所归，正气留而不行，故气结矣。"气结导致运化失司，升清降浊失常，出现不思饮食、眩晕健忘、脘腹胀闷等表现。

四、脑与肝

肝具有贮藏血液、调节血量及防止出血的功能。肝可以提供给肌体各部分活动时所需血量，调节人体各部分血量的分配，特别是对外周血量的调节起着重要作用。脑髓对血液的需求变化最为敏感，脑部活动时肝可以提供脑髓所需血液。若肝血不足，脑失所养，则眩晕昏蒙，视物昏花。肝有收摄血液不使逸出脉外的作用，肝藏血功能失职，易导致肌体各种出血（包括脑出血）。其原因无非虚实两端。《丹溪心法·头眩》说："吐衄漏崩，肝家不能收摄荣气，使诸血失道妄行。"是说肝气虚弱，收摄无力，血逸脉外，为虚之端；肝火旺盛，灼伤脉络，迫血妄行，是实之端。肝火旺盛，阳亢而迫血上冲头面，破络入脑，则导致脑内出血，产生突然昏仆、肢体不遂、语言不利等表现，故临床上很多脑内出血的患者常发病于大惊大怒之时。

脑具有支配情志、意识、思维活动的功能，情志活动虽属脑的功能，但与肝的疏泄功能密切相关。肝的疏泄功能正常，气机调畅，气血和调，心情开朗；肝失疏泄，则气机失畅，郁郁寡欢，情绪压抑。反过来，情绪活动的异常也可以导致肝失疏泄，影响肝脏的正常生理功能。

总之，肝主疏泄及藏血的功能为脑神的活动提供物质基础，并调节脑之气血的运行，脑和肝共同调节人体的情志活动，二者相互为用。反之，肝失疏泄、肝郁日久或暴怒伤肝则往往导致郁证、失眠、脏躁，甚至中风等。

五、脑与肺

脑与肺的关系主要表现在，肺（主气）对脑具有濡养作用，肺（通调水道）对脑内津液代谢具有重大影响。

肺（主气，司呼吸）通过宣发和肃降布散精气，排泄人体浊气。脑的新陈代谢需要不断从自然界摄取清气，排出体内浊气，而肺是体内外气体交换的场所，通过肺的呼吸作用，不断吸入自然界的清气，呼出体内浊气，吐故纳新。肺吸入的自然界的清气是人体气的主要来源之一，肺主气、司呼吸的功能正常与否直接关系气的生成，脑中精气包含来源于肺吸入的自然界的清气。肺司呼吸的功能正常，清气吸入，浊气得以排出，则气的化生充足；反之，肺司呼吸的功能减弱，吸入清气不足，则气的化生乏源，以致气虚。如果呼吸停止，清气不能吸入，浊气不能排出，则脑髓之气无源以化，脑髓气尽则生命终结。

肺主通调水道，肺的宣发肃降对体内津液的输布、运行和排泄有疏通和调节作用。《素问·经脉别论》说："饮入于胃，游溢精气，上输于脾，脾气散精，上归于肺，通调水道，下输膀胱，水精四布，五经并行。"人体内的水液虽然由脾胃而来，但水液的输布、运行和排泄又依赖于肺的疏通和调节，以维持动态平衡。通过肺的宣发作用，水液向上、向外输布，布散全身，外达皮毛，代谢后以汗的形式由汗孔排泄；通过肺的肃降作用，水液向下、向内输送，经肾的气化，下输膀胱，成为尿液，排出体外。脑髓中津液代谢的通路，与之无异。故肺的通调水道作用也影响脑髓的水液代谢。

精神情绪的变化同样可以对肺产生影响。肺在志为悲，悲、忧虽略有差异，但对人体的影响类似，故悲、忧同属肺志。悲、忧可以损伤肺中精气，导致肺的宣发、肃降功能失常，气行不利，进而导致肺气耗伤，产生种种临床表现。《灵枢·本神》说："愁忧者，气闭塞而不行。"情志过激，必伤精气，影响本脏腑功能变化的同时，也反过来影响脑髓的气血变化，伴见异常的表现。

第五节　脑与官窍、形体的关系

官窍、形体是脑与五脏功能体现于外的十分重要的组织器官。官窍是主要的感觉器官，故杨上善说："七窍者，精神之户牖。"此外，官窍还具有部分排泄的功能；形体不仅具有运动功能，而且具有感觉、支撑和保护人体、调节人体平衡或运行气血的功能。人体官窍、形体分属五脏，脑为各脏之首，统领全身四肢百骸，协调五脏六腑，官窍、形体的功能都是在脑和脏腑支配之下完成的，因此官窍、形体与脑、五脏都有密切的联系。

一、脑与官窍

人体官窍包括清窍与浊窍，清窍指目、舌、口、鼻、耳；浊窍指前阴、后阴。清窍位于人体头面部，是主要的感觉器官。清·王宏翰在《医学原始·记心辨》中说："耳、目、口、鼻之所导入于脑，必以脑先受其象，而觉之，而寄之，而存之。"张洁古也说："视听明而清凉，香臭辨而温暖，此内受脑之气而外利九窍者也。"说明官窍受大脑的支配，各种感觉是大脑功能的外在表现。

（一）脑与目

脑与目的关系主要体现在两个方面：一是目系系于脑，即目通过目系与脑直接相连，如《灵枢·大惑论》说："邪中于项，因逢其身之虚，其入深，则随眼系以入于脑，入于脑则脑转，脑转则引目系急，目系急则目眩以转矣。"二是肝开窍于目，肝藏血，目依赖肝血得以濡养；肾藏精，精可生髓，髓聚为脑，而精血互化，肝肾同源，所以目与脑具有密切的生理联系。生理上，肝肾精血充盛，髓海充盈，则双目有神，神清目明。病理上，年老精亏或肝肾不足，髓海空虚，则目视不明、昏花夜盲。《灵枢·海论》说："髓海不足，则脑转耳鸣，胫酸眩冒，目无所见，懈怠安卧。"清·邵同珍在《医易一理·目视耳听论》中说："夫耳目之能视听者，唯赖脑之精气贯注于其内。养脑之精气者，又赖心经之血脉。"所以，年老精亏之痴呆、健忘、头晕，甚至中风等脑病常见目视不明、偏盲，甚至失明等症状。

（二）脑与舌

脑与舌的关系主要体现在两个方面：一是舌与脑直接相通。如清·邵同珍在《医易一理·鼻臭并呼吸、舌味并声音论》中说："舌……属脑，气筋密布其内，以分别五味。然须六核生津以润之，否则不能知味矣。"说明脑与舌通过脑气筋相通，而且舌具有分辨各种味道的功能。二是舌为心之苗窍，主司语言，是人体神志活动的主要体现之一。心、脑共主神明，因此脑与舌在功能上存在着密切的联系。生理上，脑的功能正常，舌的味觉、感觉及语言功能正常。反之，脑的功能失常，则常出现味觉异常、舌体麻木、舌强不语或语言謇涩、词不达意、喃喃自语等病理表现，常见于中风、痴呆、郁证、癫证、狂证、痫证、癔证、面瘫等脑病。

（三）脑与口

脾开窍于口，其华在唇四白；脾主运化水谷、化生气血。脾的功能可以反映于口味、食欲、唇四白的色泽；脾运化产生的水谷精微是脑功能的重要物质基础。脑与口的关系实际上是脑与脾的关系。生理上，脾功能正常则口味正常、口唇红润有光泽，同时脑有所养而脑神正常。反之，脾失健运则纳呆或口味异常，唇淡白无华，同时脑失所养，常常出现迷蒙多睡、健忘等脑功能低下的表现。临床上痴呆、癔证、郁证、中风等病中常出现食不知味、不欲饮食，甚至厌食等症状。

（四）脑与鼻

脑与鼻的关系主要体现在两个方面：一是鼻与脑直接相通。《医林改错》说："鼻通于脑，所闻香臭归于脑。"清·邵同珍在《医易一理·鼻臭并呼吸、舌味并声音论》中说："鼻之于臭也，舌之于味也，皆全赖脑精气之灵敏觉悟为之主宰也。鼻……通于脑，脑气筋分布其上。"二是肺开窍于鼻，肺主气、司呼吸，肺吸入清气直通于脑。生理上，脑功能正常则鼻之嗅觉正常。反之，脑功能失常，则嗅觉失常或丧失，若鼻塞呼吸不畅或热邪内壅鼻流浊涕，常常出现头蒙、头痛等症。《素问·气厥论》说："胆移热于脑，则辛頞鼻渊。鼻渊者，浊涕下不止也，传为衄衊瞑目。"

（五）脑与耳

脑与耳的关系主要体现在两个方面：一是耳与脑直接相通。清·唐宗海《中西汇通医经精义》说："肾主脑髓，耳通于脑，其路甚捷。"《医林改错》也说："两耳通脑，所听之声归于脑。"二是肾开窍于耳，肾主藏精，肾精化生脑髓。生理上，肾精充足则髓海充盈，神清耳聪，即如《证治准绳》中所说："清净精明之气上走空窍，耳受之而听斯聪矣。"病理上，肾精不足或年老精亏、头部损伤，则髓海空虚而出现痴呆、健忘等病，并常有耳鸣、耳聋症状。《灵枢·海论》说："上气不足，脑为之不满，耳为之苦鸣。""髓海不足则脑转耳鸣。"清·邵同珍在《医易一理·目视耳听论》中说："老人、虚人耳鸣者，精血大亏，虚气感动而鸣，聋之兆也。肝肾邪火耳鸣、耳聋者，间亦有之，此又耳之一证也。"

由于五官为灵机之窗，脑又常称为精窍、清空、窍络。清窍是神气出入之所，络是传导的经路，脑统络诸官，故明·赵台鼎在《脉望》中说："脑为上器，元神所居之宫。人能握元神栖于本宫，则真气自升，真息自定。所谓一窍开则百窍开，大关通而百关尽通也。"

（六）脑与二阴

二阴包括前阴和后阴。二阴分别具有排泄大、小便的功能，前阴还具有生殖功能。二阴的上述功能常常受到脑功能的控制和影响，如中风、痴呆、五迟、五软、昏迷等脑病常常导致二便失禁，脑功能异常也常常导致性功能异常。

二、脑与形体

形体，有广义与狭义之分。广义的形体，泛指人体的身形和体质。狭义的形体，指筋、脉、肉、皮、骨五种组织结构，称之为五体。五体与五脏相互对应，即肝在体合筋、心在体合脉、脾在体合肌肉、肺在体合皮、肾在体合骨。脑为元神之府，主宰人体的生命活动及形体、官窍的运动与感觉。《灵枢·海论》说："髓海有余，则轻劲多力……髓海不足，则脑转耳鸣，胫酸眩冒，目无所见，懈怠安卧。"脑对于五体的支配一方面体现在脑通过对五脏调控进而调节五体的运动和感觉，另一方面脑也可以通过脑气筋直接调节五体的活动。

脑与筋的关系主要体现在脑对筋的功能活动具有调节控制的作用。筋具有约束骨骼、支撑人体的作用。肝血充盛，则肾精充足，脑髓充足，脑功能正常，同时筋有所养，则筋力强劲，四肢活动有力，双手握力强劲。若髓海空虚或肝血不足则出现筋力不健、肢体活动障碍、筋脉拘挛抽搐、活动不遂等症，常见于中风、急慢惊风、癫证、痫证等；若湿热等邪扰动神明则可能出现筋力逾于常人，如狂证常表现为力逾常人、登高攀越等症；而郁证、不寐、脏躁等病则常表现为筋力下降、肢软无力等症。

脑与脉的关系主要是通过脑与心的关系来调节脉的活动。心主血脉，脑主神明、藏元神。脑的功能正常，血脉功能正常，脉来从容、和缓、流利。脑功能异常，则脉行异常，如头痛、中风、热病昏迷、脑窍损伤等会出现促脉、数脉、结脉等病脉；反之，心的功能异常，脉来疾数或促也可诱发中风等病。

脑与肉的关系体现在脑对肌肉运动方面。脾在体合肌肉，为后天之本，化生水谷精微、气血，对脑髓具有濡养作用，可濡养脏腑、经络、四肢百骸及筋、肉、皮、毛等组织。脾气健运，脑髓得到充养，肌肉得养，则神清语利，肌肉满壮；若脾失健运，气血化生不足，脑髓失养，肌肉失养，则肌肉瘦削。若脑髓不足或脑络受损，即使肌肉健壮，其运动也可出现异常，如中风、癫证、痫证、热病昏迷、外伤血溢脑窍等，常伴四肢肌肉活动不遂、肌肉弛缓无力或者肌肉刚痉、肌肉拘挛抽搐等表现，久则可能导致肌肉瘦削、挛缩等。

脑与皮的关系主要体现在脑对皮的调节和感觉调控方面。皮具有辅助呼吸、调节腠理开合、抵御外邪，并具有感觉的功能。脑功能正常，皮的各种功能正常；脑功能下降则可能出现汗出异常、易感冒、感觉迟钝或有异常感觉等。临证中，中风患者常出现半身汗出、感觉异常（如皮肤麻木、蚁行感、发凉感、烧灼感等）。脑功能失常，人体防御外邪的能力也随之下降。

脑与骨的关系主要通过脑与肾的关系来体现。肾藏精，主骨生髓。肾所藏之精是脑髓的重要来源。脑为髓海，府精神明，即精足则令人肉润骨强、动作灵活，若髓海空虚，肾精虚衰，可出现肢体极度疲劳无力，或四肢屈伸不利，或走路摇晃不稳，下肢酸软不能久立等，如风痱、佝偻病等。

第六节　脑与经络的关系

经络是脑与全身脏腑、形体官窍等组织相互联系的通道。十二正经、奇经八脉、十二经别、十五络脉都与脑直接联系。《灵枢·大惑论》说："五脏六腑之精气，皆上注于目而为之精……其入深，则随眼系以入于脑。"说明脑与五脏六腑之经脉直接或者间接存在着联系。而唐·孙思邈《千金方·灸例》更是明确地指出："头者，身之元首，人神所注，气口精明，三百六十五络皆上归于头。"脑为髓之海，在人体居最高位，属至阳之位，乃阳气之所居。《类经·针刺类》说："脑为髓海，乃元阳精气之所聚。"督脉与脑直接相连，总督一身之阳经，称为阳脉之海，所以全身阳经都通过督脉与脑相互联系。同时，阳经及其经别循行于头面部，并与脑发生一定的联系，阴经及其经别通过其表里的阳经及经别与脑进行联系。

一、脑与奇经八脉

奇经八脉是指督脉、任脉、冲脉、带脉、阴维脉、阳维脉、阴跷脉、阳跷脉八条经脉。奇经八脉与脑、髓、女子胞等奇恒之腑及肝、肾等脏有密切的联系，具有调节十二经脉气血、加强十二经脉联系的作用。

（一）脑与冲、任、督脉

1. **督脉**　冲、任、督脉同起于胞中，同出于会阴，然后别道奇行，称为"一源三歧"。其中督脉称之为"阳脉之海"，总督一身之阳经，与六阳经直接联系，使全身阳经通过督脉进一步加强自身与脑的联系。督脉的循行"起于下极之俞，并于脊里，上至风府，入属于脑"（《难经·二十八难》），同时督脉"贯脊属肾"（《素问·骨空论》），可以充分反映脑、髓、肾的功能，进一步密切了肾与脑的联系。督脉与脑直接相连，主治头风、头痛、项强、头重、脑转、耳鸣、眩晕、眼花、嗜睡、癫证、狂证、痫证等神志疾病及相应的内脏疾病，充分说明督脉与脑关系密切。因此，在脑病的治疗中，督脉腧穴及与督脉相关的华佗夹脊穴应用十分广泛，如风府、哑门、百会、长强、水沟等常用来治疗脑病。此外，与督脉相通之后溪，常用于治疗项强、头痛等疾病。

2. **任脉**　任脉总任一身之阴经，称为"阴脉之海"，会聚全身阴经。任脉循行于人体的前正中线，具有调节全身阴经气血的作用，并将诸阴经之经气上输头面。任脉与督脉在胞中同源，二者交通阴阳，总督诸经，有协调全身脏腑阴阳的作用，同时也能调节脑髓之阴阳平衡。滑伯仁说："夫人身之有任、督，犹天地之有子、午，可以分，可以合。分之以见阴阳之不离，合之以见浑沦之无间，一而二，二而一者也。"所以，任脉之神阙、关元、气海、膻中、廉泉等是治疗脑病的常用腧穴。

3. 冲脉 冲脉与任、督二脉同起于胞中，同出于会阴，然后与足少阴肾经相并而行，在其循行中，还与足阳明胃经在气冲（气街）相会，说明冲脉通过足少阴肾经与藏精之肾相连；通过足阳明胃经与"水谷气血之海"的胃相连；与阴阳经脉之海的任、督二脉同源。所以冲脉血气旺盛，通行上下，有"十二经脉气血之海""血海"之称，可调节十二经脉气血，通过督脉、膀胱经等入脑经脉，进而调节脑之气血。如《灵枢·逆顺肥瘦》认为，冲脉"其上者，出于颃颡，渗诸阳，灌诸精；其下者，注少阴之大络，出于气街，循阴股内廉，入腘中，伏行骭骨内，下至内踝之后属而别；其下者，并于少阴之经，渗三阴；其前者，伏行出跗属，下循跗入大趾间，渗诸络而温肌肉"。《灵枢·五音五味》说："冲脉、任脉皆起于胞中，上循背（脊）里，为经络之海。"这里虽冲脉与任脉并提，但主要说的是冲脉。此外，《灵枢·海论》中说："冲脉者，为十二经之海，其输上在于大杼，下出于巨虚之上下廉。"《难经·二十八难》说："冲脉者，起于气冲，并足阳明之经。"说明冲脉与足阳明胃经也具有密切的关系。在生理上，冲脉气血充盈，脑有所养；反之，冲脉气血不足，则脑失所养，出现脑空无物、头蒙、健忘等症。由于冲脉寄穴于十四经脉，因此在针刺治疗中，冲脉气血不足所致的脑病常取足阳明胃经、足少阴肾经或任、督二脉之腧穴，如关元、气海、气冲、风府、百会、足三里、上巨虚等。此外，与冲脉相通之公孙常配合内关、间使、足三里治疗郁证之胸胁胀满等。

（二）脑与其他奇经八脉

1. 带脉 起于季胁，绕胁一周，约束纵行的诸经。带脉仅通过其他经脉与脑间接联系，虽无独立腧穴，但与带脉相通之足临泣，常用来治疗头痛、头晕等。

2. 阴阳跷脉 分别起于内外踝下方，止于目内眦，司眼睑开合，并主司下肢的运动，虽直接入脑和脑发生联系，但无独立腧穴。在脑病的治疗中，与阴阳跷脉相通之照海、申脉对治疗失眠具有一定意义。其他治疗作用多取十二经脉相关腧穴。

3. 阴阳维脉 在循行中分别与任、督二脉相会合，且分别从下肢的内外侧上至头面，分别具有维系联络诸阴经、诸阳经的作用，无独立腧穴。在治疗脑病的过程中，阴维脉之天突、廉泉等穴，阳维脉之风府、哑门、风池、脑空等穴，多配合其他经脉治疗。此外，与阴阳维脉相通之内关、外关可配合相应经脉的治疗。

二、脑与十二经脉

（一）脑与诸阳经

脑为髓海，乃诸阳之会，诸阳经皆上头与脑发生直接或者间接的联系。头面部是手足三阳经经气交接的部位，在十二经脉的循行过程中，手三阳经从手走头，在头面部交接于足三阳经，之后足三阳经从头走向足部。头面部是手足三阳经相互交接的部位，手阳明大肠经和足阳明胃经在鼻旁相交接，手太阳小肠经和足太阳膀胱经在目内眦相交接，手少阳三焦经和足少阳胆经在目外眦相交接。诸阳经汇聚于头面，对头面部器官和脑髓具有濡养作用。手足三阳经在头面部的大体分布为，太阳经分布于头后部，少阳经分布于头两侧，阳明经分布于前额、面颊。经别是十二经脉别出的分支，在运行中具有离、入、出、合的特点，在颈项部阴经经别与其表里阳经经别相合，并注入相应阳经，进一步加强了十二经脉和脑的联系，从而调节脑髓的阴阳气血平衡。此外，阳经经别深入体腔后，与心联系。

由于手足六阳经皆上注于头面并与督脉会于大椎，与脑有直接或间接的联系，其中足太阳膀胱经与足阳明胃经更是与脑直接相连。因此，诸阳经尤其是足三阳经具有主治神志病、热病和经脉循行部位病变的作用。

足太阳膀胱经"起于目内眦，上额，交巅。其支者，从巅至耳上角。其直者，从巅入络脑，还出别下项，循肩髆内，夹脊抵腰中，入循膂，络肾，属膀胱"（《灵枢·经脉》），故足太阳膀胱经的病候多与脑髓、脊柱及耳、目有关。《灵枢·经脉》说："是动则病，冲头痛，目似脱，项如拔，脊痛，腰似折，髀不可以曲，腘如结……"《灵枢·终始》指出足太阳膀胱经经气衰竭时的表现为"太阳之脉，其终也，戴眼，反折，瘈疭，其色白，绝汗乃出，出则死矣"。具体而言，足太阳膀胱经经气失常可出现头痛、癫狂、项背痛、脊痛、头囟后项痛、眼睛昏黄、流泪、腰腿疼痛不能屈伸等。所以，在脑病的治疗中，足太阳膀胱经腧穴常用于治疗癫狂、痫证、头痛、眩晕、热病昏迷、耳鸣、耳聋等。

更值得一提的是，由于五脏背俞穴位于足太阳膀胱经第一侧线，所以各种内脏疾病或与内脏相关的脑病均可使用足太阳膀胱经腧穴（尤其是背俞穴）治疗。此外，脑病所出现的足太阳膀胱经循行部位的症状，如疼痛、麻木、肿胀等，也可使用本经腧穴治疗。

足阳明胃经与手阳明大肠经在鼻翼旁相交接，在循行中经过面颊部并至额颅，入脑；循行中与目、鼻、耳等组织器官相连。如《灵枢·经脉》说："胃气上注于肺，其悍气上冲头者，循咽，上走空窍，循眼系，入络脑。"因此，足阳明胃经在临床使用中可用于治疗神志病。足阳明胃经多气多血，所以在临床治疗中，可用于治疗中风、面瘫、面风等脑病。此外，足阳明胃经多为热病，头痛、寒热、热盛躁狂皆在其治疗范围之内，这与足阳明胃经入脑络属有关。

足少阳胆经在头颅分布区域较大，占头颅表面积的2/3，虽无直接分布于脑的记述，但对脑有一定的影响。足少阳胆经在头部的循行比较复杂，如《灵枢·经脉》说："胆足少阳之脉，起于目锐眦，上抵头角，下耳后，循颈，行手少阳之前，至肩上，却交出手少阳之后，入却盆。"所以，胆经经气盛衰变化可见"是动则病，口苦，善太息……是主骨所生病者，头痛，颔痛，目锐眦病"（《灵枢·经脉》）。足少阳胆经通过其经别与心相联系，通过其表里经与督脉及脑相联系，而且其循行中"从耳后入耳中，出走耳前"，所以在临床治疗中，常用于治疗头痛、眩晕、耳鸣、耳聋、心神不宁等疾病。如《灵枢·邪气脏腑病形》说："胆病者，善太息，口苦，呕宿汁，心下澹澹，恐人将捕之。"

手三阳经从手走头，分别与足三阳经在头面部相交接，间接与头（脑）相联系，并多与头面五官直接相连。因此，在临床治疗中，除热病外，多用于治疗相关五官疾病。

（二）脑与六阴经

六阴经循行于头的经脉只有足厥阴肝经。《灵枢·经脉》说："肝足厥阴之脉，起于大趾丛毛之际……上入颃颡，连目系，上出额，与督脉会于巅。"《素问·骨空论》也说："交巅顶，入络脑。"所以肝脏及足厥阴肝经病变可以影响脑的功能而出现头痛、眩晕、烦躁、中风不语等表现。《灵枢·本神》说："肝藏血，血舍魂，肝气虚则恐，实则怒。"《素问·刺热》也说："肝热病者，小便先黄，腹痛，多卧，身热。热争则狂言及惊，胁满痛，手足躁，不得安卧……刺足厥阴、少阳。"

其他阴经不直接上头，但可以通过经别与其阳经经别组成"六合"，合注于阳经而上行头面，与脑发生联系，满足脑髓对气血的需求。

在经脉中与脑直接联系的仅有督脉、足太阳膀胱经、足阳明胃经与足厥阴肝经，但经脉之间纵横交错，相互联系，均可直接或间接连通于脑。通过经脉加强了脏腑、形体、官窍与脑的联系，并将精、气、血、津液等精微物质上输于头，濡养脑窍，为脑功能的正常发挥奠定了基础。因此无论是脑还是脏腑的病变，都可以通过十四经脉的体表腧穴进行治疗，这正是体表腧穴治疗脑病及脏腑病变的理论基础。

第七节　脑与气血津液的关系

脑为奇恒之腑，是人体生命活动的主宰。在《黄帝内经》中有"人始生，先成精，精成而脑髓生""脑为髓之海"的论述，说明脑的生成主要是由先天之精产生的，但是脑的进一步发育及其功能活动依赖于后天之精的不断培育和充养。在后天之精的产生过程中，气血津液具有十分重要的作用。

脑作为元神之府，与气血津液的关系主要体现在两个方面：一方面，神藏于脑中，是人体生命的枢机所在，脑神对气血津液的生成、运行、输布具有调节和控制的作用；另一方面，气血津液可以转化为后天之精，充养脑神。脑与气血津液的这两种关系实际上也是先天促后天、后天养先天的另一种体现。简言之，脑与气血津液的关系即神－精－气血津液的关系。病理上脑神失常则气血津液生成不足或代谢障碍，反之，气血津液生成不足或代谢障碍则精的生成不足，脑髓化生乏源，脑的生理功能紊乱。

一、脑与气

气是构成人体和维持人体生命活动最基本的物质，是不断运动的精微物质，具有推动、温煦、固摄、营养、防御的功能。气包括元气、宗气、营气、卫气等。

气是脑功能活动的物质基础。气能生精，精能养神。气充则脑有所养，气虚则脑失所养，脑功能失常。如脾气虚弱，则不仅出现倦怠乏力、少气懒言、纳呆，而且可以影响脑神而见健忘、失眠、头晕、头空痛等症；肺气虚则清气摄入不足，可见胸闷、气短、自汗、咳喘，而且也可出现头晕、头昏等症；元气不足更可见生长发育迟缓、五迟、五软等症。

脑对气的功能活动具有调节控制作用。脑神是人体生命活动的主宰，也是气生成、运行及功能活动的主宰。如中风、痴呆、癫证、郁证等病常出现倦怠、乏力或胸胁胀痛、气短、纳呆、腹泻等脏腑气虚或气滞的症状。

二、脑与血

血是循行于人体经脉中具有营养作用的红色液体物质，也是构成人体和维持人体代谢活动的基本物质之一。血的物质基础包括水谷精微和肾精，一方面，精气健旺，血才能化生有源；另一方面，血可以化精，血充则神旺。如血虚精亏，则脑窍失养，出现头晕、头痛、耳鸣、耳聋、眼前发黑、皮肤麻木、四肢萎软无力，或烦躁、谵妄等症状，常见于不寐、眩晕、健忘、耳鸣、耳聋、昏迷等病。所以，《素问·八正神明论》说："血气者，人之神，不可不谨养。"《灵枢·平人绝谷》也说："血脉和利，精神乃居。"

三、脑与津液

津液，包括津和液，是人体内一切正常水液的总称，是构成人体和维持人体生命活动的物质之一。《灵枢·决气》说："腠理发泄，汗出溱溱，是谓津。""谷入气满，淖泽注于骨，骨属屈伸，泄泽，补益脑髓，皮肤润泽，是谓液。"津、液虽有区别，但两者均源于水谷精微。津的质地清稀，流动性大，主要滋润皮肤、肌肉和孔窍；液的质地相对浓稠，流动性小，灌注骨节、脏腑和脑髓，起濡养脑髓的作用。津液的生理功能主要体现在滋润、濡养、充养血脉的方面。津液生成障碍或丢失过多，脑髓失去濡养，生理功能就会受到影响。反之，若剧烈地汗、吐、下或者高热、中暑等，导致津液大伤，不仅会出现气短乏力、头晕心烦，而且还会出现瞳神呆滞、目眶凹陷、语声断续，或突然昏倒、不省人事等症状。在临床上，由于久病耗伤常常导致液的脱失，出现形削肉脱，甚至神志异常、亡阴等危证。

此外，因为津液是血的重要组成部分，所以津液亏损还会导致血行不畅，津亏血瘀，可诱发多种脑病。

综上所述，脑是人体之精化生而来的最主要的器官，脑功能的正常发挥，需要气血津液的濡养。气血津液是构成人体及维持人体生命活动的基本物质，同时也是人体五脏六腑、形体官窍、四肢百骸及经络系统发挥正常生理功能的物质基础。神主宰着人体的生命活动，是人体一切外在表现的总称，神的产生依赖于充足的精、气、血、津液，只有形神兼备，脑才能发挥正常的生理功能，人体生命活动才能正常运行。

第八节　脑病的病因

病因又称致病因素，泛指导致人体疾病发生的一切原因。一般情况下，人体处于协调平衡的状态，即所谓"阴平阳秘，精神乃治"。当这种平衡状态遭到破坏或者紊乱时，人体就会发病。病因包括外感因素、内伤因素、病理产物类因素及其他因素。具体包括六淫、疠气、七情、饮食、劳逸、瘀血、痰饮、外伤、中毒、寄生虫、药邪、医过及先天因素等。中医的病因学说就是研究各种致病因素的特点、致病规律及其相互关系，以指导疾病治疗和预防的理论。

一、外感因素

外感性致病因素，是指来自自然界，从肌表或口鼻侵犯人体，而引发外感病的一类病邪。由于邪自外入，而致一系列表证，故称外感病因，包括六淫和疠气。

（一）六淫

六淫，即风、寒、暑、湿、燥、火（热）六种外感病邪的统称。风、寒、暑、湿、燥、火是自然界六种不同的气象因素所形成的正常气候变化，是万物生、长、化、收、藏和人类赖以生存的必要条件。在正常情况下，并不会导致疾病的发生，但在六气变化太过、不及或非其时而有其气的情况下，则可导致人体发生疾病，即称之为六淫。

1. **风邪犯脑**　风为阳邪，其性开泄，易袭阳位。头为诸阳之会，易受风邪侵袭。《黄帝内经》说："巅高之上，唯风可到。""伤于风者，阳受之。"风邪为百病之长，易与他邪相兼犯脑。如与暑热邪气相合，风火相煽，火热内盛，上扰神明，可发为狂证、急惊风、热病昏迷等，即《黄帝内经》所谓"重阳者狂"。如《诸病源候论》即有"狂证者，由风邪入并于阳所为也"的论述。风邪致病，易导致头痛、头晕、半身不遂、肢体麻木、面风、面瘫、面痛等。

2. **寒中于脑**　寒为阴邪，易伤阳气，主收引而凝滞气血。寒邪客于经脉、气血致经脉痹阻、气血不畅，波及于脑络则易导致头痛、面风、面瘫等。《素问·奇病论》说："当有所犯大寒，内至骨髓，髓者以脑为主，脑逆故令头痛。"

3. **暑扰神明**　暑邪具有明显的季节性，多见于夏秋之交的暑季。暑为阳邪，其性炎热，其气通于心，易扰动神明，则会出现头痛、烦躁、神昏谵语，甚至热病昏迷等症。此外，暑性升散，易伤津耗气。津液大伤，不能向上濡养于脑，清窍失养而出现倦怠嗜卧、心烦口渴，甚至突然昏倒、不省人事，称之为暑厥；或者导致筋脉失养，出现颈项强直、口噤不语，甚或抽搐等，久则可发为慢惊风。

4. **湿蒙清窍**　久居湿地或冒雨涉水，易感受外来湿邪。湿为阴邪，易阻气机，其性重浊。湿邪阻遏脑之真气敷布，临床上表现为神情呆滞、喃喃独语，重者可见木僵状态。湿浊上蒙清窍可见耳聋、眩晕、癫证、痴呆、神昏等。湿邪易与热邪胶结，闭阻清窍，使脑之真气不能敷布于经络，可致行动迟缓或肢体拘挛、痿痹。《素问·生气通天论》说："湿热不攘，大筋软短，小筋弛长。软短为拘，弛长为痿。"《素问·痿论》说："有渐于湿，以水为事，若有所留，居处相湿，肌肉濡渍，痹而不仁，发为肉痿。"

5. **燥邪伤神**　燥胜则干，易耗津伤液。津液相成，神乃自生。津液亏耗，则阴血衰少，血不养神，脑神失养，则神志昏乱，可见神志失常之症。此外，燥易伤肺，致肺津不能四布，脑神失养，则可见四肢痿厥不用。《素问·痿论》说："肺热叶焦，发为痿躄。"

6. **火热扰神**　热为火之渐，火为热之极。火热性质相近，一般热多为内生，火多为外感。火热邪气为阳邪，易伤津耗气，火热炽盛，损伤津液，甚则津亏血瘀，导致脑失所养，脑络痹阻，筋脉拘急，则常出现两目直视、四肢抽搐、角弓反张等急惊风症状，久可发为慢惊风。心、脑共主神明，心在五行属火，与火邪同气相求，故火扰心神脑窍。脑神不和，心神不宁，易出现烦躁、不寐，甚则狂越妄动、神昏谵语、热病昏迷。《素问·至真要大论》指出"诸热瞀瘛""诸禁鼓栗，如丧神守""诸躁狂越"等，皆属于火。

（二）疠气

疠气是一类具有强烈传染性的致病因素，在中医文献中有"瘟疫""疫毒""戾气""异气""毒气""乖戾之气"等名称。其性质和致病特点与六淫虽有相似之处，但终有区别。《瘟疫论》说："瘟疫之为病，非风，非寒，非暑，非湿，乃天地间别有一种异气所感。"其特点是发病急骤，病情危笃，症状相似，易于流行，传染性强。《素问·刺法论》说："五疫之至，皆相染易，无问大小，病状相似。"

疠气为病，轻则表现为头面肿痛、颊肿等疫毒外犯之症，重则虽从口鼻而入，但迅速传变入里，扰及神明，或首先犯肺，逆传心包，上犯脑窍，毒损脑髓，导致脑神失常、气血逆乱而出现高热神昏、谵语、厥逆，甚或昏迷、死亡等。若治疗得当则预后良好，否则将留下神情呆滞、肢体瘫痪、痴呆等后遗症。《重订广温热论》说："温热伏邪，内陷神昏，蒙蔽厥脱等危症……虽由于心包络及胃、肝、脾、肾、任、冲、督等之结邪，而无不关于脑与脑系。盖脑为元神之府，心为藏神之脏，心之神明，所得于脑而虚灵不昧，开智识而省人事，具众理而应万机。但为邪热所蒸……血毒所致，则心灵有时而昏，甚至昏狂、昏癫、昏蒙、昏闭、昏痉、昏厥，而会不省人事矣。"

二、内伤因素

（一）内伤七情

七情是人体对外界客观事物变化的情绪反应，属于正常的情志变化。一般来讲，良好的情绪，使人心情舒畅，可使人体气血平和、脏腑功能协调。但突然的、持久的、强烈的情绪刺激，超过了人体自我调节范围，则使人体气机紊乱、气血失调，导致疾病的发生，称之为内伤七情。由于七情以气血为物质基础，而且与气血运行关系密切，因此内伤七情常导致气血紊乱并直接伤及内脏，伤害五脏之神。七情的发生，常与人的精神有关，所以七情内伤很容易发为情志病，并影响心脑之神。《素问·调经论》说："血之与气，并走于上，则为大厥。"这里所说"血之与气，并走于上"，说明病位在脑。可见，七情在伤及相关脏腑之神时必将伤及脑神而致脑病，所以，内伤七情在脑病的病因上具有极其重要的意义。

1. **喜** 喜为心志，是心情愉快、意气和畅的表现。喜对人体的影响是"喜则气缓"，适度的喜可缓和紧张情绪，使气血流畅，神清气爽，即所谓"喜则志和气达，营卫通利"。过度的喜则使精神涣散，脑神失主，神无所藏不能内守，临床上可出现神志恍惚、心悸、不寐、心烦、多梦等症；若暴喜过度，纵生火邪，则可见狂躁、行为异常，甚至出现狂乱之症。

2. **怒** 怒为肝之志，是情志不畅或郁气外泄的一种情绪反应。适度的发怒可助肝疏泄，使肝气条达不抑郁。若郁怒未发，肝气郁结，情志抑郁则善疑多虑，神志恍惚，临床上可出现头晕、耳鸣、不寐、郁证、癫证等；或过于愤怒，肝气上逆，血随气逆，并走于上，扰乱脑神，蒙蔽清窍，则见头晕目眩、面红目赤，甚至中风昏仆，出现偏身不遂、口眼㖞斜等症。《素问·生气通天论》说："大怒则形气绝，而血菀于上，使人薄厥。"

3. 忧（悲）　忧为肺志，是内心郁闷、忧虑不解、惆怅担心的一种情绪反应。悲是悲观失望、内心痛苦的一种情绪反应。二者对人体的影响接近，都会消耗肺中精气，所以忧与悲皆内合于肺。临床多表现为少气懒言、意志消沉、语声低微、胸闷气短、焦躁抑郁、悲观失望、记忆力减退等失神之症，即所谓"悲则气消"。忧、悲虽为肺所主，但为脑神所统帅，故忧、悲必影响到脑神，常出现郁证、不寐、头痛、癔证及周身不可名状的不适症状等。

4. 思　思是为适应外界变化或实现心中志向而集中精神、反复思考的一种情绪反应，即所谓"因志而存变谓之思"。思考问题全靠脑神支持，需通过脑髓而发挥作用。一般思虑对人体并无不良影响，如果思虑太过或所思不遂，神志活动就会受到影响。脑主神，神以气血为本，久思伤神过度，不仅耗伤阴血，而且暗耗脑髓，扰及神明，易出现失眠、多梦、健忘等症，且易加快脑的衰老。此外，脾在志为思，思虑过度，脾气蕴结，影响脾升胃降，出现脘腹胀满、纳呆不思饮食，久则脏腑之精不足导致肾精不足，髓海空虚，脑失所用，继而出现烦躁、不寐等症。亦可见头晕、耳鸣、健忘、惊悸怔忡等一系列脑－心－脾综合征。

5. 恐（惊）　恐为肾志。恐是惧怕的意思，是精神极度紧张所引起胆怯的一种情绪反应。惊是暴受惊吓，手足错愕，心无所倚，神无所归，虑无所定，惊慌失措的一种情绪反应。惊恐对人体的影响相近，所以内合于肾。肾主藏精，精可生髓，精是构成脑的主要的物质基础，精足髓满则神旺。惊恐伤肾，久可致脑功能失常。再者，若精血不足或其他情志伤神，惊恐更易乘之。恐则气下，故恐伤人可致肌体气机逆乱，升降失常，脑之功能受到影响，形神失调而致脑病发生，如癫证、狂证、痫证、癔证、呆病等。

（二）饮食劳逸

饮食、劳作、休息，是人类赖以生存和保持健康的物质基础和生活方式。饮食供给人能量和各种营养物质，维持并促进胎儿、婴幼儿及青少年的生长发育。人体所需气、血、津液、精等，都是从饮食中摄取而来。而这些物质又是脑神产生的基础。五脏之所欲与五味之所合是在保证生理需求时保持相互协调，一旦有偏差，易损伤相关脏器。因此，维持人体新陈代谢和正常的生命活动就必须要"饮食有节，起居有常，不妄作劳"，否则就会导致疾病的发生。

1. **饮食不节** 包括饥饱失常、饮食不洁和饮食偏嗜三个方面：

（1）饥饱失常 过饥则摄食不足，气血之源匮乏。气血不足则脑失所养，髓海失充，可发多种脑病，如脑发育不良、脑髓消、健忘等。过饱，脾胃运化不及，中焦阻滞，气机升降失常，可致"胃不和则卧不安"；聚湿可上蒙清窍出现不寐、痴呆等；暴饮暴食，蕴结日久，酿痰生热，痰热上扰，脑神失主，故易发狂乱或昏仆。另外，暴饮暴食，营养过剩，形体肥胖，终致仆厥。

（2）饮食不洁 饮食不洁引发脑病，临床并不少见。如疫毒痢，毒气犯脑，症见高热神昏、四肢抽搐等脑神失常之象，甚至留有后遗症。若误食腐败之物，常出现剧烈腹痛，吐泻交作，甚则昏迷不醒，肢厥不复。如误食有绦虫卵污染之品，可发为脑囊虫病。

（3）饮食偏嗜 人体精神、气血均由五味所化生，如果长期偏食某种食物，就会使肌体部分功能偏盛或偏衰，久则损伤精神、气血而发生多种病变。如饮食偏寒、偏热或五味偏嗜，久之可导致人体阴阳失调，或导致某些营养物质缺乏而导致疾病发生。如"味过于辛，筋脉沮弛，精神乃央"（《素问·生气通天论》）；如味过于咸则伤肾，肾生髓通于脑，血脉凝泣，易发脑老化之证，即《素问·五脏生成》所言"多食咸，则脉凝泣而变色"；如嗜酒成癖，或嗜食肥甘等，则可导致气血逆乱或痰湿阻滞气血而发为中风、痴呆、颤证等。

2. **劳逸过度** 正常的体力劳动和体育锻炼有助于气血流通，增强体质。必要的休息及安逸，利于消除疲劳，恢复体力和脑力。过劳、过逸同样是疾病之源。

过劳，包括劳力过度、劳神过度和房劳过度三个方面。劳力过度，挫伤肌体正气，正气伤则见少气无力、四肢困倦、少气懒言、精神疲惫、喘息汗出、欲卧嗜寐等症；劳神过度易暗耗阴血，脑神失养而出现神志不安、不寐多梦、头晕健忘等症；房劳过度，易伤肾中精气，精气受损，脑失其养，致脑髓空虚而出现头晕耳鸣、不寐、健忘、头痛等。

过逸是指长期不从事体力劳动或体育锻炼，甚至也不参加脑力劳动。过逸易致气血不畅，甚至身体臃肿、气短自汗等，即所谓"久卧伤气"，亦可见精神不振、倦怠嗜卧、肢体软弱乏力、心悸等；气血不畅导致痰湿内生，痰瘀互阻还可诱发中风、头晕、痴呆等。大脑久而不用，可能导致脑神退化，出现记忆无存、伎巧不出、反应迟钝等。

三、病理产物类因素

病理产物类因素是继发于其他病理过程而产生的致病因素，又称为继发性病因。在疾病的发生、发展过程中，由于脏腑机能失调而形成痰饮、瘀血、结石等病理产物。这些病理产物形成后又可诱发更为复杂的病理变化，成为新的致病因素。在中医脑病的发生过程中，痰饮和瘀血是十分重要的致病因素。

（一）痰饮

痰饮是由于脏腑功能失调、水液代谢障碍形成的病理产物。痰饮的形成涉及脏腑较多，常与肺、脾、肾、肝、三焦、膀胱等有关，尤其与肺、脾、肾关系最为密切。痰饮为有形之邪，形成后易于阻滞气血运行，影响脏腑气机，导致气血凝滞不通，阻塞脑窍；加之无形之痰常随气机上下而流行，无处不到，引发多种疾病，故有"怪病多痰""百病皆由痰作祟"之说。痰浊所致脑病，多因其阻滞脑络所为。若痰浊上蒙清窍，则脑神失司，常发痴呆、眩晕、癫证、痫证等，症见神智痴呆、精神抑郁、神志昏蒙、举止失度、喃喃自语，或昏仆倒地、喉中痰鸣、口吐白沫；痰火扰神则易发为狂证，症见性情急躁、呼号叫骂、狂乱无知、毁物伤人；痰阻脑络则发为中风，症见猝然昏仆、语言不利、口眼㖞斜、半身不遂。总之，由于气机升降出入不利，致津液为痰为饮，停聚于脑，则脑神失用，脑病随之发生。临床多种脑病，常从痰论治，且多有效验。

水饮在《伤寒论》中称为饮邪，其所致脑病，临床常与瘀血合而为患，并以颅脑水瘀证多见。《金匮要略》有"血积既久，其水乃成""血不利则为水"的论述。水瘀互结，阻于脑络，脑髓受压，神机失用，而诸症丛生，临床多表现为头痛剧烈、呕吐频繁、目睛外突、瞳仁缩小，重则神昏、瞳仁大小不等、二便自遗。如病发小儿，临床常见头颅膨大、囟门不合、双目下视、神情呆滞、头面青筋暴露等症。痰饮为病可见于中风、解颅、老年性痴呆、脑瘤、脑外伤综合征等多种脑病中。

（二）瘀血

又称为恶血、败血、衃血、蓄血等。《说文解字》说："瘀，积血也。"瘀血指体内血液凝聚停滞所形成的病理产物，属于继发性病因，既包括血脉中凝聚不行之血，又包括体内存积的离经之血。瘀血是由于外感、内伤、饮食劳逸、外伤跌仆等因素作用于人体，导致脏腑功能失常、气机不畅、血行凝泣、经络瘀阻而形成的病理产物。瘀血形成后易于阻滞气机、瘀阻经脉而发生新的疾病。由于气血随经络运行于全身，无处不到，因此瘀血致病，病理变化错综复杂，病位广泛，症状繁多，常产生多种病证，如瘀阻于脑络，致清窍闭塞而发为脑病，则可见头痛、眩晕、健忘、昏迷、癫狂、不寐、中风、痴呆、颤证等病证。

值得一提的是，瘀血、痰饮形成后常常互为因果，相互交阻，形成痰瘀互阻之证，是多种脑病的重要病机之一。

四、其他因素

导致疾病发生的原因，除外感、内伤和病理产物形成的病因之外，尚有意外损伤、不良环境、药邪、先天因素、体质因素等。这些致病因素，既不属于外感、内伤，也不属于病理产物，故称之为其他因素。

（一）中毒因素

在脑病的发生和发展过程中，中毒是一个不可忽视的致病因素。中毒是指有毒物质进入肌体对人体的生理功能和脏腑组织产生破坏作用。由于中毒方式、类别、性质及损害程度的不同，因而有多种中毒病名，如常见的药物中毒、食物中毒、酒精中毒、虫兽毒伤、煤气中毒及慢性重金属接触性中毒等。

如误食毒物或某些药物过量中毒，轻则损伤脾胃，出现厌食、恶心呕吐、胃脘疼痛、腹痛腹泻等；重则毒淫脑脏，出现神志昏乱、口吐白沫、语无伦次、烦躁不安、昏迷不醒，或伴有抽搐、瞳仁散大等，甚则致人死亡。如虫兽毒伤或剧毒所伤可直接毒淫脑脏或致人死亡。因此，药毒、饮食毒、虫兽毒等都是脑病的重要致病因素。慢性接触性中毒，由于毒物在体内逐渐蓄积，到一定贮量时则毒气上扰于脑，出现手足震颤、肢体麻木，甚则谵妄、昏迷等；急性酒精中毒，酒毒犯脑，扰乱神明，可见狂言乱语、行为暴烈；煤气中毒，毒气熏脑，则见心胸憋闷、口唇发绀、呼吸微弱，甚则昏迷等。毒邪伤脑，治疗及时可以痊愈。亦常导致脑脏受损，留有后遗症，如影响人体运动、感觉、语言等，或影响精神意识而发为痴呆、昏迷等，严重者可导致死亡。

（二）外伤因素

外伤性脑病，既可因脑部受伤（如产伤、跌仆等），血络受损，血溢脉外导致瘀血阻滞脑部而发病，也可因损伤他脏而病及于脑。头部外伤轻则脑髓震荡，表现为头晕、头痛、不寐、健忘；重则破脑出血，导致昏迷不醒或留有痴呆、半身不遂、语言不利、失语等后遗症。狂犬咬伤，病发则烦躁、惊恐不安、恐水、恐风、牙关紧闭、四肢抽搐。由于金疮破伤，创口不洁，风毒入侵脑髓而致的破伤风，病发则神昏、面容苦笑、牙关紧闭、四肢抽搐、角弓反张等。此类多属邪毒内盛，毒害脑神，病多难治，预后不良。头部外伤或产伤还易于诱发狂证、癫证、痫证等。

（三）先天及体质因素

先天因素包括先天禀赋不足、母病及胎、遗传因素等。如父母体质欠佳，则子代易患五迟、五软、解颅等疾病。母病及胎，胎孕调理失宜，故胎儿在母体中即染病于身，如药物致畸胎、惊恐所致痫证等。遗传因素致病，多因父母禀赋异常，影响小儿先天禀赋而引起子代病变，如现代医学所谓的智能低下性呆小症、遗传性共济失调症、精神疾病等。

体质是形成于先天、定型于后天的个体在形态结构、生理功能和心理因素方面综合的、相对稳定的特性。这种特性往往决定其对某些致病因素的易感性，并在一定程度上决定疾病发生的倾向性和病证的类型，影响病程和转归，在脑病的发病中占有一定的地位。

大体来说，属阳性体质者，阳盛于阴，在性格、气质、特征上多呈现自信、兴奋、多喜、易急躁、易冲动、外向等，易发狂躁、不寐、头痛、中风等病；属阴性体质者，阴盛于阳，在性格、气质、特征上多呈现抑郁、悲忧、沉静、内向、易悲观等，易发郁证、痴呆、中风、不寐等病。

此外，有一些脑病的发生无明显诱因，患者常表现为精神失常或出现一些奇特症状，如语言错乱、焦躁不安、神思不宁或发狂等。由于地域因素，也可发生一些特殊的脑病，如地方性呆小症等。

第九节　脑病的病机

病机是疾病发生、发展和转归的机制，是对疾病某一阶段病理实质的高度概括。中医病机学，是运用中医学基础理论，研究疾病的发生、发展和演变基本规律的基础学科，是中医辨证论治的主要环节。

脑病的演变规律与患病肌体的体质强弱、致病邪气的性质、受邪方式等因素密切相关。脑病病机主要包括基本病机、脏腑病机、经络病机等，具体来讲，可从邪正盛衰、阴阳失调、气血逆乱、脏腑功能失调、经络失常等方面阐述。

一、基本病机

（一）邪正盛衰

邪正盛衰，是指在疾病发生、发展过程中，肌体的正气（抗病能力）与致病邪气相互交争所发生的盛衰变化。这种邪正盛衰直接关系到脑病的发生、发展与转归，决定着疾病的缓急、虚实及预后。

1. **实证病机**　即邪盛正旺，是指邪气亢盛而正气不衰，并以邪气亢盛为矛盾主要方面的病理变化，属于实证。常见于外感邪气上犯于脑的初、中期，或痰饮、瘀血等实邪阻滞脑窍。

虽然正气不虚，但邪气较盛，故外邪入侵，上犯脑窍，损伤脑络，耗伤脑髓，或有形之邪蒙蔽清窍，则发为脑病。正邪交争剧烈，临床表现典型，肌体损伤明显。若邪盛正衰，则病进；若正胜邪退，邪气渐衰，则病情向愈；若邪正俱衰，则病情缠绵转为慢性。

邪盛正旺临床多表现为亢奋有余、烦躁不宁、二便不通等实证；如外感湿热疫毒之邪，热毒炽盛，传变入里，扰及神明，就会出现高热、烦躁、谵语、惊风抽搐，甚至昏迷等。此外，痰饮、瘀血等蒙蔽清窍则可发为中风、癫证、狂证等。

邪盛正旺，主要是邪气亢盛，因此治疗上以攻邪为主。由于脑脏损伤不易恢复，即使疾病早期，正气旺盛，抗邪有力，也应采取措施积极攻邪，直折其势，缩短病程，减轻对脑的损伤。

2. **虚证病机**　虚证病机是以正气不足为矛盾主要方面的病理变化。主要包括两个方面：①正气虚损，无力抗邪，致邪气侵犯脑髓而发病；②正气虚损，不足以奉养脑髓而发病，是在正虚的基础上导致某些疾病的产生，正虚是根本。正气虚损，既可招致风、火、痰、瘀、毒邪的侵犯而成正虚邪实之候，又可由于虚损日久，髓海空虚而直接发病。

虚的病理变化，表现为正气对邪气的抗争无力，感受外来邪气；或因虚致实，产生致病物质；或正气虚损直接发病。如癫痫的发作往往由于先天禀赋不足，加之风痰蒙窍所致；又如年迈肾精亏损，可致髓海失养，表现为眩晕、头痛、痴呆、喑痱等症。由于本证以正气虚损为主，因此在治疗上应采取"虚则补之"的原则。脑病虚证的治疗，常常以益精填髓、补益气血为主。此外，由于脑病虚证多病程日久且难恢复，因此在补虚的基础上应注意实邪的变化。

3. **虚实夹杂**　邪正盛衰的病机变化，除了实证或虚证的病理变化外，尚有因邪正力量消长盛衰而表现出虚实夹杂的病理阶段。如中风恢复期，邪势已衰，病理因素以痰、瘀、热为主，同时虚象渐渐明显，此时即为虚实夹杂阶段。治疗上当扶正祛邪并重，以补气活血、益智通络为主。

邪正盛衰在脑病的发生、发展、转归过程中表现得尤为突出。许多疾病急性期，邪势急暴，疾病传变迅速，病势危笃，病情凶险，常危及生命。急性期过后，正气已虚，邪气留恋，而成虚实夹杂之象，病情缠绵不愈，故病程较长。

（二）阴阳失调

阴阳双方动态平衡，是肌体进行正常生命活动的基本条件。由于各种致病因素的影响，导致阴阳双方失去相对平衡，从而形成偏盛偏衰，或互损、格拒、亡失的病机变化，即是阴阳失调。阴阳失调又是脏腑、经络、气血、营卫等相互关系失去协调，以及表里出入、上下升降等气机失常的概括。在中医病机理论体系中，阴阳失调是分析病机的总纲。

肾中阴阳是全身阴阳的根本，故称为元阴、元阳，凡是对人体具有温煦、推动、兴奋作用的称之为阳，凡是对人体具有宁静、滋润作用的称之为阴。肾阴、肾阳是由肾中精气所化生的，肾中精气也是化生脑髓的物质基础，因此，肾阴、肾阳对脑功能的影响十分明显。

从物质的角度而言，肾精属阴，肾气属阳。精、气可以互化，肾精是化生脑髓的主要物质基础，肾气是脑功能的活力源泉。肾中精、气失常必然会影响到肾中阴阳，反之，肾中阴阳失调也会影响到肾中精、气，从而影响脑的功能。

1. **阴阳偏盛**　阴阳偏盛是指阴或阳超过正常水平的病理状态，从而引起寒或热偏盛的反应。临床表现为实证，即所谓"邪气盛则实"。

（1）阳偏盛　主要呈现功能亢奋，热量过剩的病理状态。多由于感受阳邪，或感受阴邪从阳化热，也可由于七情内伤，引起气机郁滞化火，或瘀血、痰饮、食积等郁而化热所致。病理特点表现为阳热盛而阴液未虚的实热病变。临床表现为发热、烦躁、头痛、头晕、神昏，甚或抽搐、惊厥等症状，常见于头痛、眩晕、热病昏迷、急惊风、狂证等病。

（2）阴偏盛　主要表现为产热不足、功能障碍，或阴寒性病理产物停滞的一种病理变化。阴偏盛多发生在阳虚的基础上，也可由感受寒湿等阴邪，或因病理性代谢产物停聚所致，如水饮、痰浊、瘀血等。临床表现为倦怠嗜卧、形寒肢冷、身体重浊、精神萎靡等症状，常见于眩晕、头痛、癫证、郁证等病。

2. **阴阳偏衰**　阴或阳的偏衰，是指阴或阳低于正常水平的病理状态，临床表现为虚证，即所谓"精气夺则虚"。"精气夺"实质上包括了肌体的精、气、血、津液等基本物质的不足及其生理功能的减退，同时也包括了脏腑、经络等功能的减退和失调。

（1）阴偏衰　多由于先天禀赋不足、阳邪伤阴、五志过极化火伤阴或久病耗伤阴液所致。由于阴虚不能制阳，常可导致虚阳上亢。临床表现为五心烦热、失眠多梦、口燥咽干、潮热盗汗等症，常见于不寐、头晕、头痛、健忘等病。

（2）阳偏衰　多由于先天禀赋不足，或后天饮食失养，劳倦内伤或久病损伤阳气所致。阳气不足多以脾肾阳虚为主，由于阳气虚少，温养和气化功能减退，以致精血、津液的运行迟缓，气化不足，导致一些病理产物的停滞，如瘀血、痰饮等，进而蒙蔽清阳或脑神失养。临床表现为畏寒怕冷、表情淡漠、沉默寡言、反应迟钝、乏力、迷蒙多睡、精神萎靡等症，常见于郁证、中风、脱证、痴呆等病。

3. 阴阳格拒　阴阳格拒是阴阳失调的一种特殊病机，是阴或阳一方偏盛至极将另外一方排斥格拒于外，使阴阳双方不相顺接的一种病理变化。

（1）阴盛格阳　是阴寒内盛将阳气格拒于外，导致浮阳外越的一种病机，临证常见于病情危重时邪气内盛，阳气外越，如肺、脾、肾功能衰弱，水饮内停，反见面色浮红、神昏烦躁、欣快多语、汗出而温等症。

（2）阳盛格阴　是阳邪炽盛将阴格拒于外，导致真热假寒的一种病机，临证常见于病情严重时阳气郁闭于内不能外达，如热病昏迷或小儿急惊风，出现高热面赤、神昏谵语，反见四肢厥冷等症。

4. 阴阳亡失　阴阳亡失是在阴阳失调中出现的一种危重病机，是指阴或阳大量、突然亡失的病理变化，包括亡阴和亡阳。常见于中风的闭证、脱证或昏迷等病的危重阶段，若治疗不及时，常常会导致死亡。

（三）气血失常

人体的气和血流行周身，是脏腑、经络等一切组织器官进行生理活动的物质基础。《素问·调经论》说："血气不和，百病乃变化而生。"明·张景岳则说："气之在人，和则为正气，不和则为邪气。凡表里虚实、逆顺缓急，无不因气而至，故百病皆生于气。"故气血失调与邪正盛衰、阴阳失调一样，也是脑病的基本病机之一。

1. 气失常

（1）气虚　气虚是指元气耗损、功能失调、抗病康复能力下降的病理状态。在中医脑病中，气虚还常表现为脑髓功能衰退。气虚主要是由于先天禀赋不足，后天失养，劳倦内伤，久病不复或肺、脾、肾功能失调所致。元气亏损，不能上荣于脑，可导致多种脑病的发生。如小儿夜卧惊惕不安、夜啼声怯等；亦可出现自卑愧疚、惊恐胆怯、神情疑虑、精神恍惚、不能自主等神志症状；

若是由于气虚不足，清窍失养，可致头痛、失眠、健忘、反应迟钝、站立不稳等。

（2）气机失调　气机失调包括气滞、气逆、气陷、气脱、气闭等，是脑病的重要病机之一。如肝气郁滞，郁而化火，扰及心神，症见心情抑郁、情绪不宁、易怒善哭、咽中异物感、失眠，或者出现妄想、意识恍惚、躁动不安，发为不寐、郁证、脏躁等病；气逆于上，扰乱神明，可见头痛、神昏、不省人事，发为狂证、头痛、眩晕等病；若气虚下陷，清阳不升，可出现突然昏厥、意识丧失，发为厥证、昏迷、眩晕等病；气虚至极，气不能内守而逸脱于外，出现目合口张、手撒遗尿、大汗淋漓、呼吸微弱，发为脱证，气脱是全身性功能衰竭的病理状态；气不外达，郁闭于内，可出现两手握固、牙关紧闭、神昏等，发为闭证、惊风等病。

2. 血失常

（1）血虚　血液是构成和维持人体生命活动的基本物质，也是人体神志活动的主要物质基础。血虚是指血液不足或血的濡养功能减退的病理状态。脑及脏腑组织均有赖于血的濡养，若营血亏虚，濡养不足则可引起头痛、头晕、失眠、惊悸怔忡、耳鸣幻听、肢体麻木、健忘多梦、手足震颤等，发为头痛、眩晕、不寐、耳鸣、慢惊风等病。

（2）血热　是指火热内盛，入于血分，迫血妄行或致津亏血瘀的病理状态。火热邪气随血脉上下，最易扰及神明，出现心胸烦热、失眠，甚则狂躁、谵语等发为热病昏迷、惊厥、失眠、狂证等病。

（3）血寒　是寒邪入于血分而致血瘀的病理状态，寒邪入于血分随脉上犯脑窍，则出现脑功能低下，表现为倦怠懒言、神思衰弱等；若寒邪入血，血行缓慢形成血瘀，瘀阻脑窍则会导致中风等病。

3. 气血失调

（1）气血俱虚　合而言之，气血相互化生，都是脑功能活动的物质基础；分而言之，气属于阳，血属于阴，气血相伴对脏腑组织起着温煦、濡养作用。气为血之帅，血为气之母，气血之间存在着相互依存、相互制约和相互为用的生理关系。气能行血，气虚推动无力可致血瘀，瘀滞于脑可见头痛、中风等病证。若气血俱虚，脑髓失养，则可见不寐、眩晕、健忘等症。

（2）气血逆乱　气血逆乱是气血运行失常的一种病机变化。神志活动不仅以气血为物质基础，而且与气血运行密切相关，因此气血逆乱常发为情志疾病，如郁证、癔证、梅核气等。若气血上逆则常发为头痛、眩晕，甚至中风、薄厥。若气血逆乱，血溢脉外，则形成瘀血诸证。

（四）津液失常

津液是人体内一切正常水液的总称，其生成、输布、排泄与五脏六腑的协调气化密切相关，津液代谢失常可致津液不足或形成水湿痰饮。津液不足包括伤津、脱液，可导致脏腑、经脉、肌肤、官窍失于濡养滋润，而脑髓失于濡养则发为多种脑病；水湿痰饮阻塞脑窍或蒙蔽清窍，阻塞气血经脉亦可诱发多种脑病。

二、经络病机

经络是运行全身气血，联络脏腑肢节，沟通上下内外的通道。经络具有运行气血、沟通联系、感应传导、调节平衡的生理功能。经络学说不仅可以阐释病机、指导临床诊断，而且可以指导临床治疗。脑具有支配肢体运动、产生各种感觉的作用，也具有主宰神志活动进而统帅全身的作用。经络既是气血及人体感应信息传导、脏腑联络的路径，又是脑与其他脏腑、形体、官窍相互联系的路径，还是邪气滞留及传变的途径。因此，经络病机在脑病病机及针刺治疗中具有十分重要的地位。

（一）经气偏盛偏衰

经气偏盛或偏衰，都会影响经络所联系的脏腑、形体、官窍，使气血、阴阳失去平衡协调，生理功能异常而发生病变。

经气偏盛主要是指阳热之邪或实证火热之气侵犯经络造成经络功能亢盛的一种病机变化。阳邪入于经络则功能亢奋、活跃，容易使传导的信息扩大，从而导致脏腑组织的功能亢奋有余。如热邪侵犯经络，波及心、脑则表现为精神亢奋、烦躁、失眠多梦、欣快多语等症；如心火亢盛，通过经络可导致肝火旺盛，出现头痛、头胀、面红目赤等症，亦可出现舌尖糜烂、小便灼热等症；风邪入于经络则可出现四肢抽搐、动摇震颤等症。

经气偏衰是经络功能低下、感应信息传导减慢的一种病机变化。常常由于阴寒邪气入侵经络或者正气不足、脏腑功能低下而导致经络受损或受到抑制。经络感受阴寒之邪虽属实证，但阴邪极易损伤阳气，所以常表现为经络功能偏衰证候。如经络感受阴寒邪气波及于脑，则见精神萎靡、反应迟钝、神思衰弱等症；正气亏损、精气不足则导致经络偏衰，可见反应迟钝、健忘倦怠、动作迟缓等症。

（二）经气不利

经气不利，是指由于外邪侵袭，或情志内伤，或痰浊阻络，或外伤等，引起经络中气血流行不畅，而形成气滞血瘀的病理变化。经络中气血阻滞，运行不畅，常累及其所络属的脏腑与所循行部位的形体与官窍。如痰浊闭阻经络，可见经络循行部位肢体的不用，患者表现为肢体的麻木、肿胀、发凉、萎废不用及异常感觉；足厥阴肝经经气不利，则出现两乳、两胁及少腹部的胀满疼痛，可发为郁证、梅核气、胸痹等病；头部经脉经气不畅则发为头痛、头皮麻木等症。此外，经络气血不畅还可导致感应信息传导迟滞、反应迟钝等，可见动作缓慢、半身不遂、语言不利、词不达意等。临床所见中风、喑痱、头痛、郁证、梅核气、痹证、痴呆等病，多与经络气血不畅有关。

（三）经气逆乱

经脉之气随着经脉的循行路径而正常流注，是循环往复、不断进行的，不断地对人体的气血和脏腑组织的联系进行着调节，出入有道，流止有序，使人体形成一个有机的整体。由于外邪入侵经络或某些邪气阻滞经脉导致经气不循常道而发生逆乱，从而引起人体生命活动的紊乱，而且发生逆乱的经脉不同，证候表现各异。如足太阳经经气逆乱，气血运行不循常规，循经上涌，则气血壅滞于头部，而下部气血空虚，形成上盛下虚之证，表现为头部肿胀沉重，两足无力，不能行走，甚则发生眩晕跌仆。《素问·厥论》说："巨阳之厥，则肿首头重，足不能行，发为眴仆。"如足厥阴经经气逆乱则出现头胀、头痛、头晕等症，若血随气逆，上冲脑窍，则出现面红目赤，甚至中风、薄厥。此外，经气逆乱还可能出现周身疼痛、不可名状等不适症状。

（四）经气衰竭

是指由于全身气血衰竭导致经气衰竭，经络功能衰败的一种病机变化。经络是运行全身气血的通道，全身气血衰竭必然导致经络之气的衰竭。经气衰竭常从某一经开始，然后累及十二经脉，最后引起全身衰竭。由于各经循行部位不同，所属脏腑的功能各异，故各经经气衰竭时所出现的证候亦各有特点。临床上通过观察经络之气衰竭的表现，即可判断病变的发展和预后。如手、足太阳经经气衰竭时，经脉所过之处皆失于滋养，以致头颈部、腰背、腿后与上肢外侧之筋脉挛急，引起两目上视、角弓反张、四肢抽搐。若太阳经经气衰竭发展到全身气血衰竭时，血竭则色白，气竭则绝汗大出而死。又如手太阴肺经属肺络大肠，肺主一身之气而司呼吸，外合皮毛，大肠为传导之官，发挥着降浊气、排糟粕的作用。若手太阴肺经经气衰竭，则肺与大肠功能障碍，而见呼吸不利、大便不通和皮毛憔悴等症状。足太阴脾经属脾络胃，脾升清，胃降浊，起气机升降出入的作用。若足太阴脾经经气衰竭，则脾胃功能障碍，脾不升清，胃不降浊，清浊混处，胃失通降，故气上逆。气上逆时，面色尚红者，气血尚未绝。若手太阴肺经经气衰竭发展到全身气血衰竭时，肺气绝于上，则呼吸不通；脾胃之气绝于中，则升降息止；大肠之气绝于下，则下窍闭塞。上下不通，气机停止而死矣。由此可见，某一经经气衰竭，都会导致十二经经气衰竭，最后发展到全身气血衰竭而死亡。《素问·诊要经终论》说："太阳之脉，其终也、戴眼、反折、瘛疭，其色白，绝汗乃出，出则死矣。少阳终者，耳聋，百节皆纵，目睘绝系。绝系，一日半死。其死也，色先青白，乃死矣。阳明终者，口目动作，善惊妄言，色黄，其上下经盛，不仁，则终矣。少阴终者，面黑齿长而垢，腹胀闭，上下不通而终矣。太阴终者，腹胀闭，不得息，善噫善呕，呕则逆，逆则面赤，不逆则上下不通，不通则面黑、皮毛焦而终矣。厥阴终者，中热嗌干，善溺心烦，甚则舌卷、卵上缩而终矣。此十二经之所败也。"

三、脏腑病机

脑与五脏在生理上相互依存，病理上相互影响。脑的功能失调，则五脏失于统摄，诸症丛生；五脏功能失调，则气机升降失序，气血生化失常，亦影响脑髓。

（一）脏病病机

1. 心病病机　心的主要生理功能是主血脉。心主血脉功能正常，搏动有力，可保证脑髓得到充足的血液供应，人头目清明，反应灵敏，全身功能协调；反之，心主血脉的功能失调，致脑供血不足，则会出现头晕、头痛、反应迟钝，甚至发生中风、痴呆等证。精能生髓，精血同源，精血互生亦赖于心主血脉的功能，使血液循环不休，推陈布新，化源充足。脑神失常则导致心主血脉功能失常，出现心悸、血行缓慢等。心、脑共主神明，二者相互协调、相互为用，病理上相互影响。心窍蒙蔽往往脑神失常，如热扰心神则出现心烦、失眠、头痛等症；脑神失常亦会影响心神，如血溢脑窍则可见舌强不语、健忘、语言错乱等症。

2. 肝病病机　肝为刚脏，主升主动。其主要生理功能是主疏泄、主藏血。

其主疏泄的功能包括调畅气机、促进脾胃运化功能及调畅情志三个方面。气机调畅则全身气机升降出入有序，气化功能正常。清阳上升故气血、水谷精微奉养脑髓，浊阴下降则各种代谢后的毒物随之排出体外。借其调畅之力，脑主神明功能得以正常发挥，则五脏六腑受其令而行，人体阴阳和合。肝主疏泄，助脾胃运化则有利于水谷精微的转化吸收；调畅情志，则喜怒悲惊不失其度，脑神不受其扰。反之，肝疏泄功能失常，既可影响气血生化而殃及脑髓，又可致气机升降出入异常，气血逆乱上犯于脑，脑不能司统帅之职。肝主藏血是指肝有贮藏血液和调节血量的生理功能。正常情况下大脑血流保持恒定水平，即有赖肝藏血功能的调节。病理情况下，气血逆乱，肝风内动，不能有效调节血量，则易发生急性脑病。

3. **脾病病机**　脾主运化而升清，主统血，为气血生化之源，与胃共为后天之本。脾的病理变化主要表现在气血的生化、水液输布及统摄血液方面。气血生化正常，则脑髓、真气来源充足；水液输布有条不紊，无水湿内停；统血之力强则血循其道。脾主运化功能不及，气血生化不足，则脑髓、真气补给不足而出现头晕、脑鸣、呆傻等髓海不足表现；水谷不化精微，停而为饮，凝而成痰，随气机无处不到，上蒙脑窍，则神明不彰；阻塞经络，则传导失职而致疼痛、麻木等症。统血无力，血不循常道而外溢，或溢于脑窍、髓道则发生中风、截瘫等。"脾宜升则健"，脑中清阳之气必借脾之升清以补给，清气升则浊气降，保证髓海清而不浊；反之，清气不能上奉，浊气不能下降则表现出头目眩晕、思维迟钝、健忘，甚至痴呆等症。

4. **肺病病机**　肺主气，司呼吸，主宣发肃降，通调水道。肺主气包括主一身之气和呼吸之气。肺的呼吸运动即是气的升降出入运动，脑髓赖此气机以发挥作用。如果肺的呼浊吸清功能受损，清浊升降失司，百脉失养，浊气留积，甚至随血行而瘀滞于脑，轻则表现为注意力不集中、定向能力减退、头晕目眩、神态恍惚、表情淡漠，重则出现精神、意识障碍。

5. **肾病病机**　肾的主要生理功能是贮藏精气、生髓、主水、主纳气。肾内藏先天之精，为脏腑阴阳之本，生命之源，故称肾为"先天之本"。肾藏精生髓，髓由脊上达于脑，故脑为髓之海，脑中真阴即脑髓，脑中真气以此为基础而化生，故有"肾生脑"之谓。肾精充足，脑神健旺则能统领五脏六腑、经络、肌腠、皮肤、肢节的活动，使精力充沛，智力敏捷，即所谓"肾者，作强之官，伎巧出焉"。若肾精不足，则可出现生长发育、智力等方面的障碍，临床表现为眩晕耳鸣、耳目失聪、健忘、精神呆钝、动作迟缓等。肾病不能主水，开阖失职，水浊留于体内，上泛于脑，神明被扰则可出现头痛、眩晕、失眠、烦躁，甚至昏迷、抽风等症。若肾不纳气，肺吸入之清气不能下达于肾，致呼多吸少，体内清气不足，浊气有余，直接影响脑中清阳之气，发为脑病。

（二）腑病病机

1. **胆病病机**　胆为中正之官，主决断，参与精神情志活动，又能储藏和排泄胆汁。胆失疏泄，可见失眠、惊悸、多梦、耳鸣等症；胆汁排泄异常则可见口苦、呕吐胆汁、黄疸等症。临证可见痰热扰胆及胆气不足之证，导致不寐、心神不宁等。

2. **胃病病机**　胃为水谷之海，五脏六腑之大源。主受纳、腐熟水谷，以通降为其运动特点。受纳腐熟功能失常可见纳食减少、食欲减退、食后腹胀，或消谷善饥，或饥不欲食等。胃气上逆，失于和降则表现为脘腹胀痛、呕吐恶心、呃逆嗳气等，甚至浊气上逆，上犯脑窍出现头痛、眩晕等症。临证可见胃气虚、胃阳虚、胃阴虚、胃寒、胃火、食滞胃脘、血瘀胃脘、饮停胃脘诸证。

3. **小肠病病机**　小肠为受盛之官，化物出焉。主受盛化物与泌别清浊，能将胃府下传之腐熟后的水谷进行清与浊的分化。泌别清浊失常，清气不能上输于脾，布于全身，导致全身气血不足，营养缺乏。清浊相杂，运于大肠而成泄泻。清浊不分还可能导致脑失所养或浊气蒙窍的病理变化。

4. **大肠病病机**　大肠者，传导之官，变化出焉。大肠水分吸收过多，糟粕干燥难出，而致大肠传导失常，主要症状表现为便秘；不能充分吸收水液，使糟粕含水量过多，致排出的粪便质稀或水样，表现为便次增多；大肠阳虚，既不能充分吸收水分，又使大肠失于收摄而使大便失禁。临证可见大肠液亏、大肠湿热和肠虚滑脱。如大便秘结不下亦可导致浊气上攻脑窍之证。

5. **膀胱病病机**　膀胱者，州都之官，津液藏焉，气化则能出矣，主贮尿与排尿。膀胱气化失常，因热、湿、痰、瘀血、结石等邪气侵犯，致使膀胱气化不利而致小便癃闭、尿急、尿频、尿涩痛等；久病体虚，膀胱阳气不足，或肾阳亏虚，而致膀胱气化无力，亦可见排尿不畅、癃闭等；年迈肾虚或久病体虚，致使膀胱之气不足，不能约束，表现为小便失禁。临证多见膀胱湿热等。肾气不足，膀胱不利，水湿泛滥亦可上犯脑窍，诱发脑病。

人是一个有机的统一体，脏腑间生理方面相互配合，在病理状态下，则往往会互相影响。

（三）内生五邪

1. 肝风内动　肝风内动又称内风，是由于体内气血、阴阳失调导致阳气亢逆变动而出现的一类病机变化。正如《临证指南医案》所说："内风乃身中阳气之变动。"病机实质是由于体内精血不足、津液亏损，阴不制阳、阳升无制、筋脉失养而产生的。临证以动摇、震颤、麻痹、抽搐等为临床特征，包括肝阳化风、血虚生风、阴虚风动、热极生风等。

肝阳化风主要是由于肝肾阴虚导致肝阳上亢、亢而化风所致。临证以头晕、目眩、耳鸣、耳聋、口苦咽干，甚至突然仆倒、昏不知人为主要表现，常常是眩晕、耳鸣、头痛、中风等病的主要病机之一。

血虚生风是由于脾胃虚弱、气血化生不足或年老精血亏虚、失血过多，脑与筋脉失养所致。临证以头晕、目眩、面风、耳鸣、肢体麻木、手足拘挛不伸、筋肉跳动为主要表现，常常是眩晕、耳鸣、慢惊风等病的常见病机之一。

阴虚风动是由于阴精亏虚，甚至枯竭，无以濡养筋脉，血不荣络所致，常见于热病、久病之后。临证以口干舌燥、潮热盗汗、手足蠕动、痉挛肉瞤为主要表现，常常是面风、慢惊风的主要病机之一。

热极生风是由于热邪炽盛、津液大伤、筋脉失养所致，常见于外感暑热、温热疫气的极期。临证常以高热、神昏、四肢抽搐、角弓反张、两目上吊为主要表现，常常是热病昏迷、急惊风的主要病机。

2. 寒从中生　又称为内寒，是由于肌体阳气不足、温煦无力，阳不制阴、虚寒内生或阴寒之邪弥漫而引起的一类病机变化。临证常以畏寒肢冷、面色㿠白、蜷卧安静、迷蒙多睡为主要表现，同时还可出现水肿、腹痛腹泻、小便清长等阴寒性病理产物停滞的表现。有时寒痰内阻、水湿内停，影响气血运行，可导致瘀血、痰饮而诱发脑病。此外，寒与肾均属水，寒喜中肾，肾由督脉而通于脑，终至伤脑。肾阳亏虚，感受大寒之邪，寒邪入骨，髓冷脑逆，则头齿俱痛。《河间六书》说："肾虚犯大寒，头痛齿亦痛，痛之甚，数岁不已者是也。"此则真头痛。

3. 湿浊内生　主要是由于肺、脾、肾等脏腑功能失调，水液代谢障碍，水湿、痰浊停滞的一类病机变化，临证以胸闷、恶心呕吐、小便不利、纳呆、头沉、头晕或形成水肿、痰饮等为主要表现，常常是眩晕、头痛、中风、癫证、痫证、郁证等病的病机之一。

4. 津伤化燥　是指肢体津液不足，导致全身脏腑组织失其濡润的一类病机变化。临证以口干舌燥、心烦易怒、大便燥结、舌红无苔等为主要表现。由于津液不足，虚火内生，阴虚阳亢，所以津伤化燥可以是不寐、脏躁、中风等病的病机之一。

5. 火热内生 又称"内火"或"内热"，指由于肌体阳盛有余，或阴虚阳亢，或邪郁日久，或五志化火等而致火热内扰、功能亢奋的病机变化。临证以心烦、失眠、多梦、口苦咽干、口舌生疮、小便短赤为主要表现，常常诱发不寐、眩晕、耳鸣、头痛、脏躁、中风，甚至惊风等病。

第十节 脑病的诊法与辨证

脑病是指由于外感病邪、情志所伤、禀赋不足、年老体虚、久病失养等引起脑的阴阳、气血失调和功能失常的一类病证。证是指在疾病发展过程中，某一阶段的病理概括，包括疾病的原因、部位、性质和病势四大要素，反映了疾病发展过程中某一阶段病理变化的本质。辨证，就是将四诊所收集的资料、症状和体征，通过分析、综合，辨清疾病的四大要素，然后概括、判断为某种性质的证，从而为治疗提供正确的依据。证是疾病某一个阶段的病理实质，具有特定的时间性、空间性、个体性的特点。

一、证候学要点

证候学是应用中医理论分析疾病证候的特征、性质、部位及其形成原因和发展变化趋势，从而为辨证治疗提供依据的一个学科领域。脑病的诊断和辨证皆从分析证候入手，证候包括症状和体征，是脑病的主要诊断线索。脑病中常见症状与体征如下：

（一）头晕

头晕即患者自感头部眩晕，轻者闭目自止，重者视物旋转，不能站立。若兼目眩者称为眩晕，常伴有恶心呕吐、汗出耳鸣等。头晕病位在脑，病机主要涉及肝、肾，与风、痰、瘀、虚有关。头晕胀痛，兼见面赤耳鸣、口苦咽干者，为肝阳上亢所致；头晕昏沉，兼见胸闷、呕恶、痰多者，属痰浊中阻所致；头晕眼花，过劳或突然起立则甚，兼见面白舌淡、心悸失眠者，多为气血不足所致；头晕耳鸣、遗精健忘、腰膝酸软者，为肾精亏虚所致；头晕目眩，多在头项运动时发作，颈僵肩沉，甚则活动转侧受限，为三阳脉阻之项痹。

（二）头痛

头痛是由于外感或内伤，致使脉络拘急或失养，清窍不利所引起的以患者自觉头部疼痛为特征的症状。它可以发生在多种急、慢性疾病中，有时也是某些相关疾病加重或恶化的先兆。头痛病位在脑，涉及肝、脾、肾等脏腑，风、火、痰、瘀、虚为致病的主要因素。根据头痛的部位，可确定病在何经。头痛连项者，属太阳经；两侧头痛者，属少阳经；前额连眉棱骨痛，属阳明经；巅顶痛者，属厥阴经。头痛由外感引起，多起病较急，痛势较甚；如头痛伴见目眩、心烦易怒、口苦、夜卧不安、脉沉弦，多为肝阳上亢所致；头痛昏蒙、胸脘满闷、呕恶痰涎、苔腻，为痰浊上扰所致；头痛经久不愈，固定不移，舌紫有瘀点、瘀斑，为瘀阻脑络所致；头痛而空，伴见腰膝酸软、神疲乏力、耳鸣，多为肾虚所致。

（三）乏力

乏力主要由气虚或湿困所致。肝为罢极之本，脾主肌肉、四肢，所以乏力与肝、脾关系最为密切。脾气虚，肝血虚，湿困脾胃，容易导致乏力。乏力伴汗出、气短、舌淡、脉弱者，为气虚所致；乏力兼见头身困重、纳呆脘痞、苔腻、脉濡者，为湿困所致；乏力，劳则加重，身重体倦、面色萎黄、大便溏薄、食少腹胀，多为脾虚挟湿所致；乏力，劳则加重，腰膝酸软、腹胀不舒、头晕目眩者，多为肝肾亏虚所致。

（四）不寐

不寐以经常不易入睡，或睡而易醒不能再睡，甚至彻夜不眠为特征，常并见多梦。不寐是阳不入阴，神不守舍的病理表现。如不寐伴有急躁易怒、头晕头胀、目赤耳鸣、便秘溲赤，多为肝火内扰所致；不寐伴见心烦心悸、头晕健忘、五心烦热，为阴虚火旺，心肾不交所致；不寐伴见面色少华、肢倦神疲、四肢倦怠，为心脾两虚所致；不寐伴见躁扰不宁、口舌生疮、小便短赤，多为心火亢盛所致。

（五）耳鸣、耳聋

耳鸣、耳聋都是听觉异常的症状，以患者自觉耳内鸣响，如闻潮声或如蝉鸣，妨碍听觉的称耳鸣；听力减弱，妨碍交谈，甚至听觉丧失的，称为耳聋，症状轻者称为重听。凡风热所致者，多突然耳鸣或耳聋，兼有表证；肝火所致者多表现为耳窍轰鸣，攻逆阵作，怒则加重，口苦咽干，便秘溲赤；痰浊所致者多表现为耳鸣眩晕，时轻时重，痰多，烦闷不舒，苔腻脉滑；肾虚所致者则耳鸣声细，如蝉声持续，伴见腰膝酸软、遗精；气虚所致者多表现为耳鸣时作，将息稍轻，劳则加重，神疲乏力；耳鸣由阴虚所致者多午后加重。

（六）神昏

神昏即神志昏迷，不省人事，是脑病危重病的临床表现。在中风、高热、厥脱等脑病发展到严重阶段时都可出现，是疾病危重的重要指征。情志所伤、劳倦内伤等导致阴阳气血逆乱，浊邪上扰于脑，清窍闭塞，神明失守，即发为神昏。神昏有轻重之分，一般分为神志恍惚、神志迷蒙、昏迷、昏聩由轻至重的四个阶段。神志恍惚可先见情感淡漠，而后辨知事物不清，精神恍惚，但强呼可应，回答问题欠准确；神志迷蒙表现为嗜睡朦胧状态，强呼可醒，旋即昏昏入睡；昏迷为呼之不应，不省人事，二便不能自制；昏聩即昏迷之甚，呼之不应，或口张目合，在昏迷的基础上可见脏腑功能衰竭的表现，如舌卷囊缩、汗出肢冷、手撒遗溺、鼻鼾喘促等症。神昏呈似清非清、时清时昏的状态，咳逆喘促、痰涎壅盛、苔腻脉濡者，为痰蒙清窍所致；神昏以谵语烦躁为主，伴腹满而痛、舌黄而燥、脉沉实，为阳明腑实，邪热扰神所致；神昏以谵语如狂为特点，伴少腹满硬急痛、唇爪青紫、舌绛、脉沉而涩，为瘀热交阻，脑窍闭塞所致；神昏以突然昏倒，不省人事，伴肢体偏瘫、鼾声痰鸣为特征，多为肝阳暴亢，引动肝风，脑脉瘀阻，清窍被蒙所致；神昏伴见黄疸日深，斑疹，或腹胀如鼓、舌绛苔腻、脉弦，为湿热上蒸，热毒内陷肝胆所致。

（七）抽搐

抽搐多由热极生风、阳亢化风、虚风内动或风毒内袭经脉所致，以四肢不自主的抽动，甚则颈项强直、角弓反张为特征，多由风、火、痰引起。抽搐有外感、内伤之分，虚实各异，病因不同。一般四肢阵阵抽搐，或持续抽搐，常伴壮热、谵语、神昏，甚至角弓反张者，属实；抽搐呈手足蠕动，热势不甚，神怠或迷蒙者，属虚。抽搐若见于急性热病中期，四肢抽搐，伴有壮热、汗大出、渴欲饮冷、神昏，为邪热内盛，热极引动肝风所致；若见于急性热病后期，手足蠕动，偶有抽搐，伴有低热、心烦不宁、口干舌燥、精神疲乏，为邪热久稽，气阴亏耗，虚风内动所致；若疫毒入脑或外伤感受风毒，侵袭肝之经脉而抽搐，则多见阵发性四肢抽搐、颈项强直，甚至角弓反张；若肝阳上亢，肝风内动之抽搐，则常并见剧烈头痛、呕吐、神昏、偏瘫、面红气粗等症。

二、诊法

人体是一个有机统一的整体，局部的病变可以影响全身，内在脏腑及各个组织、器官的病理变化可以通过举止言行、颜面色泽和喜怒哀乐等外在表现反映出来。通过望、闻、问、切等诊察手段，即可得知疾病显现在各个方面的症状和体征，了解疾病发生的原因，掌握疾病的性质和归属，分析其内在的联系，从而为临床辨证论治提供可靠的依据。

（一）望诊

望诊是医生运用视觉观察患者的神色形态、局部表现、舌象、分泌物和排泄物色质的变化来诊察病情的方法。望诊的内容包括望全身（望神、色、形体、姿态）、望局部（望头面、五官、躯体、四肢、二阴、皮肤）、望舌（望舌体、舌苔）、望排出物（望痰涎、呕吐物、大便、小便等）、望小儿指纹五个部分。其中望神、望形体姿态、望头、望面、望目、望舌等方面，对脑病的诊察有其特殊意义。

1. 望神 神是指肌体脏腑组织功能活动和精神意识状态的综合。望神是通过观察人体生命活动的整体表现来判断病情的方法。神的表现，通过对患者精神意识、思维活动、面色眼神、形体姿态、语言呼吸及对外界的反应等各个方面的观察，了解患者的精神活动、肢体运动及知觉等方面正常与否，以此来判断脑病的性质和程度。按照神的旺、衰和脑病的轻、重可划分为得神、少神、失神、假神和神乱等。

（1）得神 即有神，主要表现为神志清楚、双目灵活（炯炯有神）、面色荣润、表情丰富自然、呼吸平稳、反应灵敏、记忆力强、语言清晰、动作自如等，是精充、气足、神旺的表现，或虽病而正气未伤、精气未衰，属脑病轻病。

（2）少神 即神气不足，其临床表现为精神不振、两目乏神、面色少华、肌肉松软、倦怠乏力、少气懒言、动作迟缓等，是正气不足、精气轻度损伤、肌体功能较弱的表现。多见于脑病轻病或恢复期患者。

（3）失神 即无神，是脑病精亏神衰或邪盛神乱的重病表现。因精亏神衰而失神者，其临床表现为精神萎靡、面色无华、动作迟缓、反应迟钝、视物不清或目光晦暗呆板、呼吸微弱、语声低怯，甚则神志昏迷，或语言失常、循衣摸床、撮空理线、呼吸异常、大肉已脱等，多见于脑病慢性久病患者，属病重。因邪盛神乱而致失神者，其临床表现为壮热烦躁、神昏谵语、四肢抽搐，或猝然神昏、两手握固、牙关紧闭等，提示邪气亢盛，热扰神明，或肝风挟痰蒙蔽清窍，多见于脑病急性患者，属于病重。

（4）假神　假神是脑病危重患者出现的精神暂时好转的虚假表现。其临床表现为久病、重病，本已失神，突然神志清醒，目光转亮而浮光外露，言语不休，欲进饮食，想见亲人，两颧泛红如妆等。其局部症状的好转与整体病情的恶化不相符合，提示患者脏腑精气极度衰竭，正气将脱，阴不敛阳，虚阳外越，是阴阳即将离决之象，是脑病重病患者临终前的表现，古人比作"回光返照"。

（5）神乱　即神志失常。神志失常包括兴奋、抑郁、紧张、情感障碍等方面的失常表现。如癫证表现为精神呆痴、淡漠寡言、闷闷不乐、喃喃自语、哭笑无常等，多由脑神虚乏，或痰瘀互阻所致。狂证多呈兴奋状态，其临床表现为狂呼乱叫、力逾常人、登高而歌、弃衣而走、骂詈不休、不避亲疏、打人毁物等，多由痰火扰心，脑神亢奋所致。痫证多表现为突然昏倒、不省人事、四肢抽搐、口吐白沫，醒后如常或伴有体倦乏力等。多由脏气失调，肝风挟痰上逆，闭阻清窍所致。卑谍证临床表现为惕怵不安、惊恐害怕、如人将捕、独居一所、喜卧暗室，或倚于门后等，多由心神或脑神不足、肝胆失调所致。其他如百合病则表现为如寒无寒、如热无热，脏躁常悲伤欲哭、伸欠频数等都有神志失常的表现。

上述望神是指对神的综合性诊察，临床要结合患者病情发生、发展，精细诊察。

2. 望形体、姿态　通过望形体、姿态，可以诊察脏腑的虚实、气血的盛衰、抗病能力的强弱，以及某些疾病的易感性和好发性，是诊察脑病的重要方面。

（1）望形体　身体强壮，骨骼粗大，肌肉充实，皮肤润泽者，说明内脏坚实、气血旺盛、抗病力强，脑病易治，预后较好；身体衰弱，骨骼细小，肌肉瘦削，皮肤枯槁者，说明内脏脆弱、气血不足、抗病力弱，脑病难治，预后较差。体胖能食、肌肉坚实、神旺有力者，多属形气有余，为精充气足，身体健康之征；体胖食少、肉松皮缓、神疲乏力者，多为形盛气弱，乃阳气不足，多痰多湿之故，易患痰饮、中风等。

（2）望姿态　病人的动静姿态与肌体的阴阳盛衰、病性的寒热虚实关系密切。阳证、热证、实证多表现为躁动不安，阴证、寒证、虚证多表现为蜷卧安静。肢体的异常动作常与一定的疾病有关，如唇、睑、指颤动见于外感热病，多为风动先兆，见于内伤虚证，多为气血不足，筋脉失养；颈项强直、两目上视、四肢抽搐、角弓反张者，多属肝风内动，常见于热极生风或小儿惊风；猝然跌倒、不省人事、口角㖞斜、半身不遂者，属中风病；若逾垣上屋、躁扰不宁、登高而歌、弃衣而走者，多属阳火亢盛的狂证；若见突然昏仆、全身震颤、四肢抽搐者，多为肝风内动的痫证；突然瘫软，不能步履，为肝血虚，血不荣筋，癔病性运动障碍，尤为多见；老年或有外伤史患者，行走呈前趋步态，多属肾虚髓海不足；肢体软弱，行动不便多为痿证；关节拘挛，屈伸不利，多属痹证；小儿手足伸屈扭转，挤眉眨眼，努嘴伸舌，状似舞蹈，不能自制，多为气血不足，风湿内侵所致。

3. **望头** 头居人体最高位，为五体之尊，百骸之长。头为诸阳之会，又为元神之府，望头对脑病的诊断非常重要。望头主要包括望头之外形和望头之动态。

（1）望头之外形 小儿头颅均匀增大，颅缝开裂，面部较小，智力低下者，多属先天不足，肾精亏损，水液停聚于脑所致。小儿前额左右突出，头顶平坦，颅呈方形者，多由肾精不足或脾胃虚弱，颅骨发育不良，可见于佝偻病。小儿囟门下陷，称为"囟陷"，多见于吐泻伤津或久病缠绵，津亏或先天发育不良，脑髓不足。小儿囟门高突，称为"囟填"，多为实热，火毒上攻。囟门迟闭，骨缝不合，称为"解颅"，多属肾气不足或发育不良，多见于佝偻病患儿，常兼有五软、五迟等。囟门早闭、头顶尖小、前额窄、智力低下，多为先天发育不良。

（2）望头之动态 头摇不能自主，多为肝风内动之兆，或为老年气虚血弱，脑神失养所致。头部低垂，无力抬举，多因中气不足或髓海空虚所致。中气不足者，多伴有神疲气弱、面色萎黄、纳呆便溏等症；髓海空虚者，多伴有耳鸣耳聋、腰膝酸软、遗精滑精等症。小儿急惊风患者可见仰头不下、目睛上吊之症。

4. **望面** 望面包括望面色和望面部形态。

（1）望面色 面色分为常色和病色两类。常色即正常的、无病的面色。常色的特点是明润、含蓄。病色是因病而发生异常改变的面色。病色的特点是晦暗、暴露。望面色对诊察脑病也是很有意义的。如面色青白，伴精神抑郁、手指麻痛、小腿转筋，多属虚风内动之证；面目青黑，突然不能说话，四肢软弱，甚至不能站立者，多属肝阳不升，疏泄无权的脑病；小儿高热，眉间、鼻柱、唇周发青者，多为惊风之证，多因邪热亢盛，燔灼筋脉，筋脉拘急，致使面部脉络血行瘀滞所致；急病中突然面色苍白，伴冷汗淋漓，多为阳气暴脱；面黑干焦，属火热内伤，肾精久耗；狂证患者，多面色红赤；癫证患者，多面色青白。

（2）望面部形态　一侧口眼㖞斜而无半身瘫痪，为风痰闭阻经络所致；惊恐貌，多见于小儿惊风等；苦笑面容，多见于新生儿脐风、破伤风等；"面具脸"，多为帕金森病。

5. **望目**　五脏六腑之精气，皆上注于目。其目系内连于脑，故脑之精明必外应于目，所以望目对脑病的诊断极有帮助。脑病诊察中，望目的重点在于观察两目的眼神、瞳仁，以及眼睑、眼珠的形态和运动的异常改变。

（1）望眼神　眼睛黑白分明，精彩内含，视物清晰，是谓有神；若白睛混浊，黑睛色滞，目无光彩，视物模糊，是谓无神。若目视无光、昏暗、眩晕，多为水亏血少，髓海不足，或肝肾匮乏。除眼科病变所致瞳神失神外，在脑病学范围所见视力障碍者，多因脏腑内损，真气耗伤，不能上奉于目所致。

（2）望瞳仁　脑病患者的瞳仁形态变化对于诊断很有帮助。瞳仁缩小，是指瞳仁紧缩，甚则细如针孔，失去展缩功能，多为风热之邪，或肝胆实火上犯于目，侵及于脑所致，亦可见于中毒患者。瞳仁不圆，边缘如锯齿或虫蚀，或状如梅花者，多是肝肾阴亏，虚火上炎所致。瞳仁开大，不能敛聚，可见于热毒壅盛，火扰神明或元气耗散，见于重症昏迷患者。瞳仁极度扩大，常见于外伤瘀血阻于脑络。瞳仁㖞斜，常见于肝肾阴虚所致的脑病。

（3）望眼睑、眼珠的形态和运动　在脑病中，常出现眼睑、眼珠形态与运动的病变，如重症肌无力出现上眼睑下垂，不能随意抬举；帕金森病常有眼睑肌肤不自主抽搐；小儿眼睑频频眨动，多见于小儿多动症。风邪入脑或风痰阻络，可出现黑珠突然偏斜，转动受限，伴有视一为二。黑珠斜翻于一侧，欲转而不能运，轻者可见黑珠，称为"神珠将反"，重则黑珠不见，仅露白睛，称为"瞳神反背"，乃因风热攻脑，筋络被其牵缩拘急所致。若两侧目珠不自主地向左右或上下不停地有节奏地颤动或旋转，多内由腠理不固，外为风邪所袭，或肝经积热兼受风邪，风邪热毒攻冲于脑，筋脉拘急，牵引目珠所致。若眼珠骤然突出，或包于睑内，或突出眶外，多系火热亢盛，上行空窍，或暴怒气悖，气血并于上所致。若目珠大小正常，向眼眶内缩陷，多为外伤及脑，或五脏虚极，精膏损涸所致。

6. 望舌 望舌主要分为望舌体和望舌苔。望舌体包括望舌的颜色、形质和动态；望舌苔包括诊察苔质和苔色。脑病中望舌体重点在察脏腑虚实、气血盛衰；察舌苔在于分析病邪的深浅、邪正的消长。

（1）望舌体 望舌体主要包括观察舌色、舌形、舌态等。

1）望舌色：

红舌：舌色红，甚至呈鲜红色者，称为红舌。红舌主热证。舌尖红为心火炽盛，舌中红为热蕴脾胃，若兼见粗糙、干燥，为内热燔炽，常见于兴奋躁动、狂言怒骂、不识亲疏、伤人毁物的狂证患者。

绛舌：舌色比红舌颜色更深或略带暗红色者为绛舌。外感热病中绛舌多为热伤营血或逆传心包，上扰脑神所致；内伤脑病中绛舌多为津液已伤或极虚之候。

青紫舌：全舌呈均匀青色或紫色，或在舌色中泛现青紫色者，均为青紫舌。其成因主要是气血运行不畅之故。舌色淡紫或紫暗而湿润，多为阳虚阴盛，气血运行不畅所致；舌色紫暗或舌上有斑点，多为瘀血内阻；舌紫红或绛红，舌苔少而干，多为营血热盛所致。从青紫的深浅、干润可以判断脑病的轻重和吉凶，脑外伤、中风等病中尤为多见。

2）望舌形：舌形是指舌体的形状，包括胖瘦、老嫩、大小等。老和嫩是疾病虚实的标志之一，舌质坚韧苍老多见于实证，舌质浮胖娇嫩多见于虚证。痫证患者多见舌体胖嫩，边有齿痕；舌体瘦薄，多为阴血不足，常见于脏躁、百合病、卑谍等脑病。

3）望舌态：舌态是指舌体的动态，包括软硬、喎斜、震颤、吐弄、短缩等异常变化。中风患者，肝肾阴亏，多见舌体僵硬，运动失灵；风邪中络或风痰阻络之中风，可见舌体偏向一侧。舌体短缩甚至难以伸出口外，多与热痰阻络、内挟肝风有关；弄舌，多见于动风先兆或小儿脑发育不全；舌体颤抖，不能自主，多为热极动风，上冲于脑，或疫毒攻心之兆，或为肝血亏虚。

（2）望舌苔 包括望苔色和望苔质两个方面。苔质即舌苔的质地、形态，主要观察舌苔的厚薄、润燥、腻松等方面的改变。苔色的变化主要有白苔、黄苔、灰黑苔。辨舌苔厚薄可测邪气的深浅：脑病初起，病情轻浅，多见到薄苔；舌苔厚，多提示胃肠内有宿食，或痰浊停滞，病位在里，病情较重。舌苔润燥主要反映体内津液盈亏和输布情况：润苔多提示脑病津液未伤；滑苔为水湿之邪内聚的表现，主寒、主湿。腻苔多与痰浊、湿热扰乱脑神有关，痫证初期多见舌苔薄白而腻或白厚而腻；烦躁多见舌苔黄腻；狂证患者则多见舌苔厚黄腻而干。阴痫证之木僵状态常见舌苔灰黑而润；痫证日久化火伤津，或狂证日久邪热伤阴，则出现舌苔黑而起芒刺。

（二）闻诊

闻诊是通过听声音和嗅气味来诊断疾病的方法。通过医生的听觉去察知脑病患者声音的轻重、高低、强弱，语言的多少，哭笑的状态，以及患者口气、分泌物、排泄物的异常气味，以测知患者的感知、记忆、思维、智能等损伤程度，来判断脑病的轻重和预后转归，从而为脑病的辨证论治提供依据。

1. **听声音** 听声音是指听辨患者语言气息的高低、强弱、清浊、缓急变化，以及咳嗽、呕吐等反映脏腑病理变化的异常声响，来判断疾病寒热、虚实性质的诊病方法。声音的发出，是肺、喉、舌、齿、唇、鼻等器官的协调活动，共同发挥作用的结果。声音的异常变化与肺、肾密切相关，与其他脏腑也有一定的联系。因此，听声音不仅可以诊察与发音有关的器官的病变，对脑病的诊断也有帮助。

（1）听声音的强弱 如语音高亢、声调洪亮、狂喊恶叫、多言善语、高谈阔论、口若悬河，兼有躁动不安者，多属实证、热证、阳证，多见于狂证患者；语言低微，沉默寡言，对一般简单的询问反应迟钝，再三追问才能回答，或喃喃独语而又伴见孤独离群、倦怠欲寐，多为虚证、寒证、阴证，多见于癫证患者；若患者突然呼喊一声即止，音似畜类，且伴抽搐、昏仆等症，则为虚实夹杂的痫证；如患者语言简短，词汇贫乏，平时不主动讲话，提问时反应迟钝，欲讲话时常以手拍头，多见于中风后遗症或髓海不足的痴呆患者；若患者口张无语，对任何询问概不回答，目视不瞬，触而不动者，多为气虚痰郁，常见于癔证、精神分裂或脑部广泛病变的患者；强制性哭笑，不为外界环境变化引起的无缘故哭或笑，多见于癔证、老年性痴呆等患者；对病前发生的一切往事不能回忆，均不能做出回答，常见于颅脑损伤后的患者，多为髓海不足，或脑络受损。

（2）听语言是否流畅与条理 语言謇涩，多为风痰蒙蔽清窍，或风痰阻络所致，为中风先兆或中风后遗症；神志不清，语无伦次，声高有力为谵语，多属热扰心神之实证；神志不清，语言重复，时断时续，声音低弱，为郑声，属心气大伤，精神散乱之虚证；自言自语，喋喋不休，见人则止，首尾不续，称为独语，多因心气不足，神失所养或气郁痰结，闭阻心窍所致；语言错乱，说后自知，称作错语，其证有虚实之分，虚证多因心气不足，神失所养，实证多为痰湿、瘀血阻滞心窍所致；语声低微，气短不续，欲言不能复言者，是为夺气，为中气大虚；神志昏迷，不知言语者，多属中风。

2. 嗅气味 嗅气味，是指嗅辨与疾病有关的气味，包括病室、病体、分泌物、排出物，如口气、汗、痰、涕、二便、经、带、恶露、呕吐物等的异常气味。如中风腑实患者大便干结，小便黄赤，气味臭臊腥秽；虚寒之阴癫，大便稀薄，小便清长，少有气味，重症肌无力患者亦然。癫证、痴呆患者多痰浊清稀，与寒邪客肺有关；阳明发狂，口气臭秽，带下秽臭，多为胃有积热。

（三）问诊

问诊是临床诊察脑病的主要内容，在四诊中占有重要地位。脑病的很多情况如患者的病史、个人生活情况、自觉症状、既往健康状况和家族史等只有通过问诊才能获得。了解上述方面的情况可为医生分析病情、判定病位、掌握病性、辨证治疗提供可靠的依据，特别是对于那些只有自觉症状而缺乏客观体征的疾病和因情志因素所致的疾病问诊就显得更为重要。同时，询问患者的主要病状，又可为医生有目的、有重点地检查病情提供线索。

1. 问一般情况 包括患者的姓名、年龄、性别、籍贯、民族、职业、婚姻等。

（1）性别 男女之间在生理特性与心理素质上有着较大的差异，所以在脑病中有些证型和症状表现有所不同。女性常因情感伤害而致脏躁、梅核气、奔豚气等，男性则易出现狂躁和外伤引起的精神障碍。有些脑病则只见于男性或女性，如热入血室发狂、子痫、月经周期性精神病等为女性独有，而遗精、阳痿所诱发的痴呆、癫证为男性特有。

（2）年龄 老幼年龄有异，病证也常不同。五迟、五软、解颅、急惊风、慢惊风见于小儿，而更年期综合征、中风、痴呆，则多见于中老年患者。

（3）职业 从事职业不同，脑病的表现也有所不同。长期接触毒气、毒液及化学物质者，多出现中毒性精神病；长期从事水中作业者，易患寒湿痹证；脑力劳动者和体力劳动者所患脑病常有虚实之别，脑力劳动者所患脑病多虚，体力劳动者所患脑病多实。

（4）病前性格 通过询问患者平时个性，可以了解患者的思想状况，有利于分析病情的转归。如患者平时孤独离群、沉默寡言、心胸狭窄、多愁善感，则易致气机郁滞或阴血耗损；如患者平时性格倔强、喜于社交、好谈喜笑，或稍不如意即发脾气，则易致阳亢。《黄帝内经》按阴阳、五行分类，把人的性格与体质联系划分为阴阳二十五人及阴阳五态人，是很有意义的。

2. **问家族史** 某些脑病与遗传因素有一定的关系，通过询问患者直系亲属的健康情况，可以了解所患脑病是否与遗传有关，从而推测其预后情况。如幼年患者、精神发育不全者或痫证患者，应重点了解患者父母健康状况和母亲妊娠期间的情况，以及婴儿出生前后的生长发育情况，这对诊断极有价值。

3. **问既往史** 通过了解患者的既往健康情况和曾患过的疾病，有无精神病史和其他传染病史，了解是原发还是继发，曾经采用过何种治疗，可为制定切合病情的治疗方案提供依据。如患有癫证、狂证者，常因受到精神刺激而复发。

4. **问起病** 问起病，即问此次疾病发生、发展、治疗的全过程，这对诊察疾病具有重要意义。问发病原因可以了解疾病的性质，详细询问患者起病时有无明显诱因，包括精神因素、人际关系、有无特殊遭遇等。长期精神抑郁，气血失调，则多患精神情感疾病。问病程长短可以了解脑病的虚实。问治疗经过和治疗效果，可以作为脑病辨证用药的参考。

5. **问现在症状** 问患者的现在症状，是辨证论治的重要依据。

（1）**问寒热** 通过询问患者有无寒热的感觉及寒热的不同表现，从而为确定脑病的表里、寒热、虚实提供依据。如暑温引起的脑病，往往出现高热神昏，热极生风的痉挛、震颤等；脾肾阳虚所致的脑病，则多见体寒畏冷、嗜卧倦怠、自语神呆等。

（2）**问汗** 汗是津液的组成部分，由阳气蒸化津液从玄府出于体表者谓之汗。正常的出汗，有调和营卫、滋润皮肤的作用。询问了解患者汗出异常的情况，对于诊察病邪的性质及人体阴阳盛衰有着重要的意义。询问时，应注意了解患者有汗、无汗，出汗的时间、多少、部位及主要兼症。如患者仅半侧身体有汗，而另一侧无汗，属患侧（无汗一侧）经络阻闭，气血运行不畅所致，多见于中风、痿证患者。

（3）**问头身** 问头身包括问头部和问周身。

1）**问头部** 头为诸阳之会，精明之府，脑为髓海，因此脑病多出现头部症状，如头痛、头晕、头胀、脑鸣等。根据头痛部位的不同，可分辨脑病在何经。前额部连眉棱骨痛，属阳明经头痛；头侧部疼痛，属少阳经头痛；后头部连项痛，属太阳经头痛；巅顶部痛，属厥阴经头痛。根据头痛、头晕的性质，可辨别脑病的寒热虚实。头痛绵绵，过劳甚者，属气虚头痛；头痛隐隐，面色苍白，属血虚头痛；头中空痛，腰膝酸软，属肾虚头痛；偏侧头痛，疼痛剧烈，属肝胆郁热所致。头晕眼花，过劳则甚，兼见面色苍白、心悸失眠，属气血亏虚；若因痰湿内阻、清阳不升所致，则头晕昏沉，兼见胸闷呕恶；头晕胀痛，兼见面赤耳鸣、口苦咽干，为肝阳上亢所致；肾精亏虚之头晕，常兼见耳鸣、腰膝酸软、健忘遗精等。头部发热，在脑病中多为虚火上炎所致；自觉头部发胀如裂，称为头胀，多起于恼怒；如见昏沉闷热、头筋突起、口干口苦，多为肝火上炎所致；头胀沉重，如物裹头，腹胀泛呕，身体困重，为湿阻清阳；以头重而言，头部沉重，悠悠忽忽，面色不华，神疲乏力，纳呆便溏，为中气不足；自觉头部有声音鸣响，谓之脑鸣，主要是髓海空虚，头脑失充，常伴见腰酸腿软、遗精、耳鸣等症。

2）问周身　外感风、寒、湿邪导致经络气血阻滞，或内伤脾肾亏虚，四肢、肌肉失养，都可引起四肢、肌肉等周身发生病变。所以询问周身方面的异常表现，亦有助于诊察脑病的不同属性。如患者肌肤感觉减退，甚至消失，称为麻木，多因气血亏虚，或肝风内动，或痰湿瘀血阻络所致，多见于中风等证；肢体关节疼痛，多为气血不通，经络痹阻所致，多见于痹证；肢体筋脉迟缓，软弱无力，甚至肌肉萎缩，多见于痿证。

（4）问耳目　耳为宗脉之所聚，肝开窍于目，五脏六腑之精气皆上注于目，故询问耳目情况有助于脑病的诊断。耳部常见病变有耳鸣、耳聋、重听等。脾湿过盛，清阳不升，清窍失养，可致耳鸣；肾虚精亏，髓海不充，也可出现耳鸣，以手按耳则鸣声减弱。以耳聋而言，暴病多实，如邪热蒙蔽清窍，阴精不能上达者；以重听而言，听声音不清而产生错觉，伴腰膝酸软者为肾虚；伴头晕目眩、脑胀痛、耳闻重音、浮肿酸麻者，多为湿阻清阳不升所致。

眼部常见症状有目痛、目眩、目昏、视歧、偏盲等。若感目痛如锥，头痛如劈，甚至眼前昏黑，是谓雷头风，多因痰火内盛，上乘清窍，或风邪外客，循目系入脑所致。眉棱骨和眼眶骨部疼痛，昼轻夜剧，伴目珠胀痛，谓之眉棱骨痛，多由风热之邪，上扰清窍，脉道受阻所致。目眩兼见头晕头胀、面赤耳鸣、腰膝酸软者，为肾阴亏虚，肝阳上亢所致；目眩兼见头晕胸闷、体倦肢麻、恶心苔腻者，多为痰湿内蕴，清阳不升所致。

（5）问饮食及口味　问饮食多少，可知脾胃的盛衰；问口味好恶，可察脏腑的虚实。癫证患者精神萎靡，食少纳呆，甚至数日不进饮食；狂证患者多见食欲亢进，多食易饥，或嗜食异物，或暴饮暴食。口渴不欲饮水，多为湿热；

饮水则吐则为停饮；饮水作呛，中风偏瘫患者多见。

（6）问二便 各种急性脑病、癫痫大发作，可见小便失禁并有神志昏迷；脾胃虚寒之中风后遗症、自主神经功能紊乱患者多大便稀溏不成形；神志昏迷患者可出现二便失禁。

（7）问睡眠 睡眠情况与人体卫气的循行和阴阳的盛衰密切相关，还与气血的盈亏相关。阴阳失调，阳不入阴则产生不寐，阳不出表则产生嗜睡，所以肌体阴阳的转输和阴阳的盛衰变化是产生睡眠失常的病理机制。温病邪入心包的患者常见神疲困倦，睡意浓浓，经常不自主入睡，甚者昏睡谵语。情志郁结，化火生痰，痰热内扰者，则睡中时时惊醒，兼见眩晕胸闷；胆怯心烦，口苦恶心，闭目倦卧，不能入睡，时时怔忡，为心气不足；卧后思虑多想，不能入睡，为心脾两虚；夜间烦躁，不能安卧，时时起床行走，为心肝火盛；欲睡突然清醒，再无睡意，为心肾不交；将入睡突然瘛疭而醒，为肝血虚不能养筋；睡后多梦惊醒，为肝不舍魂；眠后遗精而醒，为肾阴不足。

（8）问月经 在脑病诊断中，问月经有一定的参考价值。如青春期精神病多在月经期发病；热入血室发狂，多处在月经期；更年期精神病，多伴有月经紊乱。

（9）问出生与发育情况 通过询问患者属是顺产、难产，还是早产，有无手术、绕脐窒息、受惊等情况，有助于对脑病的诊断。如出生时难产，可致脑部受伤，气血瘀阻，络脉不和，发为痫证。

综上所述，问诊对脑病的诊断非常重要。在问诊中要注意以下问题：①脑病患者常有神志异常的病理特征，临诊时问诊有时常不合作，或答非所问，必要时可向家属详细了解；②要善于抓主要症状，不要被次要的症状所掩盖；③围绕主要症状及比较重要的症状进行询问，全面了解疾病发生、发展、演变的全过程，以利于提高脑病辨证论治的水平。

（四）切诊

切诊，包括脉诊和按诊两部分。脉诊是通过接触人体不同部位的脉搏，以体察脉象变化的诊断方法；按诊是用手对患者的肌肤、手足、胸腹及经络腧穴等触摸按压，以获得诊断印象的方法。

1. **脉诊** 脉象是脉动应指的征象。脉象的产生有赖于心脏的搏动、心气的盛衰、脉道的通利和气血的盈亏。人体的血脉贯通全身，内联脏腑，外达肌表，运行气血，周流不休，所以，脉象成为反映全身脏腑功能、气血虚实、阴阳盛衰的综合信息。切脉以寸口脉为主，分寸、关、尺三部。成人的正常平脉，是一息脉来四至，和缓有力，从容有节，不快不慢，不大不小，不浮不沉；反之，则为病脉。脑病常见的病脉有：

（1）浮脉　轻取即得，重按反减；举之有余，按之不足。浮脉一般主表证。浮而有力为表实，多表现于感染性脑病初期；浮而无力为表虚，常见于气虚发狂的患者。

（2）沉脉　轻取不应，重按始得；举之不足，按之有余。沉脉为里证的主脉。沉而有力，兼见狂躁心烦，多见于狂证；沉而无力，兼见精神恍惚，多见于失志、卑谍等；沉弦为肝气郁滞，常见于梅核气、气郁发狂等；沉弦而滑，多见于中风后遗症；沉滑则多为痰涎壅盛，多见于癫证、痫证等。

（3）迟脉　脉来迟缓，一息不足四至。迟脉为寒证的主脉，亦可见于邪热结聚的里实证。迟而有力为冷积寒滞，多见于奔豚；迟而无力为阳气虚弱，多见于癫证和痉证患者的木僵状态，血虚寒凝之脑疝亦常见之。

（4）数脉　脉来急促，一息五至以上。数脉是热证的主脉。数而有力为实热，阳明发狂及狂证多脉数而有力；数而无力为虚热，脏躁、百合病多脉数而无力。

（5）虚脉　举之无力，按之空豁，应指松软。虚脉主虚证，多见于气血两虚。各种脑病后期均可见虚脉。

（6）实脉　脉来充盛有力，其势来盛去亦盛，举按皆然。实脉主实证。瘀血、痰饮、火热、毒气及外邪入里所致的各种脑病在急性发作期均可见实脉。

（7）滑脉　往来流利，如珠走盘，应指圆滑。滑脉主痰饮、食滞、实热等证。沉滑有力，为痰涎壅盛，狂证、癫证、痫证及中风病均可见到；弦滑脉，多为痰气交阻，痰迷清窍所致，多见于意识障碍，气郁痰结者。

（8）涩脉　往来艰涩不畅，应指如轻刀刮竹。涩脉主伤精、血少、痰食内停、气滞血瘀等证。中风后遗症半身不遂的患者多脉涩而无力；脑外伤患者多脉涩而有力。

（9）弦脉　端直以长，如按琴弦。主肝胆病、痰饮、痛证。脉弦数多见于肝阳上亢、肝风内动、肝郁不疏所致的各种脑病。

（10）洪脉　脉形宽大，来盛去衰，应指浮大有力，状如波涛汹涌。主热甚。气盛发狂者，脉多洪滑有力；脉洪而无力，多为虚阳上越所致。

2. **按诊**　按诊的手法大致分为触、摸、按 3 类。按诊应用的范围较广，在脑病的诊断中，以按头颅、按肌肤、按手足、按腹等最为常用。

（1）按头颅　包括检查头颅有无缺损、肿块、压痛等，必要时测量头颅大小。按小儿囟门骨缝不合，即可诊断为解颅；头痛剧烈，眼珠按压坚硬如石，多为雷头风；攒竹穴疼痛明显，按之痛甚，为眉棱骨疼痛。

（2）按肌肤　按肌肤是为了了解全身肌表的寒热、润燥及肿胀等情况。如肌肤不热，红肿不明显者，多为阴证；皮肤灼热而红肿疼痛者，多为阳证；瘀血阻窍，多见肌肤甲错，晦暗无光；阴邪内结的厥证多见肌肤发冷。

（3）按手足　按手足主要是为了探明寒热。如脏躁、百合病，多见手足心热；脑病后期、阴痫，多见手足发冷，着衣欲卧；外邪侵袭所致的脑病多出现手足俱热且伴有躁热。诊手足的寒温还可测知阳气的存亡，这对于确定脑病中某些阳衰病证预后相当重要。阳虚之证，四肢犹温，是阳气尚存，尚可治疗，若四肢厥冷，则其病多凶，预后不良。

（4）按腹　按腹部主要是通过了解腹部的温度、胀满、压痛等情况，以协助脑病的辨证论治。根据腹部温度以判断虚实，腹部按之灼热为热证、实证；按之不温为寒证、虚证。危重患者少腹冰冷者，为阳气欲绝，愈后不良；治疗后脐下转温，为阳气回复。其他，如腹部的软硬、胀满、压痛，积块的有无等，对诊断都有一定的参考价值。

总之，望、闻、问、切四诊是诊察疾病的 4 种方法，各有特点与局限，在临床上，必须做到四诊合参，才能全面而系统地了解病情，做出正确的诊断。现代医学关于神经系统的各种检查如神经反射、病理反射、自主神经检查，以及头颅、眼底、脑神经、脑脊液、脑电图、颅脑 CT、颅脑 MRI 等检查，都应该酌情使用。这样不仅有利于辨病，还可以帮助判断临床疗效。

第十一节　脑病的治则与治法

脑病的治则是在脑病辨证的基础上确立的治疗疾病总的法则，对脑病的治疗具有明确的指导性，是辨证论治的重要环节，也是中医学理、法、方、药不可或缺的一环。脑病的治则与中医学其他疾病的治则相似，治病求本为基本法则。治病求本是在治疗疾病时，找出疾病的根本原因，并据此进行治疗。治病求本，首见于《素问·阴阳应象大论》。《素问·阴阳应象大论》说："阴阳者，天地之道也，万物之纲纪，变化之父母，生杀之本始，神明之府也。治病必求于本。"后世对于"治病求本"之"本",大体有三种理解：第一种，是指疾病的本质，因此治病求本便成为中医学辨证论治的基本法则；第二种，指阴阳规律，后世多由此演变为调整阴阳；第三种，指疾病的主要矛盾，据此发展为治标与治本。疾病的标本是相对而言的，整体而言，心、脑及脏腑是本，形体、官窍为标。脑为元神之府，神之所居，因此脑的治疗是人体疾病治疗的关键。从另一个方面讲，标本也是相对而言的，如以正气、邪气而言，正气是本，邪气是标；以病因与症状而言，病因是本，症状是标；以疾病先后而言，旧病、原发病是本，新病、继发病是标。总体来说，后世中医治疗学中治病求本主要指的是第一种，找出疾病的本质特征进行治疗。

对于脑病，其治疗的总体原则是以脑为中心，治神益智为基础，结合脑与脏腑、经络、气血津液的关系进行辨证论治。具体而言，在以治病求本为总则的基础之上，首先要治神益智，其次要调理脏腑、疏通经络、调理气血、调整阴阳，遵循正治反治、扶正祛邪、三因制宜等法则。治法是在治则指导下确立的指导方法，与临床选方遣药、针灸取穴及推拿手法等直接相关。

一、治疗原则

（一）治神益智

脑，为元神之府，是生命的枢机，主宰人体的一切生命活动，不仅具有主持精神意识、思维活动的作用，而且具有支配人体脏腑、控制人体行为、支配人体各种感觉的功能，同时还有发生感情、产生智慧的作用，这一切都是基于神对人体的统帅作用。因此，治神不仅仅是中医脑病学治疗疾病的首要法则，也是整个中医治疗学的一个重要法则。智慧是神的一种具体体现，并与神是否充盛密切相关。一般而言，元神充盛则智慧自生，元神不足则智力低下，即所谓"得神则生，失神则死"，所以，治神益智是中医脑病治疗中求本的第一法则。

脑神紊乱分虚、实两端，虚则以肾精不足、髓海空虚为主，实则以痰浊蒙窍、瘀血阻窍、热毒伤窍、气郁闭窍为主。脑神不足常常是由于年老精亏或久病、外伤损伤脑髓所致。由此可见，治神益智应从调理脏腑及气血入手。肾为先天之本，肾主藏精，精是脑髓化生的物质基础。各脏腑之精对肾中先天之精具有培育和充养的作用，后天脏腑之精是以脾主运化功能为基础的，因为脾为后天之本，具有化生水谷精微的功能。所以，治神益智主要是以益肾健脾、益精填髓、健脑安神为要。临床常用方剂有左归丸、六味地黄丸之类，针刺常以督脉、头部腧穴、手足少阴经腧穴为主，推拿也在头部、督脉及相应腧穴进行手法操作。

脑神失常的实证是以痰、瘀、热、气等实邪为主。痰浊是津液代谢失常的病理产物，尤其是无形之痰形成以后随经络上下无处不到，蒙蔽脑神，闭阻清窍，常发为眩晕、中风、失眠、痴呆等。临证治疗时，常用豁痰开窍之法。临床常用方剂有半夏白术天麻汤、二陈汤、涤痰汤之类，针刺常以头部腧穴及阳明太阳之脉腧穴为主，并配合相应的推拿手法。精血可以互化，所以血也是脑神的物质基础。阴血充足，血脉流畅，脑神得养；血行不畅，瘀血内阻于脑窍，则脑神紊乱，常发为中风、头痛、眩晕、痴呆等。临证治疗时，常用活血开窍之法。临床常用方剂有血府逐瘀汤、通窍活血汤、补阳还五汤之类，针刺常以头部腧穴、督脉腧穴及膈俞、三阴交等穴为主，并配以相应的推拿手法。由于感受阳热之邪、疫疠之气或者脏腑功能失调郁久化热，往往导致阳热炽盛，形成热毒。热毒之邪易于上扰脑神，脑神受损，常发为热病昏迷、急惊风等。临证治疗时，常用清热解窍之法。临床常用方剂有安宫牛黄丸、清营汤、白虎汤之类，针刺常用三棱针点刺放血、刺络拔罐等方法，推拿常以背部足太阳膀胱经、手太阴肺经泄热为主。气对人体具有推动、激发和营养的作用，对脑具有滋养作用的精血等物质也依赖于气的推动、激发，气机不畅，郁闭于内，蒙蔽清窍，窍闭神匿，常发为郁证、失眠、眩晕、痴呆等。临证治疗时，常用理气醒窍之法。临床常用方剂有逍遥散、柴胡疏肝散、酸枣仁汤之类，针刺常以手厥阴心包经之间使、内关及任脉之膻中等腧穴为主，并配合相应的推拿手法。

（二）调理脏腑

人体是一个有机整体，脏与脏、脏与腑、腑与腑之间在生理上相互协调，相互促进，在病理上则相互影响。脑病会影响到其他脏腑，其他脏腑病变后又会影响脑，故在治疗脑病时不能单纯考虑脑，而应注意调整脑与各脏腑的关系。

脑居颅内，由髓汇集而成。脑为髓之海、元神之府、神机之源、诸神之会、一身之主。大经小络，贯布于脑，纵横交错而为脑脉。脑脉为血之隧道，灌注五脏精华之血和六腑清阳之气，以滋脑养髓，脑髓下行贯注腰脊之中，统帅脏腑经络、四肢百骸、气血、肌肉、皮肤。脑为诸阳之会，其气下降，以助肾作强之用和伎巧之所出。所以，肾气实则精足髓充，髓充则脑健。肾藏精，精舍志，志伤则喜忘前言。脑为元神之府、精灵之地、神机之源，说明只有脑神正常行令，肾主志才能正常发挥其功能。肝藏血，主疏泄，气机条达，气血旺盛上奉于脑，肝肾同源，精血充足以源源不断地发挥脑神之用。在中医脏象学中将脑的生理和病理统归于心而分属五脏，更说明了脑与心的密切相关。因此，脑病的治疗中要根据脏腑间的生理联系和病理影响，调整其功能活动，使之各司其职，才能有利于脑髓及神机的功能正常，促进脑病的向愈。

（三）疏通经络

经络能够运行气血，沟通上下内外，联络脏腑、形体、官窍，协调阴阳，同时又是病邪入侵和疾病传变的通道。脑通过经络对人体的脏腑及形体、官窍进行支配，正如《灵枢·邪气脏腑病形》说："十二经脉，三百六十五络，其血气皆上于面而走空窍，其精阳气上走于目而为睛，其别气走于耳而为听，其宗气上出于鼻而为嗅，其浊气出于胃，走唇舌而为味。"有些经脉直接入属于脑，如足太阳膀胱经"从巅入络脑"、督脉"上至风府，入属于脑"等，而其他一些经脉直接或间接地与人体的头部相互联系。同时，全身气血通过经络上输于脑，对脑进行濡养，使脑窍得养，脑神正常。如经络气血不畅，或经气逆乱，一方面脑失所养、脑神失常；另一方面，脑对脏腑和形体、官窍的支配功能下降。因此，疏通经络在中医学治病过程中起着十分重要的作用，也是针灸特殊治疗作用之一。临床上，除循经取穴以外，常选用头部腧穴或用头针治疗，旨在疏通经络、调理气血。

（四）调理气血

脑与气血有着密切的联系。全身"血气皆上注于面而走空窍"，进而上输于脑，精、气、血可以互化，因此气血是脑髓的物质基础，也是神志活动的物质基础。气血不足或气血运行失常，往往会造成脑的功能失常，发生瘀血阻窍、气郁闭窍等病理变化，如《素问·生气通天论》所言："大怒则形气绝，而血菀于上，使人薄厥。"因此，治疗脑系疾病无论中药还是针灸、推拿均应注意调理气血，以"有余泻之，不足补之""菀陈则除之"为原则，进行气血调理，使脑神复常。如《素问·至真要大论》所言："疏其气血，令其调达，而致平和。"

（五）调整阴阳

中医认为，阴阳的相对平衡维持着人体正常的生命活动，即所谓"阴平阳秘，精神乃治"，反之，若阴阳的相对平衡受到破坏，就会出现阴阳偏盛或偏衰。阴阳与脑有着密切联系。就与脑有关系的物质而言，气为阳，精血、津液为阴，气对脑具有温煦、推动、激发的作用；精血、津液对脑具有营养、滋润的作用。就功能而言，对人体具有温煦、推动、兴奋作用的功能都属于阳；对人体具有宁静、滋润、益智作用的功能都属于阴。因此，无论气血、津液、精的失调，还是全身阴阳失常都会影响到脑的功能，使之失常。如阳热偏盛则脑神亢奋、烦躁失眠，甚至惊厥昏迷；精血不足或阳气外脱则往往迷蒙多睡或神志不清。治疗时应"谨察阴阳之所在，以平为期"，所以调整阴阳是中医治疗学的基本法则之一。具体法则主要包括损其有余、补其不足两个方面。

1. 损其有余　损其有余是对于阴阳偏盛，即阴或阳的一方过盛、有余的病证，可采用"损其有余"的方法治之。阳热亢盛的实热证，应"治热以寒"，用"热者寒之"的方法以清泻阳热，或刺络泄热；阴寒内盛的寒实证则应"治寒以热"，用"寒者热之"的方法以温经散寒，或用艾灸温经通络。

临证调整阴或阳的偏盛时，应注意是否有相应的阳或阴偏衰的情况存在，若已引起相对一方的偏衰时当兼顾其不足，配以扶阳或益阴之法。

2. 补其不足　这是对于阴阳偏衰，阴或（和）阳的一方虚损不足的病证，如阴虚、阳虚或阴阳两虚等，采用"补其不足"的方法治之。对于阴虚之证，当以补阴为主，即"阳病治阴"，又称为"壮水之主，以制阳光"，这一治则包括滋阴养血、养阴补津等；对于阳虚之证，当以扶阳为要，即"阴病治阳"，又称为"益火之源，以消阴翳"，这一治则包括温阳补气、温经通络等。

对于脑病的阴阳不足，除采用上述治则外，还常用"阳中求阴"或"阴中求阳"的治则，因为阴阳具有互根互用的关系，如左归丸、金匮肾气丸等治疗脑病常用方，均包含有阴阳互求的理论机制。对于阴阳两虚之脑病，则应阴阳双补。

（六）正治、反治

正治法又称逆治法，即所谓"正者逆治"，是针对疾病性质、病机进行治疗的一种原则，同样是治病求本治则的体现，采用与疾病证候性质相反的方药进行治疗。在运用时需辨清脑病证候的病因、性质等。如病性属寒当用温热法；热病用寒凉法；若属脑内有坚积之病，如癥瘕、积聚之类，当用削伐之法；属于外邪侵袭脑络者用祛除外邪法；气血郁结于脑或痰浊、邪气内结等，用消散法；肾精不足、髓海空虚时采用益精填髓之法等。如治法中的寒者热之、热者寒之、坚者削之、客者除之、劳者温之、结者散之、留者攻之、燥者濡之、急者缓之、散者收之、损者温之、逸者行之、惊者平之等，均属于正治法范畴。

反治法亦称从治法，即所谓"从者反治"，是顺从疾病假象而治的一种治疗原则，主要用于疾病性质与疾病症状相反的证候，所用方药及针推手法与这种假象相一致。常用的反治法主要包括寒因寒用、热因热用、塞因塞用、通因通用。即以热药治疗真寒假热证，以寒药治疗真热假寒证，因虚致痞塞用补益法，大热内蓄、大寒内凝或积聚留滞致泻利不止则以通法下之。

对于疾病的本质而言，无论正治，还是反治，都是药（术）与证相对应的。因此，正治法和反治法遵循的都是治病求本和"以寒治热，以热治寒""盛则泻之，虚则补之，热则疾之，寒之留之，陷下则灸之""虚则实之，满则泄之，菀陈则除之"的原则。

（七）扶正祛邪

疾病过程是正气与邪气矛盾双方相互斗争的过程。正邪斗争的胜负决定着疾病的进退。邪胜正则病进，正胜邪则病退。治疗疾病就要扶助正气，祛除邪气，改变正邪双方的力量对比，使之有利于疾病向愈。实则泻之、虚则补之是扶正祛邪原则的具体应用。扶正祛邪在运用时要观察分析正邪的消长盛衰情况，根据正邪在矛盾中的地位决定扶正与祛邪的主次和先后。一般包括以下几种情况：

1. **扶正**　适用于以正气虚为主要矛盾，而邪气不盛的虚性病证。扶正的补法主要有益气、养血、滋阴、助阳等法。《素问·五脏生成》说："诸髓者，皆属于脑。"《灵枢·海论》："脑为髓之海。"《素问·脉要精微论》："头者，精明之府。"均说明脑由髓汇聚而成，而髓由精生，故肾气实则精足髓充，髓充则脑健。因此，对脑病之虚证应注重培补元气，益精填髓。

2. **祛邪**　适用于以邪实为主要矛盾，而正气未衰的实性病证。解表、攻下、渗湿、利水、消导、化瘀、祛痰等都属于祛邪的治法。人的思维、记忆等精神活动均与脑密切相关，若精气虚损，肌体内环境失调，痰浊、瘀血内生，风、火、痰、瘀相互为患，痰、瘀胶着不化，从而损伤脑髓。临床上可灵活运用祛邪法。如豁痰、息风、开窍治疗痰湿内盛所致的中风闭证。

3. **扶正、祛邪兼用**　二者兼用体现了攻补兼施，适用于正虚邪实、虚实夹杂的病证。在具体运用时，要分清正虚、邪实的主次关系，合并使用亦有主次之别。正虚为主或较急重的应以扶正为主，兼顾祛邪。对中风后的气虚血瘀、脉络瘀阻的半身不遂证，治用补气活血、通经活络的补阳还五汤，重用黄芪大补脾胃元气，使气旺以促血行，祛瘀而不伤正。邪实为主或较急重的应以祛邪为主，兼顾扶正。

4. 先祛邪后扶正 先祛邪后扶正即先攻后补。适用于虽然邪盛正虚，但正气尚能耐攻，或同时使用，扶正反会助邪的病证，则应先祛邪而后扶正。如久病体虚骤见热毒内陷，痰热壅闭清窍，出现高热烦躁、神昏谵语、中风昏迷证，当急用开窍醒神法，以清热开窍、豁痰解毒之安宫牛黄丸治之，待患者神清病平，标去后再调补，则无留寇助邪之虞。

5. 先扶正后祛邪 先扶正后祛邪即先补后攻。适用于正虚邪实，以正虚为主，不耐受攻伐者，由于正气过于虚弱，兼以攻邪则反更伤正。如脑内有虫积的患者，正气虚弱不宜驱虫，应健脾以扶正，使正气得到一定恢复时再驱虫消积。

（八）三因制宜

三因制宜即因时、因地、因人制宜。在治疗疾病时要根据季节、地区及人体的体质、性别、年龄等不同条件制定适宜的治疗方法。

1. 因时制宜 四时气候的变化，对人体的生理功能、病理变化均产生一定的影响。根据不同季节的气候特点，考虑治疗用药的原则即为"因时制宜"。在脑病的发生过程中，常常与季节具有相关性，如中风、头痛、眩晕、急惊风等，因此在治疗相应疾病时，应注意"用凉远凉，用寒远寒，用温远温，用热远热"。中风病多发于冬季，治疗时应在辨证论治的基础上配合应用中药温阳活血，配以针灸温经散寒。对于中风后遗症，若在夏季治疗则应避免过多使用温热之品（法）。

2. 因地制宜 根据不同地区的地理环境特点考虑治疗用药的原则为因地制宜。尤其是与地区因素有关的脑病，在治疗时，应充分考虑地区因素进行相应治疗，如部分痴呆（如小儿呆小症）的发生常由患者所在地区的生活、居住环境所致，因此临证时在一般治疗的基础上，应积极改变患者的生活、居住环境或饮食结构。

3. 因人制宜 根据患者年龄、性别、体质、生活习惯的不同进行处方用药的原则即因人制宜。中风常发于年长之人，其脏腑气血衰退，患病多虚，或虚实夹杂、虚中夹实，治疗宜扶正补虚，有实邪也要慎用攻法，祛邪勿伤正。而郁证、失眠则常以女性多见，治法应配合调理冲、任二脉。急慢惊风、五迟、五软等多见于小儿，因此应注意用药时量宜小并便于服用，针刺时取穴宜少并便于留针等。

（九）标本缓急

中医脑病学以脑为本，认为脑是人体生命之首，因此治病求本当以脑为先。具体脑病中标本含义另有不同，就神与脏腑而言，神为本，脏腑为标；就脏腑而言，五脏为本，六腑为标；就脏腑与形体而言，脏腑为本，形体为标。在复杂多变的病证中，常有标本主次的不同，治疗时就有先后、缓急、轻重的区别。标通常指疾病的临床表现和出现的证候。标本治法的临床应用是治病必求于本，但在某些情况下，标病甚急，不及时解决可危及生命或影响疾病的治疗，则应采取"急则治其标，缓则治其本"的原则。若标本并重，则应标本兼顾，标本并行，即"间者并行，甚者独行"。

1. 急则治其标 在脑病的发展过程中，如果标病急重，当先治标，因为标病在这种情况下往往会影响到整体生命的安危。如，热病昏迷、热病惊厥等，清热醒神、息风止痉当先缓之，后以清热治本，临证采用放血泄热、强刺醒神的手法，这也是针灸的最好适应证之一；另如，中风中脏腑的针刺治疗常用水沟、内关、十宣醒神开窍或关元、气海、神阙温灸回阳为先，然后根据疾病证候治本缓图。

2. 缓则治其本 是针对病情比较平稳的疾病或慢性病的治疗原则。对急性病的恢复期、发作性疾病的缓解期和慢性病等都有重要指导意义。如，慢惊风的治疗，常以健脾养血、祛风定惊为主，因为此时惊风虽有，但非急重；又如，中风病后遗症期，需进行虚、实、火、风、痰、气、血的辨证治疗。癫痫在稳定期间也应以补虚化痰为主，以治其本，达到预防、减少发作的目的。

3. 间者并行，甚者独行 在标本俱急和标本并重的情况下，必须标本同治。如中风后痴呆、老年性痴呆在演变过程中以痰瘀内阻或肾精亏损为病变基础，治疗时应用活血通络、化痰降浊、补肾益精之法以兼顾标本。

标本的治疗原则既有原则性又有灵活性。临床运用时应据病情变化适当调整，关键在于辨清疾病的本质证候。

（十）病治异同

病证异同反映了中医学中"病"与"证"的区别，体现了辨证论治的优越性。中医对疾病的治疗，既辨病又辨证。脑系疾病都呈现漫长的过程，每个阶段的病理变化又不尽相同，加之患者个体差异颇大，很难确定统一的治疗方法，这需着眼于证的分辨，然后才能正确施治。在一种病的发病过程中可以包括几种不同的证，在不同病的发展过程中亦可出现同一种证，因此治疗中又出现了同病异治和异病同治两种情况。

1. 同病异治 是指同一种疾病由于发病的时间、地区、患者肌体反应性不同，或处于不同的发展阶段，表现的证不同，因而治法也不同。譬如中风病有中经络和中脏腑之分，中脏腑又有闭证、脱证之分，同为闭证又有阳闭和阴闭的区别，治疗各异。

2. 异病同治 是指不同的疾病，在其发展过程中，由于出现了相同的病机即证相同或相似，也可采用同一方法治疗。中风后遗症出现半身偏枯不遂和血管性痴呆，虽然二者病不同，但若均属气虚血瘀证则都可采用补阳还五汤，若以血瘀为主又都可用血府逐瘀汤。

3. 证同治亦同，证异治亦异 针对疾病发展过程中不同的矛盾用不同的治法恰恰是治病求本治疗原则的体现，也正是辨证论治的精神实质。

值得一提的是，中医药的使用更注重辨证论治，针灸与推拿的治疗则是辨病、辨症、辨证、辨经相结合的，虽然证候不同但往往取穴或取经是相近的。中风后遗症的治疗常常取穴相近，只是在针法、手法上进行一些调整；头痛的治疗取穴常常以病为先，结合辨经取穴，再配以辨证取穴及随症取穴。

二、常用治法

治法是在辨清证候，审明病因、病机之后，确定治则，并在治则指导下有针对性地采取的治疗方法。由于证候的复杂性，临证治疗时也常多种治疗方法兼加使用。中风后的气虚血瘀证，中药治疗时选用补气活血的方法。针灸、推拿是特殊的治疗手段，在治疗时常以疏通经络为法，以辨病取穴、辨证取穴、辨经络取穴、辨症状取穴、辨部位取穴为主。下面以中药治法为例进行阐述：

（一）清热法

清热法是通过寒凉泄热的药物和措施，清除火热之邪的一种治法，又称清法，适用于里热证的治疗。由于里热证有热在气分、营分、血分、热甚成毒及热留于某一脏腑之分，因此清热法又有清气分热、清营凉血、气血两清、清热解毒和清脏腑热的不同。在脑病学中清热法的运用范围较广，如热病昏迷、小儿急惊风或中风后痰热腑实等。临证时除辨证用药外，还常配合清热药。但需注意，在小儿热病惊风中，常出现阳盛格阴之证，容易漏诊误治。阴盛格阳的真寒假热证和命门火衰的虚阳上浮证均不可用清热法。此外，热邪易伤津耗气，因此要注意清热和滋阴、益气等法配合使用，通常苦寒清热药多性燥，易伤阴液，不宜久服。如热邪炽盛，服清热药入口即吐者，可于清热剂中少佐辛温的姜汁，或热药凉服。

（二）攻下法

攻下法是通过荡涤肠胃，泻出肠中积滞，使停留于胃肠的宿食、燥屎、冷积、瘀血、结痰、停水等从下窍而出，以祛邪除病的一种方法，又称下法。《素问·阴阳应象大论》中"其下者，引而竭之""中满者，泻之于内"即为下法的理论依据。

攻下法适用于里实证，凡邪在肠胃，燥屎内结，或热结旁流，以及停痰留饮、瘀血积水等邪正俱实之证均可使用。中风后或头部内外伤往往出现痰热腑实证，症见神昏、谵语、狂言、狂躁妄动等，可用星楼承气汤等荡涤肠胃、泄热通腑；小儿急惊风也常与腑气不通有关，临证治疗也可使用通便泄热之法。

需要注意的是，年高津亏便秘或素体虚弱、阳气衰微而大便艰难者不宜用峻下法；妇女妊娠、产后及月经期皆应慎用下法。下法以邪去为度，得效即止，不宜过量，以防正气受伤。药后宜糜粥调养，勿骤进油腻。

（三）补益法

补益法是滋养补益人体的气血、阴阳之不足，或补益某一脏之虚损的治法。《素问·三部九候论》："虚则补之。"《素问·至真要大论》："损者益之。"《素问·阴阳应象大论》："形不足者，温之以气；精不足者，补之以味。"补益法重点在于通过药物或针灸、推拿等治疗，使人体脏腑或气血、阴阳之间的失调重归于平衡。补益法在脑系疾病中应用广泛，如中风、眩晕、痴呆、五迟、五软、解颅等，只要出现虚损不足就应使用补益法。常用的补益法又可分为如下几种：

1. **补肾填精** 适用于肾精亏虚所致的眩晕、痴呆、颅脑内外伤、中风、肢体痿弱等病证。肾精亏虚所致耳目失聪、须发早脱、腰膝酸软可用河车大造丸或左归丸；健忘、痴呆可用补肾益髓汤；两足痿软可用鹿角胶丸。

2. **健脾益气** 适用于脾失健运，精微不布所致的痿软、瘫痪、眩晕等病证。中气不足，脾胃亏虚，精微不运所致痿证可用补中益气汤；中气不足，清阳不升的眩晕可用归脾汤。

3. **滋补元阴** 适用于肝肾不足，筋骨失养所致的肢体痿弱、瘫痪、拘挛麻木，以及髓海失养引起的眩晕、耳鸣、耳聋、脑鸣等病证。偏于肝肾不足，筋骨失养的可以用虎潜丸；肝肾精血亏损者可用左归丸；肝肾阴虚者可用杞菊地黄丸。

4. 壮补元阳 适用于肾阳不足、肢体失于温煦所致的肢体拘挛、痿弱不用，以及嗜睡、精神恍惚等病证。如右归丸。

5. 益气养血 适用于气血两亏所致的多种病证。如十全大补汤、归脾汤。

注意事项：①辨清虚实真假，凡实证而表现虚证假象者，禁补。②把握好邪正关系的消长变化，外邪未尽时不宜过早进补，以免闭门留寇。③阳虚多寒者补以甘温，清润之品非其所宜；阴虚多热者补以甘凉，辛燥之类不可妄用。④补益药如需久服，应防滋腻碍胃，佐以理气和胃之品。

（四）消导法（化痰法）

通过消导和散结的作用，对气、血、痰、食、水、虫等积聚而成的有形之结，使之渐消缓散的治法。化痰法就是通过消除痰饮而治疗由痰引起的各类病证。由于痰饮停留的部位不同，兼挟的邪气也不尽相同，在治法上又有差别，可分为燥湿化痰、清热化痰、息风化痰、行气化痰等四种。

1. 燥湿化痰 适用于脾失健运，痰湿内阻的胸脘痞闷、呕恶眩晕、肢体困倦等症（可见于痴呆、眩晕、癫证、痫证等病证）。痰涎壅盛，胸膈痞塞，头痛眩晕，呕不能食可用导痰汤；胆胃不和，痰热内扰而见虚烦不眠、呕吐呃逆、惊悸不宁、癫痫等证可用温胆汤。

2. 清热化痰 适用于痰热互结或痰郁化热上扰清窍所致的头晕、抽搐、躁动、失眠等症（常见于脑血管病、癫证、痫证等病证）。痰热内结，可用清气化痰丸；痰热上扰清窍发为癫狂惊悸、怔忡昏迷、胸脘痞闷、口眼蠕动，或常做怪梦，可用礞石滚痰丸。

3. 息风化痰 适用于风痰证。以内风挟痰为主，素有痰浊，肝风内动，挟痰上扰，症见眩晕头痛、癫证、痫证，甚则昏厥。如风痰上扰可用半夏白术天麻汤。

4. 行气化痰 适用于气机郁结、湿痰阻络所致的眩晕、脘痞、梅核气等。如半夏厚朴汤、旋覆花汤。

注意事项：①阴虚火旺见咳嗽、咯血，不宜用温燥药，以免耗伤津液。②本虚标实者应注意调护肺、脾、肾三脏，标本兼治。

（五）行气法

行气法是调理气机的一种治法，适用于气机失调的病证，尤其是肝气郁滞证所致的头痛，或情绪抑郁、哭笑无常等症（常见于头痛、百合病、脏躁、郁证等）。肝气郁结、胁肋疼痛、寒热往来可用柴胡疏肝散；肝郁血虚而致头痛目眩、口燥咽干、神疲食少可用逍遥散。使用行气法应辨清虚实，若补气而误用行气则其气更虚，当行气而误用补气则郁滞更甚。行气药多为香燥苦温之品，有伤阴之弊，宜中病即止。

（六）理血法

理血法是通过调理血分治疗瘀血内阻和各种出血证的一种治法。该法在脑病中运用广泛，如脑梗死，而对于脑出血、蛛网膜下腔出血则应酌情使用。其他疾病，如血管性痴呆、帕金森病、阿尔茨海默病、流行性脑脊髓膜炎，均有一定疗效。理血法又分为活血化瘀、益气活血和止血法。活血化瘀又分为理气活血、破血逐瘀、活血通窍、活血软坚。血得温则行，遇寒则凝，活血化瘀法可配伍温经散寒法同用，以加强温经行血的力量。妇女妊娠期、月经期应慎用活血化瘀法。活血化瘀之品多有耗伤正气（阴血）之弊，故纯虚而无瘀不可妄用本法。止血时尚须防止瘀血留阻，除突然大量出血以止血为当务之急外，一般运用止血法的同时可适当配合活血化瘀的药物，使血止而不留瘀。

（七）安神法

安神法是通过重镇安神或滋养安神治疗神志不安疾患的方法，可达到调整阴阳平衡、协调脏腑关系的作用。按照神志不安的虚实之别，又分为重镇安神和滋养安神两种方法。

1. **重镇安神** 重镇安神法多针对神志不安的实证，按照"惊者平之"的原则，平调心、肝偏盛之证，常与清热药配伍，达到镇心安神、清热除烦的目的，适用于外受惊恐、肝郁化火、内扰心神所致的癫证、狂证、躁扰不宁等。心火偏亢、阴血不足引起的心神烦乱、怔忡、失眠、胸中烦热可用朱砂安神丸；水不济火、心阳偏亢而致心神不交的失眠、耳鸣、耳聋及癫证、痫证等可用磁朱丸。

2. **滋养安神** 滋养安神法是养血滋阴、宁心安神相配合，针对忧思太过，心、肝阴血不足，心神失养或心阴不足之证，以补为主，达到血能养心、阴承火降的目的，适用于心、肝血虚或心火偏亢引起心神失养所致的心悸失眠、烦躁不安等症（常见于脏躁、百合病、郁证等精神疾患）。肝气抑郁或心血虚少而致的脏躁可用甘麦大枣汤；思虑过度、劳伤心脾可用归脾汤。

临床运用本法按虚、实分类，但二者又常互为因果，遣方用药时需标本兼顾，重镇与滋养同时使用。重镇安神药多属金石类，不宜久服，以免有碍脾胃运化，素体脾胃虚弱者尤应慎用，必要时结合补脾和胃药使用。部分药物具有毒性，当慎用。

（八）开窍法

开窍法是开闭通窍以苏醒神志为主的一种治法，主要治疗神经系统疾病的神昏窍闭证。具体运用时分为凉开与温开两种：

1. 清热开窍　清热开窍法又称凉开法，通治热闭诸证（热入心包或痰热壅闭心窍）。适用于温邪热毒内陷心包或痰热痹阻心窍所致的高热、神昏、惊厥、谵语等症（常见于全身感染引起的脑病、急性脑血管病、中毒性脑病等）。热邪内陷心包，痰热痹阻心窍证可用安宫牛黄丸；神昏窍阻而见痉厥者可用紫雪丹；秽浊之毒尤甚，又见痰盛气粗者可用至宝丹。

2. 温通开窍　温通开窍法又称温开法，是温通气机、开窍、辟秽、化痰的治法，主要适用于中风阴闭、痰厥、气厥等所致的突然昏倒、牙关紧闭、神昏、苔白、脉迟等症。寒痰阻窍，蒙蔽心神，可用苏合香丸；秽恶痰浊壅闭太甚，可用玉枢丹。

注意事项：①开窍法多适用于邪实神昏的闭证，临证需结合病情适当选用清热、通便、凉肝、息风、化痰、辟秽等法。②开窍剂剂型多为丸散剂成药，以便急救时立即应用，亦有制成注射液（如醒脑静），发挥作用更快，药物大多具有芳香挥发性，应吞服、鼻饲或注射，不宜加热煎服。③本法为急救治标之法，且易耗伤正气，中病即止，不可久服。

（九）镇痉法

通过平肝息风、祛风通络以解除四肢抽搐、眩晕、震颤、口眼㖞斜等病证的治法，又称息风法。

1. 疏散外风　适用于治疗风邪所致的诸病，主要指风邪外袭，侵入肌表、经络、筋骨、关节，引起头痛、眩晕、手足挛痛、麻木不遂、屈伸不利、口眼㖞斜等。

（1）疏风止痛　适用于外感风邪所致的头痛，可用于血管性头痛、三叉神经痛等。风寒上犯头痛可用川芎茶调散；风热上犯头痛用芎芷石膏汤。

（2）祛风解痉　适用于风痰阻络、筋脉痉挛所致的抽搐、口眼㖞斜等症（常见于面神经炎、面肌痉挛、三叉神经痛等）。风痰上犯见口眼㖞斜者可用牵正散；惊厥四肢抽搐可用止痉散或玉真散；柔痉用栝楼桂枝汤，刚痉用葛根汤。

（3）搜风通络　适用于风寒湿邪留滞经脉所致的肢体筋脉挛痛、屈伸不利或疼痛游走不定等症（常见于痹证、周围神经病变等）。如风寒湿痹用小活络丹。

2. 平息内风 适用于脏腑病变所致的内风病，如高热昏迷、四肢抽搐、头目眩晕，甚至昏仆、口舌喝斜、半身不遂、舌强不语等。

（1）**镇肝息风** 适用于肝阳上亢、肝风内动而见头晕目眩，肢体抽搐、震颤，甚至猝然昏倒、口眼喝斜、半身不遂等症（常见于中风、前庭神经病变所致的眩晕及帕金森病等）。肝阳上亢的阴虚阳亢、上盛下虚证，症见眩晕耳鸣、面红目赤、头重脚轻、急躁易怒、失眠多梦、腰膝酸软，可用天麻钩藤饮；肝风内动见眩晕欲仆、头痛头摇、项强、肢麻震颤、步履不正、语言謇涩，甚或突发口舌喝斜、半身不遂可用镇肝息风汤。

（2）**清热息风** 适用于热盛风动而见高热神昏、躁扰如狂、四肢抽搐、项强等症。如羚角钩藤汤。

（3）**养血息风** 适用于邪热伤阴，血虚不能濡养筋脉，虚阳不能潜藏，虚风内动，而见手指蠕动、筋脉拘挛的病证。血虚生风而见肢麻、筋脉拘急、抽搐可用阿胶鸡子黄汤合四物汤加减；阴虚生风，虚风内动，筋脉拘挛、手足蠕动，伴两目干涩、五心烦热等可用大定风珠。

注意事项：①风有内外之分，外风宜散，内风宜息，但外风可以引动内风，内风又可兼挟外风，临证时又当兼顾治疗。②祛风药性多温燥，对津液不足、阴虚内热或阳亢者慎用。

第二章　治疗脑病常用腧穴

　　脑是人体的生命中枢，具有主宰人体生命活动的功能，人体的精神、意识、思维活动及形体、官窍的感觉运动功能都由脑所主，甚至人体的脏腑功能及其协调也源于脑的功能。脑病发生后，人体的生命活动（包括精神、意识和形体运动、感觉）则出现紊乱，甚至危及生命。脑病的发生常有实证和虚证两个方面。实证主要是由于风、火、痰、瘀、气、毒等病理因素侵犯脑髓，使脑窍蒙蔽，脑神失常所致；虚证则主要是由于先天禀赋不足、后天失于调养，或者年老精亏、久病伤及脑髓、颅脑外伤等导致髓海空虚而发病。人体经络纵横交错，网络全身，是脑与各脏腑、形体、官窍、组织联系的通路，也是运行气血的通路。经络具有感应传导、调节平衡的作用。经络受邪，不仅会导致气血不畅，而且会造成人体阴阳失调、感应传导及平衡失常。针灸、推拿以经络腧穴理论为基础，都具有调整阴阳、调理气血、疏通经络的功能。所以通过针灸、推拿不仅可以调节脑神，而且可以调节或重建脑与其他脏腑、组织、形体、官窍的联系。

　　在临床实践中，由于督脉、足太阳膀胱经直接入脑，加之脏腑背俞穴分布于足太阳膀胱经第一侧线，所以上述两条经脉腧穴在脑病治疗中常用。临床上，脏病多取阴经腧穴，腑病及经脉、五官疾病多取阳经腧穴，所以脑病中若表现为脏腑症状则多用阴经腧穴，若表现为经脉或官窍症状则多用阳经腧穴。此外，经络学说认为"经脉所过，主治所及"，脑位于头部，因此头部腧穴也为脑病治疗所常用。

　　本篇所选腧穴侧重于治神益智、调节形窍功能两个方面，也是笔者在脑病治疗中的常用腧穴。

第一节 手三阴经

一、手太阴肺经

1. 尺泽

【定位】在肘区，肘横纹上，肱二头肌腱桡侧缘凹陷中。（见图1）

【主治】①咳嗽、气喘、咯血、咽喉肿痛等肺系实热病证；②肘臂挛痛；③急性吐泻、中暑、小儿惊风等急症。

【应用】尺泽为手太阴肺经合穴。本穴常配伍极泉、上廉、手三里等疏通经络，用于治疗中风后上肢活动不利；亦可配伍委中、大椎，刺络放血，用于治疗热病昏迷、急惊风、中风闭证之热闭。

【操作】直刺0.8～1.2寸或点刺出血。

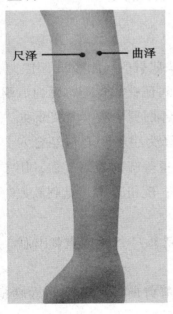

图1 尺泽、曲泽

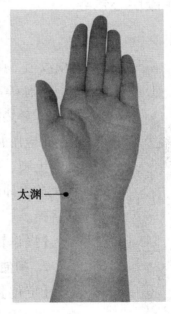

图2 太渊

2. 太渊

【定位】在腕前区，桡骨茎突与舟状骨之间，拇长展肌腱尺侧凹陷中。（见图2）

【主治】①咳嗽、气喘等肺系病证；②无脉症；③腕臂痛。

【应用】太渊为手太阴肺经输穴、原穴、八会穴之脉会。可用于治疗中风脱证、昏迷等出现的无脉症，亦可用于治疗中风、癫证或郁证中所出现的手足厥冷。常配伍关元（温针灸）、足三里（温针灸）、冲阳等穴。

【操作】避开桡动脉，直刺0.3~0.5寸。

3. **少商**

【定位】在手指，拇指末节桡侧，指甲根角侧上方0.1寸处。（见图3）

【主治】①咽喉肿痛、鼻衄、高热等肺系实热病证；②昏迷、癫证、狂证等急症。

【应用】少商为手太阴肺经井穴，常配伍其余各经井穴组成十二井穴，开窍醒神。本穴点刺放血，可用于治疗昏迷、癫狂、中风闭证及中风后手指麻木。

【操作】浅刺0.1寸或点刺出血。

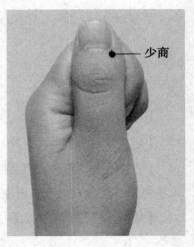

图3　少商

二、手厥阴心包经

1. **曲泽**

【定位】在肘前区，肘横纹上，肱二头肌腱的尺侧缘凹陷中。（见图1）

【主治】①心痛、心悸、善惊等心系病证；②胃痛、呕血、呕吐等胃热病证；③暑热病；④肘臂挛痛、上肢颤动。

【应用】曲泽为手厥阴心包经合穴。本穴配伍曲池、上廉、手三里等疏通经络气血，用于治疗中风后肘关节屈伸无力；配伍委中，点刺放血，用于治疗热病昏迷。

【操作】直刺1~1.5寸或点刺出血。

2. **间使**

【定位】在前臂前区，腕掌侧远端横纹上3寸，掌长肌与桡侧腕屈肌之间。（见图4）

【主治】①心痛、心悸等心系病证；②胃痛、呕吐等胃热病证；③热病、疟疾；④癫证、狂证、痫证；⑤腋肿，肘、臂、腕挛痛。

【应用】间使为手厥阴心包经经穴，具有宽胸理气之效。故本穴常配伍膻中、百会、合谷、神门治疗

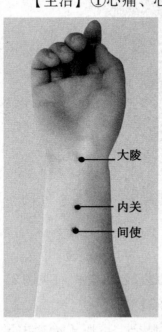

图4　间使、内关、大陵

脏躁、郁证、不寐等。

【操作】直刺 1~1.5 寸。

3. **内关**

【定位】在前臂前区，腕掌侧远端横纹上 2 寸，掌长肌腱与桡侧腕屈肌腱之间。（见图 4）

【主治】①心痛、胸闷、心动过速或过缓等心系病证；②胃痛、呕吐、呃逆等胃府病证；③中风、偏瘫、眩晕、偏头痛；④失眠、郁证、癫证、狂证、痫证等神志病证；⑤肘、臂、腕挛痛。

【应用】内关为手厥阴心包经络穴，八脉交会穴之一，通于阴维脉，主一身之里，具有和胃降逆、宽胸理气、宁心安神之效。本穴常配伍水沟、三阴交等醒脑开窍，用于治疗中风等；配伍膈俞、三阴交等活血化瘀，用于治疗痴呆之瘀血内阻证；配伍丰隆等祛痰、醒神、开窍，用于治疗眩晕、头痛之痰浊蒙窍证；配伍百会、阴郄、三阴交、复溜等滋阴养血、宁心安神，用于治疗脏躁等；配伍百会、印堂、太冲、神门、膻中等疏肝理气解郁、安神定智，用于治疗郁证等。

【操作】直刺 0.8~1.2 寸。中风针刺时用捻转泻法，每分钟 100 转，持续运针 1~3 分钟。脏躁针刺时，直刺进针 0.5 寸，双手同时行捻转提插泻法。

4. **大陵**

【定位】在腕前区，腕掌侧远端横纹中，掌长肌腱与桡侧腕屈肌腱之间。（见图 4）

【主治】①心痛、心悸、胸胁满痛；②胃痛、呕吐、口臭等胃府病证；③喜笑悲恐、癫证、狂证、痫证等神志疾患；④臂、手挛痛。

【应用】大陵为手厥阴心包经输穴、原穴。本穴配伍后溪、水沟、神门、百会等，用于治疗癫证、痫证。

【操作】直刺 0.3~0.5 寸。

5. **劳宫**

【定位】在掌区，横平第 3 掌指关节

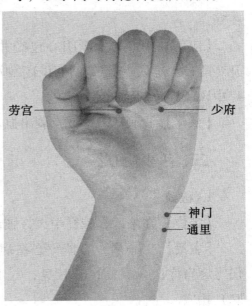

图 5 劳宫、通里、神门、少府

近端，第2、3掌骨之间偏于第3掌骨。简便取穴法：握拳，中指尖下是穴。（见图5）

【主治】①中风昏迷、中暑等急症；②心痛、烦闷、癫证、狂证、痫证等心与神志病证；③口疮、口臭；④鹅掌风。

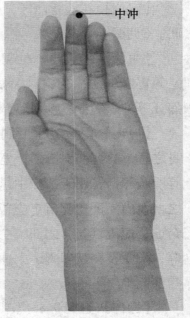

图6　中冲

【应用】劳宫为手厥阴心包经荥穴。本穴常配伍照海、申脉、神门、丰隆等清化痰热、和中安神，用于治疗不寐痰热扰心证；劳宫（泻）配涌泉（补），二者一上一下，一补一泻，具有泻心火、补肾水的作用，用于治疗心肾不交所导致的不寐；此外，劳宫、涌泉、水沟相配，具有醒神开窍之功，用于治疗中风闭证、昏迷实证、小儿急惊风发作等。

【操作】直刺0.3～0.5寸。

6. 中冲

【定位】在手指，中指末端最高点。（见图6）

【主治】①中风昏迷、舌强不语、中暑、昏厥、小儿惊风等急症；②热病、舌下肿痛；③小儿夜啼。

【应用】中冲为手厥阴心包经井穴，常配伍其余各经井穴组成十二井穴，开窍醒神。本穴点刺放血可用于治疗中风闭证、热病昏迷、急惊风等，亦可治疗中风所导致的手指麻木。

【操作】浅刺0.1寸或点刺出血。

三、手少阴心经

1. 极泉

【定位】在腋区，腋窝中央，腋动脉搏动处。（见图7）

【主治】①心痛、心悸等心系病证；②肩臂疼痛、胁肋疼痛、臂丛神经损伤等疼痛症；③瘰疬；④腋臭；⑤上肢痿痹；⑥上肢针刺麻醉（以下简称针麻）用穴。

【应用】极泉常配伍肩髃、曲池、手三里、上廉疏通经络，用于治疗中风（中经络）。

【操作】避开腋动脉，直刺或斜刺 1～1.5 寸。中风针刺极泉时，在原穴位置下 1 寸心经上取穴（见图 7），避开腋毛，直刺进针，用提插泻法，以患者上肢有麻胀感和抽动为度。

2. 通里

【定位】在前臂前区，腕掌侧远端横纹上 1 寸，尺侧腕屈肌腱的桡侧缘。（见图 5）

【主治】①心痛、心悸、怔忡等心系病证；②舌强不语、暴喑；③腕臂痛。

【应用】通里为手少阴心经络穴。本穴配伍廉泉、哑门等疏通经络气血，用于治疗中风后语言謇涩、失语等。

【操作】直刺 0.3～0.5 寸。不宜深刺，以免伤及血管和神经。

3. 神门

【定位】在腕前区，腕掌侧远端横纹尺侧端，尺侧腕屈肌腱的桡侧缘。（见图 5）

【主治】①心痛、心烦、惊悸、怔忡、健忘、失眠、痴呆、癫证、狂证、痫证等心与神志病证；②高血压；③胸胁痛。

【应用】神门为手少阴心经原穴、输穴，为安神要穴，具有宁心安神的作用。本

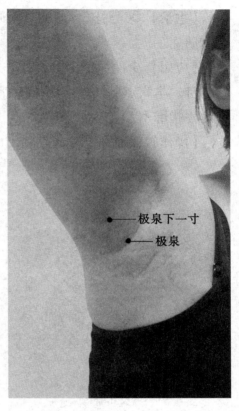

极泉下一寸

极泉

图 7　极泉

穴常配伍照海、申脉、三阴交、四神聪等交通阴阳、宁心安神，用于治疗不寐、脏躁、癫证、狂证、痫证等；配伍百会、印堂、太冲、内关、膻中等疏肝理气解郁、安神定智，用于治疗郁证等。

【操作】直刺 0.3～0.5 寸。本穴多用补法。

4. 少府

【定位】在手掌，横平第 5 掌指关节近端，第 4、5 掌骨之间。（见图 5）

【主治】①心悸、胸痛等心胸病；②阴痒、阴痛；③痈疡；④小指挛痛。

【应用】少府为手少阴心经荥穴，荥主身热，针用泻法，具有清心泻火、开窍醒神的作用。本穴常配伍水沟、大椎，用于治疗热入心包、热病昏迷、高热惊风及中风闭证。

【操作】直刺0.3~0.5寸。

5. 少冲

【定位】在手指,小指末节桡侧,指甲根角侧上方0.1寸处。(见图8)

【主治】①心悸、心痛、癫证、狂证、昏迷等心及神志病证;②热病;③胸胁痛。

【应用】少冲为手少阴心经井穴,常配伍其余各经井穴组成十二井穴,开窍醒神。本穴点刺放血可用于治疗热病、癫证、狂证等神志病、中风闭证及中风后手指麻木。

【操作】浅刺0.1寸或点刺出血。

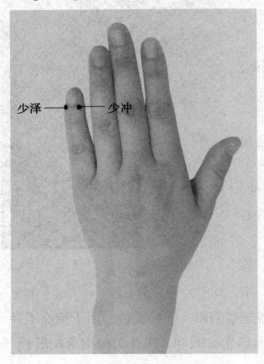
图8 少冲、少泽

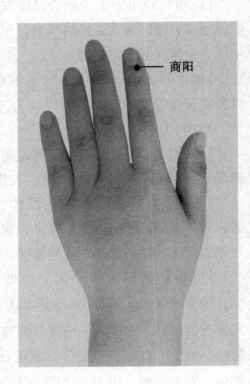
图9 商阳

第二节 手三阳经

一、手阳明大肠经

1. 商阳

【定位】在手指,食指末节桡侧,指甲根角侧上方0.1寸处。(见图9)

82

【主治】①齿痛、咽喉肿痛等五官病；②热病、昏迷等热证、急症。

【应用】商阳为手阳明大肠经井穴，常配伍其余各经井穴组成十二井穴，开窍醒神。本穴点刺放血可治疗热病昏迷、中风闭证及中风后手指麻木。

【操作】浅刺0.1寸或点刺出血。

2. 合谷

【定位】在手背，第2掌骨桡侧的中点处。（见图10）

简便取穴法：以一手的拇指指间关节横纹，放在另一手拇指、食指之间的指蹼缘上，当拇指尖下是穴。

【主治】①头痛、目赤肿痛、齿痛、鼻衄、牙关不开、口眼㖞斜、耳聋等头面五官病证；②发热恶寒等外感病证；③热病无汗或多汗；④痛经、经闭、滞产等妇产科病证；⑤各种痛证，为牙拔除术、甲状腺手术等口面五官及颈部手术针麻常用穴。

【应用】合谷为手阳明大肠经原穴。本穴常配伍太冲组成四关穴，以开关启闭、通利关节，用于治疗痛证、惊风、昏迷、中风闭证等所导致的牙关紧闭、两手握固等症，亦可用于癔证、脏躁或郁证中患者自觉出现的手足搐搦等；配伍地仓、颊车

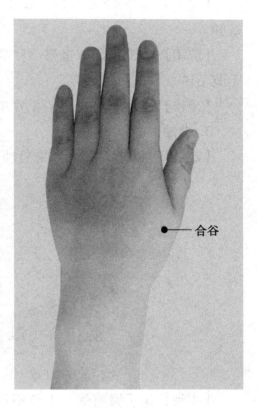

图10　合谷

等，用于治疗面瘫、面痛、面风等，即取"面口合谷收"之意；配伍百会、头维、率谷、天柱、阿是穴等，用于治疗头痛；配伍阳池、阳溪、外关等，用于治疗中风后腕关节屈伸不利。

【操作】直刺0.8~1.2寸，针刺时手呈半握拳状。孕妇不宜针。

3. 上廉

【定位】在前臂，肘横纹下3寸，阳溪与曲池连线上。（见图11）

【主治】①肘臂痛、半身不遂、手臂麻木等上肢病证；②头痛；③肠鸣、腹痛。

【应用】上廉配伍肩髃、曲池、手三里等疏通经络，用于治疗中风后肘关

节活动不利。

【操作】直刺 1.5 ~ 2 寸。

4. 手三里

【定位】在前臂，肘横纹下 2 寸，阳溪与曲池连线上。（见图 11）

【主治】①手臂无力、上肢不遂等上肢病证；②腹痛、腹泻；③齿痛、颊肿。

【应用】手三里配伍极泉、肩髃、曲池、合谷疏通经络，用于治疗中风后上肢不遂。

【操作】直刺 1 ~ 1.5 寸。治疗中风软瘫时可用单搓法。

5. 曲池

【定位】在肘区，尺泽与肱骨外上髁连线中点凹陷处。（见图 11）

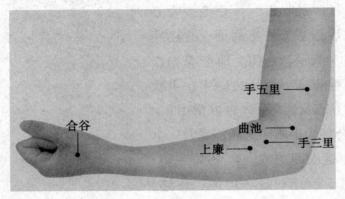

图 11　上廉、手三里、曲池、合谷、手五里

【主治】①手臂痹痛、上肢不遂等上肢病证；②热病；③眩晕；④腹痛、吐泻等肠胃病证；⑤咽喉肿痛、齿痛、目赤肿痛等五官热性病证；⑥隐疹、湿疹、瘰疬等皮外科病证；⑦癫证、狂证。

【应用】曲池为手阳明大肠经合穴，退热要穴。本穴常配伍内庭、丰隆等清热豁痰，用于治疗中风后痰热腑实；配伍极泉、肩髃、上廉、合谷等疏通经络，用于治疗中风后上肢不遂；配伍外关、大椎等解表疏风清热，用于治疗风热头痛；曲池透少海，配伍阳陵泉透阴陵泉，疏通肢体经络气血，用于治疗脏躁伴抽搐；亦可配伍大椎、十宣（点刺放血）等，用于治疗热病昏迷、高热惊风等。

【操作】直刺 1.5 ~ 2 寸。用于退热时亦可刺络拔罐。

6. 肩髃

【定位】在三角肌区，肩峰外侧缘前端与肱骨大结节两骨间凹陷中。

简便取穴法：屈臂外展，肩峰外侧缘呈现前后两个凹陷，前下方的凹陷即本穴。（见图12）

【主治】①肩臂挛痛、上肢不遂等上肢病证；②隐疹。

【应用】肩髃常配伍极泉、曲池、手三里、上廉、合谷等疏通经络，用于治疗中风后上肢活动不利或中风后肩痛。

【操作】直刺或向下斜刺1.5～2寸。上肢不遂宜向三角肌方向斜刺。

7. 迎香

【定位】在面部，鼻翼外缘中点旁，鼻唇沟中。（见图13、14）

【主治】①鼻塞、鼽衄等鼻病；②口歪、面痒等口面部病证；③胆道蛔虫症。

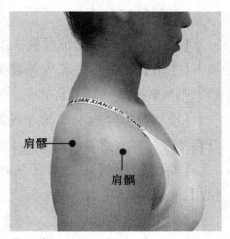

图12　肩髃、肩髎

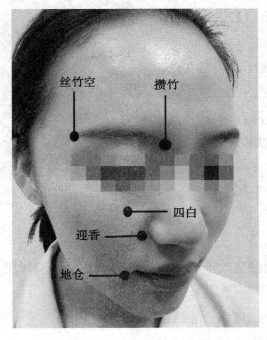

图13　迎香、丝竹空、攒竹、四白、地仓

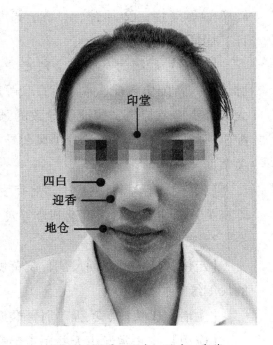

图14　迎香、四白、地仓、印堂

【应用】迎香配伍地仓、颊车、合谷等穴，用于治疗面瘫及中风后的口眼㖞斜。

【操作】略向内上方斜刺或平刺0.3～0.5寸。

85

二、手太阳小肠经

1. 少泽

【定位】在小指末节尺侧，指甲角侧上方0.1寸处。（见图8）

【主治】①乳痈、乳少等乳疾；②昏迷、热病等热证、急症；③头痛、目翳、咽喉肿痛等头面五官病证。

【应用】少泽为手太阳小肠经井穴，常配伍其余各经井穴组成十二井穴，开窍醒神。本穴点刺放血可用于治疗热证、中风闭证及中风后手指麻木。

【操作】浅刺0.1寸或点刺出血。孕妇慎用。

2. 后溪

【定位】在手内侧，第5掌指关节尺侧近端赤白肉际凹陷中。（见图15）

【主治】①头项强痛、腰背痛、手指及肘臂挛痛等痛症；②耳聋、目赤；③癫证、狂证、痫证；④疟疾。

【应用】后溪为八脉交会穴之一，通于督脉。本穴常配伍天柱、水沟、百会等用于治疗太阳经头痛及惊风、痫证所导致的颈项强直；配伍三间或合谷，用于治疗中风所导致的掌指关节屈伸不利。

【操作】直刺0.5~1寸。治疗手指挛痛、掌指关节屈伸不利时，可透刺合谷穴。

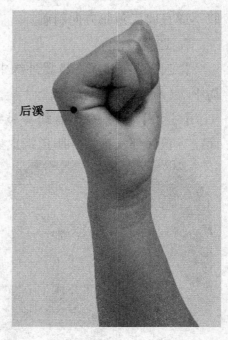

后溪

图15 后溪

3. 支正

【定位】在前臂背面尺侧，腕背侧远端横纹上5寸，尺骨背面，尺侧腕伸肌的尺侧缘。（见图16）

【主治】①头痛、项强、肘臂酸痛；②热病；③癫证、狂证；④疣。

【应用】支正常配伍天井用于治疗中风后肘关节屈曲。

【操作】直刺或斜刺1~1.5寸。

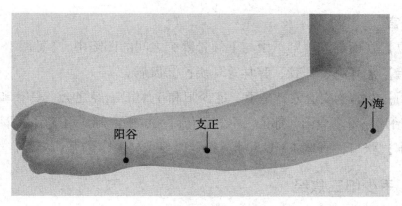

图16　支正、阳谷、小海

4. 肩贞

【定位】在肩胛区，肩关节后下方，腋后纹头直上1寸。（见图17）

【主治】①肩臂疼痛、上肢不遂；②瘰疬。

【应用】肩贞常配伍肩髎、天井等疏通经络，用于治疗中风后上肢的拘挛及肩部疼痛。

【操作】直刺1~1.5寸。不宜向胸侧深刺。

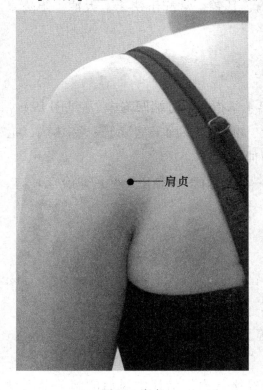

图17　肩贞

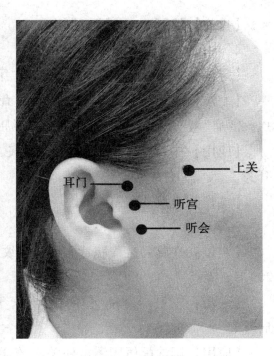

图18　听宫、耳门、听会、上关

5. 听宫

【定位】在面部，耳屏正中与下颌骨髁突之间的凹陷中。（见图18）

【主治】①耳鸣、耳聋、聤耳等耳疾；②齿痛。

【应用】听宫为交会穴，是手、足少阳和手太阳三经之会，具有和解少阳之效，用于治疗眩晕之少阳邪郁证。本穴配伍外关、中渚等，用于治疗耳鸣、耳聋。

【操作】张口，直刺1～1.5寸。留针时要保持一定的张口姿势。

三、手少阳三焦经

1. 关冲

【定位】在第4指末节尺侧，指甲根角侧上方0.1寸处。（见图19）

【主治】①头痛、目赤、耳鸣、耳聋、喉痹、舌强等头面五官病证；②热病、中暑。

【应用】关冲为手少阳三焦经井穴，常配伍其余各经井穴组成十二井穴，开窍醒神。本穴点刺放血可用于治疗热证、中风闭证及中风后的手指麻木；亦可用于肝阳上亢或肝火上炎所导致的耳鸣、耳聋，常配伍侠溪、太冲、阳陵泉等穴。

【操作】浅刺0.1寸或点刺出血。

2. 中渚

【定位】在手背，第4、5掌骨间，第4掌指关节近端凹陷中。（见图19）

【主治】①头痛、目赤、耳鸣、耳聋、喉痹等头面五官病证；②热病、疟疾；③肩、背、肘、臂酸痛，手指不能屈伸。

【应用】中渚为手少阳三焦经输穴。本穴常配伍耳门、外关等治疗耳鸣、耳聋。

【操作】直刺0.3～0.5寸。

3. 阳池

【定位】在腕后区，腕背侧远端横纹上，指伸肌腱的尺侧缘凹陷中。（见图20）

【主治】①目赤肿痛、耳聋、喉痹等五官病证；②消渴、口干；③腕痛、肩臂痛。

【应用】阳池配伍阳溪、外关等疏通经络气血，治疗中风后的腕关节活动不利。

【操作】直刺或指向阳溪穴 0.5~0.8 寸。

4. **外关**

【定位】在前臂后区，腕背侧远端横纹上 2 寸，尺骨与桡骨间隙中点。（见图 20）

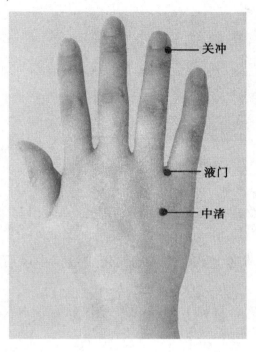
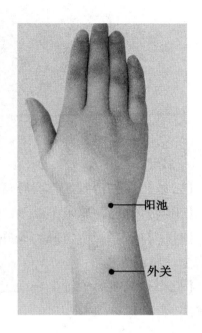

图 19　关冲、液门、中渚　　　　图 20　阳池、外关

【主治】①热病；②头痛、目赤肿痛、耳鸣、耳聋等头面五官病证；③瘰疬；④胁肋痛；⑤上肢痿痹不遂；⑥外感热病。

【应用】外关为手少阳三焦经络穴，八脉交会穴之一，通于阳维脉，主一身之表，常配伍风池、合谷、列缺等祛风解表，用于治疗外感头痛，风邪外袭所致的眩晕、面瘫等；配伍肩贞、天井等疏通上肢经络气血，用于治疗中风所导致的上肢活动不遂；配伍耳门、中渚、合谷祛邪通络，用于治疗耳聋、耳鸣。

【操作】直刺 1~1.5 寸。

5. **天井**

【定位】在肘后区，肘尖上 1 寸凹陷中。（见图 21）

【主治】①耳聋；②痫证；③瘰疬、瘿气；④偏头痛、胁肋痛、颈项肩臂痛；⑤肘劳。

【应用】天井配伍肩贞、支正、肩髎、外关等疏通上肢经络气血，用于治疗中风后的上肢拘挛、屈伸不利。

【操作】针刺时，针尖指向肩髎穴，针尖直刺 1～1.5 寸。

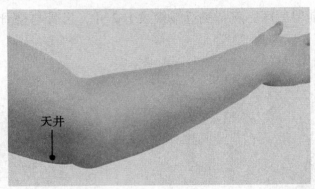

图 21　天井

6. 肩髎

【定位】在三角肌区，肩峰角与肱骨大结节两骨间凹陷中。（见图 12）

【主治】臂痛，肩重不能举。

【应用】肩髎配伍肩髃、天井等疏通上肢经络气血，用于治疗中风后的上肢拘挛及肩部疼痛。

【操作】针刺时，针尖指向天井穴，直刺 1.5～2 寸。中风软瘫，本穴采用单搓法。

7. 翳风

【定位】在颈部，耳垂后方，乳突下端前方凹陷中。（见图 22）

【主治】①耳鸣、耳聋等耳疾；②口眼㖞斜、面痛、牙关紧闭、颊肿等面口病证；③瘰疬。

【应用】翳风配伍完骨、耳门等，用于治疗耳鸣、耳聋；亦可配伍地仓、颊车、合谷等，用于治疗中风、面瘫、头部内外伤所导致的口眼㖞斜；配伍完骨、风池、廉泉、通里等，用于治疗喑痱、中风所导致的语言謇涩、吞咽障碍。

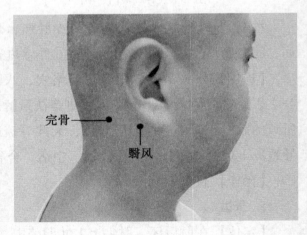

图 22　翳风、完骨

【操作】直刺 1.5～2 寸。

8. 耳门

【定位】在耳区，耳屏上切迹与下颌骨髁突之间的凹陷中。（见图18）

【主治】①耳鸣、耳聋、聍耳等耳疾；②齿痛、颈颌痛。

【应用】耳门为耳前三穴之一。本穴用于治疗耳鸣、耳聋，常配伍中渚、外关等穴。

【操作】微张口，直刺0.5～1寸。

9. 丝竹空

【定位】在面部，眉梢凹陷中。（见图13）

【主治】①痫证、癫证、狂证；②头痛、目眩、目赤肿痛、眼睑眴动等头目病证；③齿痛。

【应用】丝竹空位于眉尾，常用于治疗中风、面瘫及头部内外伤所导致的口眼㖞斜；亦可配伍风池、百会、三阴交等，用于治疗面风的眼角抽动症；或配伍外关、太阳、风池等，用于治疗偏头痛。

【操作】平刺0.3～0.5寸。

第三节　足三阴经

一、足太阴脾经

1. 隐白

【定位】在足趾，大趾末节内侧，趾甲根角侧后方0.1寸。（见图23）

【主治】①月经过多、崩漏等妇科病；②便血、尿血等慢性出血症；③癫证、狂证、多梦；④惊风；⑤腹满暴泻。

【应用】隐白为足太阴脾经井穴，常配伍其余各经井穴组成十二井穴，开窍醒神。本穴点刺放血，用于治疗癫证、狂证等神志病、中风闭证及中风后足趾麻木。

【操作】浅刺0.1寸或点刺出血。

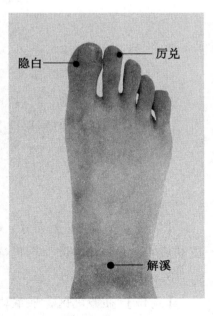

图23　隐白、厉兑、解溪

2. 三阴交

【定位】在小腿内侧，内踝尖上 3 寸，胫骨内侧缘后际。（见图 24）

【主治】①肠鸣、腹胀、腹泻等脾胃虚弱诸证；②月经不调、带下、阴挺、不孕、滞产等妇产科病证；③遗精、阳痿、遗尿等生殖泌尿系统疾患；④心悸、失眠、高血压；⑤下肢痿痹；⑥阴虚诸证。

【应用】三阴交为足三阴经交会穴，具有活血化瘀、滋补肝肾、健脾养血、通调气血之效。本穴配伍水沟、内关等，用于治疗中风，如"醒脑开窍针法"；配伍照海、申脉、神门、四神聪等交通阴阳、宁心安神，用于治疗不寐、郁证；配伍风池、百会、阴陵泉等祛风利水渗湿，用于治疗风湿头痛；配伍肾俞、肝俞、太溪、悬钟等共同调补肝、脾、肾，益精填髓，用于治疗髓海空虚所导致的头痛、痴呆、健忘、中风及头部内外伤的认知障碍；配伍合谷、膈俞、委中等活血化瘀、行气止痛，用于治疗瘀血头痛；配伍百会、内关、阴郄、复溜等滋阴养血、宁心安神，用于治疗脏躁。

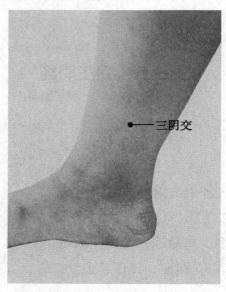

图 24　三阴交

【操作】直刺 1～1.5 寸。孕妇禁针。中风针刺三阴交时，沿胫骨内侧缘与皮肤成 45°角斜刺进针，行提插补法。

3. 血海

【定位】在股前区，髌底内侧端上 2 寸，股内侧肌隆起处。（见图 25）

【主治】①月经不调、痛经、经闭等妇科病；②隐疹、湿疹、丹毒等血热性皮肤病；③膝股内侧痛。

【应用】血海常配伍气海、足三里等益气养血、化瘀通络，用于治疗中风气虚络瘀证；配伍环跳、梁丘、足三里、阳陵泉、阴陵泉等疏通经络，用于治疗中风后下肢活动不利；配伍足三里、三阴交补血活血，用于治疗血虚头痛。

【操作】直刺 1 ~ 1.5 寸。

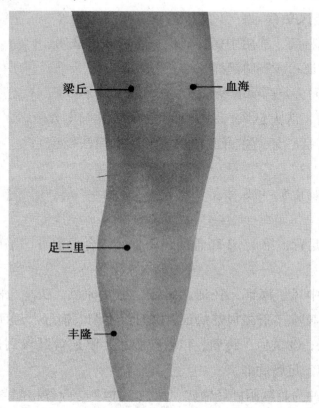

图 25　血海、梁丘、足三里、丰隆

二、足厥阴肝经

1. 大敦

【定位】在足趾，大趾末节外侧，趾甲根角侧后方 0.1 寸处。（见图 26）

【主治】①疝气、遗尿、癃闭、五淋、尿血等前阴病；②月经不调、崩漏、阴挺等妇科病；③痫证。

【应用】大敦为足厥阴肝经井穴，常配伍其余各经井穴组成十二井穴，开窍醒神。本穴点刺放血，用于治疗神志病、中风闭证及足趾麻木等。

【操作】浅刺 0.1 ~ 0.2 寸或点刺出血。

2. 行间

【定位】在足背，第 1、2 趾间，趾蹼缘后方赤白肉际处。（见图 26）

【主治】①中风、痫证、头痛、目眩、目赤肿痛、青盲、口歪等肝经风热病证；②月经不调、痛经、闭经、崩漏、带下等妇科病；③阴中痛、疝气；④遗尿、癃闭、五淋等泌尿系病证；④胸胁满痛。

【应用】行间为足厥阴肝经荥穴。本穴配伍率谷、三阴交等平肝潜阳、清火息风，用于治疗眩晕之肝阳上亢证、不寐之肝火扰心证；亦可配伍侠溪，针用泻法以清泻肝胆之火。

【操作】直刺 0.5~0.8 寸。

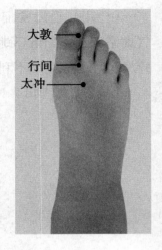

图 26 大敦、行间、太冲

3. 太冲

【定位】在足背，第 1、2 跖骨间，跖骨底结合部前方凹陷中，或触及动脉搏动。（见图 26）

【主治】①中风、癫证、狂证、痫证、小儿惊风、头痛、眩晕、耳鸣、目赤肿痛、口歪、咽痛等肝经风热病证；②月经不调、痛经、经闭、崩漏、带下、难产等妇科病证；③黄疸、胁痛、口苦、腹胀、呕逆等肝胃病证；④癃闭、遗尿；⑤下肢痿痹、足跗肿痛。

【应用】太冲为足厥阴肝经输穴、原穴。本穴与合谷相配，称之为四关穴，操作时同侧同时行针，可开关启闭、通利关节、行气止痛，用于治疗中风、昏迷、癫痫、惊风等；亦可配伍侠溪、太溪、合谷等平肝潜阳、活血通络，用于治疗中风肝阳上亢证；配伍颊车、地仓、合谷等疏通经络气血，用于治疗中风后口角㖞斜；配伍内关（同名经配穴）、率谷、行间等平肝潜阳、清火息风，用于治疗眩晕、头痛之肝阳上亢证；配伍百会、印堂、内关、神门、膻中等疏肝理气解郁、安神定智，用于治疗郁证、不寐等。

【操作】直刺 0.5~1 寸，行气止痛、开关启闭时常用泻法。

三、足少阴肾经

1. 涌泉

【定位】在足底，屈足卷趾时足心最凹陷中，约当足底第 2、3 趾蹼缘与足

跟连线的前1/3与后2/3交点凹陷中。（见图27）

【主治】①昏厥、中暑、小儿惊风、癫证、狂证、痫证等急症及神志病证；②头痛、头晕、目眩、失眠；③咯血、咽喉肿痛、喉痹等肺系病证；④大便难、小便不利；⑤奔豚气；⑥足心热。

【应用】涌泉为足少阴肾经输穴、井穴。本穴常配伍风池、三阴交等滋阴潜阳、息风通络，用于治疗中风阴虚风动证；配伍其余各经井穴组成十二井穴，开窍醒神，点刺放血用于治疗热证、中风闭证等急症；补涌泉、泻劳宫，用于治疗不寐之心肾不交证。

【操作】直刺0.5~1寸，针刺时要防止刺伤足底动脉弓。临床常用灸法或药物贴敷。

2. **太溪**

【定位】在足踝区，内踝尖与跟腱之间凹陷中。（见图28）

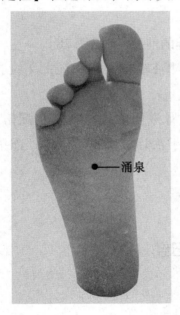

图27 涌泉

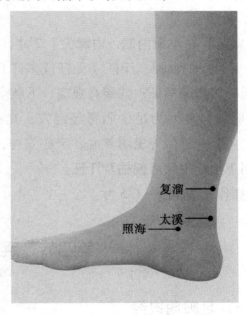

图28 太溪、复溜、照海

【主治】①头痛、目眩、失眠、健忘、遗精、阳痿等肾虚证；②咽喉肿痛、齿痛、耳鸣、耳聋等阴虚性五官病证；③咳嗽、气喘、咯血、胸痛等肺系疾患；④消渴、小便频数、便秘；⑤月经不调；⑥腰脊痛、下肢厥冷、内踝肿痛。

【应用】太溪为足少阴肾经输穴、原穴，针用补法，具有补益肾精之功。本穴常配伍悬钟、三阴交、太冲等益精填髓、益智开窍，用于治疗中风后认知障碍、痴呆及髓海空虚所导致的头痛、眩晕、不寐、五迟、五软等；配伍侠溪、太冲、合谷等疏泄浮阳，用于治疗中风、眩晕、头痛之肝阳上亢证；配伍风池、涌泉等滋阴潜阳、息风通络，用于治疗中风阴虚风动证。

【操作】直刺 0.5~1 寸。

3. 照海

【定位】在踝区，内踝尖下1寸，内踝下缘边际凹陷中。（见图28）

【主治】①失眠、癫证、痫证等神志病证；②咽喉干痛、目赤肿痛等五官热性病证；③月经不调、痛经、带下、阴挺等妇科病证；④小便频数、癃闭。

【应用】照海为八脉交会穴之一，通于阴跷脉。跷脉主寤寐，司眼睑开阖，故本穴常配伍申脉、神门、三阴交、四神聪等交通阴阳、宁心安神，用于治疗不寐之心神失养证；亦可配伍天突、列缺、膻中等，用于治疗梅核气等。

【操作】直刺 0.5~0.8 寸。治疗不寐时，泻申脉、补照海。

4. 复溜

【定位】在小腿内侧，内踝尖上2寸，跟腱的前缘。（见图28）

【主治】①水肿、汗证（无汗或多汗）等津液输布失调病证；②腹胀、腹泻、肠鸣等胃肠病证；③腰脊强痛、下肢痿痹。

【应用】复溜为足少阴肾经经穴，具有补肾滋阴之效。本穴常配伍百会、内关、阴郄、神门等滋阴养血、宁心安神，用于治疗脏躁、不寐等；配伍合谷等，用于治疗中风后偏枯及汗证。

【操作】直刺 1~1.5 寸。

第四节　足三阳经

一、足阳明胃经

1. 四白

【定位】在面部，眶下孔处。（见图13、14）

【主治】①目赤痛痒、眼睑瞤动、目翳等目疾；②口眼㖞斜、面痛、面肌痉挛等面部病证；③头痛、眩晕。

【应用】四白配伍光明、外关、三阴交等活血、通络、明目，用于治疗中风后的目视不明或髓海空虚所致的昏花夜盲；配伍地仓、颊车、合谷等，用于治疗面瘫、中风或头部内外伤所导致的口眼㖞斜；配伍夹承浆、鱼腰、下关等，用于治疗面痛；亦可配伍百会、四神聪、神庭、本神、三阴交等活血安神、息风止痉，用于治疗面风。

【操作】直刺0.3~0.5寸。治疗面痛时，针尖微向下斜刺，进针0.5~1寸。

2. **地仓**

【定位】在面部，口角旁开0.4寸处。（见图13、14）

【主治】口角㖞斜、流涎、面痛、齿痛等局部病证。

【应用】地仓常配伍颊车、合谷等疏通经络、调和气血，用于治疗面瘫或中风后口眼㖞斜；配伍膈俞、神门、颊车等，用于治疗面风、口角抽动症。

【操作】斜刺或平刺0.8~1.2寸。可向颊车透刺。

3. **颊车**

【定位】在面部，下颌角前上方一横指（中指），闭口咬紧牙时咬肌隆起，放松时按之有凹陷处。（见图29）

【主治】齿痛、牙关不利、颊肿、口角㖞斜等局部病证。

【应用】颊车配伍地仓、下关、合谷等疏通经络、调和气血，用于治疗面瘫及中风后口眼㖞斜。

【操作】直刺0.3~0.5寸或平刺0.8~1.2寸。可向地仓透刺。

4. **下关**

【定位】在面部，颧弓下缘中央与下颌切迹之间凹陷中。（见图29）

【主治】①牙关不利、面痛、齿痛、口眼㖞斜等面口病证；②耳聋、耳鸣、聤耳等耳疾。

【应用】下关配伍内关、合谷、水

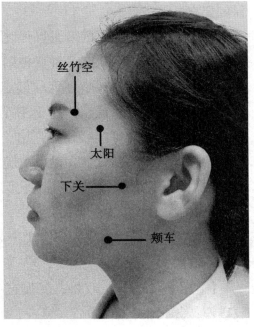

图29　颊车、下关、丝竹空、太阳

沟等穴，用于治疗癫证、痫证、惊风、热病昏迷等出现的牙关紧闭、口噤不开；配伍地仓、颊车、合谷等穴，用于治疗面瘫或中风后口眼㖞斜；配伍合谷、四白、夹承浆等，用于治疗面痛。

【操作】直刺0.8～1.2寸。留针时不可做张口动作，以免弯针、折针。

5. 梁丘

【定位】在股前区，髌底上2寸，股外侧肌与股直肌肌腱之间。（见图25）

【主治】①急性胃痛；②膝肿痛、下肢不遂等下肢病证；③乳痈、乳痛等乳疾。

【应用】梁丘为足阳明胃经郄穴。梁丘配伍环跳、足三里、阳陵泉、阴陵泉、血海等疏通经络，用于治疗中风后下肢活动不利。

【操作】直刺1.5～2寸。

6. 足三里

【定位】在小腿外侧，犊鼻下3寸，胫骨前嵴外一横指处，犊鼻与解溪连线上。（见图25）

【主治】①胃痛、呕吐、噎膈、腹胀、腹泻、便秘等胃肠病证；②下肢痿痹；③癫证、狂证等神志病；④乳痈、肠痈等外科疾患；⑤虚劳诸证，为强壮保健要穴。

【应用】足三里为足阳明胃经之合穴、下合穴，具有健脾和胃、益气养血等功效。本穴配伍太溪、悬钟、神门、内关等补益气血、益精生髓，用于治疗脾肾不足所导致的痴呆、不寐、健忘、眩晕及中风后认知障碍；配伍气海、血海等益气养血、化瘀通络，用于治疗中风气虚络瘀证；配伍环跳、梁丘、阳陵泉、阴陵泉、血海等疏通经络，用于治疗中风后下肢活动不利；配伍肝俞、肾俞等调补肝肾、补益气血、益精填髓，用于治疗眩晕虚证。

【操作】直刺2～2.5寸。强壮保健常用灸法。

7. 丰隆

【定位】在小腿外侧，外踝尖上8寸，胫骨前肌外缘；条口外侧一横指处。（见图25）

【主治】①头痛、眩晕；②癫证、狂证；③咳嗽、痰多等痰饮病证；④下肢痿痹；⑤腹胀、便秘。

【应用】丰隆为足阳明胃经络穴，祛痰要穴。本穴常配伍足三里、阴陵泉、合谷等，以健脾化痰、理气通络，用于治疗中风之风痰阻络证及痰浊蒙窍所致的痴呆、眩晕、头痛、郁证等；配伍曲池、内庭等清热豁痰，用于治疗中风之痰热腑实证；配伍劳宫等清热化痰、宁心安神，用于治疗不寐、狂证、脏躁之痰热扰神证。

【操作】直刺 1.5～2 寸。

8. 解溪

【定位】在踝区，踝关节前面中央凹陷中，拇长伸肌腱与趾长伸肌腱之间。（见图 30）

【主治】①下肢痿痹、踝关节病、足下垂等下肢、踝关节疾患；②头痛、眩晕；③癫证、狂证；④腹胀、便秘。

【应用】解溪为足阳明轻经经穴。本穴配伍丘墟、昆仑等穴，用于治疗中风后踝关节活动不利或足内翻。

【操作】直刺 0.5～1 寸。

9. 厉兑

【定位】在足趾，第 2 趾末节外侧，趾甲根角侧后方 0.1 寸处。（见图 30）

【主治】①鼻衄、齿痛、咽喉肿痛等实热性五官病证；②热病；③多梦、癫证、狂证等神志病。

【应用】厉兑为足阳明胃经井穴。本穴常配伍其余各经井穴组成十二井穴，开窍醒神。本穴点刺放血，用于治疗热病昏迷、癫证、狂证等神志病、中风闭证及中风后足趾麻木。

【操作】浅刺 0.1 寸或点刺出血。

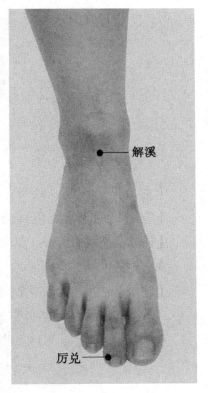

图 30 解溪、厉兑

二、足太阳膀胱经

1. 攒竹

【定位】在面部，眉头凹陷中，额切迹处。（见图 13）

【主治】①头痛、眉棱骨痛；②眼睑眲动、眼睑下垂、口眼㖞斜、目视不明、流泪、目赤肿痛等目疾；③呃逆。

【应用】攒竹可配伍内关、中脘等治疗中风后呃逆；亦可配伍地仓、颊车、阳白等治疗面瘫。

【操作】可向眉中或眼眶内缘平刺或斜刺 0.5～0.8 寸，或直刺 0.2～0.3

寸。禁灸。

2. 通天

【定位】在头部，前发际正中直上4寸，旁开1.5寸。（见图31）

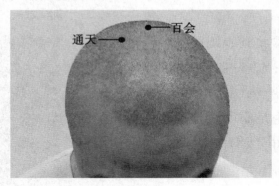

图31 通天、百会

【主治】①头痛、眩晕；②鼻塞、鼻衄、鼻渊等鼻病；③癫证、痫证。

【应用】通天常配伍百会、风池等，用于治疗眩晕、头痛。

【操作】平刺0.8~1.2寸。

3. 天柱

【定位】在颈后区，横平第2颈椎棘突上际，斜方肌外缘凹陷中。（见图32）

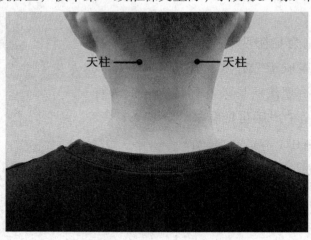

图32 天柱

【主治】①后头痛、项强、肩背腰痛；②鼻塞；③目痛；④癫证、狂证、痫证；⑤热病。

【应用】天柱常配伍风池、后溪等疏通头部经络气血，用于治疗太阳头痛等头部病变。

【操作】直刺或斜刺0.8~1.2寸，不可向内上方深刺，以免伤及延髓。

4. 肺俞

【定位】在脊柱区，第 3 胸椎棘突下，后正中线旁开 1.5 寸。（见图 33）

【主治】①咳嗽、气喘、咯血等肺系病证；②骨蒸潮热、盗汗等阴虚病证；③瘙痒、隐疹等皮肤病。

【应用】肺俞为肺之背俞穴。本穴常配伍膻中、足三里、脾俞等，用于治疗脑病中的气虚证候。

【操作】斜刺 0.5～0.8 寸。热证宜点刺放血。

5. 心俞

【定位】在脊柱区，第 5 胸椎棘突下，后正中线旁开 1.5 寸。（见图 33）

【主治】①心痛、惊悸、失眠、健忘、癫证、痫证等心与神志病；②咳嗽、咯血等肺系病证；③盗汗、遗精。

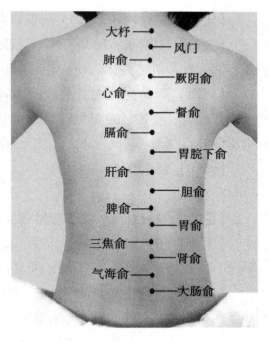

图 33 背俞穴

【应用】心俞为心之背俞穴。本穴常配伍脾俞等补益心脾、养血安神，用于治疗不寐心脾两虚证；配伍肾俞、涌泉等滋阴潜阳、交通心肾，用于治疗不寐之心肾不交证；配伍胆俞等益气镇惊、安神定志，用于治疗不寐之心胆气虚证，亦可用于治疗脏躁、郁证等。

【操作】斜刺 0.5～0.8 寸。

6. 肝俞

【定位】在脊柱区，第 9 胸椎棘突下，后正中线旁开 1.5 寸。（见图 33）

【主治】①胁痛、黄疸等肝胆病证；②目赤、目视不明、目眩、夜盲、迎风流泪等目疾；③癫证、狂证、痫证；④脊背痛。

【应用】肝俞为肝之背俞穴。本穴常配伍肾俞、足三里等调补肝肾、补益气血、益精填髓，用于治疗眩晕虚证；配伍期门、膻中、间使等疏肝理气，用于治疗郁证、脏躁、梅核气等。

【操作】斜刺 0.5～0.8 寸。

101

7. 脾俞

【定位】在脊柱区，第11胸椎棘突下，后正中线旁开1.5寸。（见图33）

【主治】①腹胀、纳呆、呕吐、腹泻、痢疾、便血、水肿等脾胃、肠府病证；②多食善饥、身体消瘦；③背痛。

【应用】脾俞为脾之背俞穴。本穴常配伍肾俞等补肾健脾、益气生精，用于治疗痴呆、头痛、眩晕之脾肾两虚证；配伍气海、足三里、心俞、神门、三阴交等补益气血、调养心脾，用于治疗眩晕、不寐等气血亏虚证。

【操作】斜刺0.5~0.8寸。

8. 肾俞

【定位】在脊柱区，第2腰椎棘突下，后正中线旁开1.5寸。（见图33）

【主治】①头晕、耳鸣、耳聋、腰酸痛等肾虚病证；②遗尿、遗精、阳痿、早泄、不育等泌尿生殖系疾患；③月经不调、带下、不孕等妇科病证；④消渴。

【应用】肾俞为肾之背俞穴。本穴配伍肝俞、足三里、太溪等调补肝肾、补益气血、益精填髓，用于治疗眩晕、头痛、痴呆、中风后认知障碍等；亦可配伍关元、水道、百会等，用于治疗痴呆、中风等所导致的尿失禁、夜尿频多。

【操作】直刺1~1.5寸。针刺时不可过深，尤其是右侧肾俞，以免伤及内脏。

9. 委中

【定位】在膝后区，腘横纹中点。（见图34）

【主治】①腰背痛、下肢痿痹等腰及下肢病证；②腹痛、急性吐泻等急症；③隐疹、丹毒；④小便不利、遗尿。

【应用】委中为足太阳膀胱经合穴、下合穴，别名血郄。本穴常配伍极泉、尺泽等疏通肢体经络，用于治疗中风（中经络）；配伍三阴交、合谷等活血祛瘀止痛，用于治疗瘀血头痛；配伍曲泽，点刺放血或刺络拔罐，用于治疗热病昏迷。

【操作】直刺1.5~2寸。针刺不宜过快、过强、过深，以免损伤血管和神经。中风针刺委中时，直刺进针，进针后行提插泻法，以下肢肢体抽动为度。瘀血头痛时可用三棱针点刺腘静脉出血。

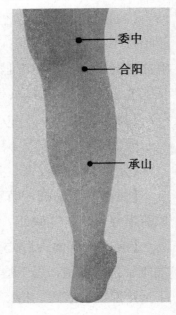

委中
合阳
承山

图34 委中、合阳、承山

10. **合阳**

【定位】在小腿后区，腘横纹下2寸，腓肠肌内、外侧头之间。（见图34）

【主治】①腰脊强痛、下肢痿痹；②疝气；③崩漏。

【应用】合阳配伍承扶、委中、承山等，用于治疗中风导致的下肢活动不利。

【操作】直刺2~2.5寸。

11. **承山**

【定位】在小腿后区，腓肠肌两肌腹与肌腱交角处。（见图34）

【主治】①腰腿拘急、疼痛；②痔疾、便秘；③腹痛、疝气。

【应用】承山常配伍承扶、委中、合阳等，用于治疗中风导致的下肢活动不利；亦可配伍支沟、丰隆等，用于治疗中风后便秘。

【操作】直刺2~2.5寸。不宜做过强的刺激，以免引起腓肠肌痉挛。

12. **昆仑**

【定位】在踝区，外踝尖与跟腱之间的凹陷中。（见图35）

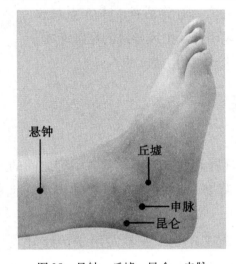

图35 悬钟、丘墟、昆仑、申脉

【主治】①后头痛、项强、目眩；②腰骶疼痛、足踝肿痛；③痫证；④滞产。

【应用】昆仑为足太阳膀胱经经穴。本穴常配伍丘墟、悬钟等用于治疗中风导致的足内翻。

【操作】直刺0.5~0.8寸。孕妇禁用，经期慎用。

13. **申脉**

【定位】在踝区，外踝尖直下，外踝下缘与跟骨之间凹陷中。（见图35）

【主治】①头痛、眩晕；②失眠、癫证、狂证、痫证等神志病证；③腰腿酸痛。

【应用】申脉为八脉交会穴之一，通于阳跷脉。跷脉主寤寐，司眼睑开阖，故本穴常配伍照海、神门、三阴交、四神聪等交通阴阳、宁心安神，用于治疗不寐之心神失养证。

【操作】直刺 0.3~0.5 寸。治疗不寐时，泻申脉、补照海。

14. 至阴

【定位】在足趾，足小趾末节外侧，趾甲根角侧后方 0.1 寸处。（见图 36）

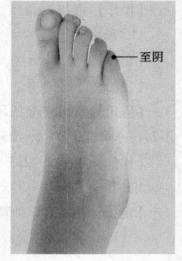
至阴

图 36　至阴

【主治】①胎位不正、滞产；②头痛、昏厥、目痛；③鼻塞、鼻衄。

【应用】至阴为足太阳膀胱经井穴。本穴常配伍其余各经井穴组成十二井穴，开窍醒神。本穴点刺放血，用于治疗热证、中风闭证及中风导致的足趾麻木。

【操作】浅刺 0.1 寸或点刺出血。

三、足少阳胆经

1. 听会

【定位】在面部，耳屏间切迹与下颌骨髁状突之间的凹陷中。（见图 18）

【主治】①耳鸣、耳聋、聤耳等耳疾；②齿痛、面痛、口眼㖞斜等面口疾病。

【应用】听会为耳前三穴之一。本穴用于治疗耳鸣、耳聋，常配伍中渚、外关等穴。

【操作】微张口，直刺 0.5~0.8 寸。

2. 上关

【定位】在面部，颧弓上缘中央凹陷中。（见图 18）

【主治】①耳鸣、耳聋、聤耳等耳疾；②齿痛、面痛、口眼㖞斜、口噤等面口病证；③癫证、狂证、痫证。

【应用】上关配伍中渚、外关等，用于治疗耳鸣、耳聋；亦可配伍合谷、太冲等，用于治疗癫证、狂证、痫证、中风、昏迷、惊风等所导致的两手握固、口噤不开等症。

【操作】直刺0.3~0.5寸。

3. 曲鬓

【定位】在头部，耳前鬓角发际后缘与耳尖水平线交点处。（见图37）

【主治】头痛连齿、颊颔肿、口噤等头面病证。

【应用】曲鬓配伍听宫、中渚等，用于治疗耳鸣、耳聋；亦可配伍风池、百会、合谷等，用于治疗头痛、眩晕等；针尖指向前神聪或配伍顶颞后斜线、十宣、气端，用于治疗中风后肢体麻木。

【操作】平刺0.5~0.8寸。

4. 完骨

【定位】在头部，耳后乳突的后下方凹陷中。（见图22）

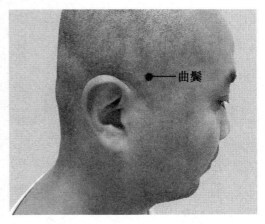

图37 曲鬓

【主治】①癫证、痫证；②头痛、颈项强痛、喉痹、颊肿、齿痛、口歪等头项五官病证；③中风。

【应用】完骨配伍风池、廉泉、通里、内关等解语利窍，用于治疗中风、痴呆所导致的吞咽障碍、语言謇涩等；亦可配伍翳风、地仓、颊车等，用于治疗面瘫。

【操作】治疗吞咽障碍、语言謇涩时针尖指向喉结部位，针刺1.5~2寸；治疗面瘫时直刺1~1.5寸。

5. 本神

【定位】在头部，前发际上0.5寸，头正中线旁开3寸。（见图38）

【主治】①癫证、痫证、小儿惊风、中风；②头痛、目眩；③不寐。

【应用】本神常配伍神庭组成"智三针"，再配伍百会、四神聪、神门、内关等健脑安神，用于治疗不寐、耳鸣、眩晕等；亦可配伍太溪、悬钟、三阴交等益智开窍，用于治疗中风后认知障碍、痴呆、健忘等。

【操作】平刺0.5~0.8寸。

6. 阳白

【定位】在头部，眉上1寸，瞳孔直上。（见图39）

【主治】①前头痛；②眼睑下垂，口眼㖞斜；③目赤肿痛、视物模糊、眼睑瞤动等目疾。

【应用】阳白常配伍头维、太阳、率谷等，用于治疗面瘫及前额头痛。

【操作】平刺0.5~0.8寸。

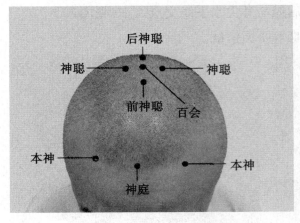

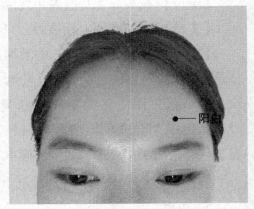

图38　本神、百会、四神聪、神庭　　　　　　　图39　阳白

7. 脑空

【定位】在头部，横平枕外隆凸的上缘，风池直上。（见图40）

【主治】①热病；②头痛、颈项强痛；③目眩、目赤肿痛、鼻痛、耳聋等五官病证；④惊悸、癫证、痫证。

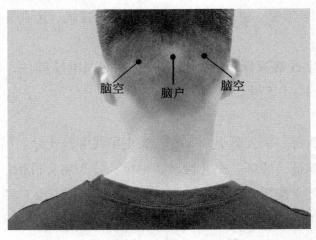

图40　脑空、脑户

【应用】脑空常配伍脑户组成"脑三针"，疏调脑部经络气血，用于治疗中风、头痛、眩晕等，亦可用于治疗髓海空虚、头部内外伤所致的步态不稳。

【操作】向下平刺0.8~1.2寸。

8. 风池

【定位】在颈后区，枕骨之下，胸锁乳突肌上端与斜方肌上端之间的凹陷中。（见图41）

注：项部枕骨下两侧，横平风府。

【主治】①中风、癫证、痫证、头痛、眩晕、耳鸣、耳聋等内风所致的病证；②感冒、鼻塞、衄血、目赤肿痛、口眼㖞斜等外风所致的病证；③颈项强痛。

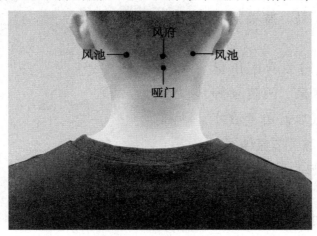

图41 风池、风府、哑门

【应用】风池为祛风要穴，内风、外风均可疏散。本穴常配伍太溪、涌泉等滋阴潜阳、息风通络，用于治疗中风阴虚风动证；配伍天柱、完骨等疏通头部经络气血，改善中风头晕症状；配伍睛明、球后等，用于治疗中风后出现的眼部症状，例如复视、偏盲等；配百会、风府等局部取穴，清利头目、疏调气机、醒脑调神，用于治疗痴呆、眩晕、头痛等；配伍外关、百会等，用于治疗外感头痛；配伍廉泉、完骨等，用于治疗中风、喑痱等脑病中所出现的吞咽障碍、饮水呛咳。

【操作】针尖微向下，指向鼻尖，斜刺1.5～2寸；或平刺透风府穴。深部中间为延髓，必须严格掌握针刺的角度与深度。

9. 环跳

【定位】在臀区，股骨大转子最凸点与骶管裂孔连线的外1/3与内2/3交点处。

【主治】腰胯疼痛、下肢痿痹、半身不遂等腰腿疾患。

【应用】环跳配伍梁丘、足三里、阳陵泉、阴陵泉、血海等疏通下肢肢体经络，用于治疗中风之中经络证。

【操作】直刺 2 ~ 3 寸。

10. 膝阳关

【定位】在膝部，股骨外上髁后上缘，股二头肌腱与髂胫束之间的凹陷中。（见图 42）

【主治】①膝腘肿痛、挛急及小腿麻木等下肢、膝关节疾患；②脚气。

【应用】膝阳关常配伍梁丘、血海、阳陵泉、阴陵泉等疏通膝部经络气血，用于治疗中风后所导致的膝关节屈伸不利。

【操作】直刺 1.5 ~ 2 寸。

11. 阳陵泉

【定位】在小腿外侧，腓骨头前下方凹陷中。（见图 43、44）

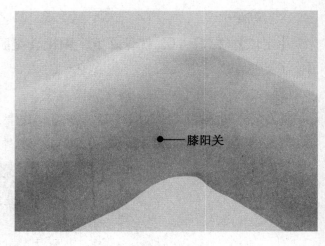

图 42 膝阳关

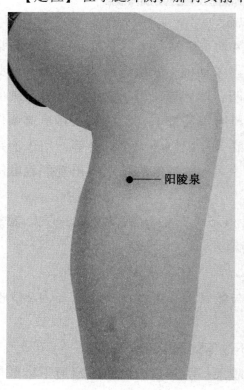

图 43 阳陵泉

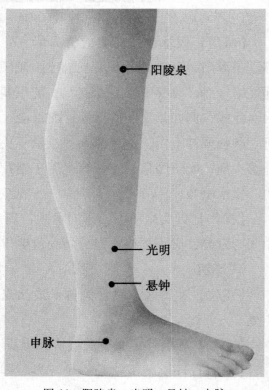

图 44 阳陵泉、光明、悬钟、申脉

【主治】①黄疸、胁痛、口苦、呕吐、吞酸等肝胆犯胃病证；②膝肿痛、下肢痿痹及麻木等下肢、膝关节疾患；③小儿惊风；④肩痛。

【应用】阳陵泉为足少阳胆经合穴、下合穴、八会穴之筋会。本穴配伍环跳、梁丘、足三里、阴陵泉、血海等疏通下肢肢体经络，治疗中风之中经络证，尤其适用于中风后下肢硬瘫。

【操作】直刺1~5寸。

12. 光明

【定位】在小腿外侧，外踝尖上5寸，腓骨前缘。（见图44）

【主治】①目痛、夜盲、近视、目花等目疾；②胸乳胀痛、乳少；③下肢痿痹。

【应用】光明为足少阳胆经络穴。本穴常配伍太阳、攒竹、丝竹空等远近配穴，疏通眼部经络气血，用于治疗中风后眼部疾患，例如复视、偏盲等；配伍水沟、合谷、内关、太阳等祛邪安神，用于治疗脏躁伴失明；亦可配伍地五会、丘墟等，用于治疗足内翻。

【操作】直刺1~1.5寸。

13. 悬钟

【定位】在小腿外侧，外踝尖上3寸，腓骨前缘。（见图35、44）

【主治】①痴呆、中风等髓海不足疾患；②颈项强痛、胸胁满痛、下肢痿痹。

【应用】悬钟为八会穴之髓会。本穴常配伍太溪、三阴交等益精填髓、健脑益智，用于治疗痴呆、眩晕、中风、头痛、五迟、五软等肾精亏虚证；亦可配伍光明、丘墟等，用于治疗足内翻及中风后下肢硬瘫。

【操作】直刺1.5~2寸。常用补法。

14. 丘墟

【定位】在踝区，外踝的前下方，趾长伸肌腱的外侧凹陷中。（见图35）

【主治】①目赤肿痛、目翳等目疾；②颈项痛、腋下肿、胸胁痛、外踝肿痛等疼痛症；③足内翻、足下垂。

【应用】丘墟为足少阳胆经原穴。本穴配伍风池、太冲、行间等清肝泻火、息风止痛，用于治疗肝火上炎所致的头痛；丘墟透照海或丘墟配悬钟、光明等疏通局部经络气血，用于治疗中风后足内翻。

【操作】直刺0.5~0.8寸。

15. 地五会

【定位】在足背，第4、5跖骨间，第4跖趾关节近端凹陷中。（见图45）

【主治】①头痛、目赤肿痛、胁痛、足跗肿痛等疼痛症；②耳鸣、耳聋；③乳痈。

【应用】地五会主要用于治疗中风后所导致的足内翻及足趾的屈伸不利，常配伍太冲、丘墟、悬钟等穴。

【操作】直刺0.3~0.5寸。

16. 侠溪

【定位】在足背，第4、5趾间，趾蹼缘后方赤白肉际处。（见图45）

【主治】①惊悸；②头痛、眩晕、颊肿、耳鸣、耳聋、目外眦肿赤疼痛等头面五官病证；③胁肋疼痛、膝股痛、足跗肿痛等疼痛症；④乳痈；⑤热病。

【应用】侠溪为足少阳胆经荥穴。本穴常配伍太冲、太溪、合谷等平肝潜阳、活血通络，用于治疗中风之肝阳上亢证；亦可配伍行间、三阴交等，用于治疗肝肾不足所致的耳鸣、耳聋等。

【操作】直刺0.3~0.5寸。

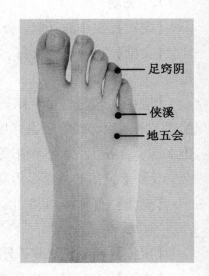

足窍阴

侠溪

地五会

图45　地五会、足窍阴、侠溪

17. 足窍阴

【定位】在足趾，第4趾末节外侧，趾甲根角侧后方0.1寸处。（见图45）

【主治】①头痛、目赤肿痛、耳鸣、耳聋、喉痹等头面五官病证；②胸胁痛、足跗肿痛；③不寐；④热病。

【应用】足窍阴为足少阳胆经井穴。本穴常配伍其余各经井穴组成十二井穴，开窍醒神。本穴点刺放血，用于治疗热证、中风闭证及足趾麻木等；亦可配伍中渚、听会等，用于治疗耳鸣、耳聋。

【操作】浅刺0.1~0.2寸或点刺出血。

第五节　任脉、督脉

一、任脉

1. 关元

【定位】在下腹部，脐中直下3寸，前正中线上。（见图46）

【主治】①中风脱证、虚劳冷惫、羸瘦无力等元气虚损病证；②少腹疼痛、疝气；③腹泻、痢疾、脱肛、便血等肠府病证；④五淋、尿血、尿闭、尿频等前阴病；⑤遗精、阳痿、早泄、白浊等男科病；⑥月经不调、痛经、经闭、崩漏、带下、阴挺、恶露不尽、胞衣不下等妇科病；⑦保健灸常用穴。

【应用】关元为手太阳小肠经募穴，"三大补穴"之一，为补元气要穴。本穴配伍神阙隔盐灸，用于治疗中风脱证等元气虚损病证；亦可用于中风、郁证、不寐、癔证等出现的四肢或全身的畏寒症状，多用温针灸法；配伍水道、百会、秩边等，用于治疗中风后尿失禁或夜尿频多等。

【操作】直刺1.5~2寸；针刺多用补法，亦可用灸法，中风脱证时用大艾炷重灸。孕妇慎用。

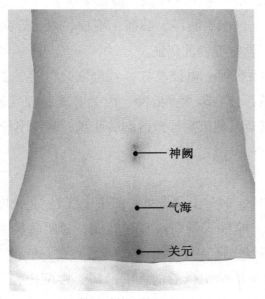

图46　关元、气海、神阙

2. 气海

【定位】在下腹部，脐中直下1.5寸，前正中线上。（见图46）

【主治】①虚脱、形体羸瘦、脏气衰惫、乏力等气虚病证；②水谷不化、绕脐疼痛、腹泻、痢疾、便秘等肠府病证；③小便不利、遗尿等前阴病；④遗精、阳痿、疝气等男科病；⑤月经不调、痛经、经闭、崩漏、带下、阴挺、产后恶露不止、胞衣不下等妇科病；⑥保健灸常用穴。

【应用】气海为三大补穴之一，为补气要穴。本穴配伍血海、足三里等益气养血、化瘀通络，用于治疗中风气虚络瘀证；配伍脾俞、足三里等补益气血、调养心脾，用于治疗眩晕之气血亏虚证。

【操作】直刺1.5~2寸。针刺多用补法，亦可用灸法。孕妇慎用。

3. 神阙

【定位】在脐区，脐中央。（见图46）

【主治】①虚脱、中风脱证等元阳暴脱；②腹痛、腹胀、腹泻、痢疾、便秘、脱肛等肠府病证；③水肿、小便不利；④保健灸常用穴。

【应用】神阙为人体的"生命之蒂"，用于治疗中风、昏迷之元阳暴脱证，亦可用于其他阳气虚弱疾病。

【操作】本穴不针，多用艾条灸或艾炷隔盐灸法。

4. 膻中

【定位】在胸部，横平第4肋间隙，前正中线上。

【主治】①咳嗽、气喘、胸闷、心痛、噎膈、呃逆等胸中气机不畅的病证；②产后乳少、乳痈、乳癖等胸乳病证。

【应用】膻中为手厥阴心包经募穴，八会穴之气会，具有调理气机及补气的功效。本穴常配伍百会、印堂、太冲、内关等疏肝理气解郁、安神定志，用于治疗郁证、梅核气及其他疾病导致的胸胁胀满、胸闷不舒等症状。

【操作】平刺1.5~2寸。

5. 天突

【定位】在颈前区，胸骨上窝中央，前正中线上。（见图47）

【主治】①咳嗽、哮喘、胸痛、咽喉肿痛、暴喑等肺系病证；②瘿气、梅核气、噎膈等气机不畅病证。

【应用】天突用于治疗中风后的吞咽障碍，常配伍完骨、廉泉等腧穴；亦可用于治疗郁证、梅核气等出现的咽部不适症状。

【操作】先直刺0.2~0.3寸，然后将针尖向下，紧靠胸骨柄后方刺入1.5~2.5寸。必须严格掌握针刺的角度和深度，以防刺伤肺和有关动、静脉。

6. 廉泉

【定位】在颈前区，喉结上方、舌骨上缘凹陷中，前正中线上。（见图47）

【主治】中风失语、暴喑、吞咽困难、舌缓流涎、舌下肿痛、口舌生疮、喉痹等咽喉口舌病证。

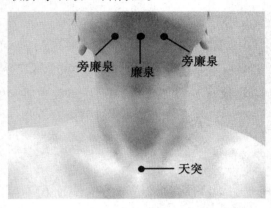
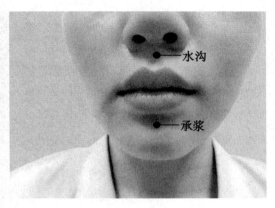

图47　天突、廉泉、旁廉泉　　　　　　图48　承浆、水沟

【应用】廉泉位于舌骨上缘，常配伍旁廉泉组成"舌三针"，用于治疗中风后出现的语言障碍、流涎、失音等。

【操作】向舌根斜刺1.5～2寸。

7. 承浆

【定位】在面部，颏唇沟的正中凹陷处。（见图48）

【主治】①口歪、齿龈肿痛、流涎等口部病证；②暴喑；③癫证、狂证。

【应用】承浆用于治疗中风或面瘫后出现的口眼㖞斜、流涎等。

【操作】斜刺0.3～0.5寸。

二、督脉

1. 长强

【定位】在会阴区，尾骨下方，尾骨端与肛门连线的中点处。

【主治】①腹泻、痢疾、便血、便秘、痔疮、脱肛等肠府病证；②癫证、狂证、痫证；③腰脊和尾骶部疼痛。

【应用】长强为督脉络穴，为督脉第一穴。本穴与百会相配，一上一下，二穴同时行针，通调督脉，可醒神开窍、疏通气血，如"醒脑通督针法"；亦可用于治疗中风或痴呆后所致的大便失禁。

【操作】紧靠尾骨前面斜刺0.8～1寸。不宜直刺，以免伤及直肠。

2. **腰阳关**

【定位】 在脊柱区，第4腰椎棘突下凹陷中，后正中线上。（见图49）

【主治】 ①腰骶疼痛，下肢痿痹；②月经不调、赤白带下等妇科病证；③遗精、阳痿等男科病证。

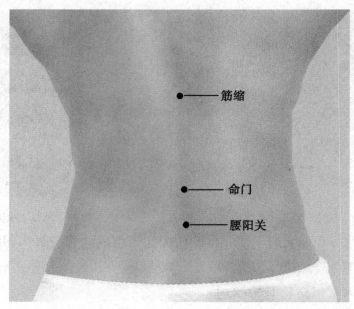

图49　命门、腰阳关、筋缩

【应用】 腰阳关位于腰骶部，用于治疗中风后腰肌痿软所致的无法坐立、站立，常配伍大肠俞、肾俞等；亦可配伍关元、水道等，用于治疗肾气不固所导致的尿失禁及夜尿频多。

【操作】 直刺或向上斜刺0.5～1寸。多用灸法。

3. **命门**

【定位】 在脊柱区，第2腰椎棘突下凹陷中，后正中线上。（见图49）

【主治】 ①腰脊强痛，下肢痿痹；②月经不调、赤白带下、痛经、经闭、不孕等妇科病证；③遗精、阳痿、精冷不育、小便频数等男子肾阳不足病证；④小腹冷痛、腹泻。

【应用】 命门位于腰部，用于治疗中风后腰肌痿软所致的无法坐立、站立，常配伍腰部夹脊穴；亦可配伍肾俞、秩边等，用于治疗中风或痴呆所导致的尿失禁及夜尿频多。

【操作】 直刺或向上斜刺0.5～1寸。多用灸法。

4. **筋缩**

【定位】在脊柱区，第9胸椎棘突下凹陷中，后正中线上。（见图49）

【主治】①癫证、狂证、痫证；②抽搐、脊强、四肢不收、筋挛拘急等筋病；③胃痛；④黄疸。

【应用】筋缩与肝俞相平，肝在体合筋，肝风易动，故二者相配，常用于治疗癫证、狂证、痫证、惊风、中风等所致的抽搐、筋脉拘急等。

【操作】向上斜刺0.5~1寸。

5. **大椎**

【定位】在脊柱区，第7颈椎棘突下凹陷中，后正中线上。（见图50）

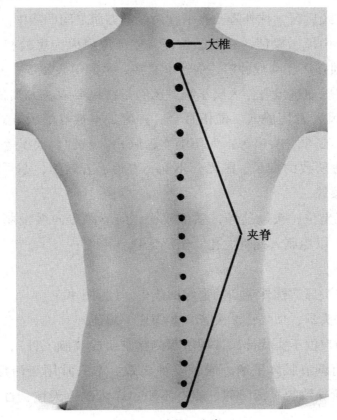

图50　大椎、夹脊

【主治】①热病、疟疾、恶寒发热、咳嗽、气喘等外感病证；②骨蒸潮热；③癫证、狂证、痫证、小儿惊风等神志病；④项强、脊痛；⑤风疹、痤疮。

【应用】大椎为手足六阳经之交会穴，是退热要穴。本穴常用于热病昏迷、高热惊风及热邪扰神所致的不寐、癫证、狂证及中风后的发热等。

【操作】向上斜刺0.5~1寸或三棱针刺络拔罐。

6. 哑门

【定位】在颈后区，第2颈椎棘突上际凹陷中，后正中线上。（见图41）

【主治】①暴喑，舌缓不语；②癫证、狂证、痫证、癔证等神志病；③头痛、颈项强痛。

【应用】哑门为治疗失音常用腧穴。本穴可配伍廉泉、通里、天突等穴，用于治疗中风后语言謇涩、饮水呛咳等。

【操作】正坐位，头微前倾，项部放松，向下颌方向缓慢刺入1~1.5寸；不可向上深刺，以免刺入枕骨大孔，伤及延髓。

7. 风府

【定位】在颈后区，枕外隆凸直下，两侧斜方肌之间凹陷中。（见图41）

【主治】①中风、癫证、狂证、痫证、癔证等内风为患的神志病证；②头痛、眩晕、颈项强痛、咽喉肿痛、失音、目痛、鼻衄等头颈部、五官部病证。

【应用】督脉通过风府，入属于脑。风府是祛风要穴，尤其擅于祛除内风，故为脑病（中风）常用腧穴。配伍百会、神庭、本神等醒脑开窍、祛风通络，用于治疗中风、眩晕、头痛等；配伍脑空、脑户、悬钟、太溪等益精填髓，用于治疗髓海空虚所致的痴呆、眩晕、不寐、五迟、五软等，亦可用于治疗中风失语、饮水呛咳等。

【操作】正坐位，头微前倾，项部放松，向下颌方向缓慢刺入1~1.5寸；不可向上深刺，以免刺入枕骨大孔，伤及延髓。

8. 脑户

【定位】在头部，枕外隆凸的上缘凹陷中。（见图40）

【主治】①头晕、项强；②失音；③癫证、痫证。

【应用】脑户位于头枕部，常配伍双侧脑空组成"脑三针"，为治疗脑病的常用腧穴，具有调节肌体平衡、通督安神之效。本穴常用于治疗中风、喑痱、五软或痴呆等所导致的平衡障碍、步态不稳；亦可配伍天柱、百会等治疗太阳头痛、眩晕等。

【操作】向下平刺0.8~1.2寸。

9. 百会

【定位】在头部，前发际正中直上5寸。（见图51）

【主治】①痴呆、中风、失语、瘛疭、失眠、健忘、癫证、狂证、痫证、癔证等神志病；②头痛、眩晕、耳鸣；③脱肛、阴挺、胃下垂、肾下垂等气失固摄而致的下陷性病证。

【应用】百会为督脉腧穴，位于巅顶，属于"三阳五会"之穴，常用于治疗脑病和头部疾病。本穴常配伍四神聪、神庭、本神醒脑开窍，治疗中风等；配伍风池、风府等局部取穴，清利头目、醒脑调神，治疗痴呆、眩晕、头痛等；配伍内关、阴郄、三阴交、复溜等滋阴养血、宁心安神，治疗脏躁等；配伍印堂等调神解郁，治疗郁证；亦可配伍长强，二穴同时行针以通调督脉，如"醒脑通督针法"；或配伍水道、关元等治疗中风后尿失禁、夜尿频多。

【操作】平刺，刺入头皮帽状腱膜下0.8～1.2寸；升阳举陷可用灸法。

10. **神庭**

【定位】在头部，前发际正中直上0.5寸。（见图38）

【主治】①癫证、狂证、痫证、不寐、惊悸等神志病；②头痛、目眩、目赤、目翳、鼻渊、鼻衄等头面五官病。

【应用】神庭常配伍本神组成"智三针"，用于治疗脑病中的认知障碍；亦可配伍百会、四神聪等清利头目，醒脑开窍，用于治疗中风、头痛、不寐、眩晕等头部病变。

【操作】平刺0.8～1.2寸。

11. **水沟**

【定位】在面部，人中沟的上1/3与中1/3交点处。（见图48）

【主治】①昏迷、晕厥、中风、中暑、休克、呼吸衰竭等急危重症，为急救要穴之一；②癔证、癫证、狂证、痫证、急慢惊风等神志病；③鼻塞、鼻衄、面肿、口歪、齿痛、牙关紧闭等面鼻口部病证；④闪挫腰痛。

【应用】水沟为督脉腧穴，由于督脉入属于脑，故常用于治疗脑病，具有醒神开窍、活血化瘀、开关启闭等功效。如配伍内关、三阴交等以醒脑开窍、调神导气，用于治疗中风后窍闭神匿、神不导气所致的一切症状；配伍内关、合谷、太冲、印堂等，用于治疗小儿急惊风及癫痫发作；亦可配伍神庭、本神、脑空、脑户、太溪、悬钟等治疗痴呆、昏迷、癫证、狂证、脏躁及其他疾病引起的认知障碍。

【操作】向上斜刺0.3～0.5寸，强刺激，或指甲掐按。中风病针刺水沟用雀啄法，以眼球湿润为佳。

12. **印堂**

【定位】在头部，两眉毛内侧端中间的凹陷中。（见图14）

【主治】①痴呆、痫证、不寐、健忘等神志病证；②头痛、眩晕；③鼻衄、鼻渊；④小儿惊风、产后血晕、子痫。

【应用】印堂配伍上星、头维等疏通头部经络气血，用于治疗头痛，特别是阳明头痛；配伍百会等调神解郁，用于治疗郁证；配伍百会、四神聪、内关、神门等，用于治疗不寐；亦可配伍颈夹脊、曲鬓、头维等，用于治疗眩晕；配伍其他腧穴，用于治疗小儿急、慢惊风。

【操作】提捏局部皮肤，平刺 0.5～1 寸；或用三棱针点刺出血。

第六节　经外奇穴

1. 四神聪

【定位】在头部，百会前后左右各旁开 1 寸，共 4 穴。（见图 38、51）

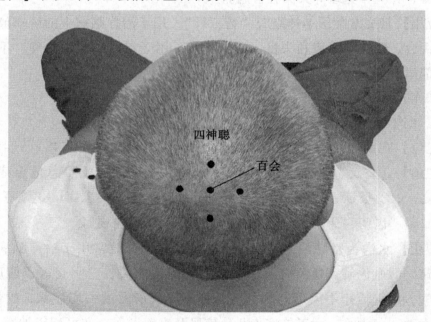

图 51　百会、四神聪

【主治】①头痛、眩晕；②不寐、健忘、癫证、痫证等神志病；③目疾。

【应用】四神聪为经外奇穴，位于巅顶，入络于脑，为调神要穴。本穴常配伍百会、神庭、本神等调和阴阳、安神定志，用于治疗痴呆、中风、头痛、眩晕、耳鸣等；配伍照海、申脉、神门等交通阴阳、宁心安神，用于治疗不寐等。

【操作】平刺 0.8～1 寸。刺入后，快速捻针，120～180 转/分。

2. **旁廉泉**

【定位】在颈部，甲状软骨切迹上凹陷两旁各0.5寸（廉泉两侧0.5寸处取穴）。（见图47）

【主治】①急、慢性扁桃腺炎；②急、慢性喉炎；③中风失语、暴喑、吞咽困难、舌缓流涎等咽喉口舌病证。

【应用】旁廉泉常配伍廉泉组成"舌三针"，亦可配伍哑门、完骨、通里、风池、内关等，用于治疗中风后出现的语言障碍、流涎、舌后坠等。

【操作】直刺1.5～2寸。

3. **太阳**

【定位】在头部,当眉梢与目外眦之间,向后约一横指的凹陷中。（见图29）

【主治】①头痛；②目疾；③面瘫。

【应用】太阳为经外奇穴，位于头颞部。本穴常配伍风池、百会等疏通头部经络气血，用于治疗眩晕、头痛等，特别是少阳头痛；配伍光明、攒竹、丝竹空等远近配穴，疏通眼部经络气血，用于治疗中风后眼部疾患，例如复视、偏盲等。

【操作】直刺或斜刺0.3～0.5寸，或点刺出血。

4. **颈夹脊**

【定位】在颈部，第1颈椎至第7颈椎棘突下两侧，后正中线旁开0.5寸，两侧共14穴。（见图52）

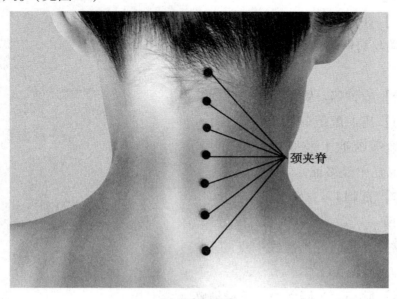

图52 颈夹脊

【主治】颈项部疼痛僵硬、颈软无力。

【应用】颈夹脊位于颈项部，常用于治疗颈项部疼痛僵硬。用于治疗中风后颈软无力、肢体麻木，常配伍手阳明经叩刺；用于治疗眩晕、头痛等，常配伍风池、百会、头维、曲鬓等穴。

【操作】直刺 1～1.5 寸。

5. **夹脊**

【定位】在脊柱区，第 1 胸椎至第 5 腰椎棘突下两侧，后正中线旁开 0.5 寸，一侧 17 穴。（见图 50）

【主治】适应范围较广，其中上胸部的穴位治疗心肺、上肢疾病；下胸部的穴位治疗脾胃、肝胆疾病；腰部的穴位治疗肾病、腰腹及下肢疾病。

【应用】夹脊常配伍督脉、膀胱经第一侧线及头部腧穴治疗脑病疾患，如"醒脑通督针法"可用于治疗五软、脊髓病变、中风或者脑瘫后出现的肢体强硬、运动障碍、腰背部的痿软无力；配伍百会、神门、照海、内关、三阴交等治疗不寐、头痛等引起的脏腑功能病变。

【操作】常采用盘龙刺法，根据部位的不同直刺 1.2～1.8 寸，针刺后可用电针刺激，或用梅花针叩刺。

6. **肩前**

【定位】在肩前区，正坐垂肩，腋前皱襞顶端与肩髃连线的中点。（见图53）

【主治】肩臂痛、臂不能举。

【应用】肩前配伍肩髃、曲池、手三里、上廉等疏通上肢肢体经络，用于治疗中风之中经络证。

【操作】直刺 1～1.5 寸。

7. **鹤顶**

【定位】在膝前区，髌底中点的上方凹陷中。（见图54）

【主治】膝痛，足胫无力，下肢瘫痪。

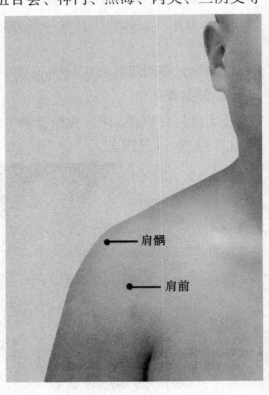

图 53　肩前、肩髃

【应用】鹤顶常用于治疗中风后患侧肢体痿软无力，特别是膝关节过伸及膝关节屈伸无力，常配伍血海、梁丘等。

【操作】直刺1～1.5寸或直刺进针后采用单搓法。

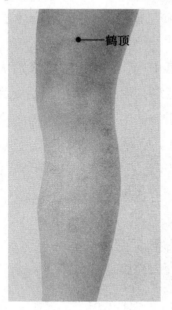

图54　鹤顶

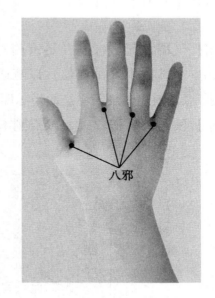

图55　八邪

8. 八邪

【定位】在手背，第1～5指间，指蹼缘后方赤白肉际处，左右共8穴。（见图55）

【主治】①手背肿痛、手指麻木；②烦热；③目痛；④毒蛇咬伤。

【应用】八邪常用于治疗中风后手指麻木，配伍十宣以疏通经络；如伴有上肢麻木，则配伍手阳明经的经脉叩刺。

【操作】斜刺0.5～0.8寸或点刺出血。

9. 十宣

【定位】在手指，十指尖端，距指甲游离缘0.1寸（指寸），左右共10穴。（见图56）

【主治】①昏迷；②痫证；③高热、咽喉肿痛；④手指麻木。

【应用】十宣常用于治疗中风后手指麻木，配伍八邪以疏通经络；如伴有上肢麻木，则配伍手阳明经的经脉叩刺。

【操作】浅刺0.1～0.2寸或点刺出血。

10. 气端

【定位】在足趾，十趾尖端，距趾甲游离缘0.1寸，左右共10穴。（见图57）

【主治】①昏迷；②中风急救；③足痛、脚气；④足趾麻木、脚背红肿疼痛。

【应用】气端常配伍八风（足背侧，第1～5趾间，趾蹼缘后方赤白肉际处，一侧4穴，左右共8个穴位）以疏通经络，用于治疗中风后足趾麻木；如伴有下肢麻木，则配伍足阳明经的经脉叩刺。

【操作】浅刺0.1～0.2寸；或点刺出血。

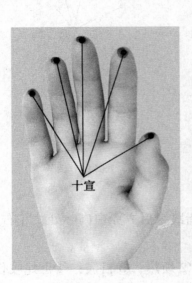 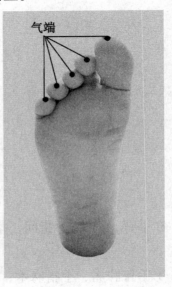

图56　十宣　　　　　　　图57　气端

第三章　中医脑病的治疗

第一节　中风

中风是指以突然昏倒、不省人事，伴口角㖞斜、语言不利、半身不遂，或仅以口僻、半身不遂、偏身麻木为主要临床表现的一种病证。

因本病发病骤然，"如矢石之中的，若暴风之疾速"，变化多端而速疾，有昏仆、抽搐，与风之善行数变特点相似，故称为中风、卒中。好发于中老年人。

现代医学的急、慢性脑血管疾病，包括缺血性中风和出血性中风，出现本病的临床表现时，可参考本节进行辨证论治。

一、诊断依据

（一）诊断标准

依据国家中医药管理局脑病急症科研协作组制定的《中风病诊断与疗效评定标准》（1995 年试行），确定中风的诊断标准如下：①主症：偏瘫、神志昏蒙、语言謇涩或不语、偏身感觉异常、口舌㖞斜；②次症：头痛、眩晕、瞳神变化、饮水发呛、目偏不瞬、共济失调；③急性起病，发病前多有诱因，常有先兆症状；④发病年龄多在40岁以上。

具备两个主症以上，或一个主症、两个次症，结合起病、诱因、先兆症状、年龄即可确诊；不具备上述条件，结合影像学检查结果亦可确诊。

（二）鉴别诊断

1. 口僻　中风是以突然昏仆、半身不遂、语言謇涩、口舌㖞斜、偏身麻木为主症，相当于急性脑血管病；口僻以口眼㖞斜为主要症状，多表现为病侧额纹消失，闭目不能，鼻唇沟变浅，口角下垂，部分患者发病前有同侧耳后疼痛，相当于面神经炎。

2. **痫证**　痫证以发作性神昏、肢体抽搐、移时苏醒为主要表现，醒后如常人，无后遗症；而中风多遗留明显后遗症。中风急性期也有出现痫性发作者，后遗症期可因继发性癫痫而出现痫证。

3. **厥证**　厥证以突然神昏、四肢逆冷为主要表现，醒后无半身不遂等症，劳累、紧张可为发病诱因；而中风多遗有明显后遗症。

4. **痿证**　痿证以肢体痿软无力，肌肉萎缩为主要特征，多发病缓慢，渐进加重，少数患者急性起病，可见于运动神经元病、肌肉疾病、急性感染性多发性神经根炎等；中风患者出现肌肉萎缩多为废用性。

5. **瘤卒中**　与中风相比，起病相对缓慢，少数患者突然发生半身不遂等症，往往有肿瘤基础病史，需要影像学鉴别。

6. **头痛**　头痛是以头部疼痛为主要表现，但若猝然出现剧烈头痛，伴恶心、呕吐，需及时行头颅 CT 或 MRI（核磁共振成像，又称磁共振）检查，除外蛛网膜下腔出血等病证。

二、病因、病机

（一）病因

1. **气血亏虚**　年老体衰，或久病气血亏虚，元气耗伤，脑脉失养。气虚则血运不畅，脑部血脉阻滞；阴血亏虚则阴不制阳，阳亢风动，挟痰浊、瘀血上扰清窍，致脑脉受损，神机失用而突发中风。

2. **劳倦内伤**　劳倦过度则虚阳升张，引动风阳，导致内风旋动，气火俱浮，迫血妄行，或风挟痰浊、瘀血上扰清窍，致脑脉痹阻或血溢脉外而发为中风。

3. **饮食不节**　暴饮暴食，饮酒过度，或嗜食肥甘厚味，导致脾失健运，痰浊内生，壅滞经脉，上蒙清窍而致中风。

4. **情志过极**　七情失调，肝失调达，肝气郁结，气机郁滞，血行不畅，瘀结脑脉，或暴怒伤肝，肝阳暴张，或心火亢盛，风火相煽，血随气逆，上冲犯脑，均导致气血逆乱于脑而发生中风。

（二）病机

1. **发病**　一般缺血性中风常在安静或睡眠状态发病，多呈渐进性加重，或发病前曾有眩晕、一过性语言不利、肢体麻木等先兆症状；出血性中风多在活动状态或情绪激动时发病，常在短时间内症状达到高峰，病情严重者可迅速出现意识障碍而危及生命。也有少部分缺血性中风呈骤然起病，直中脏腑，出现神志昏蒙。

2. 病情分析 本病病位在脑髓血脉，涉及心、肝、脾、肾等多个脏腑。常由于脑络受损，神机失用，而导致多脏腑功能紊乱。病性属本虚标实。中风急性期以风、火、痰、瘀等标实证候为主，恢复期及后遗症期则表现为虚实夹杂或本虚之证，气虚、阴虚证候逐渐明显，以气虚血瘀、肝肾阴虚为多，也可见气血亏虚、阳气虚衰之象，而痰瘀互阻往往贯穿中风病的始终。中风初起时仅见半身不遂、偏身麻木、口舌㖞斜、语言謇涩而无神志昏蒙者，病情较轻。若渐至神志昏蒙则病情危重，甚则出现呕血、便血、高热、抽搐等变症，多难救治。

3. 病机转化 病机转化迅速是中风发展过程中的特点，体现了证候演变的时空性特征。如中风急性期表现为风、痰、瘀痹阻脉络之证，可因痰瘀蕴久化热，转化为痰热证；如中风发病时表现为痰热腑实，可因腑气不通，清阳不升，浊气不降，导致痰浊蒙蔽清窍，出现意识障碍。发病时即见神昏者，或为风火上扰、痰热阻闭清窍的阳闭证，或为痰湿蒙塞心神的阴闭证。若邪气亢盛或治疗不当，可迅速耗伤正气，导致内闭外脱、阴阳离决而危及生命。

三、辨证论治

（一）辨证思路

风、火、痰、瘀、气虚、阴虚是中风常见的证候要素（或病理要素），临床中以二三个证候要素（或病理要素）组合为多。急性期多以风、火、痰、瘀为主，恢复期和后遗症期则演变为气虚、阴虚，或兼有痰、瘀。

（二）辨证要点

1. 辨证要素 风证特征为起病急，病情数变，颈项强急，肢体抽动，头晕目眩，目偏不瞬等；火热证特征为心烦易怒，躁扰不宁，气促口臭，面红身热，渴喜冷饮，口苦咽干，大便秘结，舌红或红绛，舌苔黄而干等；痰证为口多黏涎或咳痰，鼻鼾痰鸣，头昏沉，表情淡漠，反应迟钝，舌体胖大，舌苔腻，脉滑等；血瘀证为头痛，肢体痛，面色晦暗，口唇紫暗，舌质紫暗或有瘀点、瘀斑，舌背脉络瘀张青紫等；气虚证为少气懒言，神疲乏力，心悸自汗，肢体瘫软，手足肿胀，二便自遗，脉沉细无力等；阴虚证特征为心烦不寐，手足心热，耳鸣，两目干涩，咽干口燥，盗汗，舌红少苔或无苔等。

2. 辨病位 根据《金匮要略》提出的中络、中经、中腑、中脏的概念，临床可将中风分为中经络、中脏腑。中经络者病位浅、病情轻，不伴意识障碍；中脏腑者病位深、病情重，伴有意识障碍。

3. 辨闭脱 闭证为邪气闭阻清窍，属实证。症见神昏、肢体强痉、口噤不开、牙关紧闭。阳闭者，伴躁扰不宁、面赤身热、气粗口臭、舌苔黄腻、脉弦滑数；阴闭者，伴静卧不烦、四肢不温、面白唇暗、痰涎壅盛、舌苔白腻、脉沉滑或缓。脱证为五脏阳气外脱，属危候，症见昏聩不知、目合口开、四肢松懈瘫软、肢冷汗多、二便自遗。

四、治则治法

（一）治疗思路

及早治疗是降低中风患者病死率、病残率的关键。由于中风的病机复杂，证候变化较快，应采取个体化的综合治疗方案，强调辨证论治指导下的综合治疗。提倡早期介入康复治疗措施，将现代康复与针灸、推拿等中医传统治疗方法结合起来，采取较为规范的综合康复训练方案。同时，注意调摄护理，防治卒中后抑郁。在临床上，应注意观察中风病的证候演变，根据辨证论治原则，选方用药，并根据其变化特征，及时易法更方，强调辨证论治的时空性。

（二）治疗原则

中风急性期标实证候突出，急则治其标，当以祛邪为主。常用醒神开窍、平肝息风、清化痰热、化痰通腑、活血通络等治疗方法。闭证当以祛邪、开窍、醒神法治疗；脱证则以扶正固脱为法；内闭外脱者，醒神开窍与扶正固脱可以兼用。恢复期与后遗症期多为虚实夹杂，治宜扶正祛邪，常用育阴息风、益气活血等法。

五、分证论治

（一）针灸疗法

1. 中风（中经络）

症状：主症为半身不遂、舌强语謇、口角㖞斜。

病机分析：兼见心烦易怒、面红目赤、眩晕头痛、口苦咽干、便秘尿黄、舌红或绛、苔黄或燥、脉弦有力，为肝阳暴亢；头晕目眩、手足拘急或肢体麻木、苔白腻或黄腻、脉弦滑，为风痰阻络；口黏痰多、腹胀便秘、舌红、苔黄腻或灰黑、脉弦滑大，为痰热腑实；肢体软弱、偏身麻木、手足肿胀、面色淡白、气短乏力、心悸自汗、舌暗、苔白腻、脉细涩，为气虚血瘀；肢体麻木、心烦失眠、眩晕耳鸣、手足拘挛或蠕动、舌红、苔少、脉细数，为阴虚风动。

治则：疏通经络、行气活血。

针灸取穴：内关、三阴交、极泉、尺泽、委中。

操作：内关用捻转泻法，100 转/分，持续运针 1～3 分钟；刺三阴交时，沿胫骨内侧缘，与皮肤成 45°角，使针尖刺到三阴交穴，用提插补法；刺极泉时，在原穴位置下 1 寸心经上取穴，避开腋毛，直刺进针，用提插泻法，以患者上肢有麻胀和抽动感为度；尺泽、委中直刺，提插泻法，使肢体有抽动感。

方义：心主血脉，内关为心包经络穴，可调理心气，促进气血的运行；三阴交为足三阴经交会穴，可滋补肝肾；极泉、尺泽、委中，疏通肢体经络。

2. 中风（中脏腑）

症状：主症为神志恍惚、嗜睡或昏睡，甚者昏迷、半身不遂。

病机分析：兼见神昏、牙关紧闭、口噤不开、肢体强痉，为闭证；面色苍白、瞳神散大、手撒口开、二便失禁、气息短促、多汗腹凉、脉散或微，为脱证。

治则：醒脑开窍。闭证兼开窍启闭，只针不灸，泻法；脱证兼回阳固脱，重用灸法，补法。

针灸取穴：水沟、百会、内关、合谷、太冲、关元、气海、神阙、手十二井穴。

操作：内关用捻转泻法，100 转/分，持续运针 1～3 分钟；水沟用雀啄法，以患者面部表情出现反应为度；手十二井穴用三棱针点刺出血；太冲、合谷用泻法，180 转/分，强刺激；关元、气海用大艾炷灸法，神阙用隔盐灸法，直至四肢转温为止。

方义：脑为元神之府，督脉入络脑，水沟为督脉腧穴，可醒脑开窍，调神导气；百会位于头顶，属督脉，内络于脑，醒神开窍作用明显；心主血脉，内关为心包经络穴，可调理心气，促进气血运行。

（二）推拿疗法

中风急性阶段经抢救治疗后，若神志渐清，饮食渐进，渐入恢复期，但后遗症期伴有的半身不遂、口歪、语言謇涩等，需要配合推拿治疗，具体为：

1. 肝阳上亢

治则：平肝潜阳。

取穴：天宗、肝俞、膈俞、肾俞、肩贞、曲池、合谷、环跳、委中、承山、伏兔、膝眼、解溪、肩井、风市、阳陵泉。

手法：令中风伴有偏瘫拘挛、烦躁易怒、口苦、脉弦等临床表现的患者取俯卧位，先在背部脊柱两侧施行按法，从上到下 2~3 次，重点在天宗、肝俞、膈俞、肾俞；再于脊柱两侧施㨰法，于背、腰、臀及瘫侧上、下肢，重点按揉腰椎两侧、肩贞、曲池、合谷、环跳、委中、承山及跟腱部；最后被动活动肩、肘、腕、髋、膝、踝各关节，时间约 5 分钟。

患者取健侧卧法（瘫侧在上），用㨰法自瘫侧臀部，沿大腿外侧经膝部至小腿外侧，重点在髋关节和膝关节，时间约 3 分钟。

患者取仰卧位，先用㨰法在瘫侧髂前上棘，向下沿大腿前面至踝关节及足背部，重点按揉伏兔、膝眼、解溪，同时配合髋关节、膝关节、踝关节的被动伸屈活动和整个下肢内旋动作；再用拿法作用于瘫侧委中、承山，按揉风市、膝眼、阳陵泉、解溪；接着用搓法施于下肢，时间约 3 分钟；最后用一指禅推面额，分抹面部，拿肩井，时间约 1 分钟。

2. 气虚络瘀

治则：益气养血、化瘀通络。

取穴：中脘、气海、关元、膻中、血海、足三里、三阴交、肩髃、肩前、臂臑、曲池、手三里、髀关、伏兔、风市、阳陵泉、昆仑、解溪、太冲、委中、承山、脾俞、胃俞、膈俞、百会、太阳、印堂、风池、肩井。

手法：令中风而有偏瘫、肢软无力、神疲气少、舌质淡为主要临床表现的患者取仰卧位，用一指禅推按中脘、气海、关元、膻中、血海、足三里、三阴交等穴位，共 8 分钟；从下到上施㨰法于瘫侧上肢内外侧，重点按揉肩髃、肩前、臂臑、曲池、手三里，捻手指、掌指关节，并配合肩、肘、腕关节的被动活动，共 5 分钟；从下到上施㨰法于瘫侧下肢内外侧，重点按揉髀关、伏兔、风市、阳陵泉、足三里、昆仑、解溪、太冲，再拿委中、承山和跟腱部位，并被动运动髋、膝、踝关节，共 8 分钟。

患者俯卧位，直擦督脉和两侧足太阳膀胱经，重点按揉脾俞、胃俞、膈俞，至透热为度。

用一指禅推法进行头面部操作，点按百会、太阳、印堂、风池，并用抹法，反复操作。

最后拿肩井，共 3 分钟。

3. 肾精不足

治则：补肾填精。

取穴：肾俞、命门、膈俞、涌泉、昆仑、悬钟、三阴交、足三里、阳陵泉、血海、承山、肩贞、臑会、手三里、合谷、阳溪、劳宫、百会、印堂、肩井、气海、关元、太阳。

手法：令中风而有偏瘫拘挛、头晕耳鸣、腰膝酸软、小便频多等临床表现的患者取俯卧位，以一指禅推肾俞、命门、膈俞，直擦督脉和两侧足太阳膀胱经，以透热为度。

再令患者仰卧，用掌摩气海、关元，以透热为度。从下而上施揉法于瘫侧下肢内外侧，重点按揉涌泉、昆仑、悬钟、三阴交、足三里、阳陵泉、血海、承山等穴，并被动活动髋、膝、踝关节，共 8 分钟；从下而上施揉法于瘫侧上肢内外侧，重点按揉肩贞、臑会、手三里、合谷、阳溪、劳宫等穴，并被动活动肩、肘、腕、指关节，共 8 分钟。

用一指禅推太阳，分推前额，点按百会、印堂，反复操作。

最后拿肩井，共 3 分钟。

（二）其他疗法

1. 电针 在患侧上、下肢体各选两个穴位，针刺得气后留针，接通电针仪，以患者肌肉微颤为度。

2. 头针 选顶颞前斜线、顶旁 1 线及顶旁 2 线，毫针平刺入头皮下，快速捻转 2~3 分钟，200 转/分，每次留针 30 分钟，留针期间反复捻转 2~3 次。行针后鼓励患者活动肢体。

3. 中成药

（1）川芎嗪注射液 将川芎嗪注射液 20~40mg 加入 5% 葡萄糖注射液或 0.9% 氯化钠注射液 250ml 中，静脉滴注，每日 1 次。适用于急性缺血性中风病。

（2）复方丹参注射液 将复方丹参注射液 20~40ml 加入 5% 葡萄糖注射液或 0.9% 氯化钠注射液 250~500ml 中，静脉滴注，每日 1 次。适用于急性缺血性中风病。

（3）清开灵注射液 将清开灵注射液 20~40ml 加入 5% 葡萄糖注射液或

0.9%氯化钠注射液250~500ml中，静脉滴注，每日1次。适用于中风急性期风、火、痰、瘀实证。

（4）安宫牛黄丸 一般每次1丸，每日1~2次，温水送服或鼻饲。病情重者，可每6~8小时服1丸，但不宜久服。具有清热开窍、豁痰解毒的功效，属于凉开之剂。适用于中风神昏证属邪热内陷心包、痰热内闭清窍的阳闭者。

（5）苏合香丸 一般每次1丸，每日2~4次，温水送服或鼻饲。具有芳香开窍、行气温中的功效，为温开之剂。适用于中风痰湿蒙塞心神的阴闭者。

4. 单验方

（1）白术乌药汤 白术15g，乌药、木瓜、陈皮各9g，沉香、白芷、天麻、苏叶各6g，水煎服。主治口舌㖞斜。

（2）生晒人参诃子散 生晒人参、诃子、甘草各等分，上药共为细末。遇中风患者速灌服6g。主治中风涎盛，不省人事。

5. 食疗方

（1）黄芪当归粥 黄芪60g，当归15g，粳米100g。黄芪、当归洗净，粳米淘净。先将黄芪、当归加适量水，煎煮30分钟。去渣取汁，用药汁把粳米煮成稀粥，调味即可饮服。功能益气、活血、补血。主治中风后遗症，症见手足麻木不利、头晕、体倦乏力，甚至肢体痹痛。

（2）白花蛇酒 白花蛇1条（400g）、白酒500g。将白花蛇去内脏、头，洗净后放入酒中密封浸泡，30日后开封饮用。功能祛风湿、起瘫痪、定抽搐。主治中风后遗症，症见半身不遂、口舌㖞斜、语言謇涩、肢体麻木抽搐。

六、临床心得

针刺早期以石学敏院士"醒脑开窍针法"为主。如后期出现肌张力过高，可予以"醒脑通督针法"以降低肌张力。主穴为水沟、百会、风府、陶道、长强；辅穴为"神三针"、顶颞前（后）斜线、"脑三针"、华佗夹脊穴（盘龙刺法）。

七、转归与预后

中风病位在脑髓血脉。起病即见神昏者多为邪实窍闭，病位深，病情重；如昏聩不知、瞳神异常，甚至出现呕血、抽搐、高热、呃逆等，则病情危重，若正气渐衰，多难救治。以半身不遂、口舌㖞斜、语言謇涩为主症而无神昏者病位较浅，经治疗可逐渐恢复。但大约3/4的中风患者遗留言语不利、半身不遂、偏身麻木、饮水呛咳等后遗症。如毒损脑络，神机失用则可渐致反应迟钝，神情淡漠而发展为痴呆。若治疗不当，或阴血亏虚，阴不敛阳，可再发中风。

八、护理与调摄

急性期患者应卧床，注意神志、瞳孔、呼吸、脉搏、血压的情况。保持呼吸道通畅，勤翻身拍背，做好口腔护理，防止口腔、肺部、皮肤及泌尿系感染。

（一）体位选择

急性脑卒中的患者，头部宜抬高15°～30°，这样既可保证脑血流量，又能保持呼吸道通畅。切忌无枕仰卧。意识障碍患者宜侧卧位，头稍前曲，以利于口腔分泌物排出，也便于血液通畅，疏通督脉。初期注意良肢位（良肢位是为了保持肢体的良好功能而将肢体摆放为一种体位或姿势）的保持，病情稳定后即可辅助患者被动活动，而后逐渐增加活动量。

（二）饮食护理

神清而无吞咽障碍者，应给予营养物质丰富但易消化的饮食。意识障碍早期，应禁食一两天，以免有呕吐症状的患者造成吸入性肺炎，甚至引起窒息；对于脑出血患者，还可防止因插鼻饲管而引起躁动不安，发生再出血。在此期间，可通过静脉液路维持营养。3日后，如患者神志仍不清，无呕吐及胃出血者，可鼻饲流质饮食，以保证营养。拔除鼻饲管后，应注意喂食方法，如体位应取45°半卧位；选糊状、流质食物，最好用茶匙喂食；喂食过程中若发生呛咳时当拍背处理。

（三）口腔护理

急性脑卒中患者宜采用侧卧位，张口呼吸时口腔易进入细菌，尤其是长期张口呼吸，会使口腔干燥不适。为防止口臭、口垢，可用复方佩兰漱口液清洁口腔，每日两三次，也可用棉球蘸湿淡盐水为患者擦洗口腔及唇部，还可用小纱布蘸湿温开水敷盖于口腔。擦洗口腔时先擦牙齿的内面，然后是外面、咬合面、舌、口腔黏膜。注意勿触及上颚及咽部，以免引起恶心。患者若有假牙，应在睡前及饭后清洗假牙。如有真菌生长，则在清洗后涂以制霉菌素油膏。

（四）呼吸道护理

给患者勤翻身、拍背。能咳嗽者，鼓励患者咳嗽。咳嗽困难而多痰者，应用超声雾化，并可鼻饲竹沥水清化痰热。昏迷患者为保持呼吸道通畅，应使患者头偏向一侧，呕吐物及咽部分泌物应及时用吸引器吸出，舌后坠者，可将下颌托起或用舌钳将舌拉出，并随时做好气管切开的准备。

（五）皮肤护理

1. **定时翻身** 每隔两三小时翻身 1 次，翻身后对受压皮肤进行按摩。

2. **应用气垫床** 气垫按摩床垫可以减少翻身的次数，延长翻身时间。

3. **定时检查** 检查骨突部位是否有发红、发紫、水泡等现象，尤其是尾骶部、髂骨、大粗隆及足跟、内外踝、肩胛骨等处，易受压而发生褥疮。若皮肤发红，应增加按摩次数，并使受压部位皮肤悬空，也可使用复元通络擦剂涂抹并按摩受压骨突部。

4. **皮肤的清洁与保护** 卧床患者早晚要洗脸。晚间要用温水擦洗双腋窝及会阴部、尾骶部。尾骶部可涂擦滑石粉，以减少摩擦。夏天每日可用温水擦洗，保持皮肤的清洁卫生。勿使患者着凉。

（六）导管护理

胃管、尿管应定期更换，并进行常规护理。对于气管切开者应进行气管切开常规护理。

（七）血压的调理与护理

定时测量血压，必要时进行动态血压监测。调畅情志，避免血压波动。

（八）静脉血栓形成的预防和护理

急性脑卒中患者极易并发下肢和瘫痪肢体的深静脉血栓形成。主要表现为肢体进行性浮肿、发硬。预防措施为：勤翻身，抬高瘫痪肢体。

九、预防与康复

中医认为气血亏虚、阴阳失衡为中风发病的最根本病机。年老体虚是病理基础，气虚、血瘀、痰阻为致病根源，若在此基础上再与外邪、劳累、七情过极、饮食不节、气候变化等相加，则可使气血逆乱，阴阳不相维系而发生中风。中老年人平时应注重摄生、调养精气神、调理饮食、动静结合以保持阴阳气血平衡，并积极治疗中风先兆，防止中风的发生。中医强调"不治已病治未病"，防重于治。既病防变在中风预防上体现为做好二级预防，目的是为了预防或降低再次发生中风的危险，减轻残疾程度。中医古籍中对"病后防复"的预防措施多有阐发，如戒酒色、避风寒、饮食清淡、情绪稳定，强调每天坚持适度的自主运动和被动运动（如功能锻炼和按摩）以增强患者的抗病能力，防止复发，避免诱因触动。

　　早期康复的观点已被广泛接受，从中风病发病，在神志清楚、生命体征平稳，没有严重的并发症、合并症时即可开始康复方法的介入，但需注意康复方法的选择。康复训练方法的调整规律是：开始由治疗师用正确的运动模式，帮助患者进行被动运动，让患者记住这种运动感觉，然后在不出现异常运动模式的前提下，加上一点主动运动。治疗者从患者的运动中观察、感受运动的正确与否，随着患者运动能力的改善，逐渐减少辅助量，增加主动运动的比重，最终达到没有辅助运动的主动运动。

十、医论提要

　　中医学对于中风的认识，在现存的文字资料中，最早记载于《黄帝内经》。《金匮要略》正式把本病命名为中风。《黄帝内经》虽没有明确提出中风病名，但所记述的"大厥""薄厥""仆击""偏枯""风痱"等病证，与中风在卒中昏迷期和后遗症期的一些临床表现相似。《黄帝内经》对中风的病因、病机也有一定认识，如《灵枢·刺节真邪》："虚邪偏客于身半，其入深，内居营卫，营卫稍衰，则真气去，邪气独留，发为偏枯。"提出了外风导致中风的理论，认为外风乃是中风的病因。《黄帝内经》认为，中风的发生与个人的体质、饮食、精神刺激等有关，如《素问·通评虚实论》明确指出："仆击、偏枯……肥贵人则膏粱之疾也。"还明确指出中风的病变部位在头部，是由气血逆而不降所致，如《素问·调经论》说："血之与气，并走于上，则为大厥，厥则暴死。"古人对事物的观察都是从直观出发的，认为中风发病急骤，令人猝不及防，如风般善行数变，加之中风后患者多伴恶寒、发热、营卫不和等表现，中风病名便由此而来。

　　历代医家对中风的病因、病机论述颇多。东汉·张仲景在《金匮要略·中风历节》中说："浮者血虚，络脉空虚；贼邪不泻，或左或右；邪气反缓，正气即急，正气引邪，㖞僻不遂。"首先提出中经络、中脏腑的证候分类，以区别不同程度风邪入中的情况。隋·巢元方在《诸病源候论》中说："脾胃既弱，水谷之精，润养不周，致血气偏虚，而为风邪所侵，故半身不遂也。"进一步指出中风是由于气不足，复感风邪所致。宋·严用和《济生方·中风论治》说："若内因七情而得之者，法当调气，不当治风；外因六淫而得之者，亦当先调气，然后依所感六气，随证治之。"可见，唐宋以前，中风病以外风学说为主，以"正虚邪中"立论，治疗上也以祛风通络为主，调气补虚兼顾。唐宋以后医家除了考虑外风因素致病以外，还考虑到了内在因素。《素问·生气通天论》说："阳气者，大怒则形气绝，而血菀于上，使人薄厥。"这为内风学说的盛行提供了理论基础。中风的内因是脏腑气血功能紊乱，导致人体阴阳失衡而发病。金元时期，医家对中风有了新的认识。刘河间以其"六气皆从火化"理论首创"火热中风"理论；朱丹溪从痰湿立论，他在《丹溪心法》中说："多是湿土生痰，痰生热，热生风也。"李东垣则认为中风与"正气自虚"有关，应从正虚立论；王履则综合三家理论提出了"真中风"与"类中风"的概念。虽然此时外风学说并未完全摒弃，但是内风理论的萌芽及成熟使得外风学说备受质疑。明代以后，内风学说日趋成熟与完备。孙一奎、李士材、龚廷贤等均在其著作中强调外风的存在；喻嘉言认为中风是由内外风共同作用的结果；程钟龄则更是直接阐明中风之腑证即为外风所中。此一时期，内风论与外风论两纲并重。自李时珍首先提出"脑为元神之府"，开中风病位在脑之先河，明清医家对内风学说的研究更加深入。王清任在《医林改错》中说："元气既虚，必不能达于血管，血管无言，必停留而瘀。"首创气虚血瘀的理论。明·张景岳提出"非风"之说，提出"内伤积损"是导致本病的根本原因。明·李中梓又将中风病明确分为闭、脱二证，仍为现代临床所应用。清代医家叶天士、沈金鳌、尤在泾、王清任等丰富了中风病的治法和方药，形成了比较完整的中风病治疗法则。晚清及近代医家张伯龙、张山雷、张锡纯进一步认识到本病的发生主要是阴阳失调，气血逆乱，直冲犯脑。至此对中风病因、病机的认识及其治疗日臻完善。近年来，中风病的预防、诊断、治疗、康复、护理等方面逐步形成了较为统一的标准和规范，治疗方法多样化，疗效也有了较大提高。不得不说，内风学说的发展日臻成熟，此时内风论已经极大丰富了中风病病因、病机理论。

目前，由于脑血管病的发病率高，受重视程度提高，人们口中越来越多地提到了"中风"这一词汇，而现代医学中的脑血管病已经成了中风的代名词。对于脑血管病的研究无论从理论上还是临床治疗上也越来越深入。由于现代医学的发展，人们认识到脑血管病的病理机制，对于内风论的接受尤其是王清任"血瘀致中"理论的印证，更让人倾向于内风学说。虽然内风学说在理论上已取得长足的进步，但是在临床治疗方面却遇到瓶颈，这使我们不得不反思。研究发现，前期感染与中老年脑梗死发病密切相关，从而证实了外风致病的可能性。虽然在不同时期内外风致病学说的天平在更替倾斜，但事实上，历代医家并未将外风理论完全孤立开，而是两种理论并存。在对中风的治疗和研究过程中，需要一种包容的态度。《医门法律》提出的"内外相召"理论，使得两种学说的发展提升到了一个新的层面。理论的研究与进步对临床的诊断与治疗都将大有裨益。

十一、医案选粹

病案（一）

张某某，男，66岁。2017年1月28日就诊。患者2017年1月3日晨起后，突发左侧肢体活动不利、麻木，伴语言含糊，吞咽障碍，无意识障碍，就诊于山西省交城县人民医院，急查头颅CT无出血灶，诊断为"脑梗死"，经治疗后仍遗留左侧肢体力弱、麻木、胀、重，行走不足500m，语言欠流利。查体：语言欠流利，左侧鼻唇沟浅，伸舌左偏，左上肢肌力4级，左下肢肌力4^+级，左下肢肿胀，左侧巴氏征（+），右侧巴氏征（±）。面色晦暗，舌质暗有瘀斑，苔黄厚腻，脉滑。

中医诊断：中风之中经络（痰瘀互阻）。

治则：健脾化痰、活血化瘀。

针灸处方：右侧顶颞后斜线、曲鬓；左侧肩髃、风市、梁丘、血海、足三里、悬钟、太溪、十宣、气端；双侧合谷、内关、三阴交、翳风、太冲、旁廉泉；百会、风府、廉泉。

操作：普通电针治疗，3组，取肩髃（左）→合谷（左）；百会→曲鬓（右）；风市（左）→太冲（左）。以疏密波刺激，以针体微颤为度，每次30分钟。左侧十宣、气端放血。毫针脱敏疗法（选取3.5寸毫针10支，手持针柄一字排开以45°角沿左侧上下肢阳明经部位刮拭，上下肢各3分钟，以皮肤微红为度）。其余腧穴常规针刺右侧顶颞后斜线改善对侧肢体感觉障碍；风府、廉泉、旁廉泉、翳风解语利窍，改善语言功能；双侧合谷、内关疏经通络、调和气血；血海、三阴交行气活血化瘀；太溪、悬钟、太冲滋阴行气；梁丘、足三里健脾和胃；十宣、气端醒神、开窍。诸穴合用，共奏健脾活血的功效。

中药处方：法半夏10g、远志10g、麸炒枳实18g、姜厚朴12g、川牛膝18g、甘草10g、仙鹤草50g、黄芪60g、丹参20g、川芎12g、桃仁10g、红花10g、炒酸枣仁20g。7剂，水煎服，每日1剂，早晚温服。方中法半夏、远志、姜厚朴燥湿化痰行气；麸炒枳实化痰散痞；桃仁、红花、川牛膝、川芎、丹参化瘀通经、行气活血；黄芪、仙鹤草补气健脾；炒酸枣仁养益心肝、安神止麻，甘草调和诸药。诸药合用，共奏健脾化痰、活血化瘀的功效。

经治疗3个月后（临证加减），患者左侧肢体麻木、重、胀明显好转，可以独立行走，上肢小关节精细动作较前灵活，吞咽障碍明显好转，语言欠流利较前明显好转。

病案（二）

王某某，男，48岁。2017年1月30日就诊。患者于2017年1月25日上厕所时突然出现左侧肢体无力，摔倒在床旁。于蒲县人民医院行头颅CT示：脑出血，量约60ml，脑疝形成。患者呈昏迷状态，后行血肿钻孔引流术、血肿清除及去骨瓣减压术等治疗后，神志呈植物状态。为进一步诊治入住我院。现患者神志呈植物状态，存在觉醒-睡眠周期，呼之不应，无意识，二便失禁，大便予开塞露每两日灌肠1次。查体：神志呈持续植物状态，吮吸、咀嚼及吞咽反射存在，双眼球向右侧凝视，无辐辏反射，颈部可见1cm长瘢痕，疼痛刺激肢体无活动，四肢肌张力高，四肢腱反射（＋＋＋），四肢关节僵硬、挛缩，跟腱挛缩，双侧巴氏征未引出。面色晦暗，舌质暗，无苔而干，脉弦细。

中医诊断：中风之中脏腑（阴虚血瘀）。

治则：滋阴活血、醒脑开窍。

针灸处方：百会、四神聪、水沟、风府、哑门、神庭，双侧本神、风池、翳风、完骨、肩髃、肩髎、手五里、曲池、手三里、合谷、内关、足三里、三阴交、悬钟、太溪、太冲、极泉、涌泉、劳宫。

操作：以上诸穴，针刺得气后留针30分钟。注意扎水沟时要用雀啄法使眼球湿润；刺极泉、涌泉、劳宫穴时，要单方向捻针给予强刺激。方用"醒脑开窍针法"加减，四神聪、神庭、本神养脑调神；风府、哑门改善语言功能；内关、水沟、三阴交醒脑开窍、滋补肝肾；风池、完骨、百会补益脑髓；其余各穴疏经活络。诸穴合用，共奏滋阴活血、醒神开窍功效。

中药处方：熟地黄10g、生地黄10g、生山药15g、当归10g、川芎12g、知母10g、赤芍10g、丹皮10g、丹参20g、枸杞子20g、山茱萸20g、怀牛膝10g、生白芍15g、菟丝子15g、龟板10g、甘草6g、石菖蒲10g、郁金10g。7剂，水煎服，每日1剂，早晚温服。方中熟地黄、生地黄、知母、枸杞子、菟丝子、山茱萸、龟板滋补肾阴；生山药、当归行气补血；怀牛膝、川芎、丹参活血化瘀；赤芍、丹皮、郁金凉血化瘀；石菖蒲开窍化湿、宁神益智；甘草调和诸药。诸药合用，共奏滋阴活血、醒脾开窍功效。

患者经上述针法和中药（临证加减）治疗 2 个月后，意识已有所清醒，食物放嘴边可有张嘴动作，可咀嚼后吞咽，可在家属语言指令下略屈曲右下肢、略抬胳膊、点头，可根据物体移动眼球。

第二节 头痛（头风）

头痛是指由于外感六淫或内伤杂病，致使脉络绌急或失养，清窍不利所引起的以患者自觉头部疼痛为临床特征的一种常见病证，头风病系指以头痛反复发作、屡触屡发、经久不愈为主症的疾病。

头痛既是一个独立病证，又继发于其他疾病，成为该病某阶段的表现。现代医学中的偏头痛、丛集性头痛、紧张性头痛、慢性阵发性偏头痛、周期性偏头痛、高血压病头痛、三叉神经痛、血管神经性头痛，以及外伤、感染、肿瘤等因素所致的以头痛为主要表现者，均可参照本节辨证论治。

一、诊断依据

（一）诊断标准

依据 1995 年中华人民共和国卫生部（现称中华人民共和国国家卫生健康委员会，下同）制定发布的《中药新药临床研究指导原则》，确定头痛的诊断标准如下：①以头痛为主症，或前额、额颞、巅顶、顶枕部或全头部疼痛，头痛性质多为跳痛、刺痛、胀痛、昏痛、隐痛等。有突然而作，其痛如破无休止者；也有反复发作，久治不愈，时痛时止者。头痛每次发作可持续数分钟、数小时、数天或数周不等。②因外感、内伤等因素，突然发病或反复发作的病史。③应查血常规、测血压，必要时做脑脊液、脑电图检查，有条件时做经颅多普勒、颅脑 CT 和 MRI 检查，有助于排除器质性疾病，明确诊断。

（二）鉴别诊断

1. **真头痛** 真头痛多起病突然，头痛程度剧烈，持续存在并阵发加剧，呕吐不已，如喷射样，夕发旦死，旦发夕死，抢救不及时立致死亡。而头痛是因外感、内伤等因素引起，多反复发作，病史较长。

2. **类中风** 多见中老年人，常感眩晕，突发头痛，急剧加重，伴肢麻、耳鸣、手颤、舌强等，继之出现㖞僻不遂或神志昏迷、不识人事等。而头痛多反复发作，久治不愈，时痛时止，痛止多无其他表现。

3. **眩晕**　头痛与眩晕病位皆在头部，两症虽多相兼，难以截然区别，但头痛的病因有外感与内伤的不同，眩晕则以内伤为主。从虚实概念而言，外感头痛属实，内伤头痛与眩晕的病机虽然均以虚实夹杂为多，但是相对而言，头痛又以偏实为主。

4. **外感头痛与内伤头痛**　外感头痛，以突然发作，其痛如破，痛无休止为特征，其痛多以掣痛、跳痛、灼痛、胀痛或重痛为主；内伤头痛，以缓慢而痛，痛势绵绵，时痛时止，病久不愈为特征，其痛多以空痛、隐痛、昏痛，遇劳或情志不遂而发作与加重为主。

二、病因、病机

（一）病因

头为诸阳之会、清阳之府，又为髓海所在。凡五脏精华之血，六腑清阳之气，皆上注于头，故脏腑、经络发生病变，均可直接或间接地影响头部而发生头痛。引起头痛的病因较多，概言之，可分为外感和内伤两大类。

1. **外感引起**　多因起居不慎，坐卧当风，感受风、寒、湿、热等外邪，侵袭经络，上犯巅顶而为头痛。六淫之中以风为主，多挟他邪致病。"伤于风者，上先受之"，头部居人体最高位，所以外感头痛以风邪所致者为常见，临床多以风邪挟寒、热、湿所致者为多。

2. **内伤所致**　多与情志、体质、饮食和生活起居等有关。

（1）情志失调　郁怒忧思，伤及肝木。肝气郁结，气郁化火，肝阳独亢，上扰头目而引起头痛。

（2）久病体虚　患有慢性消耗性疾病，日久体质虚弱，或失血之后，气血耗伤，不能上荣于脑髓脉络，或素体阴虚，肝失涵养，肝气有余，稍遇情志抑郁，阳亢于上，扰及头目，发为头痛。

（3）饮食不节　嗜食肥甘，或辛辣炙煿，或饥饱失常，伤及脾胃，运化不健，痰湿内生，上蒙清阳，发为头痛。

（4）摄生不当　生活起居失常，如烦劳太过，或房室不节，损伤精气，髓海不足，脑失所养而致头痛。

此外，外伤跌仆，脑髓受到严重震荡，亦易导致头痛。

（二）病机

1. 发病 病因不同，发病有急、缓之别。外感头痛发病较急，内伤头痛起病较缓，亦有急性发作者。

2. 病情分析 头痛的病位在头，与肝、脾、肾均有关系，有虚、实之分：一般外感头痛，多由外邪引起，其证属实；内伤头痛，多由内伤而成，或肾虚，或气虚，或血虚，或脾虚，其证属虚，又有肝阳、痰浊、瘀血属实或虚实夹杂者。外感头痛其病较急，其痛如破而无休止，多以掣痛、跳痛、灼痛、胀痛或重痛为主；内伤头痛其势徐缓，反复发作，久治不愈，时作时止，其痛多以空痛、隐痛、昏痛，遇劳或情志不遂而发作与加重为主。

3. 病机转化 外感头痛以实为主，内伤头痛以虚实相兼为多。外感头痛，系外邪上干所致，病程较短，头痛暴起，故以实证为主，头痛久发，邪留不去，久痛入络，络脉不通，瘀血停滞则头痛反复不已；内伤头痛，起因较多，由肝、脾、肾三脏功能失调所致，病程较长，且常反复发作，既有痰、火、瘀等实邪的存在，又有阴血亏虚，或阳虚气弱等正虚表现，故以虚实相兼为多。虚实之间可转化兼夹，如肝阳头痛，化火伤阴，可出现肝肾阴虚，或阴虚兼有阳亢。

三、辨证论治

（一）辨证思路

头痛病因多端，证候易变，临床辨证应从分辨外感内伤、证候虚实入手。

头为诸阳之会，手、足三阳经皆循头面，与厥阴经上会于巅顶，故头痛可根据发病部位之异，结合经络循行，加以判断，有利于审因施治或引经报使及辨经取穴。

（二）辨证要点

1. 辨外感、内伤 外感头痛起病急，病程短，或伴表证；内伤头痛，病程较长，头痛反复发作，时轻时重。

2. 辨虚实 一般而言，外感头痛属实，内伤头痛多虚实夹杂，当审其主次。

3. 辨部位 一般气血虚弱、肝肾阴虚者，多以全头作痛；阳亢者，痛在枕部，多连颈肌；寒厥者痛在巅顶；肝火者，痛在两颞；偏头痛者，痛在一侧，痛连同侧眼、齿。就经络而言，前部为阳明经，后部为太阳经，两侧为少阳经，巅顶为厥阴经。

4. **辨其影响因素**　气虚者与过劳有关，寒湿者常随天气变化而变化，肝火者因情志波动而加重，阳亢者常因饮酒或暴食而加重，肝肾阴虚者每因失眠而发作或加重，偏头痛者常遇风寒则痛发。

四、治则治法

（一）治疗思路

头痛病情复杂多变，临床用药应遵循辨证施治，切忌头痛医头，滥用止痛药。

根据头痛部位，参照经络循行路线，选加不同的引经药，有利于发挥原方疗效。

偏头风又称偏头痛，以反复发作、头部持续疼痛、经久不愈为特征，多系肝阳上亢，肝经风火所致。临床治疗颇为棘手，常用天麻钩藤饮或羚羊钩藤汤加减。

头痛剧烈，久痛不愈，多为入络化痰，痰瘀胶固不解，可加胆南星、白芥子、僵蚕化痰，地龙、全蝎、蜈蚣等虫类搜风、通络、化瘀。

（二）治疗原则

头痛的发生是因脉络痹阻绌急或失养，清窍不利而成，因此治疗时以缓急止痛为基本原则。外感头痛，治宜疏散祛邪为主；内伤头痛，治当滋阴养血为要。至于痰、瘀实证，则宜化痰通瘀；肝肾阴虚导致阳亢者，当滋阴潜阳；若肝阳挟痰、血虚肝旺等夹杂证候，宜根据病情灵活治之。

五、分证论治

（一）针灸疗法

1. 风寒头痛

症状：头痛或有拘急收紧感，痛连项背。恶风畏寒，遇风受寒尤剧，常喜棉巾裹头，口不渴，或兼鼻塞、流清涕等症。苔薄白，脉浮或浮紧。

病机分析：头为诸阳之会，风寒邪侵，循经上犯巅顶，阻遏清阳之气，其病乃作；因风性善动，其气刚劲，寒性收引，故痛有拘急收紧之感；太阳主一身之表，其经脉上引巅顶，循颈下及项背，故其病往往连及项背；风寒束表，卫阳被遏，不得宣达，则恶风畏寒，若肺窍不利，还可见鼻塞、流清涕；寒属阴邪，得温易散，其痛可减，故常喜棉巾裹头以缓其痛；无热则口不渴；苔薄白、脉浮或浮紧为风寒在表之征。

治则：祛风散寒、通络止痛。

针灸取穴：百会、太阳、风池、列缺、合谷、阿是穴、外关。

操作：百会沿皮刺入帽状腱膜下 1 寸；列缺向心平刺 0.5～1 寸；外关直刺 0.5～0.8 寸；太阳、风池、合谷、阿是穴常规针刺。每日 1 次，留针 20 分钟。

方义："头项寻列缺"，故以列缺为主穴；本方以巅顶部百会、颞部太阳、枕后部风池、手阳明经合谷及局部阿是穴配用，以疏通经络之气而止痛；外关为三焦经络穴，通阳维，主一身之表；风池可散外风、内风。诸穴合用，共奏疏风散寒、通络止痛之功。

2. 风热头痛

症状：头痛如灼，甚则如裂。发热恶风，面红目赤，口渴欲饮，鼻流浊涕，便秘溲黄。舌红苔黄，脉浮数。

病机分析：风、热俱为阳邪，其性属火，火性炎上，风热上扰，壅塞经脉，清窍不利，故头痛如灼如裂、面红目赤；风热伤表，故兼有发热恶风；热盛伤津则口渴欲饮；风热上于肺窍则鼻流浊涕；便秘溲黄、舌红苔黄、脉浮数均为风热邪盛之征。

治则：疏散风热、通络止痛。

针灸取穴：百会、风池、太阳、曲池、大椎、外关、合谷。

操作：风池针刺时应注意进针方向，通常向鼻尖进针最为安全，进针深度为 0.5～1 寸，不宜过深，以防针刺伤及脑实质；太阳可直刺，避开颞动、静脉；曲池直刺 1～1.5 寸；合谷可直刺 0.5～1 寸，针用泻法；百会、大椎、外关常规针刺。每日 1 次，留针 20 分钟。

方义：以局部取穴为主（腧穴所在，主治所在），百会、风池、太阳疏通头部经气；远部取穴为辅（经脉所过，主治所及），取曲池、合谷共奏疏经活络、通行气血之功；外关、大椎配伍可疏散风热，解表。诸穴合用，共奏疏散风热、通络止痛之功。

3. 风湿头痛

症状：头痛如裹。肢体困重，胸闷纳呆，小便不利，大便溏。苔白腻，脉濡滑。

病机分析：风湿上感，上犯巅顶，清窍为湿邪阻遏，则头痛如裹；脾司运化而主四肢，湿浊中阻，脾阳为湿邪所困则肢体困重、胸闷纳呆；湿邪内蕴，不能分清泌浊，故小便不利、大便溏；苔白腻、脉濡滑为湿邪内阻之象。

治则：祛风胜湿。

针灸取穴：风池、百会、太阳、印堂、合谷、阴陵泉、三阴交。

操作：针用泻法。每日 1 次，留针 20 分钟。

方义：百会位于巅顶，通过督脉入络脑，加上颞部太阳、枕后部风池、两目之间印堂、手阳明经合谷以疏通经络之气而止痛；远部取穴阴陵泉、三阴交，起到祛湿之功。诸穴合用，共奏祛风胜湿之功。

4. 肝阳头痛

症状：头痛而眩，甚或两侧跳痛，常波及巅顶。心烦易怒，睡眠不宁，面红目赤，口干苦。苔薄干或黄，舌质红，脉弦有力。

病机分析："诸风掉眩，皆属于肝"。情志恼怒，肝失条达，怒则气上，引动肝阳循经上扰清窍，故头痛而眩；肝火扰乱心神，则心烦易怒、睡眠不宁；肝开窍于目，肝火上炎，故见面红目赤、口干苦；舌质红、苔黄、脉弦有力，均为肝火偏旺之征。

治则：平肝降逆、息风止痛。

针灸取穴：悬颅、颔厌、太冲、太溪、丘墟、行间、复溜、阿是穴。

操作：悬颅、颔厌均应沿皮向下刺入肌腱鞘膜中，深度为 0.5～1 寸，针用泻法；其余泻法常规针刺。每日针刺 1 次，留针 20 分钟。

方义：以足厥阴肝经、足少阳胆经腧穴为主。头部近处取悬颅、颔厌及局部阿是穴疏解少阳之邪；远端取太冲、太溪、丘墟、行间平肝降逆、息风止痛；太溪、复溜配伍可滋阴降火。诸穴合用，共奏滋阴潜阳、平肝止痛之功。

5. 肾虚头痛

症状：头痛而空，每兼眩晕。腰痛酸软，神疲乏力，遗精，带下，耳鸣少寐。舌红，少苔，脉沉细无力。

病机分析：脑为髓海，其主在肾。肾虚，髓海空虚，则头痛而空，眩晕耳鸣；腰为肾之府，肾虚精关不固而遗精，女子见带脉不束而带下；舌象脉象为肾阴不足、心肾不交之象。

治则：滋阴补肾、充髓止痛。

针灸取穴：百会、肝俞、肾俞、三阴交、太冲透涌泉、悬钟、太溪、脾俞、合谷。

操作：针用补法。每日 1 次，留针 20 分钟。

方义：以足少阴肾经腧穴和背俞穴为主。百会位于巅顶，可通经止痛；肝俞为肝之背俞穴，肾俞为肾之背俞穴，脾俞为脾之背俞穴，三阴交为肝、脾、肾三阴经交会穴，共同调补肝、脾、肾；太溪、悬钟，益精填髓；太冲透涌泉可平肝潜阳，增强免疫力；合谷为止痛要穴。诸穴合用，共奏滋阴补肾、充髓止痛之功。

6. 血虚头痛

症状：头痛目花，时时眩晕，痛势隐隐，午后或遇劳则甚。神疲乏力，心悸怔忡，食欲不振，面色少华或萎黄。舌淡，苔薄黄，脉细弱无力。

病机分析：脑为髓海，髓为精之所生，精血同源，久病体衰或失血过多，血虚气弱，不能上荣于脑，故头痛隐隐、目花、眩晕；劳则气耗，故劳累后头痛更甚；中气不足，谷气失于敷布，则神疲乏力、食欲不振；阴血亏虚，不能养心安神，则心悸、怔忡；血虚失荣，故面色少华，甚则萎黄；舌淡、苔薄白、脉细弱均是气血亏虚之征。

治则：益气养血、活络止痛。

针灸取穴：上星、百会、血海、足三里、三阴交。

操作：针用补法，亦可加灸。每日1次，每次15分钟。

方义：以足太阴脾经、足阳明胃经腧穴为主。局部取上星、百会可通窍止痛；血海位于脾经、足三里位于胃经，两穴相配可补血活血；三阴交为足三阴经交会穴，调补脾肝肾。诸穴合用，共奏益气养血、活络止痛之功。

7. 痰浊头痛

症状：头痛而重，如物裹首，时有目眩。胸脘痞闷，时时恶心，甚则呕吐痰涎、纳呆。舌苔白腻，脉滑或弦滑。

病机分析：痰浊上蒙清窍，经络阻塞，清阳之气不得舒展，故头痛昏蒙，时有目眩；痰阻胸膈，肺、脾气机不利，则胸脘痞闷；痰浊上逆，胃失和降，故时时恶心，甚则呕吐痰涎、纳呆为脾失健运之象；舌苔白腻、脉滑为痰浊内停之征。

治则：化痰降浊、通络止痛。

针灸取穴：中脘、丰隆、百会、印堂、合谷、阿是穴。

操作：针用平补平泻法。每日1次，每次30分钟。

方义：以足阳明胃经腧穴及局部取穴为主。局部取百会、印堂、阿是穴以通经活络止痛；中脘、丰隆以化痰降浊、通络止痛，丰隆为祛痰要穴；合谷行气止痛，为镇痛大穴。诸穴合用，共奏化痰降浊、通络止痛之功。

8. 瘀血头痛

症状：头痛屡发，经久不愈，痛有定处，固定不移，痛如锥刺。舌质紫或有瘀斑，脉细或细涩。

病机分析：久痛入络，气血运行不畅，血瘀气滞，或头部撞伤，脑髓震荡，瘀血内停，阻塞脉络，故见头痛屡发，经久不愈，痛有定处，痛如锥刺；舌质紫、脉细涩，为瘀血内阻之征。

治则：活血化瘀、行气止痛。

针灸取穴：阿是穴、合谷、三阴交、膈俞、委中。

操作：针用补泻兼施，补合谷，泻三阴交。阿是穴、委中刺络放血，每日1次，每次30分钟。

方义：以足太阴脾经及足太阳膀胱经腧穴为主。局部取阿是穴化瘀通络；合谷配三阴交可以行气活血、通络止痛；膈俞为血会，用以补血、活血、止痛；委中又名血郄，可以清热活血、化瘀止痛。诸穴合用，共奏活血化瘀、行气止痛之功。

9. 肝火上炎

症状：头一侧胀痛，颞部尤甚，或连及眼、齿，怒则发病或加重。面红目赤，烦躁易怒，口干口苦。舌红苔黄，脉弦数。

病机分析：情志不畅，肝失条达，气郁化火，风火上窜，清窍被扰，故头一侧胀痛；怒则郁结更甚，火势益旺，故加重；肝开窍于目，肝经风火循经上炎，则目赤面红、口干苦；舌红、苔黄、脉弦数为内有火热之象。

治则：清肝泻火、通络止痛。

针灸取穴：曲池、太冲、丘墟、风池、行间。

操作：针用泻法，每日1次，留针20分钟。

方义：以足厥阴肝经、足少阳胆经及手阳明大肠经腧穴为主。太冲、行间为肝经之原穴和荥穴，用以平肝潜阳、清利头目；丘墟为胆经之原穴，用以清肝泻火、息风止痛；风池可以清利头目、祛风通络、止痛；曲池可以疏风、清热、止痛。诸穴合用，共奏清肝泻火、通络止痛之功。

（二）推拿疗法

1. 外感头痛

治则：祛风解表、通络止痛。

取穴：印堂、神庭、鱼腰、太阳、百会、风府、风池、头维、肺俞、风门、肩井、大椎、曲池、合谷等。

手法：用一指禅推法施术于风池、风府及项部两侧膀胱经，以酸胀为度；拿捏颈项部；以一指禅推法从印堂至神庭、百会，再至头维、至太阳，配合按揉鱼腰；指抹法从印堂经鱼腰、太阳至头维；风寒者，用㨰法在项背部治疗，配合按揉肺俞、风门，再拿两侧肩井，直擦背部两侧膀胱经，以透热为度；风热者，按揉肺俞、风门、大椎、曲池、合谷等穴，拍击背部两侧膀胱经，以皮肤潮红为度；暑湿者，拍击背部两侧膀胱经，提捏印堂及项部皮肤。

2. 内伤头痛

治则：疏经通络、活血止痛。

取穴：印堂、神庭、太阳、头维、睛明、百会、角孙、风池、太冲、行间、涌泉、中脘、气海、关元、心俞、膈俞、足三里、三阴交、天枢、脾俞、胃俞、大肠俞、丰隆、内关等。

手法：以一指禅推法从印堂至神庭，再至头维、太阳，往返三四遍；以一指禅偏锋推法，沿眼眶周围行推法，反复三四遍；按揉印堂、头维、睛明、百会、角孙，每穴30秒；拿风池、项颈部，约3分钟，以酸胀为度；肝阳者，自上而下推桥弓，两侧交替进行，头部颞侧用扫散法，按揉太冲、行间，擦涌泉；血虚者，一指禅推中脘、气海、关元，以透热为度；按揉两侧心俞、膈俞、足三里、三阴交，以酸胀为度；痰浊者，一指禅推中脘、天枢，按揉脾俞、胃俞、大肠俞、足三里、丰隆、内关；横擦左侧背部。

（三）其他疗法

1. 中成药

（1）川芎茶调散 每次1袋，每日3次。适用于风寒感冒头痛者。

（2）羚羊感冒片 每次4~6片，每日3次。适用于风热感冒头痛者。

（3）全天麻胶囊 每次4~6片，每日3次。适用于肝风内动头痛者。

（4）复方羊角丸 每次5粒，每日3次。适用于肝阳上亢头痛者。

2. 单验方

（1）茶饮 甘菊花6g，开水泡茶。适用于肝阳（火）头痛。

（2）煎汤 当归10g，川芎6g，水煎服。适用于血虚头痛。

（3）茶饮 全蝎、蜈蚣、生白芍、甘草各等分，研粉，每服3g，每日2次，用绿茶冲服。适用于顽固性头痛偏于肝风入络者。

（4）散剂　白芷 3g、藁本 3g、细辛 0.5g、辛夷 3g，研细末塞鼻。适用于外感头痛。

3. 食疗方

（1）加味防风粥　防风 12～15g、白芷 10g、葱白数个、粳米 50～100g。取防风、白芷、葱白先煎取药汁，去渣，再用粳米煮粥。待粥将熟时，调入药汁即可。适用于风寒头痛。

（2）桑菊豆豉粥　桑叶 10g、菊花 10g、淡豆豉 15g、粳米 50～100g。桑叶、菊花、淡豆豉煎取药汁，粳米煮粥至烂熟，加入药汁，稍煮即可食。适用于风热头痛。

（3）藿香荷叶粥　苍耳子 10g、粳米 100g。苍耳子捣烂，加入适量绞取汁，加入粳米煮粥，空腹食。不宜与猪、牛肉同食。适用于风湿头痛。

（4）生晒人参核桃粥　生晒人参 5g、核桃 3～8 个、粳米 100g。生晒人参洗净切片，砸开核桃取出核桃肉，两者与粳米同煮。先用大火煮开，再用文火煮 1 小时左右至粥熟，可加红糖适量，温热服食。适用于气虚头痛。

（5）健脾益气粥　生晒人参 3g、五加皮 30g、白术 10～15g、甘草 6g、大枣 5 枚、粳米 50～100g。先将生晒人参洗净，切片，与五加皮、白术、甘草同煎取汁，去渣，加粳米煮粥即可。适用于血虚头痛。

4. 穴位注射

取穴：太阳、印堂、天柱、风池。

方法：用 1% 利多卡因溶液，每次选 2～3 穴，每穴注入 0.5～1ml，隔日 1 次，5 次为 1 个疗程。

六、临床心得

针刺治疗头痛需重视镇静安神。可酌情加用百会、四神聪、神庭、本神以调神。可配合止痛腧穴，如合谷、太阳等。可根据头痛的部位，予以辨经取穴，如枕后头痛并连及项部为太阳头痛，可配伍天柱、后顶、风池、后溪、申脉；侧头痛并连及耳部，为少阳头痛，可配伍太阳、率谷、悬颅、外关、侠溪；前额及眉棱骨痛，为阳明头痛，配伍上星、印堂、阳白、合谷、内庭；巅顶痛并连及目系，为厥阴头痛，可配伍百会、前顶、通天、内关、太冲；全头痛，可配伍印堂、太阳、百会、头维、天柱、风池、合谷、外关、内庭、足临泣。

七、转归与预后

外感头痛，一般病程短，治疗易，预后较好；内伤头痛，一般病程较长，反复不愈，治疗较难，预后较差。有些头痛，因风火上扰，或阳亢化风，可并发中风、目盲或眩晕等病。

八、护理与调摄

日常生活起居要有规律，劳逸结合，性情开朗，避免恼怒、紧张，注意气候冷热变化，以防感受六淫诸邪。既病之后，外感头痛避免吹风，注意保暖；内伤头痛肝阳偏亢者，更需保持情绪稳定，饮食宜清淡，忌辛辣动火之品。痰浊头痛，忌肥甘厚味。气血亏虚和肾虚头痛，宜适当休息，不宜过劳，并进食血肉有情之品以加强营养。

九、预防与康复

目前，很多头痛的治疗效果并不十分令人满意，因而治疗头痛，应坚持预防为主，防治并重的措施。应保持合理的膳食、生活规律、戒烟限酒、坚持体育锻炼、保持心情舒畅、参加社会交往活动。饮食清淡，少吃或不吃生冷、辛辣、油腻、过咸的食品，多食紫菜、海带、木耳、蘑菇、豆类及豆制品等含镁、钙、钾的食物。适宜的锻炼对于预防头痛发作极为重要，尤其是脑力劳动者，避免过度劳倦，消除紧张，减少强光、噪音及异味刺激，及时预防眩晕、中风、癫痫等疾患。需要指出的是，现代新的致病源如电脑、手机、空调可诱发或加重头痛，应限制使用。

头痛患者均应采取综合性康复措施，对头痛患者而言，除辨证用药外，配合合理饮食、规律生活、精神调养及针灸、按摩（即推拿）等有助于康复。对于反复发作的患者，可长期口服 5 - 羟色胺抑制剂、普萘洛尔、尼莫地平、丙戊酸钠等药预防发作，同时服用六味地黄丸、杞菊地黄丸、安神补脑液、天麻首乌片等及单味中药，如菊花、何首乌、枸杞子、天麻、钩藤等制品。饮食宜清淡。外感头痛忌食肥甘厚味、辛辣酒醴之物，如猪肉、鸡肉等；内伤头痛虚证慎用温燥伤阴、生冷碍脾之物，如生姜、羊肉、狗肉及生冷瓜果等，实证慎食滋腻生冷的食物。避免各种不良的精神刺激，调整好自己的心态，劳逸结合，宽以待人，培养广泛的兴趣有利于身心健康。生命在于运动，体育锻炼如慢跑、太极拳及气功在各种头痛的调养及防治中都有重要作用。

十、医论提要

头痛就其病名而言，古代医籍中有"偏头风""首风""头风""真头痛""雷头风"等多种记载。在现存文字资料中，头痛的最早记载见于《黄帝内经》。如《素问·五脏生成篇》说："头痛巅疾，下虚上实，过在足少阴巨阳，甚则入肾。"此外，在《素问·奇病论》《素问·通评虚实论》中都有记述。究其病因、病机，《黄帝内经》认为，头痛不外外感、内伤两端，或风寒外袭，或下虚上实，或肠胃失司，致经气冲逆，上升于清道，不得运行，壅遏而作痛。《黄帝内经》的论述，奠定了头痛证治的理论基础。

东汉·张仲景的《伤寒论》首创头痛的分经论治，认为太阳、阳明、少阳、厥阴病均可见头痛。因其证候各异，故治法各殊，如用承气汤治阳明头痛、吴茱萸汤治厥阴头痛均发端于斯。隋·巢元方在《诸病源候论·膈痰风厥头痛候》中提出"风痰相结，上冲于头"可致头痛的论点。唐·孙思邈在《备急千金要方》中记载了头痛的外治法，均对后人颇有启迪。

宋·陈无择在《三因极一病证方论·头痛证治》中指出头痛的病因"有中风寒暑湿而疼者，有气血食饮厥而疼者，有五脏气郁厥而疼者"，而在治疗时，"当先审其三因，三因既明，则所施无不切中"，并提出了相应的方药，如用芎辛汤"治伤风寒、生冷，及气虚、痰厥，头疼如破"。严用和在《济生方·头痛论治》中指出"凡头痛者，血气俱虚，风、寒、暑、湿之邪伤于阳经，伏留不去者，名曰厥头痛"，并用温经止痛，辅以虫蚁搜剔之法治疗，为后世医家所效仿。

金元时期，李东垣在《东垣十书》中指出，外感与内伤均可引起头痛，据病因和症状不同而有伤寒头痛、湿热头痛、偏头痛、真头痛、气虚头痛、血虚头痛、气血俱虚头痛、厥逆头痛等，还补充了太阴头痛和少阳头痛，从而为头痛分经用药创造了条件。这一疗法对后世影响颇深。朱丹溪的《丹溪心法·头痛》，除沿用李东垣之说外，还补充了"头痛多主于痰，痛甚者火多，有可吐者，可下者"，也系经验有得之言。

明·王肯堂对头痛的病因、病机颇多阐发，明确指出头痛是外感或内伤而致邪蔽神明，瘀塞经络，使脑络壅满而发。张景岳认为："凡诊头痛者，当先审久暂，次辨表里。"他指出头痛有外感、三阳火炽、暂痛久痛之别。外感者

"治宜疏散、最忌清降"，三阳火炽者"治宜清降，最忌升散"，"暂痛者，当重邪气；久痛者，当重元气，此固其大纲也"。立论颇为精当。李中梓阐释了头痛用风药的机制，他在《医宗必读·头痛》中说："头痛自有多因，而古方每用风药，何也？高巅之上，唯风可到，味之薄者，阴中之阳，自地升天者也。在风寒湿者，固为正用，即虚与热者，亦假引经。"即用轻扬升散之风药以疏风止痛或引诸药至至高之处。

清·叶天士对头痛的辨证论治亦颇有心得，他认为头痛一证，皆由清阳不升，火风乘虚上脑所致。在治疗上或用虫蚁走窜之品，搜逐血络，宣通阳气；或用轻凉辛散之剂，疏风清热；或用滋阴潜阳之药，镇摄息风，药随证转，颇为灵活。

关于头风，正如《证治准绳·杂病·头痛》所说："医书多分头痛、头风为二门，然一病也，但有新久去留之分耳。浅而近者名头痛，其痛猝而至，易于解散速安也；深而远者为头风，其痛作止不常，愈后遇触复发也。皆当验其邪所从来而治之。"可见头风系指由肝阳上亢、痰瘀互结而致清阳不升，或浊邪上犯，清窍失养，以头部持续性疼痛，经久不愈为主要表现的病证。

纵观历代医家对头痛的论述，各有所发，使头痛的辨治体系日趋完善。

十一、医案选粹

病案（一）

李某，男，38 岁。2017 年 2 月 5 日就诊。头痛反复发作 15 年，本次发作持续 2 周，以右侧颞部至右眼眶部疼痛为主，为刀割样剧烈头痛，持续半小时后自行缓解，重时自行口服吲哚美辛片，症状可缓解。每次发作约 30 分钟，一日发作两三次，精神差、纳眠可、二便正常。舌暗，苔黄，脉弦细。患者无其他相关病史。针药结合治疗。

中医诊断：头痛（气滞血瘀）。

治则：行气、活血化瘀。

针灸取穴：百会、神庭、印堂，右侧头维、率谷、曲鬓、太阳，双侧本神、风池、合谷、阳陵泉、申脉、照海、侠溪、太冲。

操作：百会、神庭、本神、头维、申脉、照海、印堂平补平泻以醒脑调神；率谷、曲鬓、太阳遵循近部取穴原则，通络止痛；属于少阳经头痛，取胆经荥穴侠溪、合穴阳陵泉，泻少阳经气；合谷、太冲"开四关"、调气血、通经络、止痛；风池刺放血可活血化瘀。诸穴合用，共奏行气、活血化瘀之功。

中药处方：当归 9g、桃仁 9g、红花 6g、川芎 15g、赤芍 6g、生白芍 15g、细辛 3g、白芷 9g、全蝎 3g、蜈蚣 2 条、甘草 6g。7 剂，水煎服。每日 1 剂，早晚温服。方中桃仁、红花、川芎、赤芍活血化瘀；细辛、白芷理气通窍；全蝎、蜈蚣通络止痛；当归活血化瘀；生白芍、甘草相配养血柔肝、缓急止痛。诸药合用，共奏行气、活血化瘀之功。

治疗 3 周后（临证加减），患者头痛消失，精神尚可，饮食、睡眠、二便正常。随访 3 月，患者头痛未发作。

病案（二）

刘某，男，35 岁。2016 年 12 月 7 日初诊。间断头痛 3 年，加重伴头晕 2 个月。患者 3 年前无明显诱因出现头痛，以左侧额颞部明显，呈刺痛、胀痛、血管搏动样疼痛，重则伴有恶心、呕吐，偶伴头晕，不伴有视物障碍。曾就诊于山西医科大学第一医院，诊断为"偏头痛"，给予止痛药、营养神经药等对症治疗。治疗后，患者头痛症状缓解，之后患者每因劳累或情绪激动后，头痛症状则出现，性质相似，休息后逐渐缓解。近 1 年来，患者自觉头痛症状逐渐加重，发作次数增多，疼痛程度较前有所加重，疼痛时间延长，可持续数小时至数天，伴有恶心、呕吐。2 个月前，患者因劳累头痛症状再次出现，左侧额颞部刺痛、胀痛、血管搏动样疼痛，伴有头晕、头闷、恶心，无呕吐，精神差，纳眠差，大便干，小便尚可。舌暗，苔白，脉弦细。

中医诊断：头痛（气虚血瘀）。

治则：补气活血、通络止痛。

针灸取穴：百会、四神聪、神庭，左侧头维、曲鬓、太阳、率谷，双侧风池、本神、颈夹脊（2，4，6）、阳陵泉、侠溪、太冲。

操作：百会针用补法；四神聪、神庭、本神、头维平补平泻以安神醒脑；风池、率谷、曲鬓、侠溪、阳陵泉为胆经腧穴，针用泻法可行气活血、通络止痛；颈夹脊（2，4，6）平补平泻以行气活血；泻太冲可行气通络。诸穴合用，共奏补气活血、通络止痛之功。

中药处方：生山药 20g、生晒人参 15g、生麦芽 20g、炒麦芽 15g、紫河车 6g、桑螵蛸 10g、茯苓 10g、黄芪 30g、川芎 12g、丹参 20g、仙灵脾 15g、蜈蚣 2 条、全蝎 4g。7 剂，水煎服。每日 1 剂，早晚温服。方中生山药、生晒人参、黄芪益气通络；生麦芽、炒麦芽、茯苓、炒白术健脾燥湿；紫河车、桑螵蛸、仙灵脾补肾助阳；丹参、川芎活血行气；全蝎、蜈蚣祛风、通络、止痛。诸穴合用，共奏补气活血、通络止痛之功。

治疗3个月余（临证加减），患者头痛症状消失，无头晕、头闷症状，精神尚可，纳眠渐复，二便正常。随访半年，患者偶有不适，症状可以忍受。

第三节　眩晕

眩晕是目眩与头晕的总称。目眩即双眼昏花或眼前发黑，视物模糊；头晕即感觉自身或外界景物旋转，站立或行走不稳，二者常同时并见，故统称为眩晕。眩晕是一个临床常见病证，多见于中老年人，也可发于青年人。本病可反复性发作，不仅影响正常的工作和生活，严重者可发展为中风或脱证、厥证，甚至危及生命。

现代医学中的很多疾病均可出现眩晕，如内耳性眩晕（梅尼埃病、迷路炎、内耳药物中毒、晕动病等）、颈椎病、高血压、低血压、低血糖、贫血、脑部疾病（脑动脉硬化、脑供血不足、癫痫、颅内肿物）、神经官能症等疾病。临床上表现以眩晕为主要症状者，均可参照本节进行辨证论治。

一、诊断依据

（一）诊断标准

依据1994年国家中医药管理局颁发的（中华人民共和国中医药行业标准）《中医内科病证诊断疗效标准》，确定眩晕的诊断标准如下：①有典型眩晕症状，自身有旋转感或晃动感，或目眩，或视景物有旋转感，或自觉头晕，昏沉或晕胀不适；②可伴恶心呕吐、眼球震颤、耳鸣耳聋、汗出、面色苍白等；③急性发病，或反复发作，或慢性起病，逐渐加重；④测血压，查血红蛋白、红细胞计数及心电图、脑干诱发电位、眼球震颤图、颈椎X线摄片、经颅多普勒超声等，有助于明确诊断。有条件者可有目的地行头颅CT、MRI检查；⑤除外肿瘤、严重血液病等。

（二）鉴别诊断

1. **中风**　中风是以猝然昏仆、不省人事、半身不遂、偏身麻木、口舌㖞斜、语言謇涩为主症的一种疾病；或不经昏仆，而仅以㖞僻不遂为特征。中风昏仆与眩晕之甚者相似，但眩晕之昏仆无昏迷、㖞僻不遂等症，与中风迥然不同。但肝阳上亢患者之眩晕，极易化为肝风而演变为中风。

2. 厥证　厥证以突然昏仆、不省人事为主症，或伴见四肢逆冷，患者一般在短时间内多可逐渐苏醒，醒后无偏瘫、口舌㖞斜、失语等后遗症，但亦有一厥不复而死亡者。眩晕发作严重者，有眩晕欲仆或晕旋仆倒等表现，与厥证十分相似，但无昏迷、不省人事等表现，病者始终神志清醒，与厥证有异。

3. 痫证　痫证以突然仆倒、口吐涎沫、昏不知人、四肢抽搐、两目上视，或口中如作猪羊叫声，移时苏醒，醒后一如常人为特点，与眩晕之重者很相似，且痫证发作前常有眩晕、乏力、胸闷等先兆症状，故亦应与眩晕进行鉴别。而眩晕之重者，虽有仆倒，但无昏迷、抽搐、两目上视，以及脑电图的异常等，可作鉴别。

二、病因、病机

（一）病因

1. 外感风邪　风性轻扬，升发向上，且为六淫之首，常挟寒热，易犯巅顶，上扰清窍，导致眩晕。

2. 情志所伤　忧郁过度，肝失条达，或恼怒伤肝，肝阳上亢，化火上逆；或气郁化火生痰；或火伤肾阴，阴虚阳亢，均可上扰清窍而致眩晕。亦有忧思伤脾，气血乏源，日久清窍失养，随之发生眩晕者。

3. 饮食所伤　饥饱失宜，嗜食生冷食物，损伤中气，气血生化乏源，清窍失养而眩晕；或过食肥甘，饮食伤脾，脾运失健，聚湿生痰，上蒙清窍，亦致眩晕。

4. 劳倦过度　长期久坐伏案，气血运行不畅，清窍失养；或房事不节，淫欲过度，损伤肾精，精气不足，髓海空虚；或劳倦伤脾，清气不升，清浊升降失常，皆可引起眩晕。年老脾气不足、肾阳虚衰之人，肾精匮乏，脾失健运，气血化生乏源，致使气血虚衰，清气不升，脑髓失养而发眩晕。

5. 其他原因　各类血证，如吐血、便血、崩漏或产后失血过多等，失治误治，迁延日久，均可引起气血亏虚，气虚则清阳不升，血虚则肝失所养而虚风内动，导致眩晕；或跌仆坠损，头颅损伤，瘀血留滞，闭阻经脉，使得气血不能上荣头目，亦可发为眩晕。

此外，不寐日久不愈，痫证频频发作，久则肝、肾受损，气血不足，脑髓失充，清窍失养亦可致眩晕。

（二）病机

1. **发病**　由外感风邪、情志所伤、跌仆坠损、失血引起之眩晕，一般呈现急性发作；由老年气虚、久病失血、不寐、痫证所致之眩晕，多为缓慢发生，但可致发作性、阵发性加剧。

2. **病情分析**　眩晕多见本虚标实，但虚实夹杂之证亦不少见。虚证以气血亏虚、肝肾不足为本，致使清窍失养，脑髓失充，肝风内动而发眩晕；实证以风、火、痰、瘀为标，痰浊阻遏，升降失调，痰火气逆，上犯清窍亦可发为眩晕。眩晕病位在脑，但与肝、脾、肾三脏密切相关，其中又以肝脏为中心。肝为风木之脏，内寄相火，体阴而用阳，主升，主动，主疏泄。素体阳盛之人，肝阳亢极，极易化火生风，风火上炎，扰乱清窍，则发眩晕；或长期情志不遂、恼怒，肝气郁结不畅，郁久化火，使肝阴内耗而致阴虚阳亢，风阳升动，上扰清窍而诱发眩晕；或肝阴素亏，兼因纵欲伤精，肝木失养，肝阴不足，肝阳上亢而致眩晕。脾为后天之本，气血生化之源，饮食、劳倦伤脾，或肝郁横逆乘脾，脾气亏虚，气血生化乏源。气虚则清阳不展，血虚则脑失濡养，皆能导致眩晕；或脾失健运，水谷无法化为精微，湿聚成痰，痰阻中焦，清阳不升，浊阴不降，上蒙清窍，或痰浊聚而化火，痰火上扰清窍，亦可发为眩晕。肾为先天之源，藏精生髓，聚髓为脑，脑为髓海，赖肾精以滋养，若先天不足，年老肾亏，纵欲过度，以致肾精亏虚，精虚髓减，脑髓失于充养，则可发为眩晕。眩晕之病势在发作期及发病初期以风、火、痰、瘀标实证表现为主，病久或缓解期，则本虚证逐渐显露，由肝及脾，进而及肾，终致肝、脾、肾三脏俱虚。

3. **病机转化**　眩晕一般表现为本虚标实，在早期及发作期标实证候突出，如肝阳上亢、痰浊中阻、瘀血内停等；病证后期或缓解期，本虚证候表现突出，如气血不足、脑髓不充、肾精亏损等。眩晕在病情进展中，各种病因、病机可相互影响及转化，形成虚实夹杂；或阴损及阳、阴阳两虚；或肝风痰火上蒙清窍，阻滞经络，而引发中风；或突发气机逆乱，清窍暂闭，而引起晕厥。

三、辨证论治

（一）辨证思路

1. **辨真假眩晕**　临证之时当首先辨别真性眩晕与假性眩晕。真性眩晕系内耳迷路或前庭神经病变所致，患者感觉自身或周围景物旋转，伴恶心、呕吐、眼球震颤、共济失调等；假性眩晕系其他病变（如神经官能症、贫血、高血压等）所致，患者仅感头晕或站立不稳，而无真性眩晕的典型症状。

2. **辨标本** 风、火、痰、虚、瘀是眩晕的主要病理因素。本虚标实者居多，本虚即脾、肾之虚，标实即风、火、痰、瘀的上扰。反复发作的患者，多虚实夹杂，多因共存。

（二）辨证要点

1. **辨析病位** 眩晕虽病在脑窍，病变却涉及表里，与肝、脾、肾三脏有关。风邪在表者有恶寒、鼻塞、流涕的症状；邪在半表半里者有口苦、咽干、胸胁苦满的症状；面红、目赤、易怒、脉弦者，病在肝；少食思睡，时吐痰涎，脉濡滑者，病在脾；遗精、滑泄、耳鸣、齿摇、腰腿酸软者，病在肾。

2. **确定病性** 内伤眩晕的病性多为本虚标实。一般而言，新病多实，久病多虚；体壮者多实，体弱者多虚。本虚以肝肾不足、脾虚气弱、气血两虚为主；标实以肝阳上亢、痰浊、血瘀为主。情志郁怒引起眩晕、面红、目赤、口苦者，病性属肝阳上亢；饮食不节引起眩晕、腹胀、头重如蒙、时吐痰涎、苔白腻者，病性属痰浊；眩晕伴有遗精、滑泄、耳鸣、脱发、腰脊酸软者，病性属肾虚；眩晕伴眼眶暗滞、面唇暗紫、舌有瘀点瘀斑者，病性属血瘀；如眩晕伴面色㿠白、神疲气短、劳累后加剧，且舌质胖嫩、边有齿痕者，病性属气血两虚。

四、治则治法

（一）治疗思路

眩晕的治疗应在认证、识病的基础上结合患者的具体情况，如年龄、体质、病情轻重等，纯用中医或中西医结合治疗。

（二）治疗原则

眩晕之治疗原则主要是补虚泻实，调整阴阳。由于眩晕多系本虚标实之证，所以一般常须标本兼顾，急则治标，或在标证缓解之后，再行治本。

五、分证论治

（一）针灸疗法

1. **风邪上扰**

症状：眩晕，头痛，恶寒发热，鼻塞流涕，苔薄白，脉浮。或伴咽喉红肿，口渴，汗出，溲赤，苔薄黄，脉浮数；或兼见咽干口渴，干咳少痰，苔薄，脉浮细。

病机分析：风邪客于肌表，循经上扰巅顶，邪遏清窍，故作眩晕；风寒束表，卫阳被郁，故兼见恶寒、发热、头痛等；风兼热、燥之邪，伤津失润，则可见咽干口渴、干咳少痰等。

治则：疏风解表、调和气血。

针灸取穴：风池、风府、外关、百会、太阳、合谷。

操作：毫针刺，针用泻法或平补平泻法。每日1次，留针20分钟。

方义：百会位于巅顶，且入络于脑，针刺本穴可清头目、止眩晕，还可升提气血；风池、风府、太阳位于头部，近部取穴，可疏调头部气血；外关可疏风解表、通经活络；合谷为手阳明经原穴，可祛风止痛，治疗头面部疾病。诸穴合用，共奏疏风解表、调和气血之功。

2. 少阳邪郁

症状：眩晕，口苦咽干，心烦喜呕，或兼寒热往来，胸胁苦满，默默不欲饮食。苔薄，脉弦。

病机分析：表邪不解，郁于少阳，胆火循经上扰，故时时作眩，口苦咽干；正邪纷争则寒热往来；少阳经脉布于两胁，邪郁少阳，经气不利，故胸胁苦满；少阳胆气失于疏泄，胃气上逆则吐不欲食；脉弦亦为少阳胆经之病脉。

治则：和解少阳、疏调气血。

针灸取穴：安眠、听宫。肝火盛配合谷、太冲、肝俞；有痰浊者配内关、丰隆；肾阴亏者配肾俞、内关。

操作：毫针刺，每日1次，留针20分钟。证情兼夹者则两组合用。

方义：安眠属于经外奇穴，位于头部，可疏通头部气血经络，止眩晕；听宫属手足少阳、手太阳之会，可和解少阳；太冲、合谷分别为肝之原、大肠之原，肝俞属肝之背俞穴，合用可清肝息风；丰隆为治痰要穴，内关可疏导水湿、宁心安神，两穴合用可达化痰、祛湿、安神之效；肾俞属肾之背俞穴，可滋补肾精，内关为心包经络穴，可调畅气机、安神宁心，两穴合用可补肾安神。诸穴合用，共奏和解少阳、疏调气血之功。

3. 肝阳上亢

症状：眩晕，头胀痛，易怒，面部潮红，目赤，口苦，少寐多梦。舌质红，苔黄，脉弦。

病机分析：肝阳上犯清窍故眩晕、头胀痛；肝阳化火，循经上升于面颊则面部潮红目赤、口苦；肝火扰动心神，故少寐多梦；舌质红、苔黄、脉弦，均为肝阳上亢之征。

治则：平肝潜阳、清火息风。

针灸取穴：风池、行间、太阳、印堂、太溪、复溜。

操作：毫针刺，太溪用平补平泻法，余穴用泻法。每日1次，留针20分钟。

方义：风池、太阳、印堂位于头部，近部取穴，可疏调头部气血；行间属于足厥阴肝经荥穴，太溪属足少阴经原穴，复溜、行间配太溪可平肝潜阳、滋阴降火。诸穴合用，共奏平肝潜阳、清火息风之功。

4. 痰浊中阻

症状：头晕不爽，头重如裹，胸闷，恶心，时吐痰涎，少食，多思睡。舌胖，苔浊腻或白厚腻而润，脉滑或弦滑，或脉濡缓。

病机分析：痰浊上蒙清窍，故眩晕；痰浊阻遏清阳，故头重如蒙、多思睡；清阳不升，浊阴不降，气机不利，故胸闷、恶心、时吐痰涎、少食；舌胖、苔浊腻、脉滑或濡缓，均为痰浊内蕴之征。

治则：燥湿祛痰、疏调气血。

针灸取穴：头维、中脘、内关、脾俞、丰隆、合谷。

操作：针用泻法，每日1次，留针20分钟。

方义：头维位于头部，近部取穴，可疏调头部气血；合谷可祛风止痛，治疗头面部疾病；脾俞属于足太阳膀胱经在背部的腧穴，丰隆为祛痰要穴，中脘可健脾和胃，脾俞、丰隆、中脘相配伍，可燥湿祛痰、健脾和胃；心主血脉，内关为心包经络穴，针之可调理心气，促进气血运行。诸穴合用，共奏燥湿祛痰、疏调气血之功。

5. 气血亏虚

症状：头晕目眩，劳累则甚，气短声低，神疲懒言，面色不华，唇甲苍白，心悸少寐，纳少体倦。舌淡胖嫩，或边有齿印，苔少或薄，脉细或虚弱。

病机分析：气血不足，脑失所养，故头晕目眩，劳累则更甚；血虚故面色不华、唇甲苍白；血不养心，心神不宁，则心悸、少寐；脾失健运，故气短声低、神疲懒言、纳少体倦；舌淡质胖嫩、脉细，均为气血亏虚之象。

治则：补益气血、健运脾胃。

针灸取穴：百会、脾俞、肝俞、心俞、关元、足三里、三阴交。

操作：针用补法，针后可加灸。每日1次，留针20分钟。

方义：百会位于巅顶，属于督脉，为诸阳之会，内络于脑，可提升阳气；脾俞、肝俞、心俞调补脾、肝、心，益气养血；足三里补中健脾、化生气血；关元可培补元气；三阴交可培补肝、脾、肾。诸穴合用，共奏补益气血、健运脾胃之功。

6. 肾精不足

症状：头晕而空，精神萎靡，失眠，多梦，健忘，腰膝酸软，齿摇，耳鸣，或有遗精滑泄，发枯脱落，颧红，咽干，五心烦热。舌嫩红，苔少或光剥，脉细数。

病机分析：肾精虚亏，不能生髓养脑，故精神萎靡、头晕而空、失眠、多梦、健忘、耳鸣；腰为肾之府，肾精亏虚故腰膝酸软、齿摇、发枯脱落；肾虚不能封藏固摄，故遗精滑泄；肾精不足，阴不维阳，虚热内生，故颧红、咽干、五心烦热、舌嫩红、苔少或光剥、脉细数。

治则：补肾填精、充养脑髓。

针灸取穴：百会、肾俞、三阴交、太溪。

操作：针用补法。每日1次，留针20分钟。

方义：百会位于巅顶，属于督脉，为诸阳之会，内络于脑，可提升阳气、充养脑髓；肾俞属肾之背俞穴，可滋补肾精；三阴交为肝、脾、肾三条经脉之交会穴，可调理肝脾肾气机、益气养血安神；太溪为足太阴肾经的输穴、原穴，可调补肾气。诸穴合用，共奏补肾填精、充养脑髓之功。

7. 瘀血内阻

症状：眩晕时作，头痛，唇甲紫暗，舌边及舌面有瘀点、瘀斑，伴有善忘、夜寐不安、心悸、精神不振及肌肤甲错。脉弦涩或细涩。

病机分析：瘀血内阻，络道不通，气血不能正常运行，脑失所养，故眩晕时作、头痛；瘀血不去，新血不生，心神失养，故可兼见心悸、夜寐不安、健忘、精神不振等症；唇甲紫暗、肌肤甲错、舌有瘀点瘀斑、脉涩，为内有瘀血之征。

治则：化瘀生新、活血通络。

针灸取穴：风池、百会、膻中、膈俞。

操作：风池用轻刺补法，留针20分钟；百会不针，用小艾炷隔姜灸5壮，膻中、膈俞针入留捻2分钟，平补平泻。每日1次。

方义：风池为足少阳、阳维脉交会穴；百会位于巅顶，属于督脉，为诸阳之会，内络于脑，可疏通头部气血；"气为血之帅"，膻中可理气，用于一切气机不畅之病变，可达理气、活血、化瘀之效；"血会膈俞"，膈俞可理气宽胸、活血通脉。诸穴合用，共奏化瘀生新、活血通络之功。

（二）推拿疗法

1. 实证

治则：补虚泻实、调整阴阳。

取穴：印堂、神庭、百会、太阳、攒竹、风池、率谷、角孙等穴。

手法：用一指禅推法从印堂至神庭，再至太阳；一指禅偏锋推法，沿眼眶周围轻推，按揉印堂、神庭、百会、率谷、角孙；患者头部拿五经，扫散少阳经，拿风池、颈项部。肝阳上亢者，加抹桥弓，拇指按揉太冲、行间，小鱼际擦涌泉，透热为度；痰浊中阻者，一指禅加推中脘、天枢，按揉足三里、丰隆、脾俞、胃俞、大肠俞，横擦背部脾俞、胃俞部位；瘀血阻窍者，加按揉膈俞、局部阿是穴。

2. 虚证

治则：气血亏虚者宜补益气血，肾精不足者宜益精填髓。

取穴：印堂、神庭、百会、太阳、角孙、气海、关元、肝俞、肾俞等穴。

手法：用一指禅推法从印堂至神庭，再至太阳；一指禅偏锋推法，沿眼眶周围轻推，按揉印堂、神庭、百会、角孙、肝俞、肾俞、关元、气海等穴，手法宜轻柔。气血亏虚者，加摩腹，以透热为度；用拇指按揉脾俞、胃俞、血海、足三里，掌擦背部督脉，横擦背部脾俞、胃俞部位，以透热为度。肾精不足者，加按揉肾俞、命门、悬钟、太溪，以酸胀为度。

（三）其他疗法

1. 中成药

（1）归脾丸　每次9g，每日2次。用于治疗心脾两虚之眩晕。

（2）补中益气丸　每次9g，每日2次。用于治疗气血亏虚之眩晕。

（3）六味地黄丸　每次9g，每日2次。用于治疗肾阴不足之眩晕。

（4）杞菊地黄丸　每次1丸，每日2次。用于治疗肝肾阴亏之眩晕。

2. 单验方

（1）仙鹤草煎剂　仙鹤草100～120g，每日1剂，水煎，分2次服。用于治疗梅尼埃病所致之真性眩晕。

（2）汤剂　法半夏、白术、天麻、茯神各9g。每日1剂，水煎，分2次服。用于治疗痰浊中阻之眩晕。

（3）汤剂　川芎 12g、菊花 20g、地龙 10g、川牛膝 15g、夏枯草、地骨皮、玉米须各 30g。每日 1 剂，水煎，分 2 次服。用于治疗肝阳上亢之眩晕。

3. 食疗方

（1）杞菊饮　枸杞、白菊各 20g，泡茶频饮。用于治疗年老体衰，肾虚之眩晕。

（2）天麻鸡蛋汤　天麻 10g、鸡蛋 1 枚，将天麻水煎取汁，药汁冲鸡蛋顿服，每日 1 剂，连服 5~7 日。用于治疗肝阳上亢之眩晕。

六、临床心得

"无痰不作眩，无虚不作眩。"眩晕实证及虚实夹杂证多以痰饮为主，针灸治疗可选取阳陵泉、阴陵泉、丰隆、脾俞，以化痰通络、定眩止晕；中药以半夏、白术、陈皮、茯苓、泽泻、石菖蒲为主。虚证所致眩晕，以健脾补肾、益精养血为主，针灸治疗可选取曲鬓、颈夹脊，增强疏经通络、通脉益脑作用，伴有耳鸣、耳聋、听力下降等症状，可配伍耳门、听宫、听会、翳风、外关、天柱、太溪、足三里；中药以黄芪、生晒人参、甘草、升麻、远志、菟丝子、熟地黄、山药为主。

七、转归与预后

眩晕的预后与原发疾病的性质、治疗及病程的长短等因素有关。在原发疾病方面，一般神经官能症、梅尼埃病、缓进性高血压等预后较好，而尿毒症、脑血管病、脑肿瘤等预后较差。在治疗方面，如高血压所致眩晕，及早合理治疗，使血压保持正常或接近正常的水平，则不易并发心、脑、肾的损伤，预后明显好于未经合理治疗的患者。在病程的长短方面，譬如神经衰弱所致的眩晕，倘起病较急，但病程较短者，经过治疗多能很快恢复健康；与此相反，病程漫长、病因不明或难于消除者，治疗则较困难。总之，无论眩晕的病因如何，只要及早治疗，消除致病因素，一般都能防微杜渐，在不同程度上阻止症状加重，取得比较满意的效果。

眩晕常为中风的预兆，中风发病突然，症情凶险多变，一旦发作，则难治愈，发作之前常有眩晕、头痛、肢麻、突然单侧肢体乏力，甚则口角㖞斜，随后又见改善，但多反复发作，故朱丹溪说："眩晕者，中风之渐也。"中年之后时犯眩晕者，需留意是否中风之兆，除慎于饮食起居、调摄精神及形体外，还可用药物预防。

八、护理与调摄

发作期患者应严格卧床休息，并保持室内安静及空气流通，避免光线刺激。做好心理陪护，安慰患者，以缓解其恐惧心理，必要时可给予镇静剂。若患者出现恶心、呕吐等不适时，应尽快清除呕吐物，注意观察、记录呕吐物的性质及量，并保护患者防止摔跌。观察患者面色的改变，脉搏、血压是否过低，与体位改变、饮食有无关系等，并注意听取患者主诉。恶心、呕吐较重者，准确记录其出入量，输液时，适当控制入量。恶心、呕吐症状好转时，患者应进食清淡易消化的饮食，并保持其大便顺畅。患者康复后应戒烟酒，舒缓心情，夜间避免摄入大量脂肪食物，以防复发。

在以上护理及调摄基础上，针对眩晕不同证型，还需辨证施护。

（一）肝阳上亢

情志护理为本证护理的重要内容，要耐心劝慰患者，使其勿急勿躁，心情舒畅，以除风阳妄动之源。饮食宜清淡，以低盐、素食为佳，多食蔬菜、水果，如芹菜、紫菜、西瓜、梨、豆制品类等。严密观察病情变化，定时测量血压，加强巡视，如发现有唇舌发麻、肢体麻木、持物不稳、口眼㖞斜、语言不利等中风先兆，应立即让患者卧床休息，报告医生进行处理。

（二）气血亏虚

气血俱虚的患者应注意休息，以免过度耗伤气血。室温宜暖，防止外邪乘虚而入。饮食以富于营养、易于消化及血肉有情之品（如蛋类、瘦肉、猪肝、猪血、黑芝麻、红枣、山药及黄芪粥、党参粥、薏米粥、莲子枣粥等）为宜，忌食生冷。

（三）肾精不足

肾藏精，肾劳精损，肾精不足者应慎房事，劳逸结合，眩晕发作者卧床休息。偏肾阴虚者，食疗宜平肝疏风、滋肾养阴，忌食海鲜、羊肉、辛辣之物。

（四）痰浊中阻

痰壅眩晕、呕吐者服药应少量频服、热服，可配针刺内关止吐。宜食清淡化痰之品，忌食油腻和肥甘厚味、生冷、烟酒等物，以防助湿生痰。

九、预防与康复

避免精神刺激；戒除烟酒等不良嗜好；节制房事，避免过劳。在发作期间，应注意密切观察有无神志方面的症状，若有则应考虑有无发生中风之可能。对肝阳上亢及痰浊阻滞型眩晕者，应定期监测血压，以便早发现、早治疗，防止中风。气血虚弱及肾精不足型眩晕患者宜食营养丰富且易于消化的食物，如蛋、乳、豆制品等。痰浊阻滞型眩晕患者应少食肥腻之品，加强体育锻炼，且持之以恒。

十、医论提要

在现存的文字资料中，眩晕的最早记载见于《黄帝内经》。《黄帝内经》称眩晕为"头眩""眩冒"。《黄帝内经》认为，眩晕形成的病因有四：①外邪致病。《灵枢·大惑论》说："故邪中于项，因逢其身之虚……入于脑则脑转，脑转则引目系急，目系急则目眩以转矣。"②因虚致病。《灵枢·卫气》说："上虚则眩。"《灵枢·海论》说："髓海不足，则脑转耳鸣，胫酸眩冒。"③责之于肝。《素问·至真要大论》说："诸风掉眩，皆属于肝。"④从运气而论。《素问·六元正纪大论》说："木郁之发……甚则耳鸣眩转。"

东汉·张仲景对眩晕一证未有专论，但多有"眩""目眩""头眩""身为振振摇""振振欲擗地"等描述，他的论述散见于《伤寒论》和《金匮要略》中。他认为眩晕的病因包括：邪袭少阳，阳气郁遏；邪郁少阳，干扰空窍；肠中燥屎，浊气上攻；胃阳虚损，清阳不升；阳虚水泛，上犯清阳；阴液亏竭，阳亡于上；饮停心下，清阳不升等多个方面。并拟订了相应的治法方药，如以小柴胡汤治少阳眩晕；以大承气汤治阳明腑实之眩晕；以真武汤治少阴阳虚水泛之眩晕；以苓桂术甘汤、小半夏加茯苓汤、泽泻汤等治痰饮眩晕；针刺大椎、肺俞、肝俞治疗太阴、厥阴并病之眩晕等，为后世论治眩晕奠定了基础。

隋唐及宋代的医家对眩晕的认识，基本上承袭了《黄帝内经》的观点，如隋·巢元方认为气血亏虚，风邪入脑致眩晕，唐·王焘、宋·赵佶均持此说。唐·孙思邈的《备急千金要方》则首先提出风、痰、热致眩的论点，对眩晕的认识比过去大为提高。

金元时期，各家争鸣，丰富了人们对眩晕的认识，尤其对眩晕从风、火、痰的立论一直被后世所遵从。金·成无己在《伤寒明理论》中除提出了眩晕的概念外，还指出了眩晕与昏迷的鉴别。刘河间主张以"风火"立论，认为风火属阳，阳主升动，为眩为晕。张子和则从"痰"立论，提出以吐法为主的治疗方法。李东垣以"脾胃气虚，痰浊上逆"立论，主张以半夏白术天麻汤治疗。朱丹溪力倡"无痰不作眩"之说，并指出"眩晕者，中风之渐也"，认识到某些眩晕与中风有一定的内在联系。

明、清两代对眩晕的阐述日益完善，对眩晕病因、病机的分析，虽不相同，合而观之则颇为详尽。明·徐春甫的《古今医统大全·眩晕门》以虚实分论，提出虚有气虚、阳虚、血虚之分，实有风、暑、寒、湿之别，并论述了眩晕的常见病因。刘宗厚、李梴对《黄帝内经》的"上盛下虚"而致眩晕之说，作了进一步论述，认为下虚为气血亏损，上盛乃风、痰、火为患。张景岳则力主"无虚不作眩"之说，认为"眩晕一证，虚居其八九，而兼火兼痰者，不过十中一二耳"（《景岳全书·眩晕》）。程国彭着重介绍了以重剂参、芪、附治疗虚证眩晕的经验。陈修园则把眩晕的病因、病机总括为"风""火""痰""虚"四字。此外，明·虞抟提出"血瘀致眩"的论点，对跌仆外伤导致眩晕已有所认识。

《临证指南医案·眩晕》华岫云按："所患眩晕者，非外来之邪，乃肝胆之风阳上冒耳，甚则有昏厥跌仆之虞。其症有夹痰、夹火、中虚、下虚、治胆、治胃、治肝之分。火盛者，先生用羚羊、山栀、连翘、花粉、元参、鲜生地、丹皮、桑叶，以清泄上焦窍络之热，此先从胆治也。痰多者，必理阳明，消痰如竹沥、姜汁、菖蒲、橘红、二陈汤之类。中虚则兼用人参，《外台》茯苓饮是也。下虚者，必从肝治，补肾滋肝，育阴潜阳，镇摄之治是也。至于天麻、钩藤、菊花之属，皆系息风之品，可随症加入。"可谓要言不烦，临证用药颇具指导意义。

总之，继《黄帝内经》之后，经过历代医家的不断总结、完善，使眩晕一证的证治内容更加丰富、充实，日渐趋于条理化、系统化。

十一、医案选粹

病案（一）

郭某某，男，65 岁。2017 年 2 月 8 日就诊。间断头晕 40 余年，伴视物旋转；头闷，以额顶部为主，睡眠不足时更为明显，自行休息后可缓解；无恶心、呕吐。先后就诊于山西、北京、上海等多家医院，予以口服中药或改善循环类药物后症状可轻微缓解。近 1 个月，头晕加重，伴全身乏力，记忆力、计算力减退，注意力不集中。舌质暗，苔白，脉弦细。血压 132/89mmHg。

中医诊断：眩晕（气虚血瘀）。

治则：益气、养血、通络。

针灸取穴：百会、四神聪、神庭、风府；双侧太阳、风池、头维、内关、合谷、神门、足三里、三阴交、太冲、太溪、悬钟。

操作：针用补法。方中百会、四神聪、头维、神庭、神门镇静安神；太阳、风池、风府醒脑开窍、明目聪耳；内关、合谷、太冲行气通络；足三里健脾止泻、益气化痰；三阴交调和气血、通经活络；太溪为肾经原穴，补肾滋阴；悬钟为髓会，益精填髓。诸穴合用，共奏益气、养血、通络之功。

中药处方：黄芪 60g、当归 10g、川芎 12g、川牛膝 10g、白芍 15g、桔梗 10g、山茱萸 30g、石菖蒲 10g、葛根 20g、丹参 20g。7 剂，水煎服，每日 1 剂，早晚温服。方中黄芪、当归、丹参补脾益气、行气活血；川芎、川牛膝活血化瘀；白芍养血；山茱萸益肾健脾；石菖蒲开窍祛痰定眩；葛根升举清阳、养阴柔筋；桔梗为舟楫之剂，载药上行。诸药合用，共奏益气、养血、通络之功。

治疗 2 周后，患者头晕症状明显缓解，头闷改善，乏力减轻，血压控制在正常范围内。后继续治疗 2 个月（临证加减），患者无明显不适。

病案（二）

刘某，女，61 岁。2018 年 2 月 17 日就诊。患者素有高血压，眩晕间断发作 10 余年，感觉四周环境转动，伴胸闷胁痛、善太息，颈部及腰部困痛，无恶心、呕吐，休息后症状可缓解，精神差，纳眠可，二便调。既往有"颈椎病、腰椎病"10 余年。舌质暗，苔黄，脉弦涩。

中医诊断：眩晕（气滞血瘀）。

治则：行气活血、清热通络。

针灸取穴：百会、四神聪、神庭、膻中；双侧本神、头维、风池、颈夹脊（2，4，6）、合谷、足三里、三阴交、太冲、太溪、悬钟、间使、曲鬓、率谷。

操作：针用泻法。百会、四神聪、神庭、太溪、悬钟用补法。余穴用泻法以行气活血。方中百会、四神聪、头维、神庭镇静安神；风池清脑开窍、明目聪耳；合谷、太冲行气通络；足三里健脾止泻、益气化痰；三阴交调和气血、通经活络；太溪为肾经原穴，补肾滋阴；悬钟为髓会，益精填髓；膻中为气会，针用泻法，以宽中行气；间使属手厥阴心包经经穴，针用泻法宽胸行气；曲鬓、率谷为少阳经穴，具有疏泄少阳之络、行气定眩之功；颈夹脊舒筋活络。诸穴合用，共奏行气活血、清热通络之功。

中药处方：柴胡12g、香附9g、陈皮10g、丹参20g、当归10g、薄荷18g、浙贝母10g、半夏9g、栝楼15g、皂角刺10g、甘草6g。7剂，水煎服，每日1剂，早晚温服。方中柴胡、薄荷疏肝解郁，香附、丹参、当归行气活血，陈皮、浙贝母、栝楼、半夏、皂角刺理气化痰，甘草调和诸药。诸药合用，共奏行气化痰、通络活血之功。

治疗1个月后，患者头晕明显改善，胸闷、胁痛好转，颈部及腰部困痛减轻。后继续针刺、中药治疗2个月（临证加减）巩固治疗。随访半年，偶有不适，症状可忍受。

第四节　不寐

不寐是以习惯性无法获得正常睡眠为特征的一类病证。轻则主要表现为入睡难，睡眠不深，多梦，早醒，易惊醒，醒后不易再入睡，醒后感到疲乏或缺乏清醒感，白天思睡；重则彻夜不寐。亦称失眠、不得眠、不得卧、目不瞑。现代医学中的神经衰弱、更年期综合征、慢性消化不良、贫血、动脉粥样硬化症、脑震荡后遗症、甲状腺功能亢进、慢性中毒、肝病、高血压、精神分裂症早期患者等以不寐为主要临床表现时，可参照本节辨证论治。

一、诊断依据

（一）诊断标准

依据世界卫生组织《ICD－10 精神与行为障碍类别》中对不寐的临床描述与诊断要点，确定不寐的诊断标准如下：①主诉入睡困难，或难以维持睡眠，或睡眠质量差；②这种睡眠紊乱每周至少发生3次并持续1个月以上；③日夜专注于失眠，过分担心失眠的后果；④睡眠的量和/或质的不满意引起了明显的苦恼或影响了社会及职业功能。

（二）鉴别诊断

1. 一时性失眠　若因偶然性情志变化影响或生活环境改变引起的暂时性失眠，称为一时性失眠，不属于病态。与不寐表现为持续的、严重的睡眠困难有别。

2. 生理性少寐　老年人或某些特殊的人，长期以来少寐早醒，白天无疲乏无力、头昏脑胀等不适，多属正常生理现象，称为生理性少寐。不寐是以失眠为主症，且白日多有疲乏、头胀、头昏等，系由睡眠障碍干扰所致，影响工作生活。

3. 其他病　疼痛引起的不寐，即因其他疾病引起疼痛导致失眠者，则以祛除有关病因为主。不寐是以失眠为主症，其他症状均继发于失眠。

二、病因、病机

（一）病因

1. 感受外邪　外感风寒之邪，经久不愈，或者误治失治，邪传于里，邪从火化，扰动脑神，致使神明不安，夜寐不宁。亦有温热之邪由卫分转气分，邪热内蕴，上扰脑神，则睡眠不安，甚则夜难入寐。

2. 饮食不节　暴饮暴食，宿食停滞，肠胃受伤；过度饮酒，酒食所伤。痰火宿食，熏灼胃府，导致胃气不和，壅遏于中，酿为痰热，痰热上扰，波及神志，以致不得安寐。此外，浓茶、咖啡之类的饮料也是造成不寐的原因。

3. 情志失常　喜、怒、哀、乐等情志过激可导致脏腑功能失调，而引发不寐。或由情志不遂，暴怒伤肝，肝气郁结，郁而化火，邪火扰动脑神，神不安则夜不寐；或五志过极，心火内炽，不能下交于肾，心肾失交，心火亢盛，热扰神明，神志不宁，因而不寐；或由嬉笑无度，扰动心神，神志不安而不寐；或由暴受惊恐，导致心虚胆怯，神魂不安，夜不能寐。

4. 病后体虚　久病之人，肾阴耗伤，不能上奉于心，水不济火，则心阳独亢，真阴不充于脑室，则不能主持神明，以致不寐的发生；或因禀赋不足，心虚胆怯；或因年老体虚，阴阳俱衰而致不寐；或劳心过度，伤心耗血，或妇人崩漏日久，产后失血，或病后体衰，或大手术之后，以及老年人气血衰少，均能导致气血不足，无以奉养脑神，脑失其养，而致不寐。亦有因大吐、大泻、劳倦等损伤脾胃，脾胃失和，食少纳呆，气血生化之源不足，无以奉脑，致使脑神不宁而不寐。

（二）病机

1. 发病　凡感受外邪、暴饮暴食损伤肠胃或受到强烈的情志刺激，或饮浓茶、咖啡之类的饮料等因素致邪扰神明，发病多较急；凡年老体虚，或久病耗伤，阴血不足，脑髓失充，神明失养，发病一般较缓。

2. **病情分析** 不寐的发生总属阴阳不交，营卫失和，神明失守。有虚实之分，虚证包括心脾两虚、心胆气虚、心肾不交等，多为气血不足，阴阳失调，神失所养而致；实证有肝郁化火、痰热内扰等。实证日久，可转为虚证；虚证亦可转化成实证，从而形成虚实夹杂之证。本病病位在脑，与心、肝、脾、肾有密切关系。本病在初期多实证，涉及脏腑少，病机简单，日久可伤正，转化为虚实夹杂或虚证，涉及脏腑多，病机复杂，甚至产生变证或可诱发中风、厥心痛等危重疾病的发生。

3. **病机转化** 不寐由于外邪侵袭、饮食不节、情志所伤、体虚劳倦、久病耗伤、禀赋不足等因素，造成脏腑功能失调，产生火、湿、痰、瘀血等病邪，扰动神明及气血、阴阳亏虚，神明失养，致使神不安舍而形成不寐。不寐的病机变化比较复杂，病变过程往往是虚实夹杂，病情发展经久不愈。病变初期多以情志引起居多，因所愿不遂，情志不畅，肝失疏泄，气机郁滞，脑络不畅，影响神明，出现失眠多梦，病情较轻，用疏肝调气之法对证治疗，即可很快改善。如果治疗不当或误治，病情迁延，或者气郁化火，上扰神明，或气滞湿聚痰阻，日久蕴而化火，扰动神明等，导致中期病情复杂，缠绵难愈，若能抓紧时间对证治疗，也能控制病情。随着病情的进一步发展，实证可转化为虚证，或形成虚实夹杂之证。如火热伤阴、心肾不交、久病入络、瘀阻脑络等，成年累月可致失眠重证。

三、辨证论治

（一）辨证思路

1. **重视情志因素** 所欲不遂，情志郁闷，气机不畅或暴怒气菀于上，这是不寐发病的主要因素。

2. **瘀血阻络是病情顽固的重要因素** 气机郁滞，痰浊阻滞日久而致脑络瘀阻，甚者火瘀互结，则导致病情更加难愈。

3. **病变总属阴阳失调，营卫失和，神不守舍** 既有阳气受邪气的滋扰不能与阴血相合，又有阴血不足，阳气相对偏亢，阳不能入阴，这两种情况贯穿病变始终，在不同情况下，盛衰各有偏重。

（二）辨证要点

1. **辨虚实** 虚证多见阴血不足，脑失所养。临床多伴有体质羸弱、面色无华、心悸健忘、神疲懒言。实证为肝火或痰火扰动神明，临床特点为心烦易怒、便秘溲赤、口苦咽干、胸闷且痛，多因肝郁化火，心火亢盛，痰火郁滞所致。

2. 辨脏腑　不寐的主要病位在脑，但与心、肾、肝、脾有密切关系。或由心神被扰或心神失养，神不守舍而致不寐；或因肾精亏虚，脑海失滋，神不守持，亦为不寐；其他脏腑，如肝、胆、脾、胃的阴阳气血失调，也可扰动心脑之神而致不寐。如急躁易怒而不寐者，多为肝火内扰；入睡后易惊醒者，多为心胆虚怯；脘闷苔腻而不寐者，多为脾胃运化失常，痰浊内盛；头晕健忘、心烦心悸、腰膝酸软而不寐者，多为阴虚火旺，心肾不交；面色少华，肢倦神疲而不寐者，多为脾虚不运；心悸惊惕，不易入睡，或醒后不易再睡者，多为心脾两虚。

四、治则治法

（一）治疗思路

不寐呈渐进性加重，病情复杂缠绵，有轻、中、重证之别。轻证是治疗的最佳阶段，重在畅达气机，及时疏肝调气，祛除外邪，延缓发展。若病情缠绵难愈，应注意中药与西药联合应用，减少不良反应发生并增强疗效。因为长期不寐可引起精神心理障碍，因此在不寐治疗过程中配合心理暗示疗法极为重要。

（二）治疗原则

重在调整脏腑、阴阳、气血。以"补其不足，泻其有余，调其虚实"为总纲，在应用滋阴降火、补益心脾、交通心肾、益气镇惊、疏肝养血、化痰清热、活血通络等治法的基础上，增强安神定志的治法（安神定志的治法有养血安神、育阴安神、益气安神、清心安神、镇肝安神、补脑安神等），使气血和调，阴阳平衡，脏腑功能恢复正常，心神内守，则不寐可愈。

注重精神心理治法。消除焦虑及紧张情绪，保持精神愉悦，是治疗不寐的重要方法之一，多能起到药物难以达到的疗效，应引起足够重视。

五、分证论治

（一）针灸疗法

1. 痰热内扰

症状：心烦不寐，多梦易醒。头重，痰多胸闷，恶食嗳气，吞酸恶心，目眩。苔腻而黄，脉滑数。

病机分析：宿食停滞，积湿生痰，因痰生热，痰热上扰则心烦不寐、多梦易醒；因宿食痰湿壅遏于中，故而胸闷；清气被遏，故头重、目眩；痰食停滞则气机不畅，胃失和降，故症见恶食、嗳气或呕恶；苔黄腻、脉滑数为痰热宿食内停之证。

治则：清热化痰、安神利眠。

针灸取穴：百会、风池、头维、神门、内关、三阴交、足三里、厉兑、丰隆、阴陵泉。

操作：针用泻法，厉兑可点刺放血。每日1次，每次留针30分钟，每隔10分钟行针1次。

方义：百会安神利眠；心藏神，神门为心经原穴；内关为八脉交会穴，通阴维脉，可和胃降逆、宁心安神；脑为元神之府，头维可调理脑神；三阴交为足太阴、足厥阴、足少阴的交会穴，调和气血以助眠；风池为阳跷脉之所入，祛风、清脑、助眠；厉兑为足阳明胃经的井穴，清热泻火；丰隆为足阳明的络穴，也是祛痰经验穴；足三里为胃经的合穴，调和脾胃；阴陵泉健脾化湿。诸穴合用，共奏清热化痰、安神利眠之功。

2. 肝郁化火

症状：急躁易怒而不寐，多梦，易惊或难以入睡。不思饮食，目赤口苦，口渴喜饮，小便黄赤，大便秘结。舌红，苔黄，脉弦而数。

病机分析：多为情志所伤，愤怒伤肝，肝失条达，气郁化火，上扰心神则失眠多梦；肝气犯胃则不思饮食；肝郁化火，肝火乘胃，胃热则口渴喜饮；肝火偏旺，则急躁易怒；火热上扰，故目赤口苦；小便黄赤、大便秘结、舌红、苔黄、脉弦而数，均为热象。

治则：清肝泻火、安神利眠。

针灸取穴：四神聪、神门、风池、三阴交、间使、劳宫、行间。

操作：针用泻法，每日1次，每次留针30分钟，每隔10分钟行针1次。

方义：四神聪安神利眠；心藏神，神门为心经原穴；间使为心包经的经穴，以理气通络、宁心安神；劳宫为心包经的荥穴，以泻火安神；三阴交为足太阴、足厥阴、足少阴的交会穴，调和气血以助眠；行间为足厥阴肝经的荥穴，以清肝泻火；风池清脑助眠。诸穴合用，共奏清肝泻火、安神利眠之功。

3. 阴虚火旺

症状：心烦难以入睡，噩梦纷纭，甚至彻夜难眠。五心烦热，潮热盗汗，头晕耳鸣，口燥咽干，精神萎靡，健忘，腰膝酸软，男子遗精，女子月经不调。

舌红，少苔，脉细数。

病机分析：久病或年事已高，肾水亏虚，不能上济于心，心火炽盛，不能下交于肾而导致心烦难以入睡，噩梦纷纭，甚至彻夜难眠；头晕、耳鸣、健忘为肾精亏耗，髓海亏虚，精明失养所致；肾虚，腰膝失养，则腰膝酸软；阴虚火旺，津液耗伤造成潮热盗汗、咽干少津、五心烦热；肾阴亏虚，虚火扰动精室则男子遗精，冲任失养，则女子月经不调；舌红少苔、脉细数为阴虚火旺之征。

治则：滋阴潜阳、调神安眠。

针灸取穴：印堂、四神聪、安眠、神门、申脉、照海、劳宫、涌泉、三阴交。

操作：照海、涌泉用补法，余穴用泻法，每日 1 次，每次留针 30 分钟，每隔 10 分钟行针 1 次。

方义：心藏神，神门为心经原穴；脑为元神之府，印堂可醒脑开窍；四神聪、安眠穴镇静安神；申脉、照海为八脉交会穴，分别与阳跷脉、阴跷脉相通，补阴泻阳使阴阳调和；劳宫为心包经的荥穴，以泻火安神，涌泉用补法，劳宫、涌泉相配，交通心肾；三阴交为足太阴、足厥阴、足少阴的交会穴，滋阴养血助眠。诸穴合用，共奏滋阴潜阳、调神安眠之功。

4. 心脾两虚

症状：不易入睡，或睡中梦多，易醒且再难入睡。兼见心悸健忘、身体乏力，头晕目眩，面色少华，饮食无味。舌质淡，苔薄白，脉细弱。

病机分析：思虑过度，或平时气血不足，气血不能上达，脑海失养，则不易入睡，或睡中多梦且健忘；心脉失养则心悸；气血不能上达则头晕目眩；脾胃虚弱则饮食无味，身体乏力；面色无华、舌质淡、苔薄白，为气血不足之征象。

治则：补益心脾、调神安眠。

针灸取穴：百会、风池、神门、三阴交、足三里、心俞、脾俞、胃俞、膈俞。

操作：针用补法，每日 1 次，每次留针 30 分钟，每隔 10 分钟行针 1 次。背俞穴可配合灸法，每次每穴灸 20 分钟，以皮肤潮红为度。

方义：百会安神利眠；心藏神，神门为心经原穴；三阴交为足太阴、足厥阴、足少阴的交会穴，调和气血以助眠；风池为阳跷脉之所入，祛风、清脑、助眠；足三里为胃经的合穴，调和脾胃；心俞为心的背俞穴，益气养血、宁心安神；脾俞、胃俞、膈俞养血安神。诸穴合用，共奏补益心脾、调神安眠之功。

5. 心胆气虚

症状：不寐多梦，胆怯心悸，遇事善惊，易于惊醒。心神不宁，气短倦怠，小便清长。舌淡，脉弦细。

病机分析：多由暴受惊恐，情绪紧张，或心胆素虚所致，心虚则心神不安，胆虚则善惊易恐，故多梦易醒、心悸善惊；气短倦怠、小便清长均为气虚之象；舌色淡、脉弦细，均为气血不足的表现。

治则：安神定志、利胆安眠。

针灸取穴：百会、风池、神门、大陵、阳陵泉、三阴交、足三里。

操作：针用补法，每日 1 次，每次留针 30 分钟，每隔 10 分钟行针 1 次。

方义：百会安神利眠；心藏神，神门为心经原穴；三阴交为足太阴、足厥阴、足少阴的交会穴，调和气血以助眠；风池为阳跷脉之所入，祛风、清脑、助眠；足三里为胃经的合穴，调和脾胃；大陵为心包经的输穴、原穴，清心泻火、宁心安神；阳陵泉为胆经的下合穴，治疗胆府疾病。诸穴合用，共奏安神定志、利胆安眠之功。

（二）推拿疗法

治则：调和阴阳、宁心安神。

取穴：印堂、神庭、太阳、心俞、厥阴俞、脾俞、胃俞、肾俞。

手法：患者坐位，医者先用推法或揉法，从印堂开始向上至神庭，往返五六次，再从印堂向两侧沿眉弓至太阳往返五六次；然后用推法沿眼眶周围治疗，往返三四次；最后用推法从印堂沿鼻两侧向下，沿颧骨至两耳前，往返两三次。

患者俯卧位，医者以擦法沿脊柱两侧操作，具体点揉心俞、厥阴俞及脾俞、胃俞、肾俞。

（三）其他疗法

1. 中成药

（1）复方竹沥水　每次 20ml，每日 2 次。适用于痰热所致的不寐。

（2）加味逍遥散　每次 1 丸，每日 2 次。适用于肝郁化火所致的不寐。

（3）天王补心丹　每次 1 丸，每日 2 次。适用于心肾不交所致的不寐。

（4）知柏地黄丸　每次 1 丸，每日 2 次。适用于心肾不交所致的不寐。

2. 单验方

（1）汤剂　炒酸枣仁10g、麦冬10g、远志3g。水煎服，晚上临睡前服。适用于各种证型的不寐。

（2）珍丹硫黄散　珍珠粉、丹参粉、硫黄粉各等量，混合。每次用药 0.25g，填于脐中，外贴胶布，每晚换药 1 次，连用 3～5 日为 1 个疗程。适用于各种证型的不寐。

3. 食疗方

（1）汤剂　炒酸枣仁 15g，水煎去渣，加鲜百合 50g，煮烂，睡前服。

（2）丸剂　核桃仁 30g、黑芝麻 30g。粉碎成泥状，做成丸，每丸 3g，每次服 1 丸，每日 2 次。

六、临床心得

不寐在治疗时以调神为先，取穴以头部、督脉、心包经、肾经为主，神门、三阴交、百会、四神聪配伍使用，可养心安神、调和阴阳。在治疗过程中需治病求本，针对病因调理阴阳。痰热内扰，厉兑可点刺放血。实证在祛邪时需注意中邪即止，避免伤正以形成虚实夹杂之证；虚证病候，在补益脾胃气血时，可酌情加入行气、活血之品，防治气虚血瘀、虚实错杂的病证。肝郁化火证在不寐的病情发展阶段属于中间枢纽阶段。若失治误治，病证变化复杂，或与痰结，形成痰热内扰；或与湿结，形成湿热内蕴；或火热伤阴，形成阴虚内热及心肾不交等证。治疗时可在疏肝解郁、清热化火的基础上，加燥湿化痰、清热滋阴之品。

七、转归与预后

不寐之实证，病程短、病情单一、疗效佳，但多数不寐病情复杂多变，病程长，治疗难以速效。如治疗不当，使病情加重，治疗更加艰难。心脾两虚者，如饮食不当或过食滋腻食品，易致脾气更虚，化源不足，气血日益匮乏；食滞内停，往往为虚实夹杂，如温燥太过，易致阴虚火旺；心肾不交，进一步发展为心火独亢，肾水更虚之证；痰火扰心者，如病情加重有成狂或癫之势；肝郁化火证治疗不当病情加重，火热伤津耗气，由实转虚，病程迁延不愈；心胆气虚日久不愈，也可能发展成癫证、狂证。不寐的预后因病情不尽相同，结果有别，但一般无严重不良后果。

八、护理与调摄

不寐主因心神失舍所致，护理应当消除患者顾虑和紧张情绪，使其树立信心配合治疗。注意精神调养，养成良好的生活习惯。对于肝郁化火者，应安排舒适静谧的环境，医疗服务态度要亲切和蔼，及时解决患者所需，防止各种刺激再致七情过亢加重病情。宜进食清淡、易消化、富于营养之品，主食除米饭外，可辅以绿豆稀饭、藕粉等，佐以醒脾开胃的茯苓粥、怀山药粥、米粥等。多食新鲜蔬菜、瓜果，如苦瓜、绿豆芽、海带、冬瓜汤、柿子、梨等，可常饮菊花晶、西瓜汁、绿豆汤等。切忌刺激性食物，如韭菜、蒜、鱼、虾等，以免助火生痰，加重病情。宜慎风寒，避雾露，居处应干燥、温暖、阳光充足、通风良好。

九、预防与康复

不寐属精神病变，重视精神调养和讲究睡眠环境具有积极的预防意义。《黄帝内经》说："恬淡虚无，真气从之，精神内守，病安从来。"因此保持乐观情绪，心胸开阔，控制情绪过激，饮食清淡，少食肥甘厚味，多食蔬菜，晚餐不宜过饱，忌浓茶、咖啡及吸烟。睡前避免从事紧张和亢奋的活动，养成定时就寝的习惯。保持心情舒畅，积极进行情绪的调整，克服过度兴奋、紧张、抑郁、焦虑、惊恐、愤怒等不良情绪，做到喜怒有节，保持精神愉悦，尽量以放松的、平和的心态对待失眠。临睡前不要看书，不要思考问题，睡眠环境光线宜暗，床褥松软适宜，卧室光线要柔和，祛除各种影响睡眠的外在因素。平日注意生活习惯，按时作息，养成良好的睡眠习惯。适量体育活动，加强体育锻炼，增强体质，持之以恒，往往可收到良好的防治效果。

不寐患者一般采取综合治疗措施，包括药物治疗、食疗、心理调理、体育锻炼等几方面。尤其对病程长，治愈后易复发者，要采取综合治疗。可将原用有效方剂制成丸剂，或服用中成药。祛除或避免原来的病因或诱因。建立起心理医生与患者对话项目，和患者谈心，给予患者心理治疗，指引患者进行心理因素自我调理，辅以用药，使脏腑功能协调，精神旺盛，体魄充沛，身心健康。

十、医论提要

不寐的内容，在现存的文字资料中最早记载于《黄帝内经》。《黄帝内经》称不寐为"不得卧""不得瞑"。《黄帝内经》认为，不寐的主要机制是阴虚所致。《灵枢·大惑论》说："卫气不得入于阴，常留于阳。留于阳则阳气满，阳气满则阳跷盛，不得入于阴则阴气虚，故目不瞑矣。"《灵枢·寒热病》说：

"阴跷阳跷，阴阳相交，阳入阴，阴出阳，交于目锐眦，阳气盛则瞋目，阴气盛则瞑目。"指出不寐的主要病机是营卫不和。《黄帝内经》还认为，肝热也可导致不寐。《素问·刺热》说："肝热病者，小便先黄……手足躁，不得安卧。"同时，《素问·逆调论》说："胃不和则卧不安。"指出胃不和可导致不寐。

东汉·张仲景又进一步阐释了《黄帝内经》有关不寐的学说。张仲景在《伤寒论》中认为，不寐的病因有因太阳病汗、下后，致胃中干而烦躁不得眠者；有因汗、吐、下虚烦不得眠者；有邪入少阴，热化伤阴所致者。隋·巢元方在《诸病源候论·卷三·大病后下不得眠候》中说："大病之后，脏腑尚虚，荣卫未和，故生于冷热。阴气虚，卫气独行于阳，不入于阴，故不得眠。若心烦不得眠者，心热也；若但虚烦而不得眠者，胆冷也。"认为不寐除了营卫不和之外，还有脏腑功能失衡，并把虚证不寐分为心热和胆冷。李东垣在《脾胃论·胃虚脏腑经络皆无所受气而俱病论》中曰："食入则困倦，精神昏冒而欲睡者，脾亏弱也。"指出其病机是脾气亏虚，运化不足，神失所养。明·张景岳在《景岳全书·杂证谟》中对不寐的病因、病机作了进一步阐述："不寐证虽病有不一，然唯知'邪正'二字，则尽之矣……其所以不安者，一由邪气之扰，一由营气之不足耳。有邪者多实证，无邪者皆虚证。凡如伤寒、伤风、疟疾之不寐者，此皆外邪深入之扰也；如痰，如火，如寒气、水气，如饮食、愤怒之不寐者，此皆内邪滞逆之扰也。舍此之外，则凡思虑劳倦，惊恐忧疑，及别无所累而常多不寐者，总属其阴精血之不足，阴阳不交，而神有不安其室耳。"《类证治裁·不寐》中说："阳气自动而之静，则寐；阴气自静而之动，则寤；不寐者，病在阳不交阴也。"指出不寐的病机在于阴阳不交。《古今医统大全·不寐候》指出，痰火扰心也可致不寐："痰火扰心，心神不宁，思虑过伤，火炽痰郁，而致不寐者多矣。有因肾水不足，真阴不升而心阳独亢，亦不得眠。有脾倦火郁，夜卧遂不疏散，每至五更，随气上升而发躁，便不成寐，此宜快脾发郁，清痰抑火之法也。"

对于不寐的治疗，历代医家均有论述。《黄帝内经》早已提出阴虚不寐用半夏秫米汤。东汉·张仲景《伤寒杂病论》提出了，用黄连阿胶汤治疗阴虚火旺的不寐，用炒酸枣仁汤治疗虚劳所致的虚烦"不得眠"。唐·孙思邈在《千金翼方·卷一》提出了用朱砂、琥珀等重镇安神药和温胆汤治疗"大病后虚烦不得眠"。清·程钟龄在《医学心悟·不得卧》也有类似论述："有胃不和卧不安者，胃中胀闷疼痛，此食积也，保和汤主之。有心血空虚卧不安者，皆由思虑太过，神不藏也，归脾汤主之。有风寒邪热传心，或暑热乘心，以致躁扰不安者，清之而神自定。有寒气在内而神不安者，温之而神自藏。有惊恐不安卧者，其人梦中惊跳怵惕是也，安神定志丸主之；有湿痰壅遏神不安者，其症呕恶气闷、胸膈不利，用二陈汤导去其痰，其卧立至。"

十一、医案选粹

病案（一）

杨某，男，66岁。2017年2月9日初诊。间断夜眠差15年，加重3月。患者于15年前无明显诱因出现夜眠差，入睡困难，夜间睡眠时间约2小时，白天精神差，易疲乏，于当地医院以口服中药治疗后症状缓解，此后不寐症状反复发作，多自行缓解。2014年，患者再次出现入睡困难，夜眠不足1小时，先后就诊于各大医院，予以口服中药及"艾司唑仑"治疗，效差。3个月前，症状加重，夜眠最多2小时，伴有乏力、易紧张、心烦易怒、健忘、汗出过多，精神差，纳谷尚可，二便调。既往"高血压病"病史1年，"2型糖尿病"病史4年。

中医诊断：不寐（心肾不交）。

治则：交通心肾。

针灸取穴：百会、四神聪、神庭；双侧本神、神门、内关、合谷、三阴交、申脉、照海、太溪、太冲、涌泉、劳宫。

操作：照海、涌泉毫针补法；申脉、劳宫毫针泻法；余穴平补平泻。安静状态下留针40分钟。涌泉、劳宫一补（肾水）一泻（心火），取泻南补北之义，以交通心肾；申脉、照海分属阳跷、阴跷，一补（阴）一泻（阳），取泻阳补阴之义，以平衡阴阳；百会、四神聪、神庭、本神、神门养脑调神；内关、合谷、三阴交、太溪、太冲行气通络。诸穴合用，共奏滋阴泻火、调和阴阳之功。

中药处方：黄连12g、知母10g、川芎12g、川牛膝10g、茯神10g、炒酸枣仁20g、当归10g、肉桂3g、生地黄10g、麦冬10g、莲子心10g、生龙骨15g、生牡蛎20g、生白芍15g、旱莲草15g、女贞子15g、薏苡仁20g、泽泻10g、淡竹叶10g、甘草3g。7剂，水煎服，每日1剂，早晚温服。方中黄连、知母、莲子心、泽泻、薏苡仁、淡竹叶泻心火；川牛膝、肉桂引火归元；当归、川芎、茯神、炒酸枣仁养血安神；生地黄、麦冬、生白芍、旱莲草、女贞子滋阴潜阳；生龙骨、生牡蛎镇静安神；甘草调和诸药。本方交通心肾、滋阴潜阳，可起到调节阴阳的作用。

经治疗半年后（临证加减），患者睡眠质量提高，可持续睡眠6~8小时。

病案（二）

殷某，女，39岁。于2017年6月13日初诊。间断夜眠差6年余，加重2月。患者于6年前因生气出现夜眠差，入睡困难，多梦易醒，白天精神差，易疲乏，伴头晕、头痛，曾就诊于各大医院，诊断为"失眠症"，予以口服中成药、推拿、理疗等对症治疗，效果不明显。近2月来，患者自觉症状较前加重，夜眠不足3小时，伴疲乏无力、心悸、心烦、健忘等症状，不欲饮食，食后腹胀，体重下降明显，便溏，小便正常。舌质淡、苔薄白、脉细缓。既往有"幽门结节性胃炎"4年。

中医诊断：不寐（心脾两虚）。

治则：健脾养心。

针灸取穴：百会、四神聪、神庭、关元；双侧本神、神门、内关、合谷、三阴交、太溪、太冲、足三里。

操作：针用平补平泻法，安静状态下留针40分钟。选取百会、四神聪、神庭、本神养脑调神；神门、太溪交通心肾；内关、合谷、太冲、三阴交行气通络；温针灸关元、足三里补元气、调脾胃。诸穴合用，共奏养气健脾、养心安神之功。

中药处方：黄芪30g、生晒人参10g、茯神10g、炒酸枣仁20g、当归10g、生麦芽15g、炒麦芽15g、炒神曲15g、生山楂15g、生龙骨15g、远志10g、炒谷芽15g、炒白术10g、生山药15g、甘草6g。7剂，水煎服，每日1剂，早晚温服。方中生晒人参、黄芪、生山药补气健脾；茯神、炒酸枣仁、当归、远志养血安神；生麦芽、炒麦芽、炒神曲、生山楂、炒谷芽、炒白术调和脾胃；生龙骨镇静安神；甘草调和诸药。诸药合用，共奏补气安神之功。

经治疗2个月余（临证加减），患者夜间睡眠时间延长，日间乏力改善，饮食好转。后患者继续接受治疗3个月，精神可，睡眠可，二便调。

第五节　痴呆

痴呆是指因年老精气亏虚，或中毒、外伤、感受疫疠毒邪、情志失调、先天禀赋不足等使脑神受损导致脑的功能发生严重障碍，以呆、傻、愚、笨为主要临床表现的一组神志异常症候群。早期轻者可见神志淡漠、少言寡语、迟钝、善忘等症，中晚期重者常表现为终日不语，或闭门独居，或口中喃喃自语，或言词颠倒，举动不经，或哭笑无常，或不欲饮食，数日不知饥饿等。此类患者严重者多不能独自处理日常生活，甚至不能抵御危险伤害。痴呆发病隐匿，早期不易被人发觉，发展缓慢，多呈阶梯样发展。

痴呆既可以是一个独立的病证，又可继发于其他疾病，成为某种疾病某一阶段的表现。现代医学中的阿尔茨海默病、血管性痴呆、老年性痴呆、先天性痴呆，以及感染性疾病、中毒性疾病、外伤性疾病和精神病后期出现痴呆表现者，不伴有意识障碍情况下，均属痴呆范畴，可参照本节辨证论治。

一、诊断依据

（一）诊断标准

根据笔者临床经验，确定痴呆的诊断标准如下：①记忆能力（包括记忆近事及远事的能力）减弱；②判定认知人物、物品、时间、地点能力减退；③计算数字、倒数数字的能力减退；④识别空间位置和结构能力减退；⑤口语能力，包括理解别人语言和有条理地回答问题的能力障碍，文化程度较高者阅读、书写能力障碍；⑥性情孤僻，表情淡漠，语言啰唆重复，自私狭隘、固执，或无理由欣快，易于激动或暴怒，或把拾到的破烂视为珍品等；⑦抽象思维能力下降，例如不能解释谚语、区别词语的相同点和不同点，不能给事物下定义等；⑧性格特征改变，道德伦理缺乏，不知羞耻；⑨起病发展缓慢，病程长；⑩近6个月内性格、脾气有明显改变者，或有眩晕、消渴、真心痛、胸痹、小中风、中风等病史者。

（二）鉴别诊断

1. 癫证、狂证 癫证、狂证多见于青壮年，常由所求不得、过思不解、肝气不舒致病。常因精神刺激而突然发作或加重，虽有各种精神症状，但智力多正常，此为主要特点。

2. 痫证 痫证为发作性病变，特征为突然昏仆，不省人事，四肢抽搐，口吐涎沫，两目上视，移时苏醒，醒后如常人。早期其智力多无异常，发作日久可出现痴呆表现。

3. 健忘 健忘是以遇事善忘，但神志如常，明晓事理，告知可晓其事而善忘，且不伴其他智能因素减退，而痴呆则神情呆钝，不明事理，告之而不晓其事，记忆力减退或丧失，且伴有计算力、定向力等智能减退。

4. 昏迷 昏迷表现为神志不清，为脑窍闭塞，神明失用所致。患者虽有生命存在，但不能自主语言、行动，呼之多无反应，无法与周围的人进行交流。而痴呆患者多可自主语言、行动，尚能与周围的人进行交流。

5. 郁证 郁证是以心情抑郁，情绪不宁，胸闷太息，胁肋胀痛，或咽中如有异物，咽之不下、吐之不出等为主要表现，但无智能障碍。痴呆虽也可由情志因素引起，但以智能障碍为主要表现。

二、病因、病机

（一）病因

1. 年老精气虚衰 年老体衰，肝肾精血日亏，久病气血不调或脾胃功能减退，运化日渐乏力，气血生化乏源，脾肾不足，髓海空虚，心神失养，元神失用而致痴呆；脏腑功能失调，气血津液运行气化失常，气血瘀滞，痰浊内阻，蒙蔽清窍，亦可发为痴呆。

2. 先天不足 先天禀赋不足，或母亲怀胎初期感受病邪，错服药物，或饮食不节，气血精微化生无源造成患儿先天不足，五脏虚损，肾精匮乏而致发育迟滞，智力低下。

3. 中风 中老年人因调摄不适，常可致肝肾阴亏，阳亢化风，风痰、瘀血痹阻经脉脑络，或脾肾不足，气血虚弱，痰瘀痹阻经脉脑络而致中风病发生。中风或中风之后，由于脑络为风痰、瘀血痹阻，气血精微难以上输，致清窍失养，浊毒瘀阻，脑髓消减，神机失用而发为痴呆。

4. 情志失调或他病引发 若郁怒愤恚而隐含不泄，或隐曲之事难以启齿，或事不如愿而无处申述，或久思积虑，或多疑善猜，或大怖惊恐，意志怯懦，导致情志损伤，气机郁结，久必酿成痴呆之患。或久生他病，如癫证、痫证、狂证致正气大虚，痰浊阻窍；颤振不已，风痰、瘀血阻于经脉及脑络，或兼肾精亏耗，脑髓不足，发为痴呆。

（二）病机

1. 病情分析 本病病位在脑，与心、肾、肝、脾均有关系，与肾的关系尤为密切。主要以虚及虚实夹杂为主。虚者多为肝肾精亏、脾肾俱虚、髓海不足；实者常见火郁、痰浊、痰热、风阳、气滞及瘀血。

病情发展一般多较徐缓，渐进加重，病程较长。在病情发展过程中，正虚邪实互相影响，互为因果。

2. **病机转化** 痴呆为内伤疾病，缓慢进展而加重，病变总属虚实夹杂，多脏腑功能失调，病变初期多以邪实为主，或因中风病风、火、痰、瘀相兼为患，或因肝郁化火，痰瘀内生，痰火扰心，也可见痰湿内盛，痰浊蒙窍者。一般而言，脏腑功能失调，痰瘀内生，阻滞脉络，无化热化火之势，则病情相对平稳；若肝郁化火，痰瘀化热或化风，上扰清窍，则病情波动或加重。若调摄不适，或失治误治，进一步邪盛壅积更耗伤气血阴精，出现虚虚实实、虚实夹杂之变，进而导致心、肝、脾、肾功能俱损，阴阳气血失调，痰瘀壅塞脑络，脑髓消减之势更甚。终可致五脏形神俱损，气衰魄离，髓海空虚，神机失用而为呆、傻、愚、笨难治之候。

三、辨证论治

（一）辨证思路

1. **抓早期轻中证** 老年期痴呆病程较长，且渐进加重，辨证主要是抓住早期轻中证。

2. **重视先后天之本** 人过五旬，阴气自半，肾精不足，脾胃不健，这是痴呆发病的内在因素。

3. **痰、瘀、火、郁是病情加重的重要因素** 脏腑功能失调，浊邪内生，蕴积体内，而肝郁化火，内风旋起，痰瘀内阻，闭络阻窍，则导致病情波动或加重。

4. **不同阶段各有偏重** 病变总属虚实夹杂，既有脏腑虚衰，功能失调，也有痰、瘀、火、郁、风等浊邪内生，二者贯穿病变始终，在不同发展阶段，各有偏重。

（二）辨证要点

1. **辨脏腑** 年高或久病体衰，症见头晕目眩，记忆、计算力减退，懒怠思卧，神情呆滞，齿枯发焦，腰酸腿软，步行艰难，舌瘦色淡，脉沉细弱者，属肾中精气耗损，髓海渐空之证，病位在脑与肾；若症见表情呆滞，双目少神，静默寡言，记忆、计算力减退，伴有头晕目眩、耳鸣、腰膝酸软、筋惕肉瞤、毛甲无华、舌体瘦小或舌质红、少苔、脉沉细弦或沉细弱者，属肝肾阴精亏损，病位在脑与肝肾；若症见表情呆滞，沉默缄言，记忆、计算力减退，口齿含糊，言不达意，伴腰膝酸软，肌肉萎缩，食少纳呆，气短懒言，口涎外溢，或四肢不温，腹痛喜按，鸡鸣泄泻，舌淡体胖，脉沉细弱，双尺尤甚者，为脾肾不足，病位在脑与脾、肾；若症见智能减退，记忆力、计算力、定向力差，伴腰膝酸软，烦躁多怒，夜不安寐或梦多，或五心烦热，舌红少苔或苔干，脉弦细数者，属心肾不交，病位在脑与心、肾；若症见记忆力下降，判断错乱，伴眩晕，头痛，性情急躁，焦虑不安，心烦不寐，易与人争吵，口干苦，小便短赤，大便秘结，舌红苔黄，脉弦数，病位在脑与心、肝。

2. **辨病性** 痴呆属虚者，主要以神气不足、面色失荣、形体瘦枯、言行迟钝为特征，结合舌、脉兼症，临床常见髓海不足、肝肾阴亏、脾肾两虚及心肾不交等证。以实为主者，除见智能减退、神情呆滞、反应呆钝外，临床还可见因浊实之邪蒙神扰窍而引起情志、性格方面或亢奋或抑制的明显改变，以及痰浊、瘀血、风火等诸实邪引起的证候。若症见神情呆滞，反应迟钝，语言不利，善忘，易惊恐，或思维异常，行为古怪，伴肌肤甲错，口干不欲饮，舌质暗红或有瘀斑，脉细涩者，属瘀血内阻；若以神情呆钝，智力减退，哭笑无常，喃喃自语或终日无语，呆若木鸡，伴有不思饮食，脘腹胀痛，痞满不通，口多涎沫，头重如裹，舌淡苔腻，脉滑为特征者，证属痰浊阻窍；若以近记忆力减退，神情呆钝，眩晕头痛，伴失眠或嗜睡，头沉身困，舌红，苔白腻，脉弦滑为特征者，证属风痰瘀阻；若以智能减退，善忘颠倒，胸脘满闷，咳痰（或痰多），烦乱多语，失眠，口臭，尿黄便干，舌红，苔黄腻，脉弦滑或弦滑数为特征者，证属痰火内扰；以记忆力减退、性情急躁易怒、眩晕、头痛等为特点，证属心肝火盛。以上几证均以实邪、浊邪内阻为特征。这些实证可兼见于本虚证中，如肝肾阴亏兼见风痰瘀阻或心肝火盛或痰火内扰，此时所兼挟风、火、痰、瘀可加重肝肾阴亏之本虚，使痴呆病情恶化。

四、治则治法

（一）治疗思路

痴呆早期（轻证）是治疗的最佳阶段，此时重在稳定病情，改善近期症状，延缓发展，部分患者可有明显好转。痴呆病机复杂，辨证论治是核心，中药可以长期服用，应注意与西药的协同作用，提高远期疗效和生存质量，减少或避免不良反应的发生。中风后痴呆，在病变过程中还可因复中而加重病情，需加强预防；对阿尔茨海默病，常因外感发热、肺痈、喉痹或七情过激等加重或恶化，应予以重视。

（二）治疗原则

通降祛浊不伤正，滋补养正才不致邪壅。痴呆总属本虚标实，当根据标本之缓急轻重，予以驱邪、通络、降浊，或补肾精、气血，补虚扶正并用之治。

五、分证论治

（一）针灸疗法

1. 风、痰、瘀阻窍（络）

症状：记忆力减退，神情呆钝，眩晕或头痛，伴失眠或嗜睡，头重身困，懒动嗜卧，或伴肢体麻木阵作，肢软无力，或肢体拘紧、僵直。舌淡红或暗红，苔白腻，脉弦滑或弦细涩。

病机分析：年老肝肾阴精亏少，阴不济阳，阳无所依，虚阳愈亢，遇调摄不适，风阳内动，挟痰、瘀痹阻经脉脑络而为中风。风、痰、瘀蒙蔽心窍，阻于脑络则发为痴呆；痰、瘀阻络，蒙蔽清窍，清阳不升，则见头重身困，懒动嗜卧；风、痰、瘀阻络，日久可化热，或致痰热腑实，更耗阴津，动风之势可更甚。

治则：息风通络、化痰开窍。

针灸取穴：百会、神庭、本神、神门、列缺、照海、三阴交、足三里、风池、风府、大椎、合谷、曲池、丰隆。

操作：先刺风池、风府、大椎，得气后行捻转泻法，不留针，其他穴位以补泻兼施为主。每日1次，每次留针30分钟，每隔10分钟行针1次。

方义：百会位于督脉的巅顶处，督脉通络脑，可清头目、宁神志；本神、神门分调脑神、心神，可起到安神定志作用；神庭为督脉穴，可开窍醒神；列缺为肺经络穴，通任脉，可宣肺利咽、通利鼻窍以宣肺化痰；照海为肾经穴，与阴跷脉相通，滋肾阴以养脑髓；三阴交为肝、脾、肾经之交会穴，可滋养肝、脾、肾；足三里为胃经合穴，脾胃为后天之本，气血生化之源，可扶助正气；风池是足少阳与阳维脉之会，风府为督脉、膀胱经、阳维脉之交会穴，两穴合用功擅疏散风邪；大椎为诸阳之会，系泄热之要穴；合谷为大肠经原穴，与列缺同用属主客原络配穴，加强祛风、宣肺之功；曲池为手阳明经之合穴，泻阳明之热；丰隆为祛痰要穴。诸穴合用，共奏祛风通络、调神定志之功。

2. 气虚（气滞）血瘀

症状：神情呆滞，智力减低，面色无华，气短乏力，或偏侧肢体活动无力或酸胀麻木，或兼胸闷太息，面色暗滞，烦乱少寐。舌暗淡或有瘀斑，脉弦细或沉缓而涩。

病机分析：年老气衰，气虚行血无力，可致气虚血瘀，脑络痹阻，则脑髓失养而症见神情呆滞、智力减退，或伴偏侧肢体麻木、酸胀或无力；气虚血瘀，气行不畅，或因忧郁伤肝，或因大惊卒恐，气血逆乱，或外伤、感邪、中毒致血滞气郁，久伤正气，瘀血阻窍，脑神逆乱而为痴呆；胸闷太息，面色暗滞，烦乱少寐为气滞血行不畅，面失荣养，心神失养为瘀浊所扰之症；舌暗淡或有瘀斑，脉弦细或沉缓而涩，为气虚或气滞血瘀之证。

治则：益气（理气）化瘀、通络开窍。

针灸取穴：百会、四神聪、风池、合谷、血海、三阴交、膈俞。

操作：针刺以补泻兼施为主，每日 1 次，每次留针 30 分钟，每隔 10 分钟行针 1 次。

方义：百会位于督脉巅顶处，督脉通络脑，可清头目、宁神志；四神聪可镇静安神；风池是足少阳与阳维脉之会，功擅疏散风邪；合谷为大肠经原穴，与血海、膈俞两穴合用活血补血；三阴交为肝、脾、肾经之交会穴，可调肝、理脾、滋肾。诸穴合用，共奏疏风活血、通络安神之功。

3. 肝肾精亏

症状：神情呆滞，反应迟钝，沉默寡言，记忆减退，理解、计算力差，头晕目眩，或耳鸣，或肢麻、举动不灵，腰膝酸软。舌质暗红，苔薄白或少苔，或舌体瘦小，脉沉细弱或脉沉细弦。

病机分析：年老体衰，肝肾阴精渐亏，或长期精神抑郁或性情暴躁，郁火暗耗或肝阴耗伤，肝肾阴精亏损，或邪气久羁，劫伤肝肾之阴，肝肾阴精亏虚，不能上通于髓海，荣于脑窍则灵动、记性渐失；而风、痰、瘀阻于脑络，可使记忆、理解力等智能减退加重；阴精亏虚，水不涵木，则阳亢易化风上扰清窍致头晕、目眩、耳鸣；肝主筋脉，腰为肾府，精血匮乏不能荣润则腰膝酸软；若阳亢化风，风挟痰、瘀痹阻经脉则见肢麻、举动不灵；舌体瘦小，舌红少苔，脉沉细，为肝肾阴精亏虚之证。

治则：补益肝肾、息风潜阳。

针灸取穴：百会、四神聪、神庭、本神、神门、照海、肝俞、肾俞、三阴交、太溪、足三里。

操作：针用补法，每日 1 次，每次留针 30 分钟，每隔 10 分钟行针 1 次。

方义：百会位于督脉巅顶处，督脉通络脑，可清头目、宁神志；本神、神门分调脑神、心神，可起到安神定志作用；神庭为督脉穴，可开窍醒神；四神聪可镇静安神；照海为肾经穴，与阴跷脉相通，滋肾阴以养脑髓；三阴交为肝、脾、肾经之交会穴，可滋养肝、脾、肾；足三里为胃的下合穴，脾胃为后天之本、气血生化之源，可扶助正气；太溪、肝俞、肾俞滋补肝肾之阴。诸穴合用，共奏滋阴潜阳、安神定志之功。

4. 脾肾不足

症状：神情呆滞，沉默缄言，记忆力减退，失认失算，口齿含糊，伴腰膝酸软，肌肉萎缩，倦怠流涎，四肢欠温，纳呆乏力，腹胀便溏。舌淡体胖，苔白或白滑，脉沉细弱，双尺尤甚。

病机分析：年老体衰，痴呆日久，久病体弱，气血不调，后天脾胃功能衰减，不能化精微以生气血，不能充养先天之本致使肾中精气日渐亏损，进而脑髓失荣，清窍失养，元神失用，灵机记性衰减，故症见神情呆滞、沉默缄言、记忆减退、失认失算、口齿含糊；肾中精气亏虚不能温脾阳，助脾运，脾之气虚阳微，运化水谷之力衰减，气化温煦四肢、百骸不利，则见纳呆乏力、倦怠流涎、四肢欠温、腹胀便溏；肾主骨，腰为肾之府，脾主肌肉，脾肾不足不能强腰膝、健肌肉则见腰膝酸软、肌肉萎缩；舌淡体胖，苔白滑，脉沉细弱，双尺尤甚，为脾肾不足，气弱阳微之证。

治则：补益脾肾、生精益智。

针灸取穴：百会、四神聪、脾俞、肾俞、足三里、三阴交、太溪。

操作：针用补法，每日1次，每次留针30分钟，每隔10分钟行针1次。

方义：百会位于督脉巅顶处，督脉通络脑，可清头目、宁神志；四神聪可镇静安神；三阴交为肝、脾、肾经之交会穴，可滋养肝、脾、肾；足三里为胃的合穴、下合穴，脾胃为后天之本、气血生化之源，可扶助正气；太溪、肾俞滋补肾阴；脾俞温补脾阳。诸穴合用，共奏补益健肾、生精益智之功。

5. 髓海不足

症状：智力减退，头晕耳鸣，齿枯发焦，腰酸腿软，动作笨拙，步行艰难，忽哭忽笑，喃喃自语或终日不语，举动不经。舌瘦色淡，苔白，脉沉细弱。

病机分析：脑为元神之府，灵机、记性皆出于脑。肾主骨生髓而上通于脑，脑为髓海，赖先天肾精所充养。若年老体衰，肾中精气匮乏耗损，髓海失养，脑髓渐空，则智力减退、头晕耳鸣、忽哭忽笑、喃喃自语或终日不语、举动不经而为痴呆；齿枯发焦、腰酸腿软，为肾精不足，不能主骨生髓、固齿荣发、强健腰膝之象；肾精亏耗，作强不能，技巧失灵，则动作笨拙，步行艰难；舌、脉亦为肾中精气虚之象。

治则：补肾填精、益髓增智。

针灸取穴：百会、四神聪、风池、内关、肝俞、肾俞、太冲、太溪、足三里、三阴交、大椎。

操作：针用补法，每日1次，每次留针30分钟，每隔10分钟行针1次。

方义：百会位于督脉巅顶处，督脉通络脑，可清头目、宁神志；三阴交为肝、脾、肾经之交会穴，可滋养肝、脾、肾；足三里为胃的合穴、下合穴，脾胃为后天之本、气血生化之源，可扶助正气；风池是足少阳与阳维脉之会，功擅疏散风邪；大椎为诸阳之会，系泄热之要穴；太溪与肾俞、肝俞相配，滋补肝肾之阴、充养脑髓；内关为心包经络穴且通阴维脉，宁心安神。诸穴合用，共奏补肾益髓、益智安神之功。

（二）推拿疗法

治则：补气血、调和五脏、安神益志。

取穴：印堂、神庭、太阳、水沟、内关、曲池、足三里、阳陵泉、三阴交、涌泉、气海、关元、中脘、下脘、天枢、百会、风池、风府、肩井、命门、肾俞、心俞、脾俞、胃俞、大椎。

手法：开天门（推印堂至神庭）36次。分推阴阳（从印堂经上额推太阳穴）36次。掐水沟，点按百会，按揉风池、风府，拿肩井。按内关、曲池、足三里、阳陵泉、三阴交、涌泉，并施拿法于下肢。按揉气海、关元、中脘、下脘、天枢，并按顺时针方向摩腹，手法以轻柔适度，摩腹3～5分钟，以调理脾胃肠功能。捏脊7～9遍，并着重按揉命门、肾俞、心俞、脾俞、胃俞及大椎。诸穴合用，共奏补益气血、调神定志之功。

（三）其他疗法

1. 中成药

（1）清开灵注射液 清开灵注射液40ml加入0.9%氯化钠注射液250ml中，静脉滴注，每日1次。适用于痰热盛所致之痴呆。

（2）醒脑静注射液 醒脑静注射液30ml加入0.9%氯化钠注射液250ml中，静脉滴注，每日1次。适用于痰瘀阻窍所致之痴呆。

（3）黄芪注射液 黄芪注射液20～30ml加入0.9%氯化钠注射液250ml中，

静脉滴注，每日 1 次。适用于气虚血瘀所致之痴呆。

2. 单验方

（1）汤剂　山茱萸 30g，葛根、赤芍、川芎各 10g，槐米、五味子各 6g、石菖蒲、远志各 8g。水煎服，每日 1 剂。适用于肝肾精亏、痰瘀阻络所致之痴呆。

（2）汤剂　山药、生白术、益智仁各 10 ~ 15g，补骨脂、巴戟天各 6g。每日 1 剂，每日 2 次。适用于脾肾俱虚所致之痴呆。

3. 食疗方

（1）核桃芝麻莲子粥　核桃仁 30g、黑芝麻 30g、莲子 15g、大米适量，加水煮粥服食。适用于髓海不足所致之痴呆。

（2）小麦大枣粥　小麦 100g（浸软压片）、大枣 10 枚，加适量水，共煮粥食。适用于气血虚弱所致之痴呆。

（3）山药核桃粥　山药 100g、核桃 30g、大米适量，加水煮粥服食。适用于脾肾不足所致之痴呆。

六、临床心得

老年性痴呆中阿尔茨海默病、血管性痴呆，以及二者混合者多见。

血管性痴呆的患者，多经历平台期、波动期、下滑期 3 个阶段。平台期，以认知、心理行为及日常生活能力等总体状况稳定为特征，其病证以本虚标实兼夹，虚实力量相对平衡为特点。波动期，以认知状况出现轻度加重或时好时坏，心理行为异常，日常生活能力下降，或伴有中风先兆等改变而使总体状况有加重趋势为特征，其病证以痰浊瘀阻、蒙窍，痰热内扰或风痰瘀阻为主，以浊实之邪壅盛为主要特征。若诸浊实之邪壅滞不散，蕴化成毒，可伤络败髓导致病情加重。因此，波动期是及时遏制病情进展的关键期。下滑期，以认知状况出现恶化，日常生活能力明显滑坡，常伴原发疾病加重或复发的临床表现，以总体状况下降显著为特征，其病证以浊毒壅盛为特征，出现以痰浊、火热壅盛，腐化秽浊，蒙窍扰神，内风扰动等病理改变。毒邪是病情阶段样下滑的关键。正气虚损，痰瘀阻络贯穿血管性痴呆病程始终，因此一般以通补兼施为治疗大法，然通补之中，应把握"通"。血管性痴呆虽然正虚，但治疗不宜一味进补，一味进补则易壅滞，补以助通，通中寓补，适其而行。因此，所谓"通"，并非直折攻下逐瘀，而是强调以通助调。"调"是调理气机、调节脏腑功能、调和阴阳、和解疏导为原则的治疗。平台期，补虚、通络、祛痰并治，以补虚为主，多用成药；波动期，化痰、清热、通络、息风，以驱邪为主；下滑期，化浊、解毒、醒神开窍，以解毒为要。波动期、下滑期需辨证论治，多用汤剂。

对阿尔茨海默病进展缓慢的患者，治疗上应给予整体调治，扶正强调调补疏通，给予益气扶阳、健脾补肾、益髓增智、调心气等，并侧重交通心肾，使心肾相交，阴阳平和，脏腑气机条达，改善患者的临床症状，延长相对平稳期，延缓病情发展，提高生活质量。

临床实践中，根据国医大师石学敏院士"醒脑开窍针法"、吕景山教授"对穴"理论，笔者逐步摸索总结出益智开窍针法。主穴为百会、四神聪、神庭、印堂、脑空、脑户、风池、风府、内关、合谷、三阴交、太溪、悬钟、太冲、曲鬓、水沟。气血不足加足三里、关元（气海）等并用补法；瘀血阻滞加血海、三阴交用泻法等；痰浊蒙蔽则加丰隆、阴陵泉、足三里等；气机郁滞则加膻中、间使，同时合谷、太冲用泻法。手法：合谷、太冲（同侧）采用同步行针手法，结合患者证候虚实采用补虚泻实，一般多以快速高频捻转行针为主，时间持续30秒；内关、三阴交采用同步行针手法，平补平泻捻转为主；水沟斜向上方，滞针单搓飞法；太溪、悬钟采用捻转补法；风府缓慢进针，得气留针，一般不提插，可以缓慢捻转；百会、四神聪、神庭、印堂、脑空、脑户、风池、曲鬓，采用头针捻转法，快速捻转180～200次/分。疗程：每日针刺1次，每周6次，3周为1个疗程。

七、转归与预后

痴呆为本虚标实、虚实夹杂之证，病机复杂，临床表现多样，且多并发或合并其他病变。一般而言，痴呆早期（轻证）多以邪实为主，以脏腑功能失调，内生痰、瘀、火、郁、风夹杂，阻塞脉络，上扰清窍多见，证为痰瘀阻窍（络）、气虚（气滞）血瘀、心肝火旺等，随病程缓慢进展，本虚之象渐明显，内生浊邪，进一步耗伤气血，损害脏腑，以致肝肾精亏、脾肾不足，终致精亏髓少，髓海空虚，神机失用，表现为呆、傻、愚、笨。当然部分患者年高体衰，发病之初即可见脑髓不足证，病变发展过程中，也可因虚致实，或中风复发，或感受外邪入里，以致痰瘀化热，心肝火旺，火热生风，浊毒内盛使病情波动而恶化。

患有老年期痴呆的患者均有缩短寿命的危险性，早期诊断、积极治疗、合理用药可以改善症状，延缓进展，提高生存质量。

八、护理与调摄

对痴呆患者的护理与调摄，要从早期开始，针对各个病变时期之病情轻重、病变特点，全程护理与调摄，做到辨证施护、辨证调补，给予足够的关爱和重视。

在生活方面，应根据患者生活自理能力情况，分别给予辅助、部分及完全充分的照顾，力求在保证患者正常饮食起居及个人安全的前提下，帮助其发挥和利用所存留的生活能力，防止其各种能力的进一步退化和丧失。如有肢体功能障碍者，应加强患肢护理，防止外伤及骨折；有吞咽功能障碍者，应注意喂食、进食安全，防止误吸。在饮食、起居调摄方面，应注意饮食要清淡易消化而又富于营养，居室、服饰要寒暖适宜，同时加强身体锻炼，力求延缓痴呆的进程。对卧床的痴呆患者，要注意防止褥疮及风温肺热、淋证的发生。在精神心理方面，针对早期轻证患者，要尊重患者独立人格，耐心、和蔼对待患者，鼓励患者参与社会活动，关心关注周围的人和事。对患者所做的努力，应及时予以肯定和赞扬，增强患者生活的信心和兴趣。对有性情、人格改变的患者，应以劝导、安慰的方式，防止自伤、伤人、毁物及走失等意外事故的发生。劝导患者调养情志，喜怒有节，避免情志内伤，保养肝肾精气。晚期重证患者丧失了生活自理能力，应依靠社会、家庭的支持与照顾。

九、预防与康复

医务工作者应加强对中老年人健康生活方式知识的宣传，普及教育，要对能够导致痴呆的各种危险因素使中老年人有充分的认识和重视，并积极治疗和控制相关危险因素。中老年人应注意适当参加劳动，锻炼身体，生活有规律，合理膳食，心境平和，多参加社会活动，从而预防肌体过早衰老；避免过逸恶劳，少食肥甘厚味，多食蔬菜、瓜果，清淡饮食，避免过劳、紧张，预防消渴、胸痹及中风等疾患，进而避免由上述疾患所致痴呆；预防各种传染病和外伤、中毒等，积极治疗各种慢性疾病。

本病患者一般均采用综合性康复措施，包括药物疗法、饮食疗法、体育疗法、情志疗法、娱乐疗法等。

十、医论提要

"痴呆"一词首见于《华佗神医秘传》。晋代《针灸甲乙经》、明代《针灸大成》均以"呆痴"命名。明以前痴呆专论极少，直至张景岳《景岳全书·杂证谟》才论述了有关内容。张景岳说："痴呆证，凡平素无痰而或以郁结，或以不遂，或以思虑，或以疑惑，或以惊恐而渐致痴呆……此其逆气在心或肝、胆二经，气有不清而然……"并认为情志不遂是其主要病因，其病位在心，与肝、胆二经有关。清·陈士铎在《辨证录·呆病门》中论述了痴呆的病因、病机。陈士铎说："大约其始也，起于肝气之郁；其终也，由于胃气之衰。肝郁则木克土，而痰不能化，胃衰则土不制水而痰不能消，于是痰积胸中，盘踞于心外，使神明不清，而成呆病矣。"且认为木郁克土，痰浊内积是其主要病因、病机。陈士铎在《石室秘录》中还说："痰气最盛，呆气最深。"王清任在《医林改错·脑髓说》中说："小儿无记性者，脑髓未满；高年无记性者，脑髓渐空。"说明了老年肝肾亏损，脑髓失养是此病的主要原因。在辨证论治方面，早在《灵枢·天年》里就有与痴呆相似的有关症状："六十岁，心气始衰，苦忧悲，血气懈惰，故好卧……八十岁，肺气衰，魄离，故言善误。"晋·王叔和《脉经》中说："两手脉浮之俱有阳，沉之俱有阴，阴阳皆实盛者，此为冲、督之脉也。冲、督用事，则十二经不复朝于寸口，其人皆苦恍惚狂痴。"从脉象上论及了本病。张景岳描述了痴呆的症状与脉象："……言辞颠倒，举动不经，或多汗，或善愁，其症则千奇百怪，无所不至，脉必或弦或数，或大或小，变易不常。"陈士铎在《辨证录·呆病门》中列举了洗心汤、转呆丹等治疗痴呆的方剂，对临床有一定的参考价值。陈士铎在《石室秘录·痴呆》中说："治呆无奇法，治痰即治呆也。"化痰开窍这一方法至今仍被临床运用。

十一、医案选粹

病案（一）

陈某，男，83岁。2016年2月16日就诊。发病缓慢，主因头晕伴反应迟钝3年，加重1个月就诊于我科门诊。患者自2013年以来，家人发现患者记忆力明显减退，伴间断头晕，表现为回忆不起早餐内容，出门后不能准确定位回家的路。患者症状进行性加重，并影响日常生活，日常生活依赖家人帮忙，曾就诊于山西省人民医院等综合医院，诊断为"老年性痴呆"，治疗后患者痴呆症状并未明显改善。近 1 个月来，反应迟钝加重，伴头晕，步态不稳，经常小便失禁，精神差，纳食欠佳，眠可，大便正常。舌淡，苔白，脉细弱。既往有抑郁症 3 年，前列腺增生症多年。

中医诊断：痴呆（脾肾两虚）。

治则：健脾养肾、益精填髓。

针灸取穴：百会、四神聪、神庭、中极；双侧本神、神门、内关、合谷、足三里、三阴交、悬钟、太溪、太冲、申脉、照海、水道。

操作：悬钟、太溪、三阴交、足三里毫针补法，余穴平补平泻，百会、神庭加电针。安静状态下留针 30 分钟。选取百会、四神聪、神庭、本神、申脉、照海、神门调神补脑；三阴交、悬钟、太溪益精填髓；内关、合谷、太冲行气通络；中极、水道补肾气、调小便；足三里扶助正气。诸穴合用，共奏健脾益肾、调神益智之功。

中药处方：石菖蒲 20g、制远志 15g、生晒人参 15g、茯苓 10g、菟丝子 10g、熟地黄 20g、五味子 10g、枸杞子 20g、怀牛膝 18g、川芎 12g、薄荷 18g、郁金 10g、巴戟天 15g、鹿角胶 10g、炒酸枣仁 20g、甘草 10g。7 剂，水煎服，每日 1 剂，早晚温服。方中生晒人参与茯苓合用可益心力、除遗忘；石菖蒲化痰开窍；制远志、炒酸枣仁养心安神；五味子养阴固精；菟丝子、熟地黄、枸杞子、怀牛膝、巴戟天、鹿角胶滋补肾阴肾阳；川芎、薄荷、郁金行气解郁；甘草调和诸药。诸药合用，共奏补肾填髓、醒神益智之功。

治疗 3 个月余（临证加减），患者痴呆症状无进一步加重，小便调，精神尚可，记忆力、反应能力等认知功能较前改善。

病案（二）

张某，女，66 岁。2016 年 5 月 19 日初诊。家属诉，患者记忆力减退 1 年余，表现为对近事遗忘，对刚发生的事情似是而非，记忆不全，时常发生穿错衣服，系错纽扣等现象，伴表情淡漠，寡言少语，反应迟钝，健忘，间断头晕、耳鸣，腰膝酸软，神疲乏力。舌瘦色淡，苔薄白，脉沉细。患者孕 5 产 5。

中医诊断：痴呆（肾精不足、髓海空虚）。

治则：益精填髓、补益肝肾。

针灸取穴：百会、四神聪、神庭，双侧本神、神门、内关、合谷、足三里、三阴交、悬钟、太溪、太冲、申脉、照海。

操作：悬钟、太溪、三阴交、足三里毫针补法，余穴平补平泻，百会、神庭加电针。安静状态下留针 30 分钟。选取百会、四神聪、神庭、本神、申脉、照海、神门调神补脑；三阴交、悬钟、太溪益精填髓；内关、合谷行气通络；太冲、合谷同时行针益肝理气、开窍启闭；足三里扶助正气。诸穴合用，共奏理气开窍、调神益智之功。

　　中药处方：熟地黄 15g、生晒人参 15g、白术 9g、当归 9g、远志 15g、石菖蒲 20g、生山药 15g、山茱萸 20g、枸杞子 15g、菟丝子 10g、鹿角胶 10g、龟板 9g、炒酸枣仁 20g、怀牛膝 18g、甘草 6g。7 剂，水煎服，每日 1 剂，早晚温服。脑为髓海，亦为元神之府。患者年逾六旬，孕育多，耗精伤血，故应补益肝肾精血。本方由左归丸化裁而来，旨在滋补肝肾、益精填髓。方中熟地黄滋阴补肾；生晒人参、白术、甘草益气健脾，补后天以养先天；石菖蒲化痰开窍；远志、炒酸枣仁养心安神；鹿角胶、龟板益精填髓。诸药合用，共奏补益肝肾、益精填髓之效。

　　治疗 3 个月（临证加减），患者头晕症状消失，耳鸣显著缓解，腰膝酸软、神疲乏力症状明显改善，记忆力有所提高。后继续治疗 3 个月，症状未进一步加重。随访半年，患者神志清，精神可，无明显不适。

第六节　脏躁

　　脏躁是因情志不和而导致的以精神恍惚、悲伤欲哭为主要临床表现的一种神志疾病。其轻者可见喜怒无常、躁动不安、呵欠频作，重者则出现昏厥、抽搐、失音、失听、失明和肢体不遂。脏躁病机主要为阴阳失调，脏腑失养。患者体质与疾病发生密切相关，常由情绪失常诱发，尤以女性多见。

　　现代医学中的神经官能症、癔证、更年期综合征、神经症，可参考本节辨证论治。

一、诊断依据

（一）诊断标准

依据 1994 年王永炎等主编的《临床中医内科学》中对脏躁的诊断标准，确定脏躁的诊断标准如下：①悲伤欲哭、精神恍惚、喜怒无常、躁动不安、呵欠频作，甚者可出现昏厥、抽搐、失音、失听、失明、肢体不遂等；②多发生于中青年女性，但男性亦可出现；③多有反复发作史或家族史，发病前常有明显的情志失调病史，或精神刺激因素；④采用现代医学神经系统检查方法，多无阳性体征。

（二）鉴别诊断

1. **郁证** 郁证是以心情抑郁，情绪不宁，胸闷太息，胸胁胀痛，或咽中如有异物，咽之不下，吐之不出为主要表现。而脏躁之悲伤欲哭、精神恍惚一般为一过性，不发作时如常人。但脏躁经常与郁证合并出现，郁证可与脏躁症状同时出现。

2. **百合病** 百合病亦有精神恍惚、情绪不宁、如有神灵者等精神症状，与脏躁相似，但百合病常意欲食，复不能食，常默然，欲卧不能卧，欲行不能行；如寒无寒，如热无热，口苦、小便赤、脉微数，诸药不能治，得药则剧吐利。与脏躁之悲伤欲哭、喜怒无常、躁动不安、呵欠频作有很大差别。

3. **癫证** 癫证以精神抑郁、表情淡漠、语无伦次、静而少动、喃喃自语为主要表现。青壮年多见，男女比例无显著差异。脏躁以中年女性多见，在情志变化或精神因素的刺激下，呈间歇性发作，以精神恍惚、悲伤欲哭为主症。

二、病因、病机

（一）病因

1. **体质虚弱** 先天禀赋不足，阴血亏虚，或因年老体虚阴血亏损，阴血无以濡养脏腑而成脏躁。

2. **饮食劳倦** 嗜食膏粱厚味，或饮酒过度，或饮食不节、不洁，脾失健运，生湿蕴热，耗伤阴津，阴血亏虚无法濡养脏腑而成脏躁。

3. **情志所伤** 思虑伤脾，郁怒伤肝，肝郁乘脾，脾失健运，生湿蕴热，耗伤阴津；五志过极，心肝火旺，心血暗耗等皆可引起阴血不足。

4. **久病产后** 久病血虚，产后失血及房劳过多，皆可引起阴血亏虚。

5. **房劳过度** 纵欲过度，耗伤肾精，肾阴亏耗，肾阴为一身元阴之所，精血无以化生，引起全身阴血不足。

（二）病机

1. **发病** 致病原因不同，发病有缓有急。

2. **病情分析** 病位在五脏，与心、肝、肾关系密切。以虚证为主，多出现虚实夹杂证。虚为阴血亏虚，并多挟痰、火、瘀、郁等。同时，本病一般进程较缓，因实致虚者较多见，亦有先出现虚证后因虚致实者，后期虚实夹杂最为多见。

3. 病机转化　虚躁者一般为先天禀赋不足，阴血亏虚，年老体虚，久病及失血过多引起，进一步发展既可因阴血不足引起阴虚阳亢、气阴两虚、阴阳两虚等以虚为主之证，又可因阴虚阳亢，虚火内生，而炼液为痰，血行瘀滞，瘀血内生，气机郁滞，痰、火、瘀、郁加重阴血损伤，最终形成虚实夹杂之证。实躁早期以痰、火、瘀、郁为主，血虚不明显。后期邪气损耗气血阴精，亦出现虚实夹杂之变。

三、辨证论治

（一）辨证思路

本病常见于中年女性，常由于情志不遂诱发，并与家庭及生活环境有一定关联。这类患者素日一般性格内向，不善言辞表达，易于产生肝气郁结等一系列表现，如胸胁胀满、不寐、心烦、纳呆、头痛等。

（二）辨证要点

1. 辨病位　病位在五脏，以心、肝为主，涉及肺、脾、肾三脏。若精神恍惚，悲伤欲哭，烦乱不安，病位在心、肝，与脾、肺、肾有关；呵欠频作，病位在肾，与心、肝有关。

2. 辨病性　脏躁以阴虚及虚实夹杂为多。

四、治则治法

（一）治疗思路

脏躁病由血虚不濡，脏腑失养，阴阳失调而成，以阴血亏虚为主，可挟痰、火、瘀、郁等，故治以补虚、祛邪为主。此病总属虚证而不宜大补，虽有虚火，不宜苦降。应治以甘润滋补、养心益脾为主兼解郁、泻火、化痰、化瘀以安神。

（二）治疗原则

本病主要以心、肝两脏为主，心主血脉，心藏神；肝主疏泄，主藏血。两脏的关系主要体现在情志疏泄和血液运行两个方面，加之肝阴（肝血）常不足，肝阳（肝气）常有余，因此本病的治疗常以滋阴养血、除烦安神、行气疏肝为主，也可配伍健脾化痰之法。

五、分证论治

（一）针灸疗法

1. 虚躁

症状：悲伤欲哭，精神恍惚，喜怒无常，躁动不安，呵欠频作为主。可兼见面色无华，心悸而烦，失眠健忘，或唇舌色淡，两目干涩，头晕耳鸣，肢体麻木，筋惕肉瞤。舌质淡，苔少，脉细或弦。

病机分析：先天禀赋不足、年老体虚、久病、产后及思虑过度等都可出现阴血亏损。心主血，肝藏血，故其病位以心、肝为首。心藏神，肝舍魂，心、肝血虚，神无所属，魂无所藏，可出现悲伤欲哭、精神恍惚、喜怒无常；心血虚则见面色无华、心悸而烦、失眠健忘；肝血虚则可见唇舌色淡、两目干涩、头晕耳鸣、肢体麻木、筋惕肉瞤；阴血亏虚，久必及肾，故又可见呵欠频作；其舌、脉亦为阴血亏虚之象。

治则：滋阴养血、宁心安神。

针灸取穴：百会、内关、三阴交、复溜、阴郄。

操作：百会向后沿皮横刺0.5~1寸；内关进针0.5寸，双手同时捻转提插行泻法；三阴交捻转补法；复溜捻转补法；阴郄捻转泻法。隔日针刺1次。

方义：督脉上络脑，而百会为督脉腧穴，可调理脑神；内关为心包经络穴，调理心神而安神定志；三阴交健脾生津、滋养肝肾；复溜补肾益阴；阴郄益肾填髓。诸穴合用，共奏滋阴养血、宁心安神之功。

2. 实躁

症状：悲伤欲哭，精神恍惚，喜怒无常，躁动不安。可兼见善太息，胸胁苦满，呃逆频作，不思饮食，神疲乏力，大便不调，肢体麻木，甚则四肢逆冷，舌质红，苔薄腻，脉弦；或心烦口苦，胸中窒闷，坐卧不宁，咳痰黄稠，小便黄赤，大便秘结，舌质红，苔黄腻，脉滑数；或胸胁刺痛，晨轻夜重，痛有定处，舌质紫暗，或有瘀斑、瘀点，脉弦涩。

病机分析：嗜食膏粱厚味，或饮酒过度，或饮食不节、不洁，思虑伤脾，肝郁乘脾，脾失健运，生湿蕴热，耗伤阴津；或五志过极，心肝火旺，心血暗耗；或纵欲过度，耗伤肾精，肾阴亏耗等都可引起阴血暗耗而形成脏躁。虚躁经久不愈，阴血亏虚又可形成痰、湿、火、瘀等病理产物，而形成虚中夹实。肝气郁滞可见善太息、胸胁苦满、肢体麻木、舌苔腻；肝郁脾虚可见呃逆频作、不思饮食、神疲乏力、大便不调；郁而化火，痰火扰心可见心烦口苦、胸中窒闷、坐卧不宁、咳痰黄稠、小便黄赤、大便秘结、舌质红、苔黄腻、脉滑数；瘀血阻滞可见胸胁刺痛，晨轻夜重，痛有定处，舌质紫暗，或有瘀斑、瘀点，脉弦涩。

治则：祛邪安神、养血润燥。

针灸取穴：水沟、内关、合谷。

操作：针用泻法，留针20~30分钟。必要时选择2~3组穴位，用电针加强刺激。

方义：脑为元神之府，督脉入络脑，水沟可调理脑神；内关为心包经络穴，可调理心神而安神定志；合谷可开窍醒神。诸穴合用，共奏醒神定志之功。

（二）推拿疗法

治则：调神理气、疏肝解郁。

取穴：背部督脉及膀胱经穴位。

手法：患者俯卧，裸背放松，医者立于床旁；取督脉为中间线，督脉左右各旁开1.5寸，由大杼至白环俞连线为第二、三道线；由附分至秩边连线为第四、五道线，第二、三、四、五道线上的穴位属太阳膀胱经；在5道线上施行拨、啄、摩、捏、拍5种手法，每种手法各操作36遍，每种手法约3分钟。

（三）其他疗法

1. 中成药

（1）安神定志丸　每次6~9g，每日3次。适用于肝胆气虚所致之脏躁。

（2）逍遥丸　每次6~10粒，每日2次。适用于肝郁气滞所致之脏躁。

（3）血府逐瘀胶囊　每次4~6片，每日3次。适用于血瘀所致之脏躁。

2. 单验方

（1）汤剂　百合15g、知母10g、炙甘草10g。水煎服。适用于心血不足所致之脏躁。

（2）汤剂　黄连3g、黄芩3g、阿胶（烊化）10g、鸡子黄（兑服）2枚、生白芍30g、生甘草10g。水煎服。适用于阴虚火旺、心肾失交所致之脏躁。

3. 食疗方

（1）炖食　白木耳、白糖、白萝卜共炖熟食用。适用于各种证型的脏躁。

（2）调服　用红枣烧灰存性，米酒调下。适用于妊娠脏躁。

（3）炖食　莲子30g、白扁豆30g、鲜山药30g、枸杞子15g、冰糖适量，加水 600ml，炖 1 小时，早晚空腹食之，隔日 1 次。适用于各种证型的脏躁。

4. 精神诱导法

（1）语言诱导法　通过问病史，了解患者以往病况。适当夸张地分析疾病的预后及转归，以增强患者的信心。指导患者配合治疗，并对其进行开导、劝解，消除其致病的心理状态。

（2）情感诱导法　诱导患者将其注意力从一件事情转移到另一件事情，建立新的心理良性循环；或用一种突然的、与致病的精神刺激不同或相反的强烈精神刺激，使其失调的生理功能得以恢复。常适用于有呕吐、喘促等症状的患者。

（3）暗示诱导法　在取得患者信任的前提下，医生不是依靠正面的开导、劝说，而是用自己的语言、手势、表情或其他暗号，让患者相信并接受自己的观点、信念。

六、临床心得

脏躁以心血虚和肝血虚为主，并与其他各脏腑都有密切关系，属心身疾病范畴。从所列举症状上看，有心神、肝魂、肺魄、脾意、肾志的改变。甘麦大枣汤以补养气血为主，临床常与情志因素关系密切，可配伍疏肝理气药物，如香附、佛手、柴胡、枳壳等。针刺治疗以调神为主，主穴选用百会、四神聪、神庭、本神、印堂、内关、神门、三阴交、太冲。痰盛者加丰隆、阴陵泉；肝郁者加用期门、肝俞；瘀血者加用膈俞、血海。

七、转归与预后

脏躁一般无器质性改变，总属血虚不濡，脏腑失养，阴阳失调。若施治得当，病程不长，患者预后一般较好。若失治、误治，变生他证，则预后较差，顽固难愈。

八、护理与调摄

医护人员应多与患者沟通，解除患者的紧张、忧虑等不良精神体验，耐心细致地做好患者的思想工作，增强患者战胜疾病的信心，使患者精神舒畅，心情愉快，加快身体康复。医护人员应帮助患者养成起居有时的良好习惯，使患者保持精神乐观，情绪稳定，坚持治疗，坚定信心。

九、预防与康复

脏躁多与精神情志因素有关，使患者充实活跃文化生活，提高精神素质，加强在精神方面对脏躁的抵抗能力，是预防脏躁的重要措施。此外，合理安排工作、学习和生活，养成良好生活习惯，适当进行体育锻炼，增强体质，亦可防止本病的发生。

脏躁患者通过各种治疗后，身体、精神状态逐步恢复，可行康复治疗。如失眠者，可常用朱砂安神丸；或用梅花针叩刺脊柱两侧，以腰骶部为重点；或用耳压疗法，取穴神门、心、肾。

十、医论提要

早在春秋战国时期已有不少关于脏躁症状表现的记载。《灵枢·本神》说："怵惕思虑者则伤神，神伤则恐惧，流淫而不止。因悲哀动中者，竭绝而失生。喜乐者，神惮散而不藏；愁忧者，气闭塞而不行；盛怒者，迷惑而不治；恐惧者，神荡惮而不收。"《素问·五脏生成》说："肝气虚则恐，实则怒。心气虚则悲，实则笑不休。"对因情志不和致五脏内伤而产生的一系列症状和病理机制进行了较详细的阐述。

脏躁之名首载于《金匮要略》，书中说："妇人脏躁，喜悲伤欲哭，像如神灵所作，数欠伸，甘麦大枣汤主之。"仲景虽然对本病病机及临床表现进行了高度概括，但并未明确指出具体病位。因而后世医家围绕脏躁之"脏"系指何脏的病位问题，各抒己见。《金匮玉函经二注》认为是"肝虚肺并"；沈明宗、尤怡认为是"子宫血虚"；魏荔彤认为是"血虚脏空"；《金匮要略释义》认为"脏"指"心脏"等；吴谦等认为"脏，心脏也，心静则神藏。若为七情所伤，则心不得静，而神躁扰不宁也。故喜悲伤欲哭，是神不能主情也"，脏躁被首次纳入精神情志类疾病的范畴。近代医家认为，脏躁不是妇女专病，男人也可得之。陆渊雷说："然患此疾者，虽妇人为多，男人也往往而有之，不尽是子宫病明矣。今之研究病原者，尚纷无定论，通常认为遗传与精神刺激有多少关系。"近代刘渡舟等人认为，本病为血虚阴亏，由此来解释脏躁的病因、病机较为贴切。

后世医家治疗脏躁，多在甘麦大枣汤的基础上加减，如朱丹溪将本病列入惊悸、怔忡门。属惊者，则豁痰定惊；悸者，则逐水消饮；虚实夹杂者，则调心血、平心气。恽铁樵将甘麦大枣汤与柴胡桂枝干姜汤、桂枝茯苓丸等方同用，认为此是治本之法。

十一、医案选粹

病案（一）

王某，女，34岁。2014年6月22日初诊。患者自诉心悸、失眠、多梦、胸闷、胁痛、头晕、目眩1月余。与患者家属交谈中得知，患者近1个月来因工作上情志不遂常精神抑郁，偶有自言自语现象，烦躁，面赤，不欲饮食，倦怠乏力，与人交谈相关事件时悲伤欲哭，面容憔悴，咽干，口苦。舌红，苔薄黄，脉弦数。西医理化检查未发现器质性病变。

中医诊断：脏躁（肝郁脾虚）。

治则：疏肝理气、健脾养心。

针灸取穴：百会、四神聪；双侧间使、合谷、神门、足三里、三阴交、行间、太溪、阳陵泉、肝俞、脾俞、期门。

操作：针用平补平泻法。方中百会、四神聪安神醒脑；间使、合谷理气宽胸通络；神门养心安神；足三里、三阴交行气活血、健脾和胃；肝俞、脾俞疏肝健脾；肝俞与期门为俞募相配，有解郁疏肝之效；太溪（补）、行间（泻）、阳陵泉（泻）以补肾阴、泻肝胆火。诸穴合用，共奏疏肝理气、健脾养心之功。

中药处方：当归10g、白芍15g、柴胡12g、白术12g、郁金12g、黄芩12g、生地黄24g、菊花15g、夜交藤30g、合欢皮30g、枳壳10g、炒酸枣仁15g、黄连10g、丹皮10g、甘草10g、大枣10g。7剂，水煎服，每日1剂，早晚温服。方中当归、柴胡活血行气；白芍养血柔肝；黄芩、黄连、生地黄、菊花、丹皮清热解毒泻火；炒酸枣仁、夜交藤、合欢皮解郁安神；甘草补气益脾；大枣健脾养心；白术补气健脾、燥湿利水；郁金行气解郁；枳壳理气宽胸、行气消积。诸药合用，共奏疏肝理气、健脾养心之功。

治疗5日后诸症减轻，继续服用原方治疗5日，诸症消失，随诊未复发。

病案（二）

赵某，女，42岁。2017年4月13日就诊。近1年每于经前出现心烦、善太息、乳房胀痛，经治疗，上述症状可缓解，患者经色暗红，伴有血块，病情逐渐加重，近半年出现心神不宁，悲忧善哭，寐差，纳食欠佳，经检查诊断为

"经前期紧张综合征"。舌质暗红，有瘀点，苔薄白，脉弦有力。

中医辨证：脏躁（气滞血瘀）。

治则：理气活血。

针灸取穴：百会、四神聪，双侧太阳、内关、合谷、神门、足三里、三阴交、太冲、太溪、公孙、血海。

操作：针用平补平泻法。方中百会、四神聪、太阳、神门安神醒脑；内关、合谷行气通络；足三里、三阴交、血海行气活血；太冲（泻）、太溪（补）滋阴行气活血；公孙、内关为八脉交会穴，二者相配，可宽胸理气、和胃调经。诸穴合用，共奏理气活血、安神醒脑之功。

中药处方：当归15g、柴胡10g、茯苓15g、白芍20g、香附15g、栝楼30g、桂枝10g、三棱10g、莪术10g、牛膝10g、竹茹5g、甘草6g。7剂，水煎服，每日1剂，早晚温服。方中当归、柴胡、香附、牛膝行气活血；莪术、三棱行气散瘀；桂枝温通胸中阳气；茯苓、栝楼、竹茹化痰行气；白芍、甘草相配酸甘化阴、养血柔肝。诸药合用，共奏行气活血、柔肝养阴之功。

患者从经前半月开始治疗至经停止，临证加减治疗3个月经周期，随月经排出大量血块后诸症顿解。后随访半年，经前已无不适。

第七节　郁证

郁证是一类以心情抑郁、胸部满闷、情绪不宁、胁肋胀痛，或易哭善怒，或咽中如有异物阻塞（梅核气），失眠等为主要表现的常见病证。就发病来说，以往多认为女性较多，但随着社会生活节奏的加快及各种紧张、应激因素的增加，男性郁证患者也逐渐增多。郁证发病率高、复发率高、病程较长，常缠绵难愈。

现代医学中的癔病、焦虑性神经症、情感性精神障碍的抑郁状态，以及更年期抑郁、神经官能症等疾病，均可以参照本节辨证论治。

一、诊断依据

（一）诊断标准

依据2017年国家中医药管理局公布实施的中华人民共和国中医药行业标准《中医病证诊断疗效标准》，确定郁证的诊断标准如下：①以忧郁不畅，情绪不宁，胸胁胀满疼痛，或易哭善怒，情绪多变，或咽中如有物阻为主要临床症状；②病史多有忧愁、焦虑、悲哀、恐惧、愤怒等情志内伤史；③病情的反复常与各种因素导致的情志变化相关；④各系统检查和实验室检查正常，可以除外器质性疾病。

（二）鉴别诊断

1. 阴虚喉痹 郁证中有梅核气症状者大多见于青中年女性，因情志抑郁而起病，自觉咽中有异物梗阻，但不伴咽喉疼痛及吞咽困难，咽中梗阻感随情志变化而增减，心情抑郁时异物梗阻感加重；而阴虚喉痹以青中年男性发病为多，与感冒、长期的嗜食辛辣及嗜好烟、酒相关，自觉咽中有异物感，但与情绪变化无关，感受外邪或劳累为加重的原因，常伴有咽干、咽痒，或有咳吐黏稠白痰等症状。二者的发病性别、疾病的影响因素不同，可以鉴别。

2. 噎膈 郁证中伴有咽中异物感等梅核气症状者，需与噎膈鉴别。梅核气有咽部异物感，但进食无阻塞，不影响吞咽；噎膈则以吞咽困难为主，其梗阻感与进食相关，多位于胸骨后而不在咽部，且吞咽困难程度日益加重，重者可水、米不进，高发于中老年男性，行食管的相关检查可以做出诊断。

3. 痴呆 年高患郁证者，应注意与痴呆鉴别。痴呆的主要症状包括认知功能的减退、记忆力减退、情感淡漠、行为被动、失语失用等，与郁证的症状有颇多相似之处。二者的鉴别要点：首先，痴呆患者具有逐渐性的认知功能减退病史，而郁证患者病发前认知功能可能相对正常，即使有认知功能减退，也是与郁证发作相关，且具有突发性；其次，认知功能检查时，郁证患者虽有联想困难、思维迟缓，但非思维贫瘠，如予以较长反应时间，患者能给出正确答案，而痴呆为智力的全面减退，患者可能反应较快，但是其答案错误，或者反应迟钝，给予足够时间也无法准确作答；再次，一般郁证患者人格不会发生变化，且具有一定的自知力；而痴呆患者早期人格与自知力相对完整，病情进展时可见人格改变，如自私、固执、收集破烂、不修边幅，甚至不知羞耻随地大小便等；最后，痴呆的患者有较明显的视空间障碍等症状，而郁证患者少见。

二、病因、病机

（一）病因

郁证的发生是由于情志所伤，五脏气血阴阳不和，脑神不利所致。情志因素是郁证的致病原因，肌体的"脏气弱"是郁证发病的重要内在因素。

1. **思虑过度，脾失健运** 由于忧愁过度，精神紧张，或长期思虑，脾气受损，或情志不遂，肝气郁滞，横逆犯脾，均可造成脾失健运。脾不运化水谷精微，内生痰湿，郁滞日久，均可化火，形成火郁，灼伤脾阴，致使脾脏亏虚进一步加重。脾虚日久，食欲减退，气血生化乏源，心脾两虚，脑神失养。

2. **情志过极，心失所养** 所欲不遂、家庭不睦、忧愁悲哀、遭遇不幸等精神因素，损伤心血、心气、心阴，使心失所养而引发一系列病变。

3. **忧思郁怒，肝气郁结** 忧思郁怒、愤懑恼怒等精神因素，均可使肝失条达，气机不畅，气失疏泄，致肝气郁结。

4. **忧虑恐惧，肾精亏虚** 肾在志为恐，惊则气乱，恐则气下。素体肾精空虚，长期紧张，忧虑不解，或历经惊吓恐惧，致使肾气受损；或他脏病变日久，殃及肾脏，亦可导致肾精亏虚。肾主骨生髓，上充于脑，而脑髓为脑神存在的物质基础，故肾精亏虚则脑神失养。

（二）病机

1. **发病** 郁证发病可急可缓。如因情志过极而致气结，则起病较急；若忧愁思虑、担忧恐惧，日久伤及脏腑，则缓慢起病。

2. **病情分析** 郁证初起多见实证，亦可见虚证，日久多为虚实夹杂之证。该病起病在脑，相连五脏，而以心、脾、肝、肾为主。本病以实证起病者，初多为气滞，久则兼见瘀血、痰结、化火、食滞等，最终导致脏腑气血失调，形成虚实夹杂；而以虚证起病者，初多以脾气亏虚，心气、心血不足，肾精亏虚为主，久则因虚致实，兼见水湿、食积、痰结、气滞等证。而本病一旦形成虚实夹杂之证，则变证丛生，病程迁延，绝非调一方能愈。

3. **病机转化**

（1）六郁互因 七情所伤，肝失条达，气机不畅而为气郁；气郁日久，血液运行不顺则形成血郁；若素体阳盛，或过用热药，形成肝经郁热，或气郁日久化火，则发为火郁；气机不畅，失于疏泄，津液停聚体内，化生水湿，或肝郁犯脾，脾失健运，水湿内阻，则形成湿郁；湿聚成痰，则形成痰郁；脾失健运，饮食积滞则成食郁。总之，气郁、血郁、痰郁、食郁、湿郁、火郁等六郁在郁证的发生、发展过程中常相互影响，互为因果，可两证甚至多证并见。

（2）虚实转化 郁证有实证起病和虚证起病两类。以实证起病者，多为气滞、食积、血瘀、湿停、痰结。初起多为肝失疏泄，如病久不愈，或失治误治，迁延难愈，肝病及脾，或肝火灼伤心气、心血、心阴，耗伤肾阴、肾精，可损伤心、肾、脾而由实转虚。而以虚证起病者，初起以脾气亏虚，心气、心血不足，肾精亏虚为主，继则因脾失健运，湿聚成痰，食积难消则成食积；而心气不足，动血无力，则生瘀血；肾精亏虚，水不涵木，导致肝失所养，疏泄功能下降，气机不畅，以致肝气郁结。因此，郁证的病机转化可由实到虚，也可因虚致实，最终形成虚实夹杂，迁延难愈之重证。

三、辨证论治

（一）辨证思路

1. 详细询问病史 郁证起病隐匿，初起症状不典型，但追问其病因，多有情志因素的变化存在，故详问病史对正确辨识本病十分重要。

2. 抓主症 郁证的临床症状范围广泛，证候变化复杂，辨病一定要善于抓住主症，从其诸多的复杂症状中捕捉其特征性改变。

3. 辨证准确 结合临床症状，辨证以五脏为纲，结合六郁进行辨证，分清虚实。一般来说，气郁、火郁、血郁主要关系于肝；湿郁、食郁、痰郁关系于脾；虚证者与心、肾密切相关。同时，六郁证变中，气郁、火郁、血郁、食郁、湿郁、痰郁均属实证，而肝、心、脾、肾之气血、阴阳亏虚导致的证候则属虚证。

（二）辨证要点

1. 辨脑神、心神与五脏神 心与脑皆主神明，脑神、心神与五脏神共同构成人体的情志体系。人由五脏化五气，以生七情，五脏神是情志活动的基本。心为五脏六腑之大主，神明出焉，故心神统帅五脏神，从而调节人体的情绪反应。而脑为精明之府，脑神主人的性格和情感反应，是人体情志活动的基础和高级中枢，脑神为神明之体，心神为神明之用，故脑神又统帅心神，从而脑神、五脏神、心神，形成人体的三级情志系统。

2. 辨脏腑病位 郁证病位主要在脑，涉及肝、心、肾、脾诸脏，不同证型各有侧重。治疗时应辨明脏腑，调理脏腑阴阳气血以安神、养神，方收全效。

3. 辨六郁 郁证有气郁、痰郁、火郁、血郁、湿郁、食郁之分，所以须分辨六郁之不同，分而治之。

四、治则治法

（一）治疗思路

郁证病程绵长，用药不宜过于峻猛。实证治疗过程中，注意理气而不耗气，活血而不伤血，清热而不伤脾胃，祛痰而不伤正；虚证治疗过程中，注意补益心脾而不过于燥烈，滋养肝肾而不过于滋腻。对于实证初起，实邪扰动脑神、心神者，当调理脏腑功能、祛除实邪、养脑解郁、宁心安神；而对于出现脑神失养，脑神功能低下者，则必须注重补气养血、益精填髓，方能使脑神得养，神机得运，而诸症自消。郁证关乎情志，倡用心理疗法，除了辨证进行药物治疗外，心理疏导、精神治疗对郁证也十分重要。

（二）治疗原则

理气开郁、攻补兼施、怡情悦性是治疗郁证的基本原则。对于郁证的实证，首先要理气开郁，并根据是否有血瘀、化火、痰结、湿滞、食积等分别采用活血、降火、化痰、祛湿、消食等法。对于郁证虚证，需要根据所损及的脏腑及气血阴阳亏虚的不同而补之，可采用养心安神、补肾益脑、调理脾胃、滋养肝肾等法。虚实夹杂者，则需视虚实的偏重而虚实兼顾，如肝郁脾虚者健脾疏肝，肾虚肝郁者益肾疏肝、补益肾元。

五、分证论治

（一）针灸疗法

1. 肝气郁结

症状：情绪不宁，郁闷烦躁，胸部满闷，胸胁胀痛，脘闷嗳气，不思饮食，大便不调。苔薄腻，脉弦。

病机分析：肝主疏泄，性喜条达，经脉布胸胁；肝气郁结，疏泄功能失常，经脉气机不畅，而见情绪不宁、郁闷烦躁、胸部满闷、胸胁胀痛等症；肝气郁结，横逆犯于中焦，则见脘闷嗳气、不思饮食、大便失调等症。

治则：疏肝解郁。

针灸取穴：期门、太冲、阳陵泉、支沟、内关、足三里。

操作：针用泻法，每日1次，每次留针30分钟，每隔10分钟行针1次。

方义：泻阳陵泉通调气机，辅肝之原穴太冲及肝之募穴期门，以疏肝理气；支沟配合内关、足三里，通利三焦气机。诸穴合用，共奏疏肝解郁、通络止痛之功。

2. 气郁化火

症状：性情急躁易怒，胸胁胀满，口苦而干，或头痛，目赤，耳鸣，或嘈杂吞酸，大便秘结。舌质红，苔黄，脉弦数。

病机分析：肝气郁结而致胸胁胀满疼痛，肝郁日久化火，故性情急躁易怒、口苦而干、舌红、苔黄、脉弦数；肝火上炎而头痛、目赤、耳鸣；肝火犯胃，则嘈杂吞酸。

治则：疏肝、理气、清热。

针灸取穴：期门、行间、阳陵泉、内庭、支沟。

操作：针用泻法，每日 1 次，每次留针 30 分钟，每隔 10 分钟行针 1 次。呕恶、口苦者，加中脘、解溪，针用泻法。

方义：阳陵泉、支沟泻之能和解少阳而清热化湿；期门是肝胆之气募集之处，泻之能疏利肝胆的气血；行间、内庭疏泄肝胃之火。诸穴合用，共奏疏肝、理气、清热之功。

3. 血行郁滞

症状：精神抑郁，性情急躁，头痛，失眠，健忘，或胸胁疼痛，或身体某部位有发冷或热感。舌质紫暗，或有瘀点、瘀斑，脉弦或涩。

病机分析：情志不舒，气机郁滞不畅，故见精神抑郁、性情急躁；气病及血，血行瘀滞，瘀阻不通而致头痛或胸胁疼痛；血行瘀滞，心神失于濡养而见失眠、健忘；瘀血阻滞于身体某部位，使局部组织失于温煦濡养而发冷，瘀久化热则自觉局部有发热感。舌质紫暗，或有瘀点、瘀斑，脉弦或涩，均为血行瘀滞的征象。

治则：活血通络、行气解郁。

针灸取穴：神庭、本神、神门、内关、太冲、足三里、三阴交、血海。

操作：针用泻法，每日 1 次，每次留针 30 分钟，每隔 10 分钟行针 1 次。

方义：神庭、本神相配安神益智；神门为心经原穴，加心包经络穴内关，安神定智；内关又可宽胸理气，与太冲、足三里、三阴交、血海相配，厥阴同气相求，疏肝理气解郁。诸穴合用，共奏活血通络、行气解郁之功。

4. 肝郁脾虚

症状：精神抑郁，胸部满闷，胸胁胀痛，善太息，食欲下降，消瘦，易疲劳，稍事活动便觉倦怠，脘痞嗳气，月经不调，大便时溏时干。或咽中不适如有异物梗阻，吞之不下，吐之不出。舌苔薄白，脉弦细，或弦滑。

病机分析：肝气郁结，疏泄功能失常，经脉气机不畅，而见精神抑郁、胸部满闷、胸胁胀痛、善太息、月经不调等症；肝气郁结，横逆犯脾，脾气亏虚则见食欲下降、消瘦、易疲劳、脘闷嗳气、大便失调；由于肝郁脾虚，聚湿生痰，或者气滞津停，凝聚成痰，气滞痰郁交阻于胸膈之上，故产生咽中不适如有异物梗阻，吞之不下，吐之不出等症。

治则：疏肝理气、健脾化痰。

针灸取穴：肝俞、太冲、脾俞、丰隆、神门。

操作：针用泻法，每日1次，每次30分钟，10分钟行针1次。

方义：肝俞配太冲平肝降火；脾俞、丰隆以健脾和胃、利湿化痰；神门安神益智，助脾化生气血。诸穴合用，共奏疏肝理气、健脾化痰之功。

5. 肝胆湿热

症状：情绪抑郁或急躁易怒，郁闷不舒，失眠多梦，胸胁满闷，口苦纳呆，呕恶腹胀，大便不调，小便短赤。舌红，苔黄腻，脉弦滑数。

病机分析：肝郁日久化火，肝火与水湿搏结，化为湿热，蕴结肝胆，则形成肝胆湿热之证。湿热相蒸，蕴于肝胆，肝胆疏泄失常，则心神不宁，故精神抑郁或急躁易怒、郁闷不舒、失眠多梦；湿热蕴结肝胆，故胸胁满闷、舌红、苔黄腻、脉弦滑数；胆气上溢则口苦；湿热郁阻，脾胃升降失司，故纳呆、呕恶、腹胀、大便不调。

治则：清肝利湿。

针灸取穴：期门、日月、太溪、三阴交。

操作：针用泻法，每日1次，每次30分钟，10分钟行针1次。

方义：期门、日月是肝胆之气募集之处，能疏泄肝胆之郁气；太溪补肾气、益肾水；三阴交补三阴经之阴液。诸穴合用，共奏清肝利湿之功。

6. 忧郁伤神

症状：精神恍惚，心神不宁，多疑善虑，悲忧善哭，喜怒无常，时时欠伸，或手舞足蹈，骂詈喊叫，或伴有面部及肢体的痉挛、抽搐等多种症状。舌质淡，苔薄白，脉弦细。

病机分析：忧思郁虑，情志过极，使肝气郁结，心气耗伤，营血不足，以致心神失养，故见精神恍惚、心神不宁、多疑善虑；心神惑乱，故见悲忧善哭、喜怒无常、时时欠伸、手舞足蹈、骂詈喊叫等症。

治则：安神助眠。

针灸取穴：神门、通里、足三里、内关、太冲、三阴交、太溪、膻中、心俞。善惊易恐者，加胆俞、肝俞。

操作：针用平补平泻法，每日1次，每次30分钟，10分钟行针1次。

方义：神门为心经之原穴，安神助眠；内关为心包经之原穴，舒心解郁；太冲平肝理气，配合通里、膻中、心俞，养心安神之效益彰；足三里和胃安眠；太溪滋阴补肾；三阴交通调肝、脾、肾三脏。诸穴合用，共奏安神助眠之功。

7. 心脾两虚

症状：多思善虑，头晕神疲，心悸胆怯，失眠，健忘，纳差，面色不华。舌质淡，苔薄白，脉细缓。

病机分析：忧愁思虑，损伤心脾，并使气血生化不足，心失所养，则致心悸胆怯、失眠健忘；脾失运化，气血不充，见纳差、头晕神疲、面色不华；舌质淡、脉细均为心脾两虚、气血不足之象。

治则：补益心脾、宁心安神。

针灸取穴：脾俞、心俞、神门、三阴交。

操作：针用补法加灸，每日1次，每次30分钟，10分钟行针1次。

方义：脾俞、三阴交健脾养阴；配伍心俞，心神得养；加以神门，醒神安神。诸穴合用，共奏补益心脾、宁心安神之功。

8. 肾虚肝郁

症状：情绪低落，郁闷烦躁，悲观失望，兴趣索然，意志减退，神思恍惚，反应迟钝，行为迟滞，胸胁胀痛，脘闷嗳气，不思饮食，腰膝酸软。偏于阳虚者，面色㿠白，手足不温，少气乏力，甚则阳痿遗精，带下清稀，舌淡，苔白，脉沉细；偏于阴虚者，失眠，心烦易惊，自罪自责，颧红盗汗，手足心热，口燥咽干，舌红，少苔，脉弦细数。

病机分析：素体肾精不足，长期忧虑不解，或经历惊吓恐惧，致使肾精受损；或他脏病变日久，久病及肾，导致肾精亏虚。肾主骨生髓，上充于脑，肾精亏虚则脑神失养，出现情绪低落、悲观失望、兴趣索然、意志减退等脑神功能低下之症状；而肝肾同源，肾精亏虚，则水不涵木，肝失所养，疏泄功能低下，气机不畅，而致郁闷烦躁、胸胁胀痛、脘闷嗳气等肝气郁结诸症。虚损及阳，失于温煦，而见面色㿠白、手足不温、少气乏力，甚则阳痿遗精、带下清稀；舌淡、苔白、脉沉细皆属阳虚之证。虚损及阴，心神失养而见失眠，心烦易惊，自罪自责；阴虚无以制阳，阳热亢盛而见颧红盗汗；阴不上乘而口燥咽干；舌红少苔，脉弦细数皆属阴虚之征。

治则：补肾填精。

针灸取穴：百会、水沟、印堂、极泉、涌泉。配穴：内关、神门。

操作：针用补法，每日1次，每次30分钟，10分钟行针1次。

方义：百会、水沟、印堂激发督脉阳气，可醒神开窍；极泉、涌泉激发肾气，使肾精化生有源。诸穴合用，共奏补肾填精、醒神开窍之功。

（二）推拿疗法

治则：疏通气机。

取穴：肝俞、脾俞、胃俞、章门、期门、胸胁部、背部。

手法：按揉肝俞、脾俞、胃俞、章门、期门，每穴2分钟。沿胸胁部及背部膀胱经行一指禅推法，以潮红为度。诸穴合用，共奏疏通气机之功。心脾两虚者，按揉神门、天枢、足三里、三阴交；阴虚火旺者，可擦两侧涌泉，以热为度。

（三）其他疗法

1. 中成药

（1）加味逍遥丸　每次6g，每日2次。具有疏肝清热、健脾养血之功。适用于肝郁血虚、肝脾不和之郁证。

（2）龙胆泻肝丸　每次1丸，每日3次。具有清肝胆、利湿热之功。适用于肝胆湿热之郁证。

（3）安神补心丸　每次6g，每日2次。具有养心安神之功。适用于阴血不足之郁证。

2. 单验方

（1）合欢饮　合欢花、白蒺藜、香附子各10～15g，香橼5～10g，佛手、甘松、甘草各3～5g，水煎服。适用于肝气郁结之郁证。

（2）佛手金柑饮　佛手3～5片，金柑3～5枚，开水泡饮代茶。适用于肝气郁结之郁证轻证。

3. 食疗方

（1）百合枣仁粥　百合50g、炒酸枣仁25g，煎汤取汁，加入适量粳米熬粥。每日2次，服用5～7次。具有滋阴、养血、安神作用。适用于阴血亏虚之郁证。

（2）龙牡莲子羹　生龙骨、生牡蛎各20g，知母5g、莲子30g。取前三味先煎45分钟，去渣取汁，再加入莲子煎煮至酥软，加入少量白糖服用。每日2次。功能镇心安神、滋阴降火。适用于阴虚火旺之郁证。

六、临床心得

郁证从病机来看，主要为正气不足、气血亏虚、情志抑郁。治疗当以解郁为主。郁证病情缠绵，迁延反复，在临床诊疗过程中应注意以下几点：

（一）辨证要善于抓主症、辨虚实

对郁证患者要掌握问诊技巧，善于归纳其诉说的症状，抓住主症，分清虚实。尽管单纯抓主症在临床诊治中有其局限性，但对郁证这一特殊的病种来说，主症常能反映出其病机所在。

（二）郁之实证多始于气滞，首重疏肝理气

情志郁结之实证，必致肝木失于疏泄之职，气失畅通之机，瘀、痰、湿、火、食之积必随之而生，交相为患。而气机郁结之证贯穿病变的整个过程，条达气机贯穿病之始终。但理气之品多为辛香温燥之类，过用极易耗伤阴津而发变证。遣方用药时一般药味不要过多，剂量宜轻，用药时间不要过长。如以瘀为主，据中医"菀陈则除之"的理论，可选十宣、百会行放血疗法，血行则气行，同时可配伍血海、太冲、膈俞、肝俞、期门、合谷、太冲等穴，以加强行气解郁之效。若以痰为主，可配伍脾俞、太白、足三里、阴陵泉、膻中、太冲等穴，以健脾化痰、行气解郁。

（三）肾之失调为郁证发病之关键

郁证缠绵难愈者，以老年人多见，中医辨证以虚证为纲，绝大部分以心、脾、肾三脏亏虚为主，兼有肝郁症状，其中又以肾虚最为常见。郁证肾精亏虚证为临床常见证型，其病因、病机为素体肾精不足，长期紧张、忧虑，或经历惊吓恐惧，而致肾精受损；或郁证日久，气滞、血瘀、痰湿等实邪迁延难祛，久病及肾，从而因实致虚，导致肾精亏虚。肾主骨生髓，上充于脑，而脑髓为脑神存在的物质基础，从肾论治，以益肾补虚、调气安神为大法进行治疗，临床上亦可取得较好的疗效。针刺时可选取百会、长强、关元、太溪、悬钟、三阴交，针刺以补法为主，伴随有失眠症状者，可选用四神聪、神庭、本神以安神助眠；中药加用茯神、枣仁、龙齿、远志以镇静安神；部分患者心情烦躁，可配伍大椎、至阴、陶道以清热豁痰、泻火安神，中药可选用竹茹、枳实、半

夏、陈皮等药。

（四）药物治疗和精神调摄并重

郁证患者不同于其他疾病患者，应强调"心病还须心药治"的治疗原则。清·叶天士《临证指南医案·郁》中指出："郁证全在病者能移情易性。"把精神治疗作为郁证治疗的重要措施，通过调动患者战胜疾病的积极性，树立起乐观主义精神，正确对待疾病，有利于本病的康复和痊愈。

七、转归与预后

郁证初起者，可只出现较轻的症状，如偶有失眠、头痛等症，但往往有波动性，症状并不固定。若情志致病的原因能及时祛除，症状常可自行减轻、消失。但患者常又因受到精神刺激后，病情反复或者波动。若病程较长，情志致病因素不除者，则症状往往会逐渐增多、加重。此时，患者常对疾病产生紧张、焦虑、恐惧情绪，对治疗丧失信心，这些因素会使病情进一步加重，症状严重和复杂，持续多年不愈。

八、护理与调摄

郁证患者应适当进行有氧户外活动，如慢跑、登山等。户外活动可增加光照，呼吸新鲜空气，有利于情绪稳定。此外，郁证患者应增加社会接触，培养较广泛的爱好以寄托心灵。

医护人员在诊疗疾病过程中，要深入了解病史，详细检查，用诚恳、同情、关怀、耐心的态度对待患者，取得患者的充分信任，使患者能正确认识和对待疾病，增强治愈疾病的信心，并帮助患者解除情志致病的原因，促进郁证的完全治愈。

九、预防与康复

平时适当参加体力劳动及体育运动，增强体质；正确对待各种事物，避免忧思过度，防止情志内伤，是预防郁证的重要措施。除药物治疗外，更应注意精神治疗。

十、医论提要

《素问·本病论》提出"人或恚怒，气逆上而不下，即伤肝也"；《素问·

举痛论》认为"思则心有所存，神有所归，正气留而不行，故气结矣"，在现存的文字资料中，此为情志致郁方面的最早论述。明代之后的医家多把情志所引起的"郁"作为郁证的主要病因。《古今医统》认为："郁为七情不舒，遂成气结，既郁日久，变生多端。"《临证指南医案》进一步指出，此证的发病和持续因素乃"因情志不遂，则郁而成病也……郁则气滞，气滞久则必化火热。热则津液耗而不流，升降之机失度，初伤气分，久必血分，延及郁劳沉疴"。张景岳在《景岳全书·郁证》中说："凡五气之郁则诸病皆有，此因病而郁也。至若情志之郁，则总由乎心，此因郁而病也。"提出了因病而郁和因郁而病之说，并认为情志活动中的恼怒、思虑、忧郁等精神因素在郁证发病中起着更为重要的作用。对于情志之郁的治疗，张景岳认为不能以疏肝解郁通治，指出："自古言郁者，但知解郁顺气，通作实邪论治，不无失矣。兹予辨其三证，庶可无误。盖一曰怒郁，二曰思郁，三曰忧郁。"认为怒郁和思郁为大怒及积虑所致，属于实证，而忧郁属于虚证。"又若忧郁证者，则全属大虚，本无邪实，此多以衣食之累，利害之牵，及悲忧惊恐而致郁者，总皆受郁之类……此其戚戚悠悠……神志不振……凡此之辈，皆阳消证也，尚何邪实？"王清任总结其临床经验，在《医林改错·血府逐瘀汤所治之症目》项下强调"瞀闷，即小事不能开展，即是血瘀""平素和平，有病急躁，是血瘀"，论述了郁证中血行瘀滞的病机。

中医对郁证的治疗多采用药物和心理相结合的方法。《素问·六元正纪大论》首先指出："木郁达之，火郁发之，土郁夺之，金郁泄之，水郁折之。"至今仍指导着临床郁证的治疗，尤以"木郁达之"为临床医家所推崇。《金匮要略·妇人杂病脉证并治》记载了郁证之脏躁和梅核气的治疗："妇人咽中如有炙脔，半夏厚朴汤主之"和"妇人脏躁，喜悲伤欲哭，像如神灵所作，数欠伸，甘麦大枣汤主之"。其中半夏厚朴汤和甘麦大枣汤二方至今临床仍十分常用。元·朱丹溪在提出的气、血、痰、火、湿、食六郁基础上，创立六郁汤和越鞠丸，丰富了中医学对郁证的认识和治疗。《景岳全书·郁证》对于怒郁、思郁、忧郁的治疗分别为："怒郁之治：若暴怒伤肝，逆气未解……宜解肝煎、神香散，或六郁汤，或越鞠丸；若怒气伤肝，因而动火以致烦热……宜化肝煎。若怒郁不解或生痰者，宜温胆汤；若怒后逆气既散，肝脾受伤……宜五味异功散，或五君子煎，或大营煎、归脾汤之类调养之。思郁之治：若初有郁结滞逆不开者，宜和胃煎加减主之，或二陈汤，或沉香降气散，或启脾丸皆可择用；凡妇人思郁不解，致伤冲任之源……宜逍遥饮，或大营煎……。忧郁内伤之治：

若忧郁伤脾而困倦、怔忡、倦怠、食少者，宜归脾汤，或寿脾煎；若忧思伤心脾，以致气血日消，饮食日减，肌肉日削者，宜五福饮、七福饮，甚者大补元煎。"清·叶天士《临证指南医案·郁》所载治法涉及疏肝理气、苦辛通降、平肝息风、清心泻火、健脾和胃、活血通络、化痰涤饮、益气养阴之法，主张治郁"用药总以苦辛凉润宣通，不投燥热敛涩、呆补"为大法。郁证的治疗中，精神治疗也十分重要，《丹溪心法》提出"五志之火，因七情而生……宜以人事制之"，这里所谓"人事制之"即指心理治疗。

十一、医案选粹

病案（一）

李某，女，52岁。2016年7月15日就诊。郁郁寡欢，烦躁1年，偶感胸胁满闷，胃脘胀满，纳呆，入睡难，大便溏。舌质淡紫，舌底脉络迂曲，苔白，脉弦滑。

中医诊断：郁证（痰瘀互结）。

治则：祛痰活血。

针灸取穴：百会、四神聪、神庭、膻中、双侧本神、神门、申脉、照海、内关、合谷、血海、间使、丰隆、太冲、足三里。

操作：轻针慢捻，慢针细捻，以调补为主。百会、内关、太冲用泻法，余穴补法为主，安静状态下留针40分钟。选取百会、四神聪、神庭、本神、申脉、照海、神门镇静安神；内关、合谷、太冲行气通络；丰隆祛痰；足三里健脾止泻，益气化痰；血海行气活血；间使宽胸和胃，清心安神；膻中宽中行气。诸穴合用，共奏祛痰活血之功。

中药处方：半夏12g、厚朴9g、茯苓12g、生姜15g、苏叶6g、香附9g、郁金9g、川楝子6g、远志15g、炒酸枣仁9g、当归15g、川芎9g、甘草6g。7剂，水煎服，每日1剂，早晚温服。方中半夏化痰散结；厚朴下气除满；茯苓渗湿健脾；生姜散结和胃；苏叶、香附、郁金、川楝子行气疏肝；远志、炒酸枣仁养心安神；当归、川芎活血行气；甘草调和诸药。诸药合用，共奏祛痰活血之功。

治疗后，患者情绪明显好转，精神、饮食逐渐正常。

病案（二）

李某，女，48岁。2018年2月8日就诊。近2年来，头痛时作，剧痛时引起泛恶，抑郁不乐，自疑患重疾，急躁易怒，多疑，精神恍惚，耳中时闻语声，有时悲伤欲哭，睡眠甚差，噩梦引起惊恐，神疲乏力，就诊于某大型综合医院排除器质性疾病，诊断为"焦虑症"。舌苔薄腻，脉细数。

中医诊断：郁证（心脾两虚）。

治则：健脾养心。

针灸取穴：百会、四神聪、神庭、膻中；双侧本神、心俞、脾俞、肝俞、期门、神门、内关、合谷、太冲。

操作：患者取侧卧位，安静状态下留针 40 分钟。心俞、脾俞、肝俞、神门针用补法。余穴平补平泻。方中百会、四神聪、神庭、本神、神门镇惊安神；内关、合谷、太冲行气通络；膻中宽中行气；肝俞、期门俞募配穴，合谷、太冲共同疏肝理气；心俞、脾俞养心安神。诸穴合用，共奏健脾养心之功。

中药处方：黄芪 30g、生晒人参 15g、白术 9g、当归 15g、茯苓 9g、远志 15g、炒酸枣仁 15g、木香 9g、龙眼肉 6g、甘草 6g。7 剂，水煎服，每日 1 剂，早晚温服。方中黄芪、生晒人参、白术补脾益气；茯苓、炒酸枣仁、远志宁心安神；木香理气醒脾；龙眼肉健脾安神；当归补血活血；甘草调和诸药。诸药合用，共奏健脾养心之功。

治疗后患者头痛不适、精神恍惚等症状明显好转。

第八节　癫证

癫证多由情志所伤，或思虑不遂，或悲喜交加，或恼怒惊恐而损伤心、肝、脾、肾，导致脏腑功能失调或阴阳失于平衡，而引起的神志失常的一种疾病。癫证多呈慢性发病，临床以精神抑郁、沉默痴呆、表情淡漠、语无伦次、静而少动为特征。本病男女皆可发病，以青壮年居多，四季皆可发病，但以春夏季为主。癫证严重地危害了患者的健康和社会、家庭的稳定。

癫证既可以是一个独立的病证，又可以继发于其他疾病，成为癫证某阶段的表现。现代医学中精神分裂症及情感障碍中的抑郁症出现癫证表现者可参照本节辨证论治。

一、诊断依据

（一）诊断标准

依据王永炎主编的《临床中医内科学》，确定癫证的诊断标准如下：①有癫证的家族史；②素日性格内向，近期有情志不遂史；③神情抑郁，表情淡漠，静而少动，沉默痴呆，或喃喃自语，语无伦次；④非中毒、热病所致；⑤头颅CT及其他辅助检查无阳性发现。

具备以上第3、第4项，参考其他3项即可确立癫证的诊断。

（二）鉴别诊断

1. **痫证**　痫证具有反复性、自发性、突然发作性等特征，是一种神志异常疾病。根据其发作程度可分为大发作和小发作。大发作的特点为突然仆倒，昏不知人，口吐涎沫，两眼上视，四肢抽搐，或口中如作猪羊叫声，醒后如常，俗称羊痫风；小发作则为一时神志恍惚，双目直视，或口角牵动等。癫证呈慢性起病，以精神抑郁、静而少动、表情淡漠、语无伦次为主要表现。

2. **狂证**　是以精神亢奋、狂躁刚暴、喧扰不宁、躁妄打骂、动而多怒为特征的一类精神失常疾病。狂证，属阳，为热证，俗称武痴，呈急性起病，临床以青壮年多见。而癫证是以静而少动、表情淡漠、精神抑郁为特征，多呈慢性起病。

3. **郁证**　是由于情志不舒，气机郁滞所引起的一类病证。主要表现为心情抑郁、情绪不宁，或胁肋胀痛，或易怒善哭，以及咽中如有异物梗阻，失眠等各种复杂症状，但其神志尚清，多见于青年女性。癫证青壮年居多，以表情淡漠、语无伦次、静而少动为主。

4. **脏躁**　脏躁以精神抑郁、悲伤欲哭、喜怒无常、躁动不安、呵欠频作等症状为主要特征，常由精神因素而突然发病，易受心理诱导，诸症多呈阵发，或有规律地发作，不发作可如常人，其症状多能自制，且避亲属，多发于中青年女性。与癫证慢性起病、精神抑郁、静而少动、语无伦次、表情淡漠不同。

5. **谵语、郑声**　谵语是因阳明实热或温邪入于营血，热邪扰乱神明而出现的神志不清，胡言乱语的重症；郑声是疾病晚期，心气内损，精神错乱而出现的神志不清，不能自主，语言重复，语声低怯，断续重复而语不成句的危重征象，与癫证慢性起病、静而少动、语无伦次、表情淡漠不同。

二、病因、病机

（一）病因

1. 情志因素 癫证发病多以情志所伤为主，或因思虑不遂，或因悲喜交加，或因恼怒惊恐，皆能损伤心、脾、肝、肾，导致脏腑功能失调或阴阳失于平衡，进而产生气滞、痰结、火郁、血瘀等蒙蔽心窍而引起神志失常，则发为癫疾。

2. 先天禀赋和体质的强弱 如先天禀赋充足，体质健壮，阴平阳秘，虽受七情刺激，亦只有短暂的情志失畅，并不为病。反之，先天禀赋不足，体质虚弱，遇有惊骇悲恐，意志不遂，则容易七情内伤，阴阳失调而发病。

3. 胎传因素 癫证的发生与其母怀孕期间受惊吓有关。《类经》说："惊则气乱而逆，故气上而不下，气乱则精从之，故精气并及于胎，令子为癫痫也。"

（二）病机

1. 发病 癫证多呈缓慢起病，病理复杂，病机多端。早期症状较轻，不易被人发觉，此时若失治，则病情继续发展，可出现一系列变化，使疾病难治。

2. 病情分析 癫证初期多涉及肝、心、脾、肾，但与脑亦有密切关系，若疾病继续发展，则病变涉及心、脾、肾、脑，但以心、脑为主要病位。癫证多为虚实夹杂。初期和充分发展期以邪实为主，有肝郁、气滞、血瘀、痰浊和火邪，久病则以心、脾、肾的虚性证候为主。癫证病情多较缓慢，渐进加重。

3. 病机转化 癫证多由情志刺激，思虑忧郁过度，或先天遗传而成，与肝密切相关。肝主藏血和疏泄，对情志影响颇大。上述原因皆可致肝气郁结，疏泄失常，气血运行受阻，津液不得布散，凝而为痰；气不行血，留而为瘀，痰瘀互结，阻滞经脉，凝滞气机，加重肝郁；痰瘀阻脉，蒙蔽心脑，清窍失聪，则发为癫证。癫证初期多实，多由肝郁、心闭、痰阻、瘀滞所致；若癫证久治不愈，导致气血亏虚，阴阳失调，脏腑功能障碍，而出现一系列虚性证候或虚实夹杂证候。

三、辨证论治

（一）辨证思路

1. 抓早期病证 癫证多慢性起病，渐进加重，临床辨证时应抓住早期病证。

2. 抓主因 精神刺激而致情志不遂，或先天因素，是本病形成的两大主因。

3. **抓基本病机** 痰气阻蔽神明为本病基本病机。

4. **分清虚实** 癫证总属本虚标实，初期与充分发展期以邪实为主，久病则以心、脾、肾的虚性证候为主。

（二）辨证要点

1. **辨脏腑** 癫证是一种神志失常的疾患，其病位多与心、肝、脾、肾有关。若语无伦次，时哭时笑，神志恍惚，心烦，失眠多梦，心悸易惊，舌质红绛，脉弦数，则病位在心；若表情淡漠，所愿不遂，精神抑郁，或寡言多疑，喜怒无常，甚则冲动毁物，狂叫骂人，不避亲疏，舌质红，苔黄厚腻，脉弦滑数，则病位在肝；若病情日久不愈，症见面色微黄或㿠白，自言自语，肢体困倦，便溏溲清，生活懒散者，则病位在脾；若见沉默懒言，畏寒蜷缩，卧姿如弓，喜静恶动，怕见生人，记忆力减退，无高级意向要求，甚则秽洁不知，舌质淡，苔薄白，脉沉细者，则病位在肾。癫证无论其在何脏，发病时总与脑神有关。

2. **辨病性** 癫证发病，初期多实，后期久病多虚，久病急发则多虚实夹杂。临床常见痰气郁结、痰火扰心、心脾两虚、气滞血瘀、肝郁脾虚、肝肾阴虚、脾肾阳虚等证，应根据四诊收集的资料进行辨证论治。

四、治则治法

（一）治疗思路

癫证是一类慢性发复发作性的神志失常疾患。一经患病，反复发作，由此导致明显的神志障碍。因此，自癫证起病伊始，就应对有关治疗和康复措施给予长期重视和关注，直至终身。在癫证的治疗中，药物治疗、支持性心理治疗一般同时进行。

（二）治疗原则

癫证的治疗大多是本着辨证与辨病相结合的原则进行。同时根据标本之缓急轻重，予以祛邪与扶正相结合治疗。

五、分证论治

（一）针灸疗法

1. **痰气郁结**

症状：精神抑郁，表情淡漠，神志痴呆，语无伦次，或喃喃独语，喜怒无常，或低吟慢唱，旁若无人，时哭时笑，妄见，妄闻，妄想，多疑，不知秽洁，动作离奇，不思饮食。舌苔白腻或黄腻，脉弦滑或滑数。

病机分析：情志所伤，忧郁伤肝，或思虑太过，所求不得，肝气郁结，疏泄失常，气血运行受阻，津液不得布散，凝而为痰，痰气阻滞经脉，凝滞气机，加重肝郁，横克脾土，致脾气不升，运化失常，则痰浊内生，痰气上逆，阻蔽心窍。心藏神，心神被蒙，则精神抑郁，表情淡漠，神志痴呆，语无伦次，或喃喃独语，或低吟慢唱，旁若无人；心神错乱，则可出现喜怒无常，时哭时笑，妄见，妄闻，妄想，多疑，不知秽洁，动作离奇等种种精神异常的证候；气郁痰结，痰浊中阻，故不思饮食；因痰有寒热的不同，故有舌苔白腻或黄腻、脉弦滑或滑数之别。

治则：理气安神、化痰开窍。

针灸取穴：百会、神门、丰隆、心俞、脾俞、中脘、太冲、内关。

操作：针刺心俞、脾俞要注意针刺角度、方向和深度，避免伤及内脏；针刺中脘要注意针刺深度；其他穴位常规针刺。针用泻法，每日 1 次，每次留针 30 分钟，每隔 10 分钟行针 1 次。

方义：百会为诸阳之会，为督脉穴位，针刺可醒脑开窍，安神定志；神门为手少阴心经的原穴，心主神，心俞为心之背俞穴，是脏腑经气在背部的汇聚点，两穴配伍可以调养心神；脾为生痰之源，脾胃相为表里，故取脾之背俞穴脾俞与胃之络穴丰隆健脾和胃、化痰除湿；太冲为足厥阴肝经的原穴，可以燥湿行气；中脘健脾和胃、补中安神；内关为心包经重要穴位之一，有宁心安神之功。诸穴合用，共奏理气安神、化痰开窍之功。

2. 痰火扰心

症状：话多，情绪不稳，烦躁易怒，妄见妄闻，多疑善虑，甚则精神亢奋，狂骂不休，喧扰不宁，不避亲疏，动而多怒，面红目赤，便秘溲赤。舌红，苔黄厚腻，脉弦滑数。

病机分析：肝气郁结，疏泄失常，郁极化火，火热内炽，则见面红目赤、烦躁易怒、便秘溲赤、舌红、苔黄厚腻、脉弦滑数；火性炎上，挟痰蒙蔽心窍，上扰清阳，从而阻滞脑窍。脑神被扰，可出现情绪不稳、话多、妄见妄闻、多疑善虑，甚至精神亢奋、狂骂不休、喧扰不宁、不避亲疏、动而多怒等痰火内盛的表现。

治则：豁痰泻火、醒脑开窍。

针灸取穴：百会、神门、丰隆、心俞、脾俞、内关、太溪、三阴交。

操作：针刺心俞、脾俞要注意针刺角度、方向和深度，避免伤及内脏，其他穴位常规针刺。针用泻法，每日 1 次，每次留针 30 分钟，每隔 10 分钟行针 1 次。

方义：百会为诸阳之会，为督脉穴位，针刺可醒脑开窍、安神定志；神门为手少阴心经的原穴，心主神，心俞为心之背俞穴，是脏腑经气在背部的汇聚点，两穴配伍可以调养心神；脾为生痰之源，脾胃相为表里，故取脾之背俞穴脾俞与胃之络穴丰隆健脾和胃、化痰除湿；内关为心包经重要穴位之一，有宁心安神之功；太溪属足少阴肾经，针刺可补益肾水、安神潜阳、泻火除烦；三阴交为足三阴经所会，针刺可养血柔筋、滋阴泻火。诸穴合用，共奏豁痰泻火、醒脑开窍之功。

3. 心脾两虚

症状：神思恍惚，魂梦颠倒，善悲欲哭，面色苍白，心悸易惊，肢体困乏，饮食量少。舌质淡，舌体胖大，舌边有齿痕，苔薄白，脉细弱无力。

病机分析：癫证日久，心血亏虚，心神失养，故神思恍惚、魂梦颠倒、善悲欲哭；血少气衰，脾失健运，血不养心，故面色苍白、心悸易惊、饮食量少、肢体困乏；舌质淡、舌体胖有齿痕、脉细弱无力者为心脾两虚、气血俱衰的表现。

治则：补益心脾、醒脑开窍。

针灸取穴：百会、神门、丰隆、心俞、脾俞、内关、三阴交、足三里。

操作：针刺心俞、脾俞要注意针刺角度、方向和深度，避免伤及内脏，其他穴位常规针刺。针用补法，每日 1 次，每次留针 30 分钟，每隔 10 分钟行针 1 次。

方义：百会为诸阳之会，为督脉穴位，针刺可醒脑开窍、安神定志；神门为手少阴心经的原穴，心主神，心俞为心之背俞穴，两穴配伍可调养心神；脾为生痰之源，脾胃相为表里，故取脾俞与丰隆健脾和胃、化痰除湿；内关为心包经重要穴位之一，有宁心安神之功；三阴交为足三阴经所会，针刺可养血柔筋、滋阴泻火；足三里为足阳明胃经的腧穴，针刺可补益气血、濡养经筋。诸穴合用，共奏补益心脾、醒脑开窍之功。

4. 气滞血瘀

症状：情绪躁扰不安，行为紊乱，哭笑无常或呆滞少语，妄想离奇，猜疑多端，面色晦暗，胸闷刺痛，妇人经期腹痛，经血紫暗。舌质紫暗有瘀斑，苔薄白或薄黄，脉弦涩或细涩。

病机分析：情志所伤，肝郁气滞，气病及血，血行不畅而成气滞血瘀，瘀阻经脉，蒙蔽心脑，清窍失聪，故见情绪躁扰不安，行为紊乱，哭笑无常或呆滞少语，妄想离奇，猜疑多端；气滞血瘀，血液不能上承，则面色晦暗；瘀阻胸胁则胸闷刺痛；瘀阻胞络，则妇人经期腹痛、经血紫暗；舌质紫暗有瘀斑，苔薄白或薄黄，脉弦涩或细涩，皆为气滞血瘀的表现。

治则：疏肝理气、活血化瘀。

针灸取穴：百会、神门、丰隆、心俞、脾俞、内关、太冲、膻中、膈俞。

操作：针刺心俞、脾俞、膈俞要注意针刺角度、方向和深度，其他穴位常规针刺。针用泻法，每日针1次，每次留针30分钟，每隔10分钟行针1次。

方义：百会为诸阳之会，为督脉穴位，针刺可醒脑开窍、安神定志；神门为手少阴心经的原穴，心主神，心俞为心之背俞穴，是脏腑经气在背部的汇聚点，两穴配伍可以调养心神；脾为生痰之源，脾胃相为表里，故取脾之背俞穴脾俞与胃之络穴丰隆健脾和胃、化痰除湿；内关为心包经重要穴位之一，有宁心安神之功；太冲为足厥阴肝经的原穴，可以燥湿行气；气会膻中，血会膈俞，针刺两穴可行气化瘀。诸穴合用，共奏疏肝理气、活血化瘀之功。

5. 肝郁脾虚

症状：生活懒散，情感淡漠，呆愣少语，意志减退，妄见妄闻，多疑善虑，面色萎黄，肢体困乏，形容憔悴，少寐易惊。舌淡红，苔薄白，脉弦细。

病机分析：肝气横逆，克伤脾土，或久病脾虚，运化功能减弱，致水谷精微输布失调，不达四肢百骸，故见面色萎黄、肢体困乏、形容憔悴；脾虚气血生化无源，脑神失养，则见生活懒散、情感淡漠、呆愣少语、意志减退、妄见妄闻、多疑善虑等肝郁脾虚证候；舌淡红、苔薄白、脉弦细亦为肝郁脾虚的表现。

治则：疏肝理脾、豁痰开窍。

针灸取穴：百会、神门、丰隆、心俞、脾俞、内关、太冲、膻中、三阴交。

操作：肝气郁结者以泻法为主，脾虚者以补法为主。每日1次，每次留针30分钟，每隔10分钟行针1次。针刺心俞、脾俞要注意针刺角度、方向和深度，避免伤及内脏；膻中要注意针刺角度；其他穴位常规针刺。

方义：百会为诸阳之会，为督脉穴位，针刺可醒脑开窍、安神定志；神门为手少阴心经的原穴，心主神，心俞为心之背俞穴，是脏腑经气在背部的汇聚点，两穴配伍可以调养心神；脾为生痰之源，脾胃相为表里，故取脾之背俞穴脾俞与胃之络穴丰隆健脾和胃、化痰除湿；内关为心包经重要穴位之一，有宁心安神之功；太冲为足厥阴肝经的原穴，可以燥湿行气；气会膻中，针刺膻中可活血行气；三阴交为足三阴经所会，针刺可养血柔筋、滋阴泻火。诸穴合用，共奏疏肝理脾、豁痰开窍之功。

6. 肝肾阴虚

症状：表情淡漠，头晕目眩，耳鸣健忘，失眠多梦，妄见妄闻，思维迟缓，脑中发空。舌红少苔，脉细数。

病机分析：肾精亏虚，水不涵木，肝阳上亢，故见头晕目眩、耳鸣健忘、失眠多梦；虚热内扰，心神不安，故见妄见妄闻；肾精亏虚，脑髓失充，脑神失养，则见表情淡漠、思维迟缓、脑中发空等一系列虚性证候。

治则：补益肝肾、滋阴开窍。

针灸取穴：百会、神门、丰隆、心俞、脾俞、内关、肝俞、肾俞、三阴交、太溪、足三里。

操作：针刺心俞、脾俞、肝俞、肾俞要注意针刺角度、方向和深度，避免伤及内脏，其他穴位常规针刺。针用补法，每日1次，每次留针30分钟，每隔10分钟行针1次。

方义：百会为诸阳之会，为督脉穴位，针刺可醒脑开窍、安神定志；神门为手少阴心经的原穴，心主神，心俞为心之背俞穴，是脏腑经气在背部的汇聚点，两穴配伍可以调养心神；脾为生痰之源，脾胃相为表里，故取脾之背俞穴脾俞与胃之络穴丰隆健脾和胃、化痰除湿；针刺肝俞、肾俞补益肝肾；内关为心包经重要穴位之一，有宁心安神之功；太溪属足少阴肾经，针刺可补益肾水、安神潜阳、泻火除烦；三阴交为足三阴经所会，针刺可养血柔筋、滋阴泻火；足三里为足阳明胃经的腧穴，针刺可补益气血、濡养经筋。诸穴合用，共奏补益肝肾、滋阴开窍之功。

7. 脾肾阳虚

症状：倦怠懒动，表情淡漠，思维贫乏，形容憔悴，喜静少动，自言自语，畏寒肢冷，腰膝酸软，食少纳呆，大便溏薄。舌质淡，苔薄白，脉沉细。

病机分析：久病体衰，气血不足，致脾肾功能减弱。脾为后天之本，主运化，布精微，化水湿，有赖命火之温煦；肾为先天之本，温养脏腑组织，亦须靠脾之精微的供养。脾肾两虚，不能温煦形体，脏腑组织失去濡养，可见倦怠懒动、表情淡漠、思维贫乏、自言自语、畏寒肢冷、腰膝酸软等一系列虚性证候。

治则：补益肝肾、温阳开窍。

针灸取穴：百会、神门、丰隆、心俞、脾俞、内关、肝俞、肾俞、三阴交、太溪、足三里。

操作：针刺心俞、脾俞、肝俞、肾俞要注意针刺角度、方向和深度，避免伤及内脏，其他穴位常规针刺。针用补法，每日 1 次，每次留针 30 分钟，每隔10 分钟行针 1 次。

方义：百会为诸阳之会，为督脉穴位，针刺可醒脑开窍、安神定志；神门为手少阴心经的原穴，心主神，心俞为心之背俞穴，是脏腑经气在背部的汇聚点，两穴配伍可以调养心神；脾为生痰之源，脾胃相为表里，故取脾之背俞穴脾俞与胃之络穴丰隆健脾和胃、化痰除湿；针刺肝俞、肾俞补益肝肾；内关为心包经重要穴位之一，有宁心安神之功；太溪属足少阴肾经，针刺可补益肾水、安神潜阳、泻火除烦；三阴交为足三阴经所会，针刺可养血柔筋、滋阴泻火；足三里为足阳明胃经的腧穴，针刺可补益气血、濡养经筋。诸穴合用，共奏补益肝肾、温阳开窍之功。

（二）推拿疗法

治则：解郁化痰、调补心脾。

取穴：百会、本神、神庭、风府、印堂、水沟、合谷、内关、通里、神门、膻中、血海、三阴交、丰隆、阳陵泉、太冲、心俞、脾俞、大椎、长强、癫痫穴。

手法：开天门，推坎宫，推太阳，按总筋，分推手部阴阳，拇指点压百会等头部经穴。医者可用食、中、无名指三指从大椎直推至长强，拇指点压心俞、脾俞、丰隆、三阴交等腧穴。虚掌拍打大椎穴。捏脊 20 次。每日 1 次，每次20～30 分钟，2 周为 1 个疗程，连续治疗 3 个疗程。

（三）其他疗法

1. 中成药

（1）逍遥丸　每次 6～10 粒，每日 2 次。疏肝解郁、健脾和营。适用于癫证之痰气郁结、肝气郁结者。

（2）牛黄清心丸　每次 3g，每日 2 次。清热解毒、开窍安神。适用于癫证之热盛扰心者。

（3）清开灵注射液 50ml 加入 0.9% 氯化钠注射液 250ml 中，静脉滴注，10～15 日为 1 个疗程，可连用 2～3 个疗程。清热解毒、化痰通络、醒神开窍。适用于癫证之痰火扰心者。

（4）归脾丸 每次 6～10 粒，每日 3 次。益气补血、健脾养心。适用于癫证之心脾两虚者。

2. 单验方

（1）黄连竹茹大黄汤 黄连 12g、竹茹 10g、大黄 9g。每日 1 剂，水煎服。适用于癫证之痰火扰心者。

（2）桃仁汤 桃仁 5g、柴胡 9g、香附 6g、赤芍 9g、法半夏 6g、青皮 6g、陈皮 9g、桑皮 9g。每日 1 剂，水煎服。适用于癫证之痰瘀气结者。

3. 食疗方

（1）莲子百合粥 莲子 20g、百合 30g、大米适量，加水煮粥服食。适用于癫证之阴虚火旺者。

（2）大枣麦片粥 麦片 150g、大枣 15 枚，加水适量，共煮粥后食用。适用于癫证之气血虚弱者。

（3）百合地黄粥 生地黄 20g，切片，煮沸，去渣，加入百合 30g、大米适量，加水煮粥服食。适用于癫证之阴虚火旺者。

六、临床心得

癫证发病之初，多缓慢起病，始因于情志不遂，气机不畅，临床常以肝气郁结为首发病机。肝气郁结，疏泄失常，气血运行受阻，气机不畅，津液不得布散，凝而为痰，痰气阻脉，蒙蔽心脑，清窍失聪而发为癫疾。故治疗本病，早期阶段掌握好疏肝理气的治则，是治疗和预防病情急变的重要环节。若此时治疗失机，则疾病进入充分发展阶段，多由于肝郁气滞，郁邪上扰；或肝郁化火凝痰，痰火扰心；或肝郁气滞血瘀，蒙蔽心脑所致。临床以痰为多见，常与气郁、血瘀合而为邪，可选取悬钟、三阴交、太溪、太冲以益智开窍。血瘀为主，配伍三阴交、水沟、血海、膈俞、合谷、太冲以活血通窍；痰盛为主，配伍丰隆、阴陵泉、脾俞、胃俞以健脾化痰。癫证日久，脏腑功能失调，多因心神、脾意、肾志的失调，上不荣脑所致。临床多见心脾两虚、脾肾两虚、肝肾两虚的临床证候。心主血、藏神、养脑，脾统血、藏意、益脑。思虑过度，心神脾意失调，脑神失司，易导致心脾两虚的证候。同时，脾肾的相互滋生与协调的关系，亦易导致脾肾两虚的临床证候。针刺时可选用督脉及背部腧穴为主，可通督益髓；背部腧穴针刺以补法为主，可补益肝、脾、肾。

现代医学运用抗精神病药物来消除患者幻听、妄想等症状，抗精神病药物具有较多的副作用，在临床运用时应遵循能小量不大量，能一次服用不多次服用的原则，以1日1次给药较佳。在减药或停药时，必须在医生的指导下进行，严格掌握减药和停药的标准，否则易导致复发。

七、转归与预后

癫证的病程具有不断发展、逐渐加重的趋势，病程进行快慢不一，大部分患者遗留缺损症状，部分患者以衰退为转归，但也有的患者一生中发作一次，部分痊愈或仅遗留缺损。

对于癫证的治疗，应做到早发现、早治疗，只要发现较早，治疗及时，一般预后较好。对于病情轻、病程短，且有明显的诱因刺激，没有出现虚性证候者，只要经过合理、及时的治疗，并进行心理疏导，则预后较好，有可能恢复到病前的状态。对于病情重、病程长，且经治疗反复发作，而发病又无明显的诱因，已经出现心、脾、肾等脏的虚性证候者，一般预后较差，难以恢复到病前的心理功能水平。

八、护理与调摄

对于癫证患者的护理与调摄，应从生活起居、心理调节和社会适应能力、饮食方面入手。

在生活起居方面，着重训练患者日常生活的规律性及主动性。对于社会适应能力的训练，应通过讲课、讨论及角色演练的方法，并适时将患者带到院外的现实生活中，使其适应社会。使患者早日回归社会，过正常人的生活，提高患者的生活质量。

对患者进行心理调节的训练，首要的任务是建立并保持一种良好的医患关系，帮助指导患者应对困难，适应环境。在对患者进行药物治疗的同时，积极进行心理干预，提高心理应激能力，从而减轻患者的精神症状，降低复发率，提高患者的生活质量，改善社会功能。

癫证患者饮食上应注意忌烟、酒、茶，不吃羊肉、狗肉之类较"热"的食物，不宜盲目进补，洋参、高丽参、黄芪、鹿茸之类的中药慎用。

九、预防与康复

在预防癫证上，应避免情志刺激，勿使五志过极，加强精神调护。同时，对患者要关心爱护，不可讥笑。对于尚有自知能力的患者，应进行合理的心理治疗，平时注意观察患者的精神状态，积极掌握一些癫证的预兆，以便早发现、早治疗，预防复发。

影响本病复发的重要因素除疾病本身的客观因素（如病前性格缺陷、家族遗传史）外，还有患者进行药物维持治疗和家庭环境治疗的因素。家属必须督促患者坚持服药；医务人员必须定时随访，并对家属进行相关疾病和康复知识的教育，协助家属调整家庭关系，改善家庭成员之间的沟通，达到早期发现复发征兆的目的。

癫证是一种神志失常的疾病，患者的社会适应能力和心理承受能力出现减退，故在患者康复过程中，应从患者的症状康复、社会功能康复和心理康复3个方面入手，并对在疾病康复过程中容易出现的问题一并进行兼顾治疗，使患者能够顺利进行生活和工作，提高生活质量。

十、医论提要

中医学对癫证的认识，历史悠久。癫之病名，在现存文献中，最早可见于马王堆汉墓出土的帛书中，《足臂十一脉灸经》有"数癫疾"，《五十二病方》称"瘛疾"和"颠疾"。癫证作为精神错乱的一类疾病，在先秦时期已列为病名。

古代对癫证之称大致有"癫证""癫疾""癫""风癫""瘛疾""颠疾"等数种，其中称"癫疾"者较多。《黄帝内经》中即有癫、癫疾、颠疾、癫证、狂癫疾、骨癫疾、筋癫疾、脉癫疾等病名，其中不乏癫、狂不分和癫、痫不分的情况，这种癫与痫的混淆，对后世精神疾病的研究有一定的制约作用。直至金元诸家以后，癫、狂、痫三者才逐渐区分开来。至明代，孙一奎《医旨绪余·癫狂痫辨》对癫证、狂证、痫证进行了正确的描述，王肯堂《证治准绳》对精神类疾病进行了详细的分类，癫证作为一个相对独立的疾病才被承认。

在病因、病机方面，《素问·脉解篇》说："阳尽在上，而阴气从下，下虚上实，故狂癫疾也。"指出了阴阳失调可以致癫证。在《灵枢·癫狂》又有

"得之忧饥""得之大怒""得之有所大喜"等记载，明确提出了癫、狂的发生与情志因素有关。至汉代，张仲景对本病的病因进一步探讨，提出"心虚而血气少，邪乘于阴则为癫，邪乘于阳则为狂"的病机变化。金元时期，朱丹溪在《丹溪心法·癫狂》中说："癫属阴，狂属阳……大率多因痰结于心胸间。"提出了癫、狂的发病与"痰"有关，并首先提出了"痰迷心窍"学说。清·王清任又提出了瘀血可致癫狂的理论，并认识到本病与脑有密切关系。《医林改错·癫狂梦醒汤》说："癫狂一证，乃气血凝滞脑气，与脏腑气不接，如同做梦一样。"对后世影响颇大。

在治疗方面，《素问·病能》提出了节食和服生铁落饮的治法。朱丹溪提出："镇心神，开痰结……如心经蓄热，当清心除热，如痰迷心窍，当下痰宁心……"此外，还记载有精神治疗的方法。明清医学家在治法上亦有所发展，《医学正传》认为："癫为心血不足……癫宜安神养血，兼降痰火。"《证治要诀》指出，治癫、狂当治痰宁志。张景岳等医学家主张治癫宜化痰解郁、宁心安神为主。王清任创癫狂梦醒汤治疗瘀血发狂，亦常用于治疗癫证阳性症状者。

十一、医案选粹

病案（一）

郭某，男，23岁。2016年7月21日就诊。患者行为异常、反复发作3年余，近1周因情绪波动病情加重。患者于6年前因高考失利，抑郁不乐，遭受刺激，致使精神失常，不欲见人，有时自言自语，自诉常有人背后议论自己，工作不能坚持，每晚睡眠2~4小时，饮食不规律。患者曾就诊于某医院，诊断为"精神分裂症"，给予药物治疗后，病情好转，但未痊愈。近1周，患者情绪波动，病情加重，求治于中医、针灸。患者体型中等，表情淡漠，不欲言语或语无伦次，心、肺、腹正常，甲状腺无肿大。舌质红，苔黄腻，脉弦滑。

中医诊断：癫证（痰迷心窍、扰乱神明）。

治则：开窍化痰、宁心安神。

针灸处方：百会、水沟、上星、膻中、风府，双侧风池、大陵、太冲、合谷、间使、后溪、丰隆、足三里、三阴交。

操作：针用泻法，留针30分钟，每日1次，每周5次。方中风府、百会、水沟、上星为督脉头部腧穴，具有疏通脑络、醒脑安神之效；大陵、上星、水沟、风府为十三鬼穴，常用于治疗精神疾患；膻中为气会，理气宽胸；合谷、太冲，疏肝理气、开窍启闭；足三里、丰隆、三阴交理气健脾、活血化痰；后溪通督醒神；间使行气宽胸。诸穴合用，共奏开窍化痰、宁心安神之功。

中药处方：清半夏 15g、天麻 15g、炒白术 15g、石菖蒲 15g、郁金 10g、陈皮 10g、厚朴 10g、柴胡 12g、枳壳 15g、党参 12g、茯神 15g、炒酸枣仁 20g、生龙齿 15g、合欢花 10g、浙贝母 10g、竹茹 10g、黄连 12g、甘草 6g。7 剂，水煎服，每日 1 剂，早晚温服。方中清半夏、陈皮、厚朴、浙贝母、竹茹、党参理气化痰；炒白术、石菖蒲行气化湿；茯神、炒酸枣仁、生龙齿宁心安神；郁金、柴胡、枳壳、合欢花行气解郁宽胸；天麻平抑肝阳，行气解郁；黄连清心泻火安神；甘草调和诸药。诸药合用，共奏开窍化痰、宁心安神之功。

经过 2 周治疗（临证加减），患者睡眠略有好转，其余症状无缓解。又坚持治疗 2 周后，患者烦躁不宁稍减，每日能睡眠 3～4 小时，但醒后精神如前。大法如前，随证加减，继续治疗 2 周，患者能睡眠 4～5 小时，神志较清，开始与人交流。治疗 8 周后，能睡眠 5～6 小时，神志清楚，纳食增，烦闷、躁扰已消。共治疗 11 周后，患者诸症全消，能正常与人交谈。随访半年，患者未见复发。

病案（二）

张某，男，42 岁。2017 年 3 月 15 日初诊。家人代述：近半年来，患者因工作压力过大，长期精神紧张，情志不能疏泄而表情呆滞，语言错乱或自言自语不休，不能与之争论大小事情，不顺其意则上述症状发作，不思饮食，已 2 天未进食，饮水量少，伴寐差。唇红口干，舌质红绛，苔黄厚腻，脉弦数有力。便干，间断靠开塞露排便。小便尚可。

中医辨证：癫证（肝郁化火、痰火攻心）。

治则：清心化痰、解郁安神。

针灸处方：百会、大椎、水沟、风府、上星、筋缩、膻中，双侧合谷、神门、间使、劳宫、阳陵泉、阴陵泉、丰隆、足三里、三阴交、太冲。

操作：针用泻法，留针 30 分钟，每日 1 次，每周 5 次。方中百会、水沟、上星为头部督脉腧穴，具有疏通脑络、醒脑安神之效；筋缩与肝俞相平，为督脉腧穴，可泄热醒脑，为治疗癫证常用腧穴；劳宫、上星、水沟属十三鬼穴，常用于治疗精神疾患；膻中为气会，理气宽胸；合谷、太冲，疏肝理气、开窍启闭；足三里、阴陵泉、丰隆、三阴交理气健脾、活血化痰，其中阴陵泉及丰隆分别为利湿要穴和化痰要穴；间使行气宽胸；大椎、风府祛风清热醒脑；阳陵泉清肝泻水。诸穴合用，共奏清心化痰、解郁安神之功。

中药处方：柴胡15g、黄芩15g、白芍15g、枳实15g、半夏15g、大黄10g、胆南星15g、陈皮5g、茯神15g、石菖蒲20g、远志10g、黄连10g、生龙骨30g、生牡蛎30g、当归20g、炙甘草15g。7剂，水煎服，每日1剂，早晚温服。方中半夏、胆南星、陈皮、石菖蒲、远志燥湿化痰行气；枳实破气消积、化痰除痞；柴胡疏肝行气；黄芩、大黄、黄连泻火行气解郁；茯神、生龙骨、生牡蛎宁心安神；白芍养血柔肝；当归补气活血；炙甘草调和诸药。诸药合用，共奏清心化痰、解郁安神之功。

上方治疗1个月（临证加减），患者情绪安定，自觉倦怠乏力，胸前憋闷，饮食欠佳，舌质暗，苔薄黄，脉沉弦。针刺取穴基本同前，操作以平补平泻为主。中药以健脾疏肝为主，调整如下：

黄芪60g、党参15g、炒白术15g、茯神15g、砂仁10g、柴胡12g、香附9g、枳壳12g、生白芍10g、薄荷12g、玫瑰花10g、生麦芽15g、半夏10g、陈皮10g。方中黄芪、党参、炒白术健脾益气；柴胡、香附、枳壳、陈皮、玫瑰花、生麦芽行气疏肝解郁；砂仁、半夏燥湿化痰；茯神健脾安神；生白芍养血柔肝；薄荷疏肝理气。诸药合用，共奏健脾益气、疏肝解郁之功。

嘱患者调控情绪，释放压力，适当锻炼。随访半年，患者病未复发。

第九节 痫证

痫证是一种发作性神志异常的疾病，多因先天禀赋受损，气血瘀滞，或惊恐劳伤过度，肝、脾、肾、胆等脏腑功能失调，使痰壅风动，上扰清窍而致。其特征为发作性精神恍惚，甚则突然仆倒，昏不知人，口吐白沫，两目上视，四肢抽搐，或口中如作猪羊叫声，移时苏醒。

痫证既可为一个独立的病证，又可继发于其他疾病。现代医学中的原发性癫痫与继发性癫痫，均可参照本节辨证论治。

一、诊断依据

（一）诊断标准

根据笔者的临床经验，确定痫证的诊断标准如下：①全面性发作时，突然仆倒，不省人事，两目上视，口吐涎沫，四肢及全身抽搐，面色青紫，或仅两目瞪视，呼之不应，或头部下垂，头眼偏向一侧或口中怪叫，醒后疲乏无力；

②部分性发作时，可见多种形式，如口、眼、手等局部抽搐而无突然昏倒，或幻视，或呕吐，多汗，或语言障碍，或无意识的动作等；③小发作多见于儿童，短暂意识丧失而无抽搐，可有动作中断，手中物件落地，点头动作，或两目直视，数秒或数分钟后可恢复，对上述症状发作后全然无知，发作频繁，多者每日达上百次；④起病急骤，醒后如常人，反复发作，大多具有间歇性、暂时性、刻板性三个特点；⑤多有先天因素或家族史，头部外伤史或颅内疾病、中毒、缺氧等，每因惊恐、劳累、情志过极等诱发；⑥起病多急骤，发病前常有眩晕、胸闷、叹息等先兆；⑦脑电图检查有阳性表现（痫样放电），有条件者亦可做颅脑 CT、MRI 检查。

（二）鉴别诊断

1. 癫证、狂证 癫证以沉默痴呆、语无伦次、静而多喜为特征；狂证以喧扰不宁、躁妄打骂、动而多怒为特征；痫证以阵发性精神恍惚，甚则突然仆倒，昏不知人，口吐涎沫，两目上视，四肢抽搐，或口中如猪羊叫声，移时苏醒，醒后如常人为特征。

2. 痉证 痫证与痉证均有四肢抽搐之症状，但痫证呈阵发性，有间歇期，发作时为突然仆倒，昏不知人，口吐涎沫，四肢抽搐，惊叫，移时苏醒，醒后如常人；痉证为项背强急、四肢抽搐、角弓反张，但无惊叫。

3. 中风 中风的昏迷时间一般较痫证为长，并有口舌㖞斜，语言不利，半身不遂，清醒后常遗留㖞僻不遂等症；而痫证呈发作性，移时苏醒，醒后如常人，无后遗症。

4. 厥证 厥证系突然昏倒，不省人事，或伴有四肢逆冷为主要表现的一种病证。厥证发作时一般无口吐涎沫、四肢抽搐、喉中有声等，与痫证不同。

5. 破伤风 破伤风古称"伤痉""金疮痉"，以牙关紧急、面呈苦笑、四肢抽搐、项背强急，甚则角弓反张，反复发作，必见于创伤之后为特征。而痫证多突然发生，并非创伤所致。

6. 妊娠痫证 妊娠痫证又称"子痫"，以妊娠六七个月后，忽然眩晕仆倒，昏不知人，四肢抽搐，口噤，口吐白沫，目吊，移时自醒，发病前常感眩晕心悸，下肢浮肿为特征。痫证可发生于任何年龄，男女均可发病。

二、病因、病机

（一）病因

1. 外感风热毒邪 素体虚弱，腠理疏松，外受风热毒邪，风淫肝经，热极生风，风火、痰热结聚，上冲清窍而发为风痫、热痫。

2. 七情所伤，情志不遂 郁怒忧思之人，突受惊恐，气机逆乱，导致肝肾亏损，肝阳上亢，化火生风，风火交炽，引动痰气，蒙塞清窍，扰及神明而致痫。

3. 饮食失节 平时脾胃积热生痰，加之饮食失宜，脾胃损伤，失其健运，聚湿生痰，痰阻经络，闭塞清窍，而致痰痫。或因饮食不洁，误食带虫食物，或过食病畜之肉，导致虫卵内阻，循经阻于脑窍而发为虫痫。

4. 久病、房劳 痫病久治不愈或他病日久，导致脾肾虚弱，气血耗伤，或房劳过度，伤及肝肾，筋脉失养，髓海失充，而发痫证。

5. 胎元受损 母体怀孕后，受惊恐或饮食失调，食味偏嗜，或因误服不当之药，或因近亲结婚，或七情郁结，胎元受损而致胎痫。

6. 外伤胞胎 外伤或生产时头颅受伤，或孕妇跌仆损伤脉络，血溢脉外，瘀血内停，脑络闭阻，而发为痫证。

（二）病机

1. 发病 具有突然性、反复发作性，发作间歇期无不适，事后对发作过程全无记忆。发作前可有先兆。

2. 病情分析 本病病位在脑，与心、肝、脾、肾、胆关系密切。为本虚标实证，五脏虚损为本，风、痰、火、瘀为标，间歇期以五脏虚损（本虚）为主，发作期以风、火、痰、瘀（标实）为主。总趋势是由实转虚，虚实夹杂。初起肝风、痰浊、瘀血等实邪阻滞，继则伤及心、脾、肝、肾、胆等脏腑，日久不愈，反复发作，病机复杂，以成痫证。

3. 病机转化 痫证初期发作多为实证，日久损伤正气，形成虚实夹杂。如肝风痰浊，上扰清窍，日久不愈，肝郁化火，痰郁化热，痰火扰神，此时亦可痰火内扰，瘀血内生，使痰、瘀、火相兼。肝风、痰浊不除，又可损伤脾土，致脾虚水湿内停，肝火亦可灼伤肝肾之阴，而成肝肾阴虚之证，病变由实转虚。脾虚湿困，气血生化乏源，又成气血亏虚等。痫证久发不愈，必致脏腑愈虚，痰浊愈结愈深，而成顽痰不除，发痫时，可突然痰涌喉间而窒息，严重者可致阴阳离决而死。

三、辨证论治

（一）辨证思路

痫证属慢性疾病，反复而缠绵，发作时多见风、火、痰、瘀互结之象，发作之后方显出虚的本质，故临证治疗一般需分期进行，根据其综合表现辨证论治。

（二）辨证要点

1. 辨病理因素　痫证的发生常出现四肢抽搐、两目上吊等症状，因此痫证的发作期常以风痰为主；久病必虚，久病入络，痰阻络瘀，因此在缓解期常以痰瘀互阻或以气虚血瘀、气虚痰阻为主。结合患者体态、饮食、舌脉等，也有郁而化热者。

2. 辨病位、病性　痫证发生常以风、火、痰、瘀邪气互结，蒙蔽清窍致脑神失常引起，病位主要在脑、心、肝、脾。痫证属于慢性疾病，其病性为本虚标实之证。

四、治则治法

（一）治疗思路

痫证为慢性疾病，易于反复，属于本虚标实之证。临证时应坚持"急则治其标，缓则治其本"的原则。频发期，应以祛邪为主；缓解期，以避免诱因、培补正气为主；偶发期，则应随证标本兼顾。

（二）治疗原则

邪实者，以祛邪为主；有虚象者，予以扶正。祛邪常用息风、化痰、活血、泻火等法，用药时观察其风、火、痰、瘀之偏重，如火盛者，重点泻火，兼以息风、活血等；扶正多采用健脾、养心、滋肝、益肾之法，但因痫证多痰、瘀为患，故进补时应尽量避免滋腻之品，或同时兼用化痰、活血药物，以免闭门留寇。

五、分证论治

（一）针灸疗法

1. 痰火扰神

症状：猝然仆倒，不省人事，四肢强痉拘挛，口中有声，口吐白沫，烦躁不安，气高息促，痰鸣漉漉，口臭便干。舌质红或暗红，苔黄腻，脉弦滑。

病机分析：痰邪久郁化火，或火邪煎熬津液酿成痰热，痰火阻闭心窍，扰乱神明，而猝然仆倒，不省人事；痰鸣漉漉、舌红、苔黄腻、脉弦滑等为痰火之象。

治则：豁痰开窍、息风止痫。

针灸取穴：水沟、长强、鸠尾、筋缩、阳陵泉、丰隆、内关、合谷。

操作：水沟雀啄法斜向上刺，以眼睛湿润流泪为标准；针刺长强不留针，也可点刺出血；针刺鸠尾要注意角度、方向及深度，以免伤及脏腑组织。所有穴位只针不灸，用泻法。

方义：水沟为督脉穴位，是醒脑通督要穴，可醒脑宁神；长强属督脉络穴，鸠尾属任脉络穴，两穴合用能交通任督，协调阴阳，是治疗痫证的重要组穴；阳陵泉为八会穴之筋会，与筋缩相配可解痉止搐；丰隆为祛痰要穴；内关为心包经重要穴位之一，有宁心安神之功；合谷为大肠经原穴，可升清降浊、疏风散表、宣通气血。诸穴合用，共奏豁痰开窍、息风止痉之功。

2. 血虚风动

症状：猝然仆倒，或面部烘热，或两目瞪视，或局限性抽搐，或四肢抽搐无力，手足蠕动，二便自遗。舌质淡，少苔，脉细弱。

病机分析：本证总由血虚而虚风内动，或因痫证日久及他病缠绵伤及气血，血虚则筋脉失于濡养而发抽搐或蠕动，或局限性抽搐；肝风挟痰上蒙清窍则仆倒、二便自遗。

治则：养血安神、息风止痉。

针灸取穴：水沟、长强、阳陵泉、筋缩、鸠尾、丰隆、膈俞、血海、风池、三阴交。

操作：水沟雀啄法斜向上刺，以眼睛湿润流泪为标准；针刺长强不留针，也可点刺出血；针刺鸠尾要注意角度、方向及深度，以免伤及脏腑组织；针刺风池注意深度；其他穴位常规针刺。虚证以针刺为主，平补平泻。

方义：水沟为督脉穴位，为醒脑通督要穴，可醒脑宁神；长强属督脉络穴，鸠尾属任脉络穴，两穴合用能交通任督、协调阴阳，是治疗痫证的重要组穴；阳陵泉为八会穴之筋会，与筋缩相配可解痉止搐；丰隆为祛痰之要穴；膈俞为八会穴之血会；针刺血海可活血、补血；三阴交为足三阴经所交，针刺可养血柔筋；风池可平肝息风、通利官窍。诸穴合用，共奏养血安神、息风止痉之功。

3. 风痰闭窍

症状：发则猝然仆倒，目睛上吊，口吐白沫，手足抽搐，喉中痰鸣。舌质淡红，苔白腻，脉滑。

病机分析：脾主运化，脾胃受损，精微不布，痰浊内聚，因惊恐、恼怒而发，气机逆乱，痰随气逆，闭阻脑窍，而猝然昏仆，手足抽搐，喉中痰鸣。

治则：豁痰开窍、息风止痉。

针灸选穴：水沟、长强、阳陵泉、筋缩、鸠尾、丰隆、太冲、风池。

操作：水沟雀啄法斜向上刺，以眼睛湿润流泪为标准；针刺长强不留针，也可点刺出血；针刺鸠尾要注意角度、方向及深度，以免伤及脏腑组织；针刺风池注意针刺深度；其他穴位常规针刺。

方义：水沟为督脉穴位，为醒脑通督要穴，可醒脑宁神；长强属督脉络穴，鸠尾属任脉络穴，两穴合用能交通任督，协调阴阳，是治疗痫证的重要组穴；阳陵泉为八会穴之筋会，与筋缩相配可解痉止搐；丰隆为祛痰要穴；风池平肝息风，通利官窍；太冲有燥湿行气之功。诸穴合用，共奏豁痰息风、开窍止痉之功。

4. 瘀阻脑络

症状：发则猝然昏仆，颤震抽搐，或单以口角、眼角、肢体抽搐。颜面、口唇青紫，舌质淡暗或有瘀点，脉弦或涩。

病机分析：跌仆撞击，或产伤，导致脑内受伤，瘀血内停，阻于脑脉；脑失气血充养，而虚风内生，瘀血挟痰上冲于头则猝然昏仆，并见唇舌紫暗、脉涩等瘀血内阻之象。

治则：活血通络、醒神止痛。

针灸选穴：水沟、长强、鸠尾、筋缩、阳陵泉、丰隆、百会、膈俞。

操作：水沟雀啄法斜向上刺，以眼睛湿润流泪为标准；针刺长强不留针，也可点刺出血；针刺鸠尾要注意角度、方向及深度，以免伤及脏腑组织；其他穴位常规针刺。

方义：水沟为督脉穴位，为醒脑通督要穴，可醒脑宁神；长强属督脉络穴，鸠尾属任脉络穴，两穴合用能交通任督、协调阴阳，是治疗痫证的重要组穴；阳陵泉为八会穴之筋会，与筋缩相配可解痉止搐；丰隆为祛痰要穴；百会为督脉穴位，百脉之会，百病所主，针刺百会可醒脑开窍、安神定志；血会膈俞，针刺血会可活血通络。诸穴合用，共奏活血通络、醒神止痛之功。

5. 心脾两虚

症状：久发不愈，猝然仆倒，或仅头部下垂，四肢无力，伴面色苍白，口吐白沫，四肢抽搐无力，口噤目闭，二便自遗。舌质淡，苔白，脉弱。

病机分析：平时心胆气虚之人，忧思郁怒不解，劳伤心脾，脾虚失运，气血亏虚，精微不布，湿痰内生，则猝然昏仆，口噤目闭，二便自遗，并见肌体失于血濡而致头部下垂、四肢无力、面色唇甲色淡之象。

治则：补益心脾、益气养血。

针灸取穴：水沟、长强、鸠尾、筋缩、阳陵泉、丰隆、心俞、脾俞。

操作：水沟雀啄法斜向上刺，以眼睛湿润流泪为标准；针刺长强不留针，也可点刺出血；针刺鸠尾要注意角度、方向及深度，以免伤及脏腑组织；背俞穴要注意针刺角度及深度；其他穴位常规针刺。

方义：水沟为督脉穴位，为醒脑通督要穴，可醒脑宁神；长强属督脉络穴，鸠尾属任脉络穴，两穴合用能交通任督、协调阴阳，是治疗痫证的重要组穴；阳陵泉为八会穴之筋会，与筋缩相配可解痉止搐；丰隆为祛痰要穴，心俞、脾俞为背俞穴，是脏腑经气输注于背腰部的穴位，针刺背俞穴可激发脏腑经气的运行。诸穴合用，共奏补益心脾、益气养血之功。

6. 肝肾阴虚

症状：猝然昏仆，或失神发呆，或舌强语涩，四肢逆冷，肢体抽搐，手足蠕动，健忘失眠，腰膝酸软。舌质红绛，少苔或无苔，脉弦细数。

病机分析：多因痫证反复发作或肝火亢盛，必然耗伤肝肾阴液，以致周身失于濡养，阴虚阳亢，化风挟痰，上扰脑神，而猝然昏仆，或失神发作，并见心神失养致健忘、失眠之症。

治则：补益肝肾、安神止搐。

针灸取穴：水沟、长强、鸠尾、筋缩、阳陵泉、丰隆、肝俞、肾俞、太溪。

操作：水沟雀啄法斜向上刺，以眼睛湿润流泪为标准；针刺长强不留针，也可点刺出血；针刺鸠尾要注意角度、方向及深度，以免伤及脏腑组织；背俞穴要注意针刺角度和深度；其他穴位常规针刺。施以补法。

方义：水沟为督脉穴位，为醒脑通督要穴，可醒脑宁神；长强属督脉络穴，鸠尾属任脉络穴，两穴合用能交通任督，协调阴阳，是治疗痫证的重要组穴；阳陵泉为八会穴之筋会，与筋缩相配可解痉止搐；丰隆为祛痰要穴，加肝俞、肾俞为肝、肾背俞穴，是脏腑经气输注于背腰部的穴位，针刺背俞穴可激发脏腑经气的运行；太溪可补益肾水、安神潜阳。诸穴合用，共奏补益肝肾、安神止搐之功。

（二）推拿疗法

治则：补脾益肾、祛痰理气。

取穴：百会、四神聪、神庭、本神、素髎、水沟、承浆、膻中、合谷、内关、中冲、丰隆、太冲、太溪、悬钟、足三里、大椎、癫痫穴、长强。

手法：开天门，推坎宫，推太阳，按总筋，分推手部阴阳，拇指点压百会及四神聪等头部经穴。医者可用食、中、无名指三指从大椎直推至长强，拇指点压合谷、内关、中冲、丰隆、足三里等上述诸穴。虚掌拍打大椎穴。捏脊20次。每日1次，每次20～30分钟，2周为1个疗程，连续治疗3个疗程。

（三）其他疗法

1. 中成药

（1）安宫牛黄丸　每次1粒，每日2次。适用于痰火蒙窍之痫证。

（2）白金丸　每次6～9g，每日2次。适用于痰气壅塞，神昏抽搐，口吐涎沫之痫证。

2. 单验方

（1）琥珀散　琥珀12g、硼砂30g、朱砂6g。用法：上药分别研细粉混合成散剂服用。1～5岁每次0.5g，6～9岁每次1g，10～15岁每次1.5g，成人每次2g，均为每日服2次，1个月为1个疗程，停药1周，病情未愈者可连服2～4个疗程。服药期间停服其他药物。适用于各种证型之痫证。

（2）朱衣滚痰丸　礞石（煅）30g、沉香1.5g、黄芩10g、大黄30g。用法：上为细末，水泛为丸，朱砂为衣。用量据年龄而定，白滚水化服。功用：豁痰清热。适用于小儿痰痫。

3. 食疗方

（1）蚯蚓黄豆　蚯蚓（干品）60g、黄豆500g、白胡椒30g。上料加清水2 000ml，炖煮至水干，取出黄豆晒干，入瓶贮存，每次食黄豆20～30粒，每日2次。适用于各种证型的痫证。

（2）山药青黛粉　山药2g、青黛0.3g、硼砂1g。将山药晒干，与青黛、硼砂共研为末，每次服3g，每日服3次，具有清热化痰之功。适用于偏痰热之痫证。

六、临床心得

痫证多从风痰考虑，风痰浊邪蒙蔽脑窍，壅塞清阳，元神失控致上盛而出现痫证症状，临床以息风止痉、豁痰开窍为主。本病治疗宜早，贵在辨证准确，用药持久。在导致痫证发作的诸多因素中，痰浊是中心环节。痰浊聚散无常，以致痫证发无定时，故祛痰是治疗痫证贯穿始终的法则。痫证之痰与一般痰邪不同，具有随风聚散、胶固难化的特性，除运用石菖蒲、郁金、胆南星、竹茹、枳实、清半夏、陈皮、茯苓等药外，宜加用活血散结之品，如白附子、海浮石、僵蚕、全虫、蜈蚣、天麻、钩藤等。病久病情由实转虚，或本虚标实而侧重在"本虚"，上盛下虚而侧重在"下虚"时，其虚多见气虚与阴虚，以脾肾两脏证候为主。阴虚为主者，可配伍熟地黄、菟丝子、牛膝、山药；气虚为主者，可配伍黄芪、生晒人参、白术。因脑血管疾病引起的痫证，以活血、开窍、定痫为主；老年人的痫证、外伤性痫证，以益精填髓，息风止痉为主。

针刺治疗以安神祛痰为主，选穴以百会、四神聪、神庭、本神、申脉、照海、丰隆、足三里、阴陵泉为主穴。髓海空虚，可配伍悬钟、太溪、太冲、后溪；瘀血为主，可配伍血海、水沟。在痫证间歇期，可选用埋线疗法，以活血、化瘀、安神，选取脾俞、膈俞、腰奇、肝俞、心俞、百会等穴。3周埋线1次。

七、转归与预后

痫证发作一般不会危及生命，但个别大发作者可发生窒息或吸入性肺炎，也有偶然骨折、脱臼或严重跌伤者，如不能及时控制，将引起脑水肿、酸中毒、电解质紊乱、肺部感染和循环衰竭。

对于痫证预后，取决于发作类型、病变性质、病程长短和药物效能等多种因素。概括而论，初发者较易控制，症状性癫痫及脑电图长期异常的患者预后较差。

八、护理与调摄

医护人员应仔细观察痫证患者病情，特别是患者的发病次数、频率，每次发病的持续时间，发病前后神志变化、抽搐部位及状态、伴随症状等，并详细记录。患者平时的精神、饮食、二便等情况亦应掌握，为辨证论治提供资料。

古代医家特别重视对痫证患者在发作时的护理。隋·巢元方在《诸病源候论·小儿杂病诸候·风痫候》中说："凡诸痫发，手足挛缩，慎勿捉持之，捉则令曲戾不随也。"明·王肯堂在《证治准绳·杂病·神志门·痫》中说："小儿惊风之际，手足动掣，当听其自定，然后疗之，免生异证。"痫证发作抽搐时，不能强行压迫肢体，如果强行控制，往往会发生关节脱臼等并发症。痫证发作时，应将患者头部偏向一侧，解开衣领，用裹纱布的压舌板放于上下磨牙之间，以免咬伤舌头。对痰多者要吸痰，保持患者呼吸道通畅。频繁发作的患者要预防发生意外，床边加护栏，外出有人陪同。

痫证患者应少食辛辣、肥甘、酒浆等燥热之品，忌食过辣、过甜、过咸、生冷之品，以清淡、易消化食物为宜，同时要注意合理的饮食结构搭配。适度的劳作，为正常生活之必需。但烦劳过度则于身体有害，痫证患者更应注意有所节制。

九、预防与康复

在发作间歇期，一般应继续服用药物半年以上，从而巩固疗效，防止复发。痫证患者常因反复发作而对治疗丧失信心，因而医护人员应积极开展心理康复，向痫证患者作耐心细致的问讯，找出发病的原因和发病规律，端正患者的认识，让患者从容对待病情，树立战胜疾病的信心，保持精神愉悦，情绪稳定。痫证常在清晨发病，因此应在清晨早点唤醒患者，并专人看护，适当转移患者注意力，使患者保持平静、坦然、安详的心理环境。针对本病患者后期存在不同程度的正虚，可加以调补，应以清补为主。患者要预防感冒发烧，防暴食积热，防暴受惊恐，防突然发病产生意外。患者要按时、按量服药，不要随意停服、少服。

十、医论提要

痫证，古代称癫疾。癫疾之名始于《黄帝内经》。《素问·奇病论》说："人生而有病癫疾者……此得之在母腹中时，其母有所大惊，气上而不下，精气并居，故令子发癫疾也。"明确指出了先天因素在痫证发生中的重要作用。《诸病源候论·癫狂候》对痫证的临床特点作了较为详细的描述："癫者，卒发仆地，口吐涎沫，口歪目急，手足缭戾，无所觉知，良久乃苏。"《济生方·癫痫论治》对痫证按五脏分类，指出："此五痫应乎五畜，五畜应乎五脏者也。"朱丹溪在《丹溪心法·痫》中指出："痫证有五……无非痰涎壅塞，迷闷孔窍。"

对痰浊与病证的发病关系进行了探讨。王肯堂在《证治准绳》中对痫证的主要症状、发病过程，以及具有反复的突然发病特点，都作了较详细说明。程国彭在《医学心悟·癫狂痫》中说："经云'重阴为癫，重阳为狂'，而痫证则痰涎聚于经络也。"虞抟在《医学正传·癫狂痫证》中说："痫证主乎痰，固火动之所作也。治法，痫宜乎吐……"李用粹结合自己的临床经验，在《证治汇补·痫证》中明确指出阴痫、阳痫的分证方法，并提出了治则："阳痫痰热客于心胃，闻惊而作，若痰热甚者，虽不闻惊亦作也，宜用寒凉；阴痫亦本乎痰热，因用寒凉太过，损伤脾胃而成阴痫，法当燥湿、温补、祛痰。"王清任在《医林改错》中对痫证进行了进一步阐发，认识到痫证与气虚、血瘀有关。《医学纲目·癫痫》说："癫痫者，痰邪逆上也。"指出痰邪为病是癫痫的根本原因。

十一、医案选粹

病案（一）

郭某，男，21岁。2018年1月10日就诊。主因间断发作性四肢僵硬、抽搐、眼睛上视、意识丧失13年余入院。家属诉：患者从小走路"内八字"，行走不稳，1岁半才能自立行走，经常摔倒。智力发育也较同龄儿童落后，8岁玩耍时被人推倒后，出现四肢僵硬、抽搐、眼睛上视、意识丧失，约半小时恢复正常，送至太原市万柏林区中心医院未做诊断及治疗，40多天后患者再次摔倒，出现上述症状，持续时间约3分钟。后求诊于山西、北京多家医院，诊断为"癫痫"。13年间，患者痫证间断发作，时间从10余秒到1小时不等，先后服用"丙戊酸钠片、伊来西胺片、卡马西平片、拉莫三嗪片"等多种抗癫痫药物控制癫痫发作，效果尚可，但仍间断发作，发作次数从数日1次到每日数次不等。后因患者体重增至120kg，家属自行停止服用部分药物，仍持续口服"丙戊酸钠片"0.2g，每3小时1次；"伊来西胺片"100mg，2次/日。为进一步治疗，来我科求诊。患者智力为初中生水平，神志清楚，语言流利，无肢体活动障碍，日常生活可自理，精神可，纳、眠可，二便正常。体型肥胖，面色少华。舌质淡嫩，舌尖红，舌体胖，苔薄白，脉弱。

中医诊断：痫证（心脾两虚）。

治则：健脾养心。

针灸取穴：百会、四神聪、神庭、鸠尾、腰奇，双侧本神、神门、心俞、脾俞、申脉、照海、内关、合谷、后溪、风池、丰隆、太冲。

操作：风池、丰隆、太冲针用泻法；余穴针用平补平泻法。心俞、脾俞、鸠尾、腰奇穴位埋线。选取百会、四神聪、神庭、本神、申脉、照海、神门镇静安神；腰奇为督脉腧穴，是治疗痫证要穴；后溪通督醒神；内关、合谷行气通络；太冲平肝息风；丰隆化痰通络。诸药合用，共奏健脾养心之功。（腧穴埋线后不再进行其他治疗，3周埋线1次）

中药处方：黄芪60g、当归10g、女贞子15g、旱莲草15g、茯神15g、生龙齿15g、炒酸枣仁20g、丹参20g、紫河车10g、生薏仁20g、山茱萸20g、补骨脂10g、甘草6g。7剂，水煎服，每日1剂，早晚温服。方中黄芪、丹参益气养阴；当归养血安神；生龙齿、炒酸枣仁养心安神；茯神、炒酸枣仁安神定痫；女贞子、旱莲草、补骨脂、紫河车滋补肝肾、益气养阴；生薏仁清热健脾；甘草调和诸药。诸药合用，共奏健脾养心之功。

患者坚持服用西药的同时，经上述治疗（临证加减）8个月余，家属表示痫证发作周期延长且发作时间缩短，每次发作数秒到1分钟不等，较前有明显改善。

病案（二）

张某，女，22岁。2017年6月23日就诊。患者间断发作性凝视、动作中断14年、自言自语半年。患者8岁时无明显诱因出现双目凝视，正在进行的动作中断，呼之不应，无二便失禁、四肢屈曲症状，约2分钟后症状缓解，醒后如常人。就诊于当地诊所，予口服自制丸药（具体配方不详）治疗，3年内未发作，后间断1~2月发作1次，仍口服该药治疗。6年前患者适逢中考，压力大，上述症状频繁发作，1周可发作两三次，持续时间两三分钟，就诊于山西医科大学第二医院，诊断为"症状性癫痫"，予"奥卡西平片""地西泮片"治疗，上述症状仍间断发作，发作频次较前减少。半年前患者上述症状发作时，出现自言自语症状，持续两三分钟，发作后患者疲劳感明显，不能回忆发作过程，于山西医科大学第二医院住院治疗，调整药物为"卡马西平片"，每日3次口服，输液治疗（具体药物不详），患者仍7~10日发作1次。为进一步治疗，遂来我科就诊。症见：神志清楚，语言流利，精神可，纳眠可，二便正常。舌质红，苔薄白，脉弦细。

中医诊断：痫证（痰浊蒙窍）。

治则：健脾化痰、醒神开窍。

针灸取穴：百会、四神聪、印堂、水沟；双侧本神、神门、合谷、申脉、三阴交、太溪、丰隆、足三里。

操作：针用平补平泻法。方中百会、四神聪、印堂、本神、神门、申脉调神醒脑；水沟（雀啄刺致眼睛湿润为度）醒脑开窍；合谷行气通络；三阴交、足三里益气养血、健脾化痰；太溪滋补肾精；丰隆化痰健脾。诸穴合用，共奏健脾化痰、醒神开窍之功。

中药处方：黄芪60g、茯神15g、炒酸枣仁20g、胆南星15g、半夏9g、竹茹15g、枳实15g、石菖蒲15g、甘草6g。7剂，水煎服，每日1剂，早晚温服。方中黄芪益气养阴；茯神、炒酸枣仁安神定痫；胆南星、半夏、石菖蒲、竹茹、枳实化痰开窍、定痫醒神；甘草益气补脾，调和诸药。诸药合用，共奏健脾化痰、醒神开窍之功。

至2018年1月23日，经半年调治（临证加减），患者未见发作，脉症俱平。后随访半年，未见患者痫证复发。

第十节　狂证

狂证是因五志过极或先天遗传，致使痰火壅盛，闭塞心窍，神机错乱，出现喧扰不宁、躁妄打骂、动而多怒为特征的一类神志失常疾病，临床以精神亢奋，狂躁不安，骂詈毁物，动而多怒，甚至登高而歌、弃衣而走、持刀杀人为特征性表现。以青壮年患者居多，多发于15～50岁，无性别差异，男女发病率大致相当。

狂证多见于现代医学的精神分裂症和情感性精神障碍躁狂发作或双相障碍的躁狂相。这两种疾病中的某些类型，或者其他疾病发展到某些阶段，表现出与狂证相似的证候特征，可参照本节辨证论治。

一、诊断依据

（一）诊断标准

依据王永炎主编的《临床中医内科学》，确定狂证的诊断标准如下：①有志意不遂，人事怫意，突遭变故，惊恐而心绪不宁者；②有突然狂奔乱走，呼号詈骂，不避水火，不避亲疏者；③病非温热、暑湿感伤者；④头颅X线、CT检查无阳性发现者；⑤周围血白细胞计数、脑脊液检查均无阳性发现者。具备第2项，参考其他4项即可确立狂证的诊断。

（二）鉴别诊断

1. **癫证**　癫者静而多喜，属阴；狂者动而多怒，属阳。癫证中可以出现狂证的临床表现，但二者发病形式不同。在癫证中，狂躁之证大多偶尔出现，多数患者是受妄见、妄闻、妄想的三妄支配而发作，其表现多与周围环境是脱离的。而狂证的表现与周围环境协调者多，其病程多呈阶段性，间歇期如常人。

2. **痫证**　痫证是以突然仆倒、昏不知人、四肢抽搐为特征的发作性疾患，病发则见昏不知人、眩仆倒地、不省人事，甚而瘛疭抽搐，目上视，或口眼㖞斜或口作六畜之声。狂证无此症状，以喧扰不宁、躁妄打骂、动而多怒为特征。

3. **脏躁**　脏躁多发于妇人，症见"喜悲伤欲哭，像如神灵所作，数欠伸"，与狂证的猛烈刚暴症状较易区别。

4. **产后精神障碍**　产后精神障碍即产后突然出现兴奋话多，内容凌乱，可伴有妄见妄闻、惊悸、恍惚等症状，积极治疗后，症状消失，且不复发。而狂证主要表现为兴奋症状，病程反复，呈阶段性出现。

5. **温病邪热炽盛**　外感温热之邪内传，入于心营，使气营两燔，临床可见神志不清、妄见妄闻、狂呼乱叫、面红目赤、壮热口渴、循衣摸床等，一般邪热清则病愈，亦无狂证反复发作的特点。

二、病因、病机

（一）病因

1. **情志因素**　情志抑郁，五志不遂，思虑过度，屈无所申等情志因素可致气郁化火，灼津聚痰，痰火蒙窍，神明逆乱，狂证乃发。正如《素问·至真要大论》所言："诸躁狂越，皆属于火。"

2. **阴阳失调**　"邪入阳则狂"（《素问·宣明五气论》），"阴不胜其阳，则脉流薄疾，并乃狂"（《素问·生气通天论》），可见强烈或持久的情志不遂使阴阳失调，阳气亢越于上，脑神被扰，即可发狂。因之"阳尽在上""阴不胜阳"或"邪入于阳"等阴阳失调，皆可导致狂证的发生，阳盛是狂证发病的重要因素。

3. **先天禀赋**　素体体质偏于心、肝阳亢之人，遇情志诱因，易于诱发狂证。

（二）病机

1. **发病**　急性起病，因情志失调、气机不畅，数日内即可出现狂证诸症。

2. **病情分析**　狂证病位在脑，病变脏腑主要在心、肝，涉及脾、胃，久而伤肾，是一组以阳性、热性、实性为主要病性的精神症状群。新病多实，为气、瘀、痰、火等病理因素所致；久病兼虚，多见气阴不足之证，为阳热之邪伤阴耗气所致，如疾病日久，阴损及阳，也可见阳虚之证。狂证多有情志内伤的前兆症状，起病急剧，来势凶猛，日久则缠绵难愈，可由狂转癫。

3. 病机转化 狂证始于情志失调所致的气机不畅，继而肝郁化火，热灼痰聚。早期以痰火蒙蔽神窍的阳热实证为主，痰火阻络，血行不畅，瘀血停滞，继而出现痰瘀阻络之证，此期仍以实证为主；日久火邪伤阴，肾阴被耗，肾水不能上济于心，心火独亢，出现心肾不交之证，此期则以虚证为主，同时痰瘀之邪仍可稽留。

三、辨证论治

（一）辨证思路

1. 辨发病因素 狂证多由五志过极引发，患者的性格内向或暴躁、易于发怒是常见的发病因素。

2. 辨主要表现 狂证主要表现为情志、神思、行为这三个方面的异常，也是辨证的根本。

3. 辨演变过程 狂证演变包括初发期、充分发展期（躁狂期）和后期（恢复期）三期。初发期主要以心肝火旺，痰火扰神为患。至充分发展期则出现痰火内扰，痰瘀互结，阻闭心窍，从而神失所主，神明混乱。而疾病发展至后期，阴血已被灼伤，肾水不足、阴虚阳亢、心肾不交等证自现。因此，应根据每个时期的不同病机予以辨证论治。

（二）辨证要点

1. 辨神气 多见神情外露，神采焕发，目光炯炯有神，情绪激昂，证属阳，为痰火扰心之象；或可见神情倦怠，面容消瘦，颧红，情绪激昂而难以持久者，证属阴，为痰火内盛、肾阴亏虚之象。

2. 辨情志 狂证以兴奋为主。

3. 辨体态 狂证以妄动为主，可见裸体狂奔、不避亲疏、毁物伤人，甚至自杀，为五志化火或阳明热盛，痰火扰心，蒙蔽脑窍，脑气失聪之证。

4. 辨病位、病性 病在肝、脑者，表现为情绪不稳，喜怒无常，暴跳如雷，狂乱呼叫，冲动伤人，目赤直视，其脉弦数，病性属肝火上扰脑神；病位在心、肝、脑者，表现为兴奋话多，时笑不休，妄言妄为，情感高涨，不避亲疏，引人注目，其脉弦数，病性属心肝热邪上扰脑神；病在阳明者，表现为高度兴奋、登高而歌、弃衣而走、逾垣上屋、骂詈狂叫等，其脉洪实有力，病性属阳明热盛，上攻脑神；病在肝、肾者，表现为狂证日久，有狂之势，无狂之力，语声嘶哑，语言有头无尾，兼见面色潮红、头晕目眩、虚烦不寐、五心烦热等气阴两虚的症状，其脉弦细数，病性属肝肾阴虚，气阴不足，不能上荣于脑。

5. 辨病期　初发期多因情志不遂，气机不畅而出现情绪不稳的表现，时常发脾气，时而烦躁易怒，时而头痛头胀，夜寐不安；继之暴饮暴食，渴喜冷饮，亦可出现兴奋话多，妄见妄闻，骂詈狂叫，冲动毁物，面红目赤，大便干燥，小便短赤；充分发展期多发病较急，急躁易怒，兴奋话多，登高而歌，弃衣而走，甚则骂詈狂叫，逾垣上屋，气力倍增，不知饥饱，舌红苔黄厚腻，苔中可见灰黑，脉弦滑数；发展至后期多见于狂证日久，久狂不愈，时好时坏，气阴两伤，虽表现狂躁，其势较弱，狂叫声初促而后短，情绪时高时低，焦躁不宁，兼见时而倦怠，虚烦不寐，头目晕眩，喉中干燥，语声嘶哑，舌红苔白或无苔，或舌面光滑如镜，大便秘结，小便短少。

四、治则治法

（一）治疗思路

狂证为发作性疾病，发作期破坏性及危害性较大，临证应以治标为主，如泻火、安神等；缓解期以治本为主。此外，狂证常中西医结合治疗，不可随意减停西药，中药及针灸治疗可以培本固元，缓解其他药物副作用。

（二）治疗原则

阴阳失调，或气并于阳，或血并于阴而发狂证，故治疗总则为调整阴阳，以平为期。由于气郁、痰火贯穿狂证始终，故实证期理气开郁，化痰泻火；日久渐转为虚实夹杂者，应兼顾虚象，交通心肾，滋阴潜阳。如狂证日久，还应兼顾脾胃，一则健补中州，运转枢机，使气机通达，助痰浊运化；二则治疗狂证日久，过用寒凉药物，也致脾胃受损，故后期健补脾胃至关重要。

五、分证论治

（一）针灸疗法

1. 痰火扰神
症状：素有性急易怒，烦躁，头痛失眠，面红目赤，两目怒视，突然狂乱无知，骂詈号叫，不避亲疏，逾垣上屋，或毁物伤人，气力逾常，不食不眠。舌质红绛，苔多黄腻或黄燥而垢，脉弦大滑数。

病机分析：心属火，肝属木，情志不遂，五志化火导致心火亢盛，肝气郁滞，横克脾土，致使中州不运，水津不布，邪热居于各脏，炼液为痰，则痰浊内生；肝失调达，心火亢盛则情绪不稳，易怒，烦躁，两目怒视；痰火内炽，舌质红绛，苔多黄腻或黄燥而垢，脉弦大滑数；热邪上扰则面红目赤、头痛头胀；热扰心神，则夜寐不安；痰火互结，其邪上犯，脑神失司，则突发狂乱，妄作妄动，骂詈狂叫，甚则冲动，毁物伤人。

治则：清热化痰、开窍醒神。

针灸处方：水沟、合谷、神庭、阳陵泉、丰隆、神门、太冲。

操作：针用泻法，每日1次，留针20分钟。

方义：水沟醒脑开窍调神；合谷、太冲，一升一降，开窍醒神；神庭、神门安神定志；阳陵泉清泻肝胆之火；丰隆化痰通络。诸穴合用，共奏清热化痰、开窍醒神之功。

2. 痰瘀互阻

症状：狂证日久不愈，躁扰不安，恼怒多言，甚至登高而歌，弃衣而走，妄见妄闻，妄思离奇，面色暗滞而秽，头痛时作，心悸而烦。舌质紫暗或有瘀斑，少苔或薄黄苔干，脉弦细或细涩。

病机分析：狂证不愈，情志不遂，气郁日久，痰滞经络，影响血液运行，而致血瘀，故面色暗滞而秽；瘀阻于头，则头痛；阻于心脉则心悸而烦；痰瘀蒙蔽心窍则躁扰不安、多言，甚至登高而歌、弃衣而走、妄见妄闻、妄思离奇等症；舌质紫暗或有瘀斑，少苔或薄黄苔干，脉弦细或细涩为血虚血瘀之象。

治则：活血化瘀、化痰开窍。

针灸取穴：水沟、大陵、少府、三阴交、行间、丰隆、血海、合谷、太冲、膈俞。

操作：针用泻法，每日1次，留针20分钟。

方义：水沟通督调神；大陵、少府宁心定志；三阴交、行间泻肝胆火；丰隆、膈俞、血海、合谷、太冲祛痰化瘀、开窍醒神。诸穴合用，共奏活血化瘀、化痰开窍之功。

3. 瘀血阻窍

症状：妄见妄闻，少寐易惊，疑虑丛生，语言支离。面色晦暗，舌青紫，或有瘀斑，苔薄滑，脉小弦或细涩。

病机分析：心者，君主之官，且藏神，主血脉。各种原因所致瘀血内停，阻于心窍，神失所主，则出现少寐易惊、疑虑丛生、妄见妄闻、语言支离等神明混乱之征；面色晦暗，舌青紫或有瘀斑，苔薄滑，脉小弦或细涩，皆为瘀血内停之象。

治则：活血化瘀、开窍醒神。

针灸取穴：百会、四神聪、风池、血海、合谷、太冲、三阴交、膈俞。

操作：补泻兼施。每日 1 次，留针 20 分钟。

方义：百会、四神聪安神益智；风池醒脑宁神；血海、太冲、合谷、三阴交、膈俞祛痰化瘀、开窍醒神。诸穴合用，共奏活血化瘀、开窍醒神之功。

4. 阴虚阳亢，心肾不交

症状：久狂不愈，时好时坏，虽表现狂笑，其势短弱，狂叫声初粗而后短，且力不足，语声嘶哑，喉中干燥，头晕目眩，虚烦不寐，五心烦热，大便秘结，小便短赤。舌瘦干红少津，甚则舌面光滑如镜，脉沉细数。

病机分析：狂证日久，火势虽减，但久病阴血已伤。肾水不能上济于心，心火不能下交于肾，则心火独亢。肾阴不足则语声嘶哑、喉中干燥、大便秘结、小便短赤；阴虚阳亢则五心烦热、焦躁不宁；心火内扰则虚烦不寐；心肾不交则头晕目眩；舌红少津，甚则舌面光滑如镜，脉沉细数为阴虚阳亢、心肾不交之证。

治则：交通心肾。

针灸取穴：神门、内关、三阴交、然谷、照海。

操作：补泻兼施。每日 1 次，留针 20 分钟。

方义：神门、内关安神定志；三阴交、然谷、照海升清降浊、滋阴降火。诸穴合用，共奏交通心肾之功。

（二）推拿疗法

治则：重镇安神、化瘀通窍。

取穴：百会、四神聪、印堂、太阳、合谷、太冲、涌泉、劳宫、背俞穴。

手法：患者仰卧位，医者用推法或揉法，从百会至四神聪，往返 5～10 次；再从印堂向两侧沿眉弓至太阳往返五六次；接着用揉法揉按合谷、太冲、涌泉、劳宫，往返三四次。

患者俯卧位，医者以㨰法沿脊柱两侧操作，具体点揉心俞、厥阴俞、脾俞、胃俞、肾俞等背俞穴。

（三）其他疗法

1. 单验方

（1）菖矾枣仁汤　菖蒲 10g、白矾 3g、酸枣仁 30g，每日 1 剂，水煎服。适用于痰火扰心之狂证。

（2）朴硝饮　朴硝 5g，每日 2 次，温开水送服或掺拌于食物中，腹泻后减量。适用于痰火扰心之狂证。

2. 食疗方

（1）桃仁粥　桃仁 10～15g、粳米 30～60g，将桃仁捣烂如泥，加水研汁去渣，以汁煮粳米为粥，每日 2 次，空腹温食。适用于兼有瘀血之狂证。

（2）柚皮醪糟　柚子皮（去白）、川芎、青木香各等分，醪糟、红糖各适量。将三药捣末，过筛。每次煮红糖、醪糟一小碗，加入药末 3～6g，趁热食用，每日 2 次。适用于各类狂证。

六、临床心得

治疗上根据狂证的躁狂期、相对平静期、缓解期这样的周期性变化，可运用中医辨证理论确定相应治疗方法。

躁狂期多为疾病的初期，属阳实之证，此期病机多为肝郁痰火，蒙蔽心窍。肝郁而生痰火以致心神、脑神被扰，治疗以清心泻火、豁痰开窍为主，方剂可酌情选用栀子豉汤、涤痰汤、黄连泻心汤、丹参饮、安宫牛黄丸等加减。此期正盛邪实，用药应量大势猛，旨在促进峻泻，但不应久泻。痰为主要表现时，可配伍半夏、陈皮、薏苡仁、浙贝母等化痰药物；肝郁明显时，可配伍香附、佛手、柴胡等疏肝药物。酌情配伍凉血药物，如丹皮、玄参、薄荷、赤芍、穿心莲、半夏、郁金等药物，清心作用更为显著。针刺可选用曲池、大椎、合谷、内关、阳陵泉、行间、侠溪、申脉、照海、丰隆、阴陵泉。其中大椎、曲池可放血拔罐。此期单纯中医治疗较难控制，可结合现代医学，服用氯丙嗪、氟哌啶醇、奥氮平进行治疗。

躁狂期（经治疗或不经治疗）之后，由于患者体力日渐消耗，可转入相对平静期，治当疏肝清热、理气化痰、宁心安神，方用丹栀逍遥散加减。此期虽气阴俱伤但因热郁于内，痰邪久恋，治疗上不宜过分强调补气养阴，因气能生火，湿可助痰，过早或过分补气养阴均可使病情加重。中药治疗上可酌情配伍玄参、麦冬、知母、百合等药物；如有阴虚火旺症状，可加用黄连以清心降火，肉桂引火下行。烦躁、失眠患者，可配伍炒酸枣仁、灵磁石、龙骨等重镇安神。

七、转归与预后

狂证初起多为痰火扰神的实证，若失治误治，护理不当，症情逐渐恶化，由实转虚，造成终身痼疾，或由狂转癫，则较难治愈；初起时，若治疗及时，并配合社会、心理、文娱、行为等进行调理，可使病情缓解或痊愈。狂证患者在原有的社会、生活环境，极易复发，预后较差。

八、护理与调摄

（一）安置和管理躁狂

患者应安置在重点病房，加强护理，安全管理。对狂躁患者要有高度的责任心和同情心，密切观察患者的病情特点，掌握患者兴奋躁动规律，力争将兴奋症状消灭在未发之前，以利于护理工作的顺利进行。同时需在患者家属中普及精神卫生知识，以利于患者出院及回归社会。

（二）环境

病室要宽敞明亮，光线柔和，使患者感到舒适安静，心情舒畅，以缓解患者的狂躁情绪。

（三）特殊护理

患者突然发生伤人、自伤、毁物等暴烈行为时，护理人员要大胆、镇静、机智、果断采取有效护理措施。躁狂状态的患者，应置于单人隔离室中，约束在病床上，以防止自伤、伤人行为的发生。约束带松紧以两指为宜，每两三小时松约束带1次。

（四）加强生活护理

按时洗澡，注意衣着保暖；患者进食与其他患者分开，必要时喂食或鼻饲，保证每日饮食量；进食结束，协助患者漱口；补充足够的营养和水分；适当延长睡眠时间，促进疾病痊愈。

九、预防与康复

（一）预防

1. 调畅情志 避免情绪波动，保持心情乐观。

2. **节制饮食** 切忌醇酒厚味或辛辣之品，以免聚湿生痰。

3. **适当锻炼** 增强体质，以太极拳、慢跑较宜，如能适当增加文娱活动，则对预防本病更为有益。

4. **及早预防** 因涉及狂证的两种精神疾患均与遗传因素密切相关，故该类患者应注意后代发病的可能。

（二）康复

狂证的康复阶段多在家中进行，家人应耐心陪伴，尽量不与患者过多争论，如患者话特别多时要转移注意力。患者有冲动、伤人、毁物倾向时，要避免激惹他，尽量满足患者的合理要求。总之，尽量使患者感到心情舒畅，以缓解患者的狂躁情绪。

服用碳酸锂等药物的患者需定时到门诊检查血常规及血锂浓度，药物服法遵医嘱，不能随意增减或不规则服药。家属应协助患者服药，必要时检查患者口腔。

部分患者需做心理治疗，以帮助患者更好地应对生活中的难题，适应自己新的身份。禁止患者服用兴奋剂和酒精，注意作息制度。

十、医论提要

"狂"之病名最早见于《尚书·微子》中，"我其发出狂"。古代对狂证的称谓大致有"狂""狂疾""风狂""狂妄""狂证""狂症"等数种，其中单称"狂"者较多。《黄帝内经》中大多单称"狂"。狂，既是一个疾病名称，又是一个症状名称。《灵枢·癫狂》说："狂始发，少卧不饥，自高贤也，自辩智也，自尊贵也，善骂詈，日夜不休……"《灵枢·癫狂》中关于"狂"的论述，为后世研讨本病奠定了理论基础。《素问·阴阳脉解》说："病甚则弃衣而走，登高而歌，或至不食数日，逾垣上屋，所上之处，皆非其素所能也。"《难经·第五十九难》在《黄帝内经》基础上阐明"重阳者狂"，提出"狂疾之始发，少卧而不饥……妄行不休是也"。

明·丁凤《医方集宜·癫狂心风》提出"狂证"之名；孙一奎《医旨绪余·癫狂痫辨》对癫证、狂证、痫证进行了准确的描述；王肯堂《证治准绳》对精神疾病进行了详细的分类，由此狂证才作为一个相对独立的疾病被确立，从而结束了历史上癫、狂、痫三病混淆不清的局面。张介宾《景岳全书》在"癫狂痴呆"篇中亦指出"癫狂之病，病本不同"。清·王清任创立了癫狂梦醒汤，主张该病乃血瘀所致，认为"癫狂一证，哭笑不休……乃气血凝滞，脑气与脏腑之气不接，如同做梦一样"，丰富了狂证的病机学说。《张氏医通·神志门》集狂证治法之大成："上焦实者，从高抑之，生铁落饮；阳明实则脉伏，大承气汤去厚朴加当归、铁落饮，以大利为度；在上者，因而越之，来苏膏或戴人三圣散涌吐，其病立安，后用洗心散、凉膈散调之；形证脉气俱实，当涌吐兼利，胜金丹一服神效……经云：喜乐无极则伤魄，魄伤则狂，狂者意不存，当以恐胜之。以凉药补魄之阴，清神汤。"刘完素、张子和、朱震亨等人认为狂证之因"主火""主痰"。刘完素认为"心火旺则肾水衰，乃失志而狂越"，又说"多怒易狂""怒为肝志，火实制金，不能平木，故肝实则多怒而为狂也。况五志所发皆为热……五志间发，但怒多尔。凡热于中，则多干阳明胃经也"（《素问玄机原病式·六气为病》），主张以寒凉药为主治之；张子和首倡"痰迷心窍"之说，主张用吐、下法猛攻顽痰；朱震亨进一步发展了张子和的"痰迷心窍"说，认为"狂属阳……而多怒……大多因痰结于心胸间，治当镇心神、开痰结"。《丹溪心法·癫狂》说："狂言如有所见，经年不愈……如心经蓄热，当清心除热，如痰迷心窍，当下痰宁志。"朱丹溪还倡导"以人事制之"的学术思想，成为心理治疗的先驱。

综上所述，《黄帝内经》奠定了狂证的理论基础，金元以后在狂证的病因、病机、辨证论治方面积累了丰富的经验，值得后人借鉴。

十一、医案选粹

病案（一）

刘某，女，59岁。2017年11月6日就诊。患者因家中纠纷生气，自觉多年付出家人不理解，精神受刺激，多日失眠，渐渐发病，近半月来，间断发作，语言重复，情绪不稳，骂人打人，发泄后清醒如常，对发生过程记不清楚，自诉行为不受控制。症见：患者食少，口干，饮水多，大便干燥，小便深黄色。舌绛苔厚腻色黄褐，脉弦滑数。

中医诊断：狂证（痰火扰神）。

治则：清心泻火、涤痰醒神。

针灸处方：百会、四神聪、神庭、大椎，双侧太阳、内关、合谷、神门、侠溪、足三里、三阴交、太冲、丰隆、耳尖。

操作：针用泻法。大椎刺络拔罐，泄热；耳尖放血，清泻肝火。方中百会、四神聪、神庭、太阳、神门醒脑调神；内关、合谷行气通络；足三里、三阴交行气活血；太冲、侠溪清泻肝胆之火、行气通络；丰隆，行气化痰。诸穴合用，共奏清心泻火、涤痰醒神之功。

中药处方：生大黄10g、龙胆草15g、黄连12g、胆南星12g、贝母10g、竹茹5g、石菖蒲10g、远志10g、茯神12g、天冬9g、麦冬9g、枳实15g、厚朴12g、肉桂3g、灵磁石30g。7剂，水煎服，每日1剂，早晚温服。方中生大黄、黄连、龙胆草泻火解毒；胆南星、贝母、竹茹清火化痰；石菖蒲、远志、茯神开窍醒神；天冬、麦冬滋补肾阴、养心安神；枳实、厚朴化痰通腑；灵磁石重镇安神；肉桂与黄连相配，交通心肾、引火归元。诸药合用，共奏清心泻火、涤痰醒神之功。

治疗5日后，患者情绪较前稳定，睡眠可。继续治疗1个月后（临证加减）患者可与人正常相处。随访半年，患者未再复发。

病案（二）

宋某，男，21岁。2018年1月20日就诊。患者3岁时，家人发现患者智力较同龄儿童低下，并时有不自主头颈部及上肢抽动动作，且抽动幅度大。患者先后就诊于太原、北京多家大型综合医院，诊断为"小儿抽动症""精神分裂症"，给予口服"利培酮""氟哌啶醇"等药物治疗，疗效不佳。症见：患者形体肥胖，面色黑，双目少神，胡言乱语，但话少、兴奋，时有不自主上肢及头部晃动的动作出现，动作幅度大，并有重力击打门窗、桌椅动作，生活不能自理，有时有攻击行为，回答问题有时不切题或不准确，平时多食，睡眠较多，大便干，小便尚可。舌质红，舌体胖，苔黄腻，脉弦滑。

中医诊断：狂证（痰热扰神）。

治则：醒脑开窍、泄热祛痰。

针灸处方：百会、四神聪、神庭，双侧太阳、内关、合谷、神门、少府、足三里、三阴交、太冲、太溪、丰隆。

操作：针用泻法。少府放血，泄热宁心；百会、四神聪、神庭、太阳、神门醒脑调神；内关、合谷行气通络；足三里、三阴交行气活血；太冲行气通络；太溪滋补肾精；丰隆祛痰行气。诸穴合用，共奏醒脑开窍、泄热祛痰之功。

中药处方：生大黄10g、厚朴10g、全栝楼10g、法半夏10g、黄连5g、焦栀子15g、郁金10g、石菖蒲10g。7剂，水煎服，每日1剂，早晚温服。方中生大黄、黄连、焦栀子泻火解毒；厚朴、全栝楼、法半夏、石菖蒲开窍化痰；郁金疏肝解郁、清心开窍。诸药合用，共奏醒脑开窍、泄热祛痰之功。

　　治疗 1 周后，患者狂躁减轻，余症同前。临证加减治疗 1 个月后，患者抽动次数减少，性情较前温和。后家属放弃继续治疗。

第十一节　面瘫

　　面瘫是以口、眼向一侧歪斜为主要临床表现的一种病证，又称口眼㖞斜、口㖞、卒口僻、吊线风、歪嘴风、口㖞僻、口眼歪斜等。本病多为急性起病，数小时或一两日内病情达高峰。绝大多数面瘫为一侧性，双侧者少见。面瘫一年四季皆可发病，以春秋两季为多见，任何年龄均可发病，以 20～40 岁最为多见。面瘫通常在两周内开始恢复，预后较好，如及时治疗，约 75% 的患者可完全恢复，少数患者治疗 6 个月以后，面部仍难以复原，常留下瘫痪肌挛缩的后遗症。现代医学中的面神经炎可参照本节辨证论治。

一、诊断依据

（一）诊断标准

　　根据笔者的临床经验，确定面瘫的诊断标准如下：①发病前常有受凉、吹风史或咽痛史，部分患者在发病前有耳后、耳内闷胀或疼痛，面部不适的前驱症状；②起病急，数小时或 1 日内面部瘫痪的症状全部显现；③临床表现常为一侧面部表情肌瘫痪，口眼㖞斜，目闭不全，额纹消失，鼻唇沟平坦，口角流涎，面部歪向健侧，或伴有病侧前 2/3 舌部味觉减退，听觉过敏，病侧乳突部疼痛等症状；④实验室检查一般无异常改变，部分风湿性或茎乳突孔骨膜炎导致的口僻，白细胞计数升高，血沉可能增快。

（二）鉴别诊断

　　面瘫主要与中风病的口舌㖞斜相鉴别。中风病发病时可见口舌㖞斜，多见于中老年人，多由内风引起，双目能闭，舌体外伸见偏斜，常伴有半身不遂、偏身麻木、语言謇涩症状，严重者还可以见神志障碍。面瘫发病多见于青壮年，多因外感风邪引起，口眼㖞斜，目闭不全，额纹消失，舌体外伸不偏斜，无半身不遂、肢体麻木、语言謇涩或失语诸症。

二、病因、病机

面瘫多由正气不足，脉络空虚，卫外不固，风邪乘虚侵袭面部经络，导致气血痹阻，面部经络失于濡养，以致肌肉纵缓不收而发病。

（一）病因

1. 风邪阻络 风邪乘虚侵袭面部经络，致气血痹阻，经筋功能失调，筋肉失于约束，发为面瘫。风邪入侵，又常有挟寒、挟热、挟痰之别。

2. 气血不足 病程日久，气血不足，经络不充，面部筋肉失用。

（二）病机

1. 发病 面瘫发生常由于劳累或风寒外袭，邪气乘虚而入所致。

2. 病情分析 面瘫起病急骤，疾病初期以邪盛为主，病位在表在络，所以多数可以治愈。若邪气过盛，深入经脉气血，则病位较深，病程较长，疾病后期，常有气血不足之象。

3. 病机转化 面瘫虽由风寒外袭，然当今患者往往素体痰热内盛，邪气从阳化热，因此临证所见多为湿热闭阻经络证候。

三、辨证论治

（一）辨证思路

1. 正气亏虚是面瘫发病的前提 正气存内，邪不可干；邪之所凑，其气必虚。阳气内虚，不能散布于经脉，以致经络空虚，是邪中经络引起面瘫的前提。壮年体盛之时，若不惜身，烦劳过度，卫外不固，汗出当风；或饮食失节，将息失宜；或邪盛之时，正气相对不足，正不敌邪，皆可因虚致病。

2. 风邪是面瘫发病的主因 风性轻扬，"风为百病之长"，面瘫发病以风邪为主因，而头面为诸阳经总汇，手三阳经和足三阳经的走向与头、面、颈、耳、口皆连属之，六经、营卫气血失调，风邪必犯之而病发，故面瘫的病变主要在六阳经络。

（二）辨证要点

应辨明病因、病位、标本缓急。一般来说，发病初期风邪入侵多兼夹他邪致病，为表证、实证。需区别风寒痹阻、风热袭络、风痰阻络之不同。病久不愈，邪气留恋，正气已虚，多为虚中夹实之证，当辨清标本孰轻孰重，还当注意少数患者治疗不及时或治疗不当，病久邪气伤正，顽痰、死血郁阻而致面肌抽搐等变证。

四、治则治法

（一）治疗思路

1. 面瘫之发病　发病早期虽多为表证、实证，风邪也多为乘虚入中，但也得注意按证型选加补养气血或健脾、化痰、通络之品。后期气血亏虚，治疗虽以强筋益气、补养气血为主，但勿忘搜风化痰、活血通络，这样，扶正利于祛邪，邪去则正气自复。

2. 重视综合治疗方法　对于本病的治疗，除内服药物外，还应重视针灸、穴位注射和外敷等综合治疗，这样才能有助于疾病的早日康复。

（二）治疗原则

风邪为本病的主要发病因素，故治疗以搜风化痰、养血活血、通络为主要治则，初期以疏散风邪、行血通络为法；后期应标本兼顾，以益气养血、行血活血为主。

五、分证论治

（一）针灸疗法

1. 风寒痹阻

症状：突然口眼㖞斜，眼睑闭合不全，可伴有恶风寒、发热、肢体拘紧、肌肉关节酸痛等兼症。舌质淡红，苔薄白，脉浮紧。

病机分析：风寒袭络，肺气被遏，寒性凝固，寒则筋急，络脉阻遏，气血运行不畅，面部失于温煦濡养而口㖞；恶风寒、发热、肢体拘紧、肌肉关节酸痛、舌质淡红、苔薄白、脉浮紧均为风寒客于肌表之象。

治则：祛风散寒、活血通络。

针灸取穴：阳白、四白、颧髎、颊车、地仓、翳风、风池、合谷、太冲、外关。

操作：急性期面部穴位针刺时，手法不宜过重，面部腧穴均平刺或斜刺，行平补平泻法；肢体远端穴位行泻法，手法宜重。注意地仓透颊车、风池、翳风时，进针的角度、方向、深度。其余穴位常规针刺。

方义：风池、翳风可疏散风邪，祛风通络；阳白、四白、颧髎、颊车、地仓为面部腧穴，可疏调局部气血，活血通络；合谷为大肠经的腧穴，"面口合谷收"；太冲为足厥阴肝经腧穴，与翳风穴配合，可祛风通络；外关为手少阳三焦经的络穴，可联络气血、补益阳气。诸穴合用，共奏祛风散寒、活血通络之功。

2. 风热袭络

症状：突然口眼㖞斜，眼睑闭合不全，伴恶风、发热、口咽干燥、口苦、肌肉关节酸痛、耳后有压痛等兼症。舌边尖微红，苔薄黄，脉浮数或弦数。

病机分析：风热袭表，循经上行可侵袭面部阳明之络，络脉阻滞，经气不运，经脉失养，热则筋纵，故见突然口眼㖞斜、眼睑闭合不全；风热之邪袭表，邪正交争，经络阻遏，气血运行失畅，故见恶风、发热、口咽干燥、口苦、肌肉关节酸痛、耳下有压痛等；舌边尖微红、苔薄黄、脉浮数则是风热袭于肌表之象。

治则：疏风泄热、活血通络。

针灸取穴：阳白、四白、颧髎、颊车、地仓、风池、翳风、曲池、合谷、太冲、外关。

操作：急性期面部穴位针刺时，手法不宜过重，面部腧穴均平刺或斜刺，行平补平泻法；肢体远端穴位行泻法，手法宜重。恢复期合谷宜平补平泻；地仓透颊车、风池、翳风时，注意进针的角度、方向、深度。其余穴位常规针刺。

方义：风池、翳风可疏散风邪、祛风通络；阳白、四白、颧髎、颊车、地仓为面部腧穴，可疏调局部气血、活血通络；合谷为大肠经的腧穴，"面口合谷收"；太冲为足厥阴肝经腧穴，与翳风穴配合，可祛风通络；外关为手少阳三焦经的络穴，可联络气血、补益阳气；曲池可疏风泄热。诸穴合用，共奏疏风泄热、活血通络之功。

3. 风痰阻络

症状：突然口眼㖞斜，眼睑闭合不全，口角流涎，常伴有颜面麻木作胀、头重如裹、胸脘满闷、呕吐痰涎。舌苔白腻或滑，脉弦或滑。

病机分析：风痰互结，流窜经络，气血运行不畅，阳明络脉壅滞不利，见口眼㖞斜、眼睑闭合不全、颜面麻木作胀；因为湿性重着黏滞，阻碍经络气血运行，使清阳不升，浊阴不降，引起头重如裹；胸部气机不畅故胸脘满闷；痰湿壅盛，气津不化，表现为呕吐痰涎；舌苔白腻或滑、脉弦或滑乃风痰壅阻之象。

治则：疏风祛痰、活血通络。

针灸取穴：阳白、四白、颧髎、颊车、地仓、风池、翳风、合谷、太冲、丰隆、阴陵泉、外关。

操作：急性期面部穴位针刺时，手法不宜过重，面部腧穴均平刺或斜刺，行平补平泻法；肢体远端穴位行泻法，手法宜重。恢复期合谷宜平补平泻；地仓透颊车、风池、翳风时，注意进针的角度、方向、深度。其余穴位常规针刺。

方义：风池、翳风可疏散风邪、祛风通络；阳白、四白、颧髎、颊车、地仓为面部腧穴，可疏调局部气血、活血通络；合谷为大肠经的腧穴，"面口合谷收"；太冲为肝经腧穴，与翳风穴配合，可祛风通络；外关为三焦经的络穴，可联络气血、补益阳气；丰隆为祛痰要穴；阴陵泉为脾经穴位，具有健脾利湿的功效。诸穴合用，共奏疏风祛痰、活血通络之功。

4. 经虚络滞

症状：病久迁延不愈，口眼㖞斜，面部拘紧或时有抽动。舌淡暗，苔薄白，脉细涩或细弱。

病机分析：久病失治或治之不当，病邪入血入络，痰、瘀痹阻络脉，失于濡养，故见口眼㖞斜、眼睑闭合不全诸症；风胜则动，则面部拘紧或时有抽动；舌淡暗、苔薄白、脉细涩或细弱为正气虚损、瘀血阻络之象。

治则：益气养血、疏风通络。

针灸取穴：阳白、四白、颧髎、颊车、地仓、风池、翳风、合谷、太冲、足三里、三阴交、外关。

操作：急性期面部穴位针刺时，手法不宜过重，面部腧穴均平刺或斜刺，行平补平泻法；肢体远端穴位行泻法，手法宜重。恢复期合谷宜平补平泻；足三里、三阴交行补法。地仓透颊车、风池、翳风时，注意进针的角度、方向、深度。其余穴位常规针刺。

方义：风池、翳风可疏散风邪、祛风通络；阳白、四白、颧髎、颊车、地仓为面部腧穴，可疏调局部气血、活血通络；合谷为大肠经的腧穴，"面口合谷收"；太冲为肝经腧穴，与翳风配合，可祛风通络；外关为三焦经的络穴，可联络气血、补益阳气；足三里为胃经腧穴，三阴交为足三阴经所会，针刺二穴可补益气血、濡养经筋。诸穴合用，共奏益气养血、疏风通络之功。

（二）推拿疗法

治则：舒经通络、活血化瘀。

取穴：印堂、阳白、太阳、四白、睛明、迎香、地仓、颧髎、下关、颊车、神庭、听宫、牵正、承浆、翳风、风池、合谷。

手法：主要以一指禅推法、按法、抹法、揉法、拿法、擦法为主。治疗时以患侧颜面部为主，健侧做辅助治疗。患者取仰卧位，医者用一指禅推法自印堂开始，经阳白、太阳、四白、睛明、迎香、地仓、颧髎、下关至颊车，往返五六遍；用双手拇指抹法自印堂交替向上抹至神庭，从印堂向左右抹至两侧太阳，从印堂向左右抹上下眼眶，自睛明沿两侧颧骨抹向耳前听宫，从迎香沿两侧颧骨抹向耳前听宫，治疗约6分钟；指按揉牵正、承浆、翳风，每穴约1分钟；用大鱼际揉面部前额及颊部3分钟左右；在患侧颜面部向眼方向用擦法治疗，以透热为度；患者取坐位，用拿法拿风池、合谷各1分钟。

（三）其他疗法

1. 中成药

（1）川芎茶调散　每次3~6g，每日2~3次。疏风止痛。适用于风邪头痛或伴有恶寒、发热之面瘫。

（2）坎离砂　外敷，每次1包，每日3次。祛风散寒、活血止痛。适用于风寒湿痹，四肢麻木、关节疼痛等之面瘫。

（3）板蓝根冲剂　每次6~9g，每日3次。或板蓝根注射液，每次4ml肌肉注射，每日3次。清热解毒、凉血消肿。适用于风热袭络之面瘫。

（4）清开灵注射液　将清开灵注射液30~40ml加入5%的葡萄糖或9%氯化钠注射液250ml中，每日1次，静脉滴注。清热解毒。适用于风热袭络之面瘫。

2. 单验方

（1）二麻散　天麻、升麻各15g，当归20g、北细辛3g。共研细末，每次3g，每日3次，分7日服完，7日为1个疗程。

（2）蜈蚣矫正饮　蜈蚣1条（去头足）、地龙12g、当归12g、赤芍12g、鸡血藤12g、羌活10g、防风10g、白芷10g、川芎9g。水煎服，每日1剂。

3. 外治法

（1）熏洗　防风2g、羌活12g、白僵蚕10g、川芎12g、当归12g。以上5味加适量水煎汤，去渣，熏洗面部，每日两三次，每次20分钟，10日为1个疗程。

（2）贴敷　取马钱子适量，置清水中浸泡24小时后捞出，沿纵轴切成厚约1mm的薄片，贴敷于患侧腧穴，如颊车、下关、颧髎、上关、巨髎、阳白等

（上述腧穴每日取两三穴，交替使用），然后用白胶布固定，每日 1 次。

4. 其他疗法

（1）皮肤针 取阳白、颧髎、攒竹、鱼腰、丝竹空、四白、地仓、颊车，穴位消毒后，用皮肤针轻微叩刺至局部微红为度，或轻微出血。用小火罐吸拔5~10 分钟，每日或隔日 1 次。适用于面瘫后期面部有板滞感者。

（2）刺络拔罐法 用三棱针点刺阳白、颧髎、地仓、颊车，然后拔罐，每周 2 次。适用于面瘫恢复期见面肌板滞，局部有瘀滞者。

（3）穴位注射 阳白、四白、颊车、地仓、太阳、下关、翳风。用维生素 B_{12} 0.5mg 加维生素 B_1 100mg，选用三四个穴位，每穴注入 0.5~1ml 药液，隔日 1 次，或每周 2 次。可用两组穴位交替使用。适用于面瘫的恢复期或后遗症期。

（4）拔罐 在面部涂以少量石蜡油，用小口径玻璃罐拔于面部，然后在面部患侧走罐，使局部充血为度。

（5）电针 颊车、地仓。颊车、地仓对刺，得气后各接电极一端，通电 15 分钟，电流强度以面部肌肉微见跳动为宜。电针应于发病 4 周后应用，在炎症急性期不宜使用。

（6）挑刺 让患者张口，在面瘫侧上下臼齿间的口颊处，用三棱针点刺，通常为 9 点，其上下、左右间距相等，在挑刺前后均用温开水漱口。然后以颧髎为中心，用 20g 黄芥子研细末后外敷 20~40 分钟。半个月治疗 1 次。

六、临床心得

面瘫是以虚、风、痰、瘀四者为病理基础的本虚标实之证。正气亏虚是发病的前提。邪气入侵多以风邪为先导，风邪入中，经络气血运行不畅，气津因之不行，风痰、瘀血痹阻，筋脉失养，发为面瘫。按"治风先治血，血行风自灭""百病皆痰""痰瘀互结"之理论，在方药上常选用川芎、僵蚕等行血祛痰之药。早期治疗用药，切忌过于寒凉，即使风热袭络证也当注意，以免风痰滞留经脉。治疗中在加大搜风祛痰、活血化瘀之力度的同时，还要注意补气养血，促使气血流畅，这样经脉才能得以濡养，面瘫全面复正。如发病 3 个月以上，此时风痰、瘀血胶着不去，正气已虚，多为虚中夹实之证，应注意在补气养血的同时，多选用虫类搜风、涤痰、通络药，如全蝎、僵蚕、蜈蚣、地龙等，同时适当添加健脾和胃药，以防脾胃之损伤。

及早针刺治疗是治愈本病的关键，可以控制炎症发展，减轻神经缺血、水肿、变性，不使其发展到完全致损。正确掌握针刺的刺激量就可有效提高神经的兴奋性，使气血通畅，改善面部营养代谢，加速恢复面部肌肉、神经功能，促使面瘫的早日恢复。早期针刺治疗，手法宜轻刺激，取穴宜少。恢复期（指发病第 7 日后）治疗，可采用中强刺激加电针。笔者综合各家意见认为：早期急性期应用针刺疗法是可取的，治疗方法应注意以循经取穴为主，面部患处取穴要少，需轻浅刺激，手法不宜过重，留针时间不宜过长，不能加用电针，以免恢复期出现患处肌肉痉挛，影响恢复。长期的临床实践和古今大量文献资料表明，针灸治疗面瘫确有疗效，但目前缺乏科学分析与评估，值得注意。

七、转归与预后

面瘫的转归与病邪的轻重、正气的强弱及早期是否得到及时正确的治疗有关。年轻人发病后若治疗及时，调护恰当，一般预后好。临床观察发现，年轻患者此病 1～2 周后开始恢复，1～2 个月内明显好转而痊愈，大约 75% 以上患者在几周内可基本恢复。年老和体虚患者预后较差，若病程在半年以上，逾期未恢复者，多由病久正不胜邪，风痰、瘀血胶着不去，往往可能继发面部肌肉痉挛等后遗症。

八、护理与调摄

面瘫常突然发病，发病后五官不对称，生活不便，心情紧张，焦虑不安。医务人员应主动关心体贴患者，多与患者交谈，使患者增强战胜疾病的信心，积极配合治疗，促进康复。眼睑闭合不全患者应保持眼球湿润，防止异物灰尘坠入眼内，取消毒纱布或眼罩包眼。面瘫患者食物残渣易于滞留，有利细菌繁殖。应嘱咐患者进食后多漱口；避免风吹，减少户外活动，外出时戴防护眼镜、口罩；患病期间勿用冷水洗漱；发病早期少吃过硬或不易消化食品，饮食宜清淡。

九、预防与康复

面瘫的预防，主要是防止面部受寒，在夜晚或旅途中尤应注意。在炎热夏季勿贪凉，勿迎风而坐，不夜卧当风。患者可用温湿毛巾热敷患侧，以改善血循环。对着镜子作皱眉、闭眼、吹口哨、示齿等运动，每个动作锻炼 20 下，每日进行两三次。自我按摩也可帮助康复，可按照健侧肌运动方向，按摩患侧，每日早晚各进行 1 次，手法要柔和。上述康复措施一般应在发病 1 周后进行。锻炼时循序渐进，适度为宜。

十、医论提要

《灵枢·经筋》首次阐明面瘫之病因、病机，并载有治疗方法："卒口僻，急者目不合，热则筋纵，目不开。颊筋有寒，则急引颊移口，有热则筋弛纵缓不能收，故僻。治之以马膏。"《诸病源候论·偏风口㖞候》提出正气虚则易感受风邪致病的基本病机："偏风口㖞，是体虚受风，风入于夹口之筋也。足阳明之筋，上夹于口，其筋偏虚，而风因乘之，使其经筋偏急不调，故令口㖞僻也。"关于面瘫的预防，唐·王焘《外台秘要》引用《养生方》说："夜卧当耳勿得有孔，风入耳中，喜口㖞。"明清开始，医家对面瘫与中风之半身不遂已做出明确鉴别。明·楼英在《医学纲目·口眼㖞斜》中说："凡半身不遂者，必口眼㖞斜，亦有无半身不遂而㖞斜者，多属阳明经病。"清·王清任在《医林改错》中说："若壮盛之人，无半身不遂，忽然口眼㖞斜，乃受风邪阻滞经络之症。经络为风邪阻滞，气必不上达，气不上达头面，亦能病口眼㖞斜。用通络散风之剂……又非治半身不遂方之所能为也。"对面瘫的治疗，医家多采用外敷和针灸疗法。《丹溪心法·中风》提出："如口㖞斜未正者，以蓖麻去壳捣烂，右涂左，左涂右，或鳝鱼入麝香少许涂之即正。"吴昆在《医方考》中介绍了内外合治方法："中风口眼㖞斜，无他证者，牵正散主之……口眼㖞斜在左，以改容膏敷其右；㖞斜在右，以此膏敷其左。今日敷之，明日改正，故曰改容。或以蜣螂、冰片敷之，或以鳝血、冰片敷之，皆良。"医家对针灸治疗面瘫的论述甚多。晋·皇甫谧在《针灸甲乙经·口㖞》中说："口僻，颧及龈交、下关主之。"明·杨继洲在《针灸大成》中指出了取穴方法："口眼㖞斜，颊车、水沟、列缺、太渊、合谷、二间、地仓、丝竹空。"明·张介宾在《图翼·针灸要览》中说："口眼斜，颊车、地仓、水沟、承浆。"清·吴亦鼎在《神灸经论》中说："口眼㖞斜，凡口㖞向右者，是左脉中风而缓也，宜灸左，陷中二七壮；向左者，是右脉中风而缓也，宜灸右，陷中二七壮，炷如麦粒。"

十一、医案选粹

病案（一）

郭某，男，59 岁。2018 年 8 月 22 日就诊。因右侧口眼㖞斜 1 日入院。患者近 1 月来因家中有事，身体较为疲惫。8 月 20 日中午，患者在阴凉处乘凉后睡着，当天晚上便出现明显的颈部困痛不适，自诉整夜未睡。21 日上午，患者找盲人按摩颈背部约 1 小时，下午自觉右侧眼睑发沉，晚上家人发现患者右侧口角㖞斜。22 日晨起后右侧额纹、鼻唇沟变浅，右眼睑闭合不全，喝水时口角漏水，示齿、口角歪向左侧，右眼迎风流泪。症见：神志清楚，语言流利，右侧额纹消失，鼻唇沟变浅，右侧眼睑闭合不全，右眼迎风流泪，右侧口角漏水，右耳后乳突无疼痛，舌前 2/3 味觉无减退，听觉无异常，无语言含糊、饮水呛咳等，精神食欲可，大小便正常。舌质淡，苔薄白，脉弦。

中医诊断：面瘫（风邪袭络）。

治则：祛风通络。

针灸处方：右侧阳白、丝竹空、攒竹、颧髎、地仓、颊车、迎香、翳风，双侧风池、外关、合谷、血海、三阴交、太冲。

操作：1 周内面部腧穴采用浮刺手法，合谷、太冲、外关、血海采用泻法，余穴平补平泻。方中风池、翳风可疏散风邪、祛风通络；阳白、颧髎、颊车、丝竹空、攒竹、迎香、地仓为面部腧穴，可疏调局部气血，活血通络；合谷为手阳明大肠经的腧穴，"面口合谷收"；太冲为肝经腧穴，与翳风穴配合，可祛风通络；外关为三焦经的络穴，主一身之表；血海、三阴交活血、祛风、通络。诸穴合用，共奏祛风通络之功。

中药处方：防风 10g、细辛 3g、白芷 10g、川芎 12g、荆芥 10g、丹参 20g、桑叶 15g、当归 10g、川牛膝 10g、苍术 10g。7 剂，水煎服，每日 1 剂，早晚温服。方中当归、川芎、丹参、川牛膝养血活血、祛风通络；白芷既可疏风通络，又可引药入经（阳明）；桑叶既可疏散风邪，又可反佐细辛等药之热；荆芥、防风、苍术疏风、祛湿、通络。诸药合用，共奏祛风通络之功。

治疗 10 日后，患者右侧鼻唇沟略浅，口角左斜减轻，鉴于患者舌质红、苔黄腻、口干、右侧项部僵硬不舒，腧穴加用右侧颈夹脊（2，4，6）。中药改以清热燥湿为主，方药如下：

生地黄 10g、牡丹皮 10g、赤芍 10g、焦栀子 10g、黄柏 10g、丹参 20g、金银花 15g、桔梗 10g、黄芩 10g、白芷 10g、甘草 6g。方中生地黄滋补肾阴；牡丹皮、赤芍、丹参活血行气；黄柏、焦栀子、金银花、黄芩清热燥湿；桔梗、白芷疏风通络；甘草调和诸药。诸药合用，共奏清热燥湿、活血行气之功。

继续治疗（临证加减）2 周，患者右眼睑完全闭合，示齿口角略歪向左侧，用力鼓腮时右侧少量漏气。继续治疗 2 周，患者已完全康复。

病案（二）

陈某，男，27 岁。2018 年 7 月 24 日就诊。患者于 2018 年 7 月 14 日 14 时左右突然出现头痛、头闷、全身乏力、双下肢肌肉酸痛等症状，不伴有发热，自认为感冒，口服"藿香正气水""感康"等药物。15 日，自觉症状较前好转，当晚有受凉风病史。16 日晨起觉左眼不适，照镜子时发现左侧面部表情肌瘫痪，口角右歪，左耳不适，味觉减退，不伴听觉障碍、吞咽困难、饮水呛咳、视物障碍等症状，就诊于当地医院，考虑"面神经炎"，予"血塞通、维生素 B_1、维生素 B_{12}"及针灸、活血、营养神经等治疗。治疗第 3 日出现右侧面部表情肌瘫痪，额纹不能上抬，不能皱眉，不能闭眼，不能示齿，不能吹哨、刷牙、喝水漏水，伴右耳疼痛、味觉障碍、四肢乏力，不伴有呼吸困难、肢体麻木等症状。治疗 1 周后症状改善不明显，为求针刺、中药治疗前来我科就诊。症见：双侧面部表情肌瘫痪，语言欠流利，双侧眼睑闭合不全，眼裂 2～3mm，口唇闭合不全，漏食、漏水，精神可，纳、眠可，二便调，面色淡白少华。舌质淡红，苔薄白，脉沉。

中医诊断：面瘫（风痰阻络）。

治则：祛风、化痰、通络。

针灸取穴：双侧头维、阳白、丝竹空、攒竹、颧髎、地仓、颊车、下关、迎香、风池、外关、合谷、足三里、三阴交、太冲。

操作：属于面瘫早期，适合浅刺、轻刺。风池疏散风邪、祛风通络；头维、阳白、丝竹空、攒竹、颧髎、颊车、地仓、下关、迎香为面部腧穴，可疏调局部气血、活血通络；合谷祛风通络，配合太冲开窍启闭，配合三阴交治疗头部瘀血；外关为三焦经的络穴，主一身之表，疏散在表之风邪；患者素体体弱，面色少华，故用足三里略补气血，且足三里为胃经腧穴，具有疏通面部气血的作用。诸穴合用，共奏祛风、化痰、通络之功。

中药处方：薏苡仁 20g、焦栀子 10g、白豆蔻 10g、丹参 15g、赤小豆 10g、赤芍 10g、防风 10g、当归 10g、川芎 12g、连翘 10g、旱莲草 15g、白芷 10g、桔梗 10g、甘草 6g。7 剂，水煎服，每日 1 剂，早晚温服。方中丹参、当归、川芎、赤芍行气活血；连翘、白豆蔻、薏苡仁、赤小豆利水渗湿、祛痰之源；焦栀子清热利湿；防风解表祛风；桔梗为舟楫之剂，载药上行；白芷引药入经；旱莲草、薏苡仁健脾、养血、祛风；甘草调和诸药。诸药合用，共奏祛风、化痰、通络之功。

治疗半个月后，患者双侧眼睑闭合较前好转，双侧眼裂约 0.5～1mm，语言较前流利，上下唇可以相合。继续治疗半月（临证加减），患者双侧眼睑闭合完全，用力闭眼时眼周皱纹不多，可以轻微鼓腮。又经 2 周治疗，患者完全康复。

第十二节　健忘

健忘是指因各种原因所致脑神失养或神明被扰，出现记忆力减退、遇事易忘的一种病证。健忘多与心悸怔忡、眩晕、不寐同见。

脑萎缩、脑外伤后遗症、脑血管病、多种脑变性疾病（如帕金森病）、中枢神经系统感染性疾病（如脑炎）等出现健忘者，或滥用药物、滥用酒精及代谢、内分泌疾病等有健忘表现者，均可参照本节辨证论治。

一、诊断依据

（一）诊断标准

根据笔者临床经验，确定健忘的诊断标准如下：①较长时期内以记忆力减退、遇事善忘，虽经尽力思索但不能追忆为主要表现；②主要诱因可为情绪低落、抑郁或心理失常；③排除痴呆、中风、不寐、郁证等疾病导致的记忆功能障碍。

（二）鉴别诊断

1. **痴呆**　痴呆是由于病理性脑器质性智能衰退而引起，主要表现为呆傻愚笨，近事记忆、远事记忆、定向力、认知及智能等方面出现障碍，重者可出现失认、失语、失用，且伴人格和情绪变化，随着病情进一步加重，逐渐丧失生活自理能力；而健忘是由于老年人脑功能衰退引起，主要以近事遗忘、生活能力尚好为主要表现。语言丰富及幽默与否是区别健忘和痴呆的重要标志之一。

2. **不寐**　不寐可发于任何年龄；不寐轻者入睡困难、睡后易醒、醒后不能再睡或时醒时睡等，重者整夜不能入睡；不寐中健忘是兼症，病情较轻；不寐多兼有头痛、眩晕、心悸等症。健忘则少见以上症状。

3. **郁证**　郁证多见于中年女性，健忘男女均见；郁证以情绪不宁、心情抑郁、胸部满闷、胸胁胀痛、易怒欲哭或咽中有异物感为主要临床表现，健忘在郁证中是兼症，且病情较轻；郁证经久不解，可导致健忘的发生，甚至可以发展成癫痫、痴呆等病。

二、病因、病机

（一）病因

1. **年老体衰**　素体不足或年老之人，脏腑虚衰，气血生化不足而致形神俱衰；肾虚无以充养脑髓，出现神思凌乱、遇事善忘等症。

2. **劳欲过度**　生育不节、房事过度而阴精亏耗，损及肾精；思虑过度、长期伏案或学习负担过重，耗伤营血，损及心脾而致健忘。

3. **情志失调**　若精神紧张、家庭不和、遭遇不幸等情志因素太过或抑郁不遂，均可损伤心脾，使心失所养而致健忘。

4. **痰瘀痹阻**　嗜食肥甘厚味，劳倦伤脾，或情志不舒，肝郁犯脾，可使脾不健运而生痰；或因头颅外伤而出血，血不去而留瘀，瘀血内停，使气血运行不畅，脑失所养，神明失聪，而出现健忘。

（二）病机

1. **发病**　健忘属于神志病，病机较为复杂。

2. **病情分析**　健忘病位在脑，与心、脾、肾虚损有关。病性以虚及虚实夹杂为主。虚者常为心脾两虚、肾精虚损、髓海不足；实者责之于火郁、气滞、痰浊、瘀血。健忘病势缓，病程长。在病情发展过程中，以正虚为本，邪实为标，且二者多互为因果，相互影响。

3. **病机转化**　健忘的病机转化，取决于病程的长短和正邪斗争的趋向。多见于素体不足或脏腑功能渐衰的年老之人。脾胃为后天之本，脾胃虚损，气血生化不足，上无以奉心，下无以滋肾，从而使心脾两虚、脾肾两虚，而致形神俱衰。若兼有情志失调，或饮食劳倦失宜，则损伤肝、脾，气血运行不畅，津液输布失常，而生痰浊、瘀血，气郁日久亦可生火，上扰神明，而成健忘，终致虚实兼杂之候。

三、辨证论治

（一）辨证思路

1. **辨五脏虚衰**　本病多因年老体衰而成，而五脏的虚衰为衰老的本质所在。五脏之气的衰弱以脾胃之气的虚衰为其始动环节，在脾气虚的基础上再影响到其他脏腑，进而触发肝、心、肾、肺等脏的衰退，加速衰老进程。

2. 辨虚实　本病多为虚实夹杂，在五脏功能失调的基础上而成瘀血、痰浊、火热、肝郁之患，可见痰瘀互结、痰火肝郁互兼之状。

（二）辨证要点

1. 辨病因　健忘的病因很多，应该仔细辨别。

2. 辨病位　临床若见健忘多梦、心悸失眠、头晕、面色无华或萎黄、自汗乏力、唇舌色淡、脉细弱，病位在心；若见健忘纳少、气短懒言、倦怠神疲、头晕目眩、面白无华、大便溏薄、舌淡苔白、脉缓弱或沉迟无力，病位在脾；若见健忘眩晕、发脱齿摇、腰膝酸软、耳鸣耳聋、舌淡苔白、脉细弱，病位在肾。

3. 辨虚实　健忘以虚证居多。虚证多因年老久病之人，思虑劳倦过度而见体倦乏力、善忘失眠、腰酸乏力、食少心悸等；实证多因痰浊上蒙、瘀血内阻而见肢倦身重、语言迟缓、神思不敏等。

4. 辨主症和兼症　若仅见记忆力衰退，以近事遗忘为主，生活能力尚好，属主症；若以不寐、郁证为主，而并见健忘，则属兼症。

四、治则治法

（一）治疗思路

健忘病势缓，病程长，在疾病早期宜采取健运脾胃、益气养血治法，随着病情发展，当以补肾活血为重。总之，健忘治疗重在固护脾胃、补肾益精，贵在早防早治。

针对瘀血、痰浊、火热、肝郁之患，当辨证予以疏肝解郁、行气活血、清热化痰之法，但须注意祛邪而不伤正。

对老年体弱、有脑器质性疾病者，应以保持病情稳定，防止病情恶化为首务，在此基础上再进一步提高疗效。

（二）治疗原则

以"虚则补之，实则泻之"为治疗大法。

五、分证论治

（一）针灸疗法

1. 心脾两虚

症状：健忘心悸，少寐多梦，气短神怯，倦怠乏力，面色无华，食少纳果，口唇色淡，纳少腹胀，大便溏薄。舌淡，苔薄白，脉细弱。

病机分析：心藏神，脾主意与思，若思虑、劳倦太过，暗耗精血，则脾虚，生化之源不足，或因病后失调或失血过多，血虚不能上奉于心，则心失所养，致心脾两虚，神不守舍而致健忘、不寐；心之气血不足，故见气短神疲、面色无华、口唇色淡；脾虚则运化失调，则腹胀、食少、乏力、便溏；舌淡、苔薄白、脉细弱亦为心脾两虚、气血不足之象。

治则：补益心脾。

针灸取穴：百会、神门、足三里、太溪、心俞、脾俞、膈俞。

操作：针用补法。每日针 1 次，每次留针 30 分钟，每隔 10 分钟行针 1 次。

方义：百会在巅顶，属督脉，督脉入络脑，太溪为肾之原穴，两穴相配，补脑益髓、养神开窍；神门为心之原穴，膈俞为血会，二者相配，补心安神，以助记忆；心俞、脾俞为心脾之背俞穴，足三里为胃之合穴、下合穴，针刺 3 穴以补益心脾。诸穴合用，共奏补益心脾之功。

2. 心肾不交

症状：遇事易忘，心悸怔忡，头晕耳鸣，腰膝酸软，手足心热，潮热盗汗，多梦遗精。舌红，少苔，脉细数。

病机分析：若人劳神过度，心阴暗耗，心阳独亢，或情志太过，气郁化火，而心火久动，不能下交于肾，则肾水不能上济于心；或久病、房事不节，伤及肾阴，肾阴不足无以上交于心，而成心肾不交之证。心火独亢于上则遇事易忘、心悸怔忡；肾水不足于下则头晕耳鸣、腰膝酸软、手足心热、潮热盗汗、多梦遗精；舌、脉亦为心肾不交，火旺水亏之象。

治则：交通心肾。

针灸取穴：阴郄、神门、太溪、内关、三阴交。

操作：针用平补平泻法。每日针 1 次，每次留针 30 分钟，每隔 10 分钟行针 1 次。

方义：阴郄为心之郄穴，可滋补心阴、泄心火，太溪为肾之原穴，可滋肾阴，两穴相配，可泄心火、补肾阴、安心神；神门为心之原穴，三阴交为足三阴经交会穴，内关为心包络穴，且为八脉交会穴，通于阴维脉，3 穴合用，重在补心安神、开窍。诸穴合用，共奏交通心肾之功。

3. 肾精亏虚

症状：记忆力减退，语言善误，精神呆钝，头晕目眩，气短倦怠，腰膝酸软，面色不华，小便短数。舌淡，苔白，脉细弱。

病机分析：年老之人五脏俱衰，或久病之人精血亏耗，无以充养肾精，或房劳太过伤及精血，使脑髓失养，神明失聪而致健忘、语言善误、精神呆钝、眩晕倦怠、面色无华；肾主骨，司气化，主小便，精亏肾虚则腰膝酸软、小便短数；舌淡苔白、脉细弱，亦为肾精不足之象。

治则：补肾、益精、填髓。

针灸取穴：百会、肾俞、志室、关元、悬钟、太溪。

操作：针用补法，每日针1次，每次留针30分钟，每隔10分钟行针1次。

方义：百会属于督脉，且为局部取穴，督脉入络脑，关元属于任脉，任脉为阴脉之海，两穴相配，可补脑益精填髓；肾俞为肾之背俞穴，志室与肾俞穴相平行，二者均属于膀胱经，膀胱经循行上可至巅顶并入络脑，且肾与膀胱相表里，针用补法，可补益肾精；悬钟为八会穴的髓会，太溪为肾之原穴，二者相配，可益精填髓、益智开窍。诸穴合用，共奏补肾、益精、填髓之功。

4. 痰浊上蒙

症状：猝发健忘，语言迟缓，眩晕头痛，不寐多梦，倦怠嗜卧，胸闷不舒，肢倦身重，泛恶多痰。苔白腻，脉弦滑。

病机分析：情志不舒，肝气郁结，横逆犯脾，脾失健运，水湿内停，或肝郁化火，煎津液成痰，痰浊蒙蔽心窍，心神被扰，上犯清窍，而成健忘、语言迟缓、眩晕、头痛、不寐、多梦；痰浊中阻，气机不畅，而见倦怠嗜卧、胸闷不舒、肢倦身重；脾胃升降失常、肺失宣降，则见泛恶多痰；苔白腻、脉弦滑亦为痰浊内盛之象。

治则：降逆、化痰、开窍。

针灸取穴：神庭、头维、风池、中脘、丰隆、太冲。

操作：针用捻转泻法。每日针1次，每次留针30分钟，每隔10分钟行针1次。

方义：神庭、头维、风池均位于头部，为局部取穴，可安神开窍；中脘为任脉之穴，且近脾胃，丰隆为化痰要穴，两穴合用运脾降逆、化痰开窍；太冲为肝经之原穴，且为远端取穴，意在开窍醒神。诸穴合用，共奏降逆、化痰、开窍之功。

5. 肝气郁结

症状：健忘头痛，头晕目眩，急躁易怒，胸闷胁痛，疼痛每因情志喜怒而增减。苔薄白，脉弦。

病机分析：七情内伤，或平时阴血不足，气郁不舒。肝主条达，肝气不舒而转运失常，心肾两相间隔，而致健忘；肝经气机不畅，则胸闷胁痛；肝郁化火，上扰清窍则头痛、头晕、目眩，内扰心神则急躁易怒；情志因素为其主因，故而上述诸症又多因情志喜怒而增减；舌苔薄白、脉弦亦为肝气郁结之象。

治则：理气、解郁、开窍。

针灸取穴：太冲、合谷、足临泣、太溪、期门、阳陵泉、内关。

操作：平补平泻。每日针 1 次，每次留针 30 分钟，每隔 10 分钟行针 1 次。

方义：合谷为大肠经原穴，太冲为肝经原穴，两穴合用意在"开四关"，可开窍启闭；足临泣为胆经之输穴且通于带脉，阳陵泉为胆经合穴，期门为肝经之募穴，3 穴合用，表里相配可通调肝胆、疏肝理气；内关为心包经之募穴且通于阴维脉，针用泻法可开窍醒神。诸穴合用，共奏理气、解郁、开窍之功。

（二）推拿疗法

治则：补虚泻实、调整阴阳。

取穴：印堂、神庭、百会、太阳、攒竹、头维、风池、率谷、角孙、足三里、肾俞、脾俞、胃俞等穴。

手法：一指禅推法，由印堂直推至神庭；双拇指分推印堂至太阳；两拇指同时按揉太阳、攒竹、头维等穴；拇指按揉百会、风池、角孙、率谷等穴；五指拿五经（由前发际向后发际移动），再拿风池及颈项部；拇指按揉足三里、肾俞、脾俞、胃俞等穴。心脾两虚者加揉神门、膈俞、太溪等穴以补益心脾；心肾阴虚者加拇指按揉阴郄、神门、内关、三阴交等穴以交通心肾；肾精亏虚者加按揉志室、关元、悬钟等穴以益精填髓；痰浊上蒙者加按揉丰隆、中脘等穴以降逆、化痰、开窍；肝气郁结者加揉太冲、合谷、足临泣、期门等穴以理气、解郁、开窍。

（三）其他疗法

1. 中成药

（1）归脾丸　每次 9g，每日 3 次。适用于气血两虚之健忘。

（2）天王补心丸　每次 9g，每日 2 次。适用于心阴不足，心火内盛之健忘。

（3）清开灵注射液　每次 40ml 加入 0.9% 氯化钠 250ml 中静脉滴注，10～14 日为 1 个疗程，可用 2 个疗程。适用于痰热壅盛之健忘。

2. 单验方

（1）茶饮　益智仁、远志等分为末，水煎代茶饮。

（2）散剂　野百合、柏子仁等分研末，冲服。每服 15g，日服 3 次。

3. 食疗方

（1）生吃核桃　核桃 1 个，每日 2 次，生吃。可增强记忆，消除疲劳，使大脑功能恢复正常。

（2）芝麻糊　将芝麻捣烂，加入少量饴糖搅拌即成。早晚各吃 1 次，7 日为 1 个疗程。有良好的健脑效果。

（3）桂圆银耳羹　桂圆肉 15g、鹌鹑蛋 6 只、冰糖 50g。银耳用水浸发去杂质，洗净。鹌鹑蛋煮熟去壳。锅内加适量清水煮沸，放入桂圆肉、银耳，煮至熟时放入冰糖，待溶解后，把熟鹌鹑蛋放入煮片刻。吃蛋、饮汤。适用于精血亏虚之健忘。

六、临床心得

健忘在临床上多不为人们所重视，预后亦不甚理想。健忘常与不寐、郁证、多梦、眩晕、头痛、心悸等病证并发，或次第演变，所以要分清主次，及时治疗。若健忘与不寐并病，可兼见不寐、多梦、眩晕、面色无华、苔薄白、脉细弱，可用人参养荣丸加减；若与郁证并病，往往与情志有关，由于肝郁日久，气郁化火伤阴而并见虚烦少寐、胁痛，病情随情志变化而变化，舌红、少苔、脉细数，可予丹栀逍遥散；若与多梦同病，可在睡眠中出现梦幻纷杂，醒后头昏眼花，久则可使健忘加重，给予归脾汤或黄连温胆汤或黄连阿胶汤加减治之；若健忘病久，兼头晕、耳鸣、心悸、腰膝酸软、精神萎靡，可用左归饮加减；若与头痛并病，多见于慢性头痛，可给予通窍活血汤。年高体衰之人，由于肾精亏虚，不能上济于心，致使心火独亢于上，神为火扰，不能任物，故常见健忘。

针刺主穴为百会、四神聪、神庭、印堂、脑空、脑户、风池、风府、内关、合谷、三阴交、太溪、悬钟、太冲、曲鬓。伴气郁时，可配伍期门、行间；伴不寐时，可配伍神门、申脉、照海。

七、转归与预后

如果治疗得当，健忘是可以好转和治愈的。年老神衰而健忘，多为生理性，难以治愈，应积极采取有效的治疗和防护，延缓病情发展。一般来说，痰浊扰心、瘀血阻络、肝气郁结之健忘属实证，预后较好，病程较短；心脾两虚、心肾不交、肾精亏虚之健忘属虚证，治疗较复杂，病程较长。若治疗不当，健忘可发展为痴呆。

八、护理与调摄

对健忘患者的护理与调摄，需从早期开始，针对病变时期证候特点进行合理调护。

健忘患者在饮食上，宜多吃清淡且营养价值较高，富含维生素类、核酸类等对脑有益的食品，如蔬菜、水果、黑木耳、银耳、大枣、鱼肉、动物内脏等。不嗜烟、酒。情绪上注意保持心情舒畅，保持乐观。合理安排作息时间，做到按时就寝，按时起床；保证每日至少有 7~9 小时的睡眠；睡前不要饮浓茶和咖啡。居住环境要清洁卫生。日常要做适量的运动，多进行户外的活动，如呼吸新鲜空气、晒太阳，避免过劳。中老年人要多用脑，保持大脑的活力，如坚持读书看报、绘画下棋，培养多方面的兴趣爱好，多同外界环境接触，鼓励参加老年大学。

九、预防与康复

良好的生活习惯，保持充足的睡眠，是预防健忘的关键。节制房事，保养肾精，避免肾精过度亏耗，对防治健忘有帮助。避免用脑过度，安排好工作和休息，生活规律，有助于保持较好的记忆力。情绪上要保持积极乐观的情绪，避免情志不调。做好饮食保健，合理摄取营养，合理配制饮食，低糖、低盐、低脂饮食，多吃富含纤维素、蛋白质和维生素的食物；不嗜烟、酒。适当参加体育锻炼及体力劳动，增强心肺功能，如自身按摩、拍击，打太极拳等。

注意预防并且及时治疗与健忘有关的病证。

健忘患者可综合采用多种康复措施，包括电疗法、心理疗法、饮食疗法、体育康复疗法等。

十、医论提要

有关健忘的记载，在现存的文字资料中，最早见于《黄帝内经》。《黄帝内经》记载："黄帝曰：人之善忘，何气使然？岐伯曰：上气不足，下气有余，肠胃实而心肺虚，虚则营卫留于下，久之不以时上，故善忘也。"初步阐述了健忘的病因、病机。《伤寒论》提出了瘀血可致喜忘的理论。《诸病源候论》认为，"多忘者，心虚也"。唐宋以后对于健忘的论述有了进一步的发展，名医各抒己见，治疗方法也日渐丰富。唐·孙思邈《备急千金要方》列举了开心散等16方治疗健忘。宋·赵佶在《圣济总录·心脏门》中说："健忘之病，本于心虚，血气衰少，精神昏聩，故志动乱而多忘也。"金元时期，朱丹溪认识到健忘成因"亦有痰者"。明代医家强调健忘的病机当责之心肾不交。李中梓在《医宗必读》中说："心不下交于肾，则大乱其神明，肾不上交于心，精气伏而不用。火居上则因而多痰，水居下则因而生燥，扰扰纭纭，昏而不宁，故补肾而使之时上，养心而使之善下，则神气清明，志意常治，而何健忘之有。"明清以来，医家主张理论和临床相结合。《医方集解》说："人之精与志皆藏于肾，肾精不足则志气衰，不能上通于心，故迷惑善忘也。"清·林珮琴在《类证治裁》中说："治健忘者，必交其心肾，使心之神明下通于肾，肾之精华上升于脑，精能生气，气能生神，神定气清，自鲜健忘之失。唯因病善忘者，或精血亏损，务培肝肾，六味丸加远志、五味子；或索思过度，怡养心脾，归脾汤；或精神短乏，兼补气血，人参养荣汤下远志丸；或上盛下虚，养心汤；或上虚下盛，龙眼汤。"王清任在《医林改错》中有"高年无记性者，脑髓渐空"及"凡有瘀血也令人善忘"的认识。

十一、医案选粹

病案（一）

王某，女，49岁。2017年2月13日就诊。患者自述，近1年来记忆力减退。注意力不集中，锁门常忘记把钥匙取下来，需要多次确定煤气是否关闭，门是否上锁，听人讲话自觉脑中"一团糨糊"，对方重复几次才能理解话中含义。伴烦躁、焦虑，易生气，四肢无力，精神差，纳食可，寐差，二便尚可，面色无华。舌质红，苔少，脉沉。

中医诊断：健忘（肝肾亏虚）。

治则：补肝益肾。

针灸取穴：百会、四神聪、神庭、脑户、膻中，双侧头维、本神、脑空、神门、合谷、内关、三阴交、足三里、悬钟、太溪、太冲。

操作：百会、太冲用泻法，起疏泄浮阳、疏肝理气之功，余穴用补法以滋补肝肾。方中百会、四神聪、神庭、脑户、头维、本神、脑空为头部腧穴，针刺可醒脑益智、安神健脑；内关、合谷、太冲行气活络；三阴交、足三里、膻中、神门行气活血；悬钟、太溪滋补肾阴。诸穴合用，共奏补肝益肾之功。

中药处方：熟地黄 15g、山茱萸 15g、杜仲 15g、生晒人参 10g、茯神 15g、枸杞 20g、旱莲草 12g、五味子 10g、当归 10g、石菖蒲 10g、远志 12g、北沙参 10g、麦冬 10g、甘草 6g。7 剂，水煎服，每日 1 剂，早晚温服。方中熟地黄、山茱萸、杜仲、枸杞、北沙参、麦冬滋养肾阴；生晒人参、茯神益气安神；石菖蒲、远志开窍化湿、宁神益智；旱莲草、五味子补益肝肾；当归补血活血；甘草调和诸药。诸药合用，共奏补益肝肾之功。

患者治疗 1 周，心中烦躁稍减，睡眠改善，后继续治疗 1 个月（临症加减），自觉神清，记忆力提高，焦虑及四肢无力明显缓解。

病案（二）

张某，男，37 岁。2016 年 10 月 25 日就诊。2016 年 2 月患者因事故被工友送至山西省中西医结合医院急诊，当时患者意识清醒，皮肤多处擦伤，无恶心、呕吐、头晕、头痛、二便失禁等症状。急查头颅 CT 未见异常。对症处理后未进一步治疗。此后出现记忆力减退，偶有头晕症状，眼睛干涩，于山西医科大学第一医院复查头颅 CT、MRI 检查未见明显异常，为求中医、针灸治疗，遂来我科就诊。症见：神志清楚，语言流利，记忆力减退，间断头晕，眼睛干涩，精神尚可，纳食可，二便正常。

中医诊断：健忘（瘀血阻窍）。

治则：活血化瘀、醒神开窍。

针灸处方：百会、四神聪、神庭，双侧本神、内关、神门、足三里、血海、膈俞。

操作：针刺以泻法为主。方中百会、四神聪、神庭、本神、神门安神醒脑；内关为手厥阴心包经络穴，为治疗健忘的常用腧穴；足三里益气养血；膈俞、血海埋线治疗（3 周 1 次）。诸穴合用，共奏活血化瘀、醒神开窍之功。

中药处方：赤芍 9g、川芎 9g、桃仁 12g、红花 12g、菊花 15g、檀香 10g、玫瑰花 15g、石菖蒲 10g、乳香 6g、没药 6g、知母 10g、枸杞子 9g、大枣 5 枚。7 剂，水煎服，每日 1 剂，早晚温服。方为通窍活血汤加减，旨在活血化瘀、醒神通窍。方中桃仁、红花活血化瘀；赤芍、川芎、檀香、玫瑰花、乳香、没药行气活血；菊花、知母、枸杞子滋阴明目；石菖蒲安神益智；大枣缓和芳香辛散药物之性。诸药合用，共奏活血化瘀、醒神开窍之功。

经针灸、中药治疗2个月（临证加减），患者记忆力较前改善，无头晕、眼睛干涩症状。

第十三节　面风

面风，是指由于风寒、风热等邪气侵袭面部经络，或素体阴虚，痰瘀阻滞，经脉受压或经络挛急所致，以口唇、面颊、发际等部位反复短暂发作的一侧面部剧痛或痉挛，伴面肌抽搐，痛不可触为主要表现的疾病，又称"面风痛"。其痛暴发，痛势甚剧，或左或右，或连及眼、齿，痛止如常人，常伴面肌痉挛，且有颜面部触发点，若触及时则可诱发疼痛发作。其轻者疼痛如电击、刀割、火灼等莫可名状，病久局部皮肤粗糙、眉毛脱落，严重者常有同侧面肌的反射性抽搐，口角牵向一侧，并有面部潮红、眼结膜充血、流泪或流涎等症状。部分患者的病程呈慢性，很少自愈，大多发作愈见剧烈，缓解期逐渐缩短，以致于终日不止，痛不欲生。

面风既可以是一个独立的病证，又可继发于其他疾病，成为该病某阶段的表现。三叉神经痛可参照本节辨证论治。

一、诊断依据

（一）诊断标准

根据笔者临床经验，确定面风的诊断标准如下：①面或额部持续数秒到2分钟以内的发作性疼痛；②疼痛位于一侧面颊及下颌范围内；③具有突发、剧烈、浅表、刀割样或烧灼的性质；④患者面、鼻、口腔前部存在触发点，可因说话、进食、洗脸、剃须、刷牙、打呵欠，甚至微风拂面而诱发疼痛发作；⑤在两次发作期间患者完全正常；⑥发作具有刻板性；⑦排除其他引起面部疼痛的原因。

（二）鉴别诊断

1. **面瘫**　面瘫即现代医学的面神经麻痹，多由风邪入中面部经络，痰浊阻滞所致，以突发面部麻木、口眼㖞斜为主要表现的疾病。面风则是以反复发作的面部剧痛或伴面肌抽搐为主要表现。

2. **头痛**　患者自觉头部疼痛，如前额、额颞、顶枕部位等。风、寒、湿、热等邪外侵，风阳火毒上扰，痰浊、瘀血阻滞，致经气不利，气血逆乱，或因气血营精亏虚，清阳不升，脑神失养等，均可导致头痛。除脑系疾病、头颅损伤及眼、耳、口鼻等头部病变外，许多全身性疾病也可导致。面风是以口唇、面颊、发际等部位反复发作的剧痛为主，可伴面肌抽搐。

二、病因、病机

（一）病因

面风病因多端，总体分为外感和内伤两大类。外感可因感受风、寒、湿、热之邪，以风邪为主，"巅顶之上，唯风药可到也"；内伤者与肝、脾、肾三脏有关。病程初期多以风寒、风热、阳明热盛为主。病久可由气滞、血瘀、痰壅、湿阻风动，致邪阻经络或上犯清窍，不通则痛；或肝肾亏虚，络脉失养，不荣则痛。

1. **感受外邪**　风为阳邪，侵袭经络，循经上犯头面，清阳之气被遏，气血凝滞，脉络不通，而生痛病。

2. **阳明热盛**　嗜食辛辣、醇酒、肥甘厚味之品，或素体阳明热盛，邪热上攻，清窍脉络被灼，气血逆乱，故而眉棱骨疼痛。

3. **情志失调**　情志内伤，怒气伤肝，肝郁化火，肝火循经上炎，灼伤脉络，或气血逆乱而壅塞脉络，骤然偏侧面颊剧痛。

4. **风痰阻络**　脾失健运，痰浊中阻，或胃寒湿化，湿聚成痰，郁久化热生风，或风邪乘虚而入，引动痰浊，风痰相间上阻头面经络，清阳不升，引发疼痛。

5. **瘀血阻络**　凡久病不愈，或气滞不能行血，气虚不能帅血，或邪阻经脉，血行迟缓，从而瘀血内阻，发为顽痛。

6. **阴虚阳亢**　肝肾同源，皆聚于下焦，房劳过度，耗伤肾精，或热病日久，损及真阴致水不能涵木，肝阳上亢，或化风，上扰清窍，疼痛乃作。

7. **气血亏虚**　久病体虚或劳累过度，饮食不节，损伤脾胃，致气血生化不足，不能上荣于头面，则清窍失于濡养，不荣则痛。

（二）病机

面风的基本病机为情志所伤，肝胆火旺，病久及脾，脾虚生痰，痰热壅阻，以扰清窍，经络不通而致头痛、牙痛、眼痛，或素体寒盛，痰湿内蕴，偶有外风侵袭，风挟痰湿蒙蔽清窍，经络不通而致疼痛。面风的基本病理特点为邪阻经络或脏腑功能失调，致经络郁遏，气血壅滞，或气血阴津亏虚，脉络失养。

1. **发病** 病因不同，发病急缓有别。因感受外邪、阳明热盛、情志失调、风痰阻络所致者，发病较急；因久病不愈、气血亏虚、瘀血阻络、阴虚阳亢所致者，发病较缓。

2. **病情分析** 面风的病位在头面部，与肝、胆、脾、胃、肾均有关系，其中与足阳明胃经的关系最为密切。面风以实及虚实夹杂为主，实者多为风火、痰浊、胃热、气滞及血瘀；虚者常见肝肾精亏、气血亏虚。面风发病一般较徐缓，病情活动呈阶梯样加重。在病情进展过程中，正虚邪实互相影响，互为因果，终致五脏精气虚衰。经络为风痰火瘀之邪所阻塞，故发为疼痛。

3. **病机转化** 面风初为风邪挟寒、热、湿诸邪，侵犯手足三阳经络，并可化热化火，转为阳明热盛，热盛又可伤津耗液而为痰。此多为标实证，可阻遏经络，不通则痛。久病则影响肝、脾、肾功能失调，变生气滞血瘀、痰壅湿阻等，壅遏清窍为病。虚证或本虚标实证，多为气血亏虚、阴虚津液不足，筋脉失于濡养，不荣则痛。

三、辨证论治

（一）辨证思路

1. **面风有外感与内伤之别** 外感致病，多为风邪与寒、火、痰兼挟合邪，致风寒凝滞，或风火灼伤，或风痰壅阻三阳经络而发为疼痛。内伤致病，每与肝胆风火相煽、胃热炽盛上炎、阴虚阳亢化风等密切相关，以致风火攻冲头面，上扰清窍而发为疼痛；或由头面气血瘀滞，阻塞三阳经络，不通则痛。

2. **内外合邪是面风发生的一个重要特点** 外邪致病，日久不愈，反复发作，常可循经入里，化热伤阴；而内伤致病亦多感受外邪，使病情加重，故内外合邪是面风发生的一个重要特点。

（二）辨证要点

1. **辨脏腑** 面风多由寒冷刺激因素诱发。若发于秋冬季节，疼痛为掣痛、畏寒怕冷、面色苍白、手足不温、大便稀溏、小便清长、舌质淡嫩、舌苔薄白、脉沉迟者，为风寒外袭，病位在头面；若发于春夏之际，疼痛多为灼热、火烧或电击样，多有明显触发点，畏惧风热刺激，伴有面红目赤、五心烦热、口燥唇裂、心烦易怒、大便秘结、小便黄、舌边尖红、舌质干少津、苔黄腻、脉弦滑或略数者，为风火上扰，病位在头面与心；若于进食时发作，多见于形体肥胖者，症见患侧头面胀闷剧痛、局部喜冷、口干不欲饮、头昏头重、胸痞脘闷、口吐痰涎、舌苔黄厚而腻、脉弦滑者，为痰火上扰，病位在头面和脾；若疼痛经年不愈，无明显寒热因素诱发，寒热征象不明显，疼痛部位固定，呈刀割样或针刺样，日轻夜重，目周暗黑或肌肤甲错，舌质紫暗或瘀斑、瘀点者，为瘀血阻络，病位在头面；如果突然出现一侧头面部短暂而剧烈的疼痛，严重者伴面肌抽搐、口角牵向健侧、目赤面红、流泪流涎、疼痛或左或右、痛解如常人、口疮、消谷善饥、便干溲黄、舌红、苔黄或黄腻、脉弦者，为肝胆风火，阳明胃热，病位在头面和肝胆胃；若素体阴虚或久病耗阴，疼痛多呈阵发性抽搐样剧痛，伴见颧红、烦热、失眠健忘、腰酸无力、舌红少苔、脉细或弦数者，为阴虚血热，病位在头面和肝肾。

2. 辨病性 面风发病，初期多实，实者多为风寒、风火、痰浊、胃热、气滞及瘀血；后期久病多虚，虚者常见肝肾精亏、气血亏虚；久病急发则多虚实夹杂。

四、治则治法

（一）治疗思路

《景岳全书》说："先审久暂，次辨表里。盖暂痛者，必因邪气；久病者，并兼元气。以暂病言之，有表邪者，此风寒外邪于经也，治宜宣散，最忌清降；有里邪者，此三阳之火炽于内也，治宜清降，最忌升散，此治邪之法也。"临床上应遵循此思路进行治疗。

面风主要病机为风邪侵袭所致，故治疗上应知常达变，重用祛风镇痛之法。而风邪又有风寒和风热之不同，治疗上应分别施以疏风泄热和温经散寒之法。

面风多经久不愈，久病入络，气血紊乱而致血瘀，故治疗上应谨守病机，活血与治气并重：一是行气活血，适用于气滞而无气虚征象者；二是补气活血，适用于气虚而无气滞征象者。

（二）治疗原则

面风总属本虚标实，当根据标本、缓急、轻重，遵循"高者抑之，郁者开之，客者散之，闭者通之"（《杂病证治》）、"寒者热之，热者寒之"（《素问·至真要大论》）、"虚则补之，实则泻之"（《中藏经》）、瘀血阻络"通则不痛"（《医学真传》）的治疗原则，标本兼治，疏通面部经脉。

五、分证论治

（一）针灸疗法

1. 风寒外袭

症状：常因遇风受寒引发。面颊阵发疼痛，发作频繁。痛来如闪电，痛后如常人。遇冷痛增，得热痛减。疼痛发作时面色苍白，流泪，不能语言及进食，常用手掌掩面或按摩病处，面部有明显的敏感点。鼻流清涕，口淡不渴。舌质淡或淡红，舌苔薄白，脉浮或弦细。

病机分析：伤于风者，上先受之。头为诸阳之会，风邪外袭，循经上犯头部，阻遏清阳之气，故头痛；风为阳邪，其性开泄，易袭阳位，且善行而数变，故疼痛来如闪电，发作频繁；风为百病之长，多挟时气而发病，寒属阴邪，得温痛减，遇冷痛增；风邪袭表，邪正相争，故见面色苍白、鼻流清涕、口淡不渴；舌、脉均为风寒外袭之征。

治则：疏风散寒、行气止痛。

针灸取穴：听宫、下关、外关、合谷、风池、大椎、后溪、夹承浆、三阴交、太冲、足三里、内庭。

操作：先刺风池、大椎；听宫，强刺激，得气后行捻转泻法；三阴交行捻转补法，不留针；其他穴位补泻兼施。每日针1次，每次留30分钟，每隔10分钟行针1次。

方义：以局部取穴为主，远部取穴为辅。听宫、下关、夹承浆可疏通面部经络，祛风散寒、调和气血；合谷为大肠经原穴，调气止痛，为止痛之要穴，尤善治疗面部疼痛，故有"面口合谷收"之说；太冲为肝经原穴，可调血止痛，与合谷配合使用，可调理气血、疏风通络、止痛止痉；外关、足三里、内庭为远道取穴，可疏通少阳、阳明经气血，加强疏通气血的作用，达到通络止痛之效；三阴交为肝、脾、肾三经交会穴，可疏肝、理脾、和肾；后溪为小肠经穴，循行经过面部可疏通面部气血，舒筋通络，活血止痛；风池为胆经经穴，为疏风之要穴；大椎为诸阳之会，可扶正祛邪。诸穴合用，共奏疏风散寒、行气止痛之功。

2. 风热偏盛

症状：常因遇风得热引发。病势来急，面颊剧痛。疼痛可因说话、进食、洗脸等动作刺激而诱发。遇热加重，得凉稍舒。恶风发热，面颊红肿，目睛红赤，咽干咽痛，齿龈肿痛，大便干结，小便短赤。舌红，苔黄，脉弦数或沉实有力。

病机分析：此为风火灼伤面部经络引起。风性数变，故病势急；火邪最猛，则灼伤较甚，故面颊剧痛；风火上冲，损伤颊、目，故面颊红肿、目睛红赤；火邪伤津，症见咽干咽痛、齿龈肿痛、大便干结、小便短赤；舌象、脉症也是火邪上冲之征。

治则：祛风清热、通络止痛。

针灸取穴：听宫、合谷、内庭、风池、大椎、后溪、下关、内关、曲池、太冲、足三里、三阳络、翳风、夹承浆、颧髎。

操作：先刺风池、大椎；听宫，强刺激，得气后行捻转泻法，不留针；其他穴位以平补平泻法。每日针1次，每次留30分钟，每隔10分钟行针1次。

方义：听宫、下关、夹承浆、颧髎可疏通面部经络，祛风散寒，调和气血；合谷为大肠经原穴，调气止痛，与太冲配合使用，以疏风通络、止痛止痉；内关、翳风、三阳络、足三里、内庭为远道取穴，可疏通少阳、阳明经气血，加强面部气血疏通，达通络止痛作用；后溪为小肠经穴，循行经过面部可疏通面部气血，舒筋通络、活血止痛；风池为胆经经穴，是疏风之要穴；大椎为诸阳之会，曲池为大肠经合穴，皆为泄热要穴。诸穴合用，共奏祛风清热、通络止痛之功。

3. 阳明热盛

症状：常因进食辛热炙煿食物诱发。面颊及齿龈灼痛，遇热痛增，面红目赤，口渴喜冷饮，心烦，口气热臭，大便秘结，溲赤。舌红，苔黄厚，脉洪数。

病机分析：过食辛热炙煿之品，化热生火犯胃，胃络于龈，胃火循经上熏，气血壅滞，故见齿龈灼痛；胃中浊气上逆则口气热臭；热邪伤津故渴喜冷饮；肠道失润则大便秘结；津伤尿源不充则溲赤；上冲之火损及神明，故见心烦；舌、脉亦为火邪内盛之象。

治则：清泻胃热、祛风通络。

针灸取穴：听宫、合谷、风池、翳风、足三里、行间、夹承浆、太阳、下关、颧髎、巨髎、太冲、内庭、太溪。

操作：从太阳捻转进针，分别透刺至下关、颧髎、巨髎，施以泻法；听宫强刺激，得气后行捻转泻法；其他穴位补泻兼施。每日针1次，每次留30分钟，每隔10分钟行针1次。

方义：听宫、翳风、夹承浆、太阳、下关、颧髎、巨髎为局部选穴，可疏通面部经络，通络活血；内庭为胃经荥穴，可泻阳明实热；太溪为肾经原穴，益阴潜阳；太冲、行间为肝经的原穴、荥穴，可疏肝理气；合谷与太冲合用，可疏风通络、止痛止痉；风池为胆经经穴，为疏风要穴；足三里为远端取穴，通络止痛。诸穴合用，共奏清泻胃热、祛风通络之功。

4. 痰火上攻

症状：常于进食时发作，多见于形体肥胖者。症见患侧头面胀闷剧痛，局部喜冷，口干不欲饮，头昏头重，胸痞脘闷，口吐痰涎，口干不欲饮。舌苔黄厚而腻，脉弦滑。

病机分析：此为痰火内盛，上攻经络引起。痰阻络道，清阳不升，浊阴不降，故症见面部胀闷剧痛；全身经脉为痰邪所阻，精气上不能荣养于头，中不可濡润全身，下失却通达肢节之功，故全身症见一派痰阻之象；火邪上攻，见口干不欲饮，舌苔黄厚；舌、脉也是痰火阻滞之证。

治则：化痰清热、祛风止痛。

针灸取穴：听宫、合谷、鱼腰、四白、下关、行间、丰隆、三阴交、太冲、内庭、神门。

操作：听宫强刺激，得气后行捻转泻法；合谷向三间方向斜刺；余穴采用平补平泻法。每日针 1 次，每次留针 30 分钟，每隔 10 分钟行针 1 次。

方义：听宫、四白、鱼腰、下关疏导头部经气；合谷为大肠经原穴，治疗面部疼痛；太冲、行间为肝经原穴、荥穴，可疏肝理气；内庭为胃经荥穴，可泻阳明之热；丰隆为胃经之穴，除湿化痰；三阴交为肝、脾、肾三经之交会穴，可滋补肝脾肾；神门为心经原穴，宁心、安神、通络。诸穴合用，共奏化痰清热、祛风止痛之功。

5. 阴虚阳亢

症状：面颊阵发性胀痛，突发突止。痛时患侧面颊抽搐、痉挛。平时头晕目眩耳鸣，面红目赤，口干咽燥，急躁易怒，失眠多梦，腰酸腿软。舌红，苔少，脉弦细数。

病机分析：因思虑过度，耗伤阴血而使阴不制阳，肝阳升发太过，血随气逆，亢扰于上，故见面颊胀痛、目眩耳鸣、面红目赤、失眠多梦；肝性失柔，则急躁易怒；腰为肾之府，肝肾阴亏，故见腰酸腿软；火热伤津，故口干咽燥；舌、脉均为阴虚阳亢之征。

治则：滋阴潜阳、息风止痛。

针灸取穴：听宫、鱼腰、四白、夹承浆、太溪、三阴交、太冲、阳陵泉、肝俞、肾俞。

操作：听宫强刺激，得气后行捻转泻法；太溪、三阴交行捻转补法，不留针；其他穴位补泻兼施。每日针1次，每次留30分钟，每隔10分钟行针1次。

方义：听宫、四白、鱼腰、夹承浆疏导头部经气；太溪为肾经原穴，可滋阴潜阳；三阴交可疏肝、理脾、补肾；太冲为肝经原穴、腧穴，可息风止痉；肝俞、肾俞滋补肝肾之阴；阳陵泉为筋会，可舒调经筋而止痉止痛。诸穴合用，共奏滋阴潜阳、息风止痛之功。

6. 肝火上炎

症状：常因忧思恼怒而诱发。患侧面部突作阵发性灼痛或电击样闪痛，伴面红目赤、烦躁易怒、夜寐不宁、胸胁胀痛、口苦咽干、溲赤便秘。舌红，苔黄，脉弦数。

病机分析：情志内伤，肝失条达，郁久化火，上扰清窍，故见面部阵发性灼痛或电击样闪痛，面红目赤；肝失调达柔和之性，则胸胁胀痛、烦躁易怒；肝藏魂，心藏神，热扰神魂，故见夜寐不宁；热迫胆汁上溢，则口苦；火热灼津，故咽干、溲赤、便秘；舌、脉均为肝经实火内炽之象。

治则：滋阴潜阳、清肝泻火。

针灸取穴：听宫、鱼腰、四白、夹承浆、下关、合谷、太冲、内庭、太溪、太阳。

操作：听宫强刺激，得气后行捻转泻法；其他穴位行提插泻法。每日针1次，每次留30分钟，每隔10分钟行针1次。

方义：手太阳之听宫，同时也是耳部局部取穴，以通络开窍、调和气血；鱼腰、四白、夹承浆、下关疏通面部气血；合谷为大肠经原穴，调气止痛，与太冲配合使用，以疏风通络、止痛止痉；同时太冲为肝经原穴、输穴，息风止痉、清肝经之热；太阳为经外奇穴，可泄局部郁热；内庭可泻阳明之热；太溪为肾经原穴，可滋阴潜阳。诸穴合用，共奏滋阴潜阳、清肝泻火之功。

7. 久病入络

症状：面颊阵发疼痛，痛有定处，痛如刀割、锥刺，兼有胀痛感，痛时常用手揉搓侧面部。病程缠绵，疼痛愈发愈重，发作频繁，迁延日久。患侧面色晦滞，皮肤色暗、粗糙，有敏感点，触之立发疼痛。腹有痞块。舌质紫暗或有瘀点，舌下青筋粗大，脉细涩或弦涩。

病机分析：久痛入络，气血运行不畅，血瘀气滞，阻塞脉络，故见疼痛经久不愈，痛有定处，如刀割、锥刺；瘀久不消，血液亏少，营血失却濡养肌肤之功，故见面色晦滞，皮肤色暗、粗糙；瘀血阻于腹内，见有痞块；舌、脉均为瘀血内阻之征。

治则：活血化瘀、祛风通络。

针灸取穴：听宫、鱼腰、四白、夹承浆、下关、合谷、太冲、血海、三阴交、太溪。

操作：听宫强刺激，得气后行捻转泻法；其他穴位补泻兼施。

方义：听宫通络开窍、调和气血；鱼腰、四白、夹承浆、下关疏通面部气血；合谷为大肠经原穴，调气止痛，与太冲配合使用，以疏风通络、止痛止痉；血海、三阴交均为脾经经穴，两穴共用可活血补血；太溪为肾经原穴，可滋补肾阴。诸穴合用，共奏活血化瘀、祛风通络之功。

（二）推拿疗法

治则：舒经通络、息风止痉。

取穴：太阳、攒竹、颧髎、下关、翳风、颊车、印堂、迎香、听会、合谷等穴。

手法：以患侧颜面为主。一指禅推法自攒竹至太阳；按揉下关、翳风、颊车、颧髎，以酸胀为度；抹法用拇指从印堂抹至太阳，从印堂抹至上下眼眶，从迎香抹向听会；用大鱼际揉面部前额及颊部；拿合谷穴。风寒阻络者，拿风池、肩井，以祛风散寒；风热者，按揉曲池、内庭，以清泻郁热；虚风内动者，按揉太溪、三阴交，以滋养肾阴、息风止搐。

（三）其他疗法

1. 中成药

（1）川芎茶调散　每次6g，每日2次。适用于风寒外袭之面风。

（2）都梁丸　每次9g，每日3次。适用于风寒袭面之面风。

（3）天麻钩藤颗粒　每次10g，每日3次。适用于风热偏盛之面风。

（4）牛黄上清丸　每次1丸，每日2次。适用于阳明热盛之面风。

（5）天麻丸　每次1丸，每日3次。适用于风湿阻络之面风。

2. 单验方

（1）川芎防芷散　川芎、防风、白芷、姜黄、胆南星各12g，蝉蜕、僵蚕、蜈蚣、地龙、全蝎各15g，薄荷18g。共研细末，和匀，装瓶备用。每服6g，用黄酒送下，每日 3 次。适用于风邪袭络之面风。

（2）清肝汤　黄芩 10g，黄连、青橘叶、板蓝根、白芷各 12g，生大黄（后下）6～12g，夏枯草、连翘、大青叶各 15g，生石膏（先煎）45g，蜈蚣 2 条，全蝎 3g。水煎服，每日 1 剂。适用于肝火化风之面风。

3. **食疗方**

（1）附子天麻炖羊肉　炮制附片 10g，沸水先煮 1 小时，后加入天麻 20g、白芷 20g、羊肉 300g、萝卜 200g、料酒 15g、姜 10g、葱 15g、盐 5g、清水 800ml，武火烧沸后改文火煮 50 分钟，炖熟食用。用于气血亏损、外感风邪之面风。

（2）附片淡菜汤　附片 10g，沸水先煮 1 小时后，放入全蝎 6g、僵蚕 10g、淡菜 250g、姜 10g、葱 15g、盐 4g，武火烧沸后改用文火煮 45 分钟即成。适用于风寒上扰之面风。

六、临床心得

面风有外感与内伤之分，外感治宜疏散祛邪为主，内伤治当滋阴养血为要。至于痰、瘀等实证，宜化痰通瘀；肝肾阴虚导致阳亢者，当滋阴潜阳。

由于面风以风邪致痛为主，因而在分型证治、遣方用药的同时，常配伍祛风止痛之品，以提高疗效。祛风药如荆芥、防风、羌活、升麻、川芎、白芷、细辛、蔓荆子等。因头位最高，高巅之上，唯风可到，风药轻扬，易达病所。但应注意，风药走散，久服伤气，故对气血虚者慎用；风药药性偏燥，易伤阴津，故阴虚者慎用；风药性升，风阳上亢之证亦要少用。

面风病日久不愈，患者的情绪波动剧烈，可因境遇不佳、触犯旧事等造成郁怒内发，肝木亢盛。此时，清泻肝火之品，在所必须，龙胆泻肝汤当首选。面风病由气分而入血分，病久多瘀，常夹有瘀血之证，除疼痛表现外，尚有面色晦滞、舌质紫暗、舌下络脉瘀阻、脉沉涩等瘀血见症，重则选用血府逐瘀汤、通窍活血汤，轻则选加桃仁、红花、归尾、赤芍等活血化瘀之品。面风经久不愈，应考虑久病入络，故在辨证用药的同时可选用一些虫类之品搜风剔络、通瘀止痛，如白僵蚕、全蝎、地龙、穿山甲、蜈蚣等，以加强疗效。

针刺时局部选穴以阳明经脉为主，如承泣、四白、地仓、颊车、下关、头维、迎香、口禾髎等，可配伍神庭、本神以安神息风，三阴交、足三里以养血活血。部分患者局部针刺时自觉疼痛加重，可远端取穴治疗。面部不宜过度刺激，手法宜轻，多不配伍普通电针、面部热敷。湿热、痰热较盛时，可选取十宣、大椎、翳风行放血疗法。

七、转归与预后

面风在初期时，发作次数不多，随病情进展发作次数逐渐频繁。一般来说，药物治疗便可以控制病情，疗效达 80%；少数严重病例，药物治疗无效，可采取手术治疗，病情疗效同样满意。面风预后良好。由精神因素诱发者，经暗示、劝导等恰当心理疏导并配合药物疗法，效果较好，一般均可恢复如初。

八、护理与调摄

面风患者应注意皮肤、黏膜、口腔的清洁护理；避免感受外邪；起居要有规律；注意锻炼身体；保持居室空气清新，保暖防寒，尤当避免强风直吹面部；饮食宜清淡，多食富含维生素类食物，禁食肥甘厚味、碍湿敛邪之品及辛辣醇酒、油炸燥热之物；调畅情志，保持心情舒畅。对病程较长、经常发作致精神紧张者，医务人员应鼓励患者解除思想包袱，保持乐观向上的精神状态。

九、预防与康复

面风患者要注意保持乐观情绪，作息规律，饮食清淡。面风患者一般均可采用综合性康复措施。

十、医论提要

《串雅外编》始有面风之名。面风即面痛。"面痛"一词首见于《证治准绳》，明代以前面痛专论极少，直至王肯堂《证治准绳》中才有了相关论述："面痛皆属火。盖诸阳之会，皆在于面，而火阳类也。心者生之本，神之变，其华在面，而心君火也。暴痛多实，久痛多虚。高者抑之，郁者开之，血热者凉血，气虚者补气。不可专以苦寒泻火为事。"《张氏医通》对面痛的症状描述颇为详细："许学士医治鼻间痛，或麻痹不仁，如是数年。忽一日连口唇、颊车、发际皆痛，不能开口言语，饮食皆妨，在鼻梁与颊车上常如糊，手触之则痛。"并认为面痛虽病在头面，但与肝、脾、肾三脏皆有关，且主要责之于足阳明胃经，"此足阳明胃经经络外受风毒，传入经络，气血凝滞不行，故有此证"。面痛病因多端，有风、寒、湿、热、痰、瘀、虚之分，但以风邪为主，"巅顶之上，唯风可到"。《素问·风论》指出："首风之状，头面多汗恶风，当先风一日则病甚，头痛不可以出内。"且有内外为患之分，虚实致病之别。《证治准绳·杂病》说："额板眉棱骨痛也，发则多于六阴用事之时，元虚精弱者则有内证之患；若兼火证，则有外证。"《张氏医通·诸痛门》说："面为阳明部分，而阳维起于诸阳之会，皆在于面，故面痛皆因于火，而有虚实之殊。"在辨证论治方面，王肯堂说："此证不论偏正，但头痛倏疾而来，疼至极而不可忍，身热目痛，便秘结者，曰大雷头风；若痛从小至大，大便先润后燥，小便先清后涩，曰小雷头风。大者害速，小者稍迟。虽有大小之说，而治则同一。"

十一、医案选粹

病案（一）

侯某，女，53岁。2017年12月16日就诊。患者左侧面部肌肉间断不自主抽动4年余。患者4年前无明显诱因出现左侧面部肌肉间断不自主抽动，以左侧下眼睑、左侧嘴角为著。睡眠欠佳时，上述症状加重。不伴有口眼㖞斜，间断头痛。不伴耳鸣、头晕、恶心、呕吐等。间断就诊于太原矿机医院、山西省中医院，予中药、针刺治疗，效果欠佳。为求进一步诊治入住我科。症见：患者左侧面部不自主抽动，以左侧下眼睑、左侧嘴角为著，无发热、头晕、恶心、呕吐等症状。精神欠佳，睡眠差，饮食可。大便干，二三日1次；小便正常。面色无华，舌质红，苔黄腻，脉弦细。

中医诊断：面风（心脾两虚）。

治则：补益心脾、通络解痉。

针灸取穴：百会、四神聪、神庭、风府、局部阿是穴，左侧太阳、阳白、四白、颧髎、颊车、地仓，双侧风池、内关、合谷、神门、申脉、照海。

操作：补法为主。方中百会、四神聪、神庭、神门、申脉、照海镇静安神、息风止痉；太阳、风池、风府祛风通经；内关、合谷行气通络；阳白、四白、颧髎、颊车、地仓为面部取穴，可疏通局部气血、通经活络。诸穴合用，共奏补益心脾、通络解痉之功。

中药处方：地黄10g、麦冬15g、白芍15g、女贞子15g、白僵蚕15g、茯神10g、炒酸枣仁20g、龙齿15g、丹参20g、钩藤15g、白芷10g、旱莲草15g、甘草6g。7剂，水煎服，每日1剂，早晚温服。方中地黄、麦冬养阴清心；白芍、丹参益气养血；白僵蚕祛风化痰、舒筋活络；钩藤息风止痛；白芷活血止痛；

茯神、炒酸枣仁、龙齿养心安神；女贞子、旱莲草养血滋阴；甘草调和诸药。诸药合用，共奏养血祛风、安神止痉之功。

患者治疗 7 日后诉抽动渐减，发作次数减少，后继续治疗 4 周（临证加减），饮食及睡眠正常，面部抽动消失。随访半年，患者未再发作。

病案（二）

郭某，女，63 岁。2016 年 7 月 19 日就诊。患者于 2013 年 5 月无明显诱因出现左侧额纹变浅，左眼闭合不全，左侧鼻唇沟浅、示齿口角歪向右侧，同时伴有左侧下眼睑、口角肌肉不自主跳动，呈阵发性，饮水、吃饭、说话时明显。曾就诊于山西中医药大学第二附属医院，诊断为"面神经炎（左侧）、面肌痉挛（左侧）"，予以针刺、中药治疗 2 个月，双侧额纹基本对称，左眼闭合完全，遗留左侧鼻唇沟略浅，左侧下眼睑、左目外眦部肌肉不自主跳动，3 年间，劳累及激动后症状加重，休息后症状可缓解。为求进一步治疗入住我科。症见：左侧鼻唇沟略浅，左侧下眼睑、口角、左目外眦部肌肉间断跳动，呈阵发性，精神紧张及用眼过度时较为明显，每日 10～20 次，纳食尚可，睡眠尚可，大便、小便正常。舌质红，苔黄腻，脉弦滑。

中医诊断：面风（风痰阻络）。

治则：祛风活血、化痰通络。

针灸取穴：百会、四神聪、神庭，左侧迎香、颊车、地仓、下关，双侧风池、内关、合谷、丰隆、太冲。

操作：百会、四神聪、神庭醒脑调神；风池可疏散风邪；迎香、下关、颊车、地仓为面部腧穴，可疏调局部气血、活血通络；丰隆为祛痰要穴；合谷、内关行气活络；太冲为肝经腧穴，针刺泻法可行气疏肝。诸穴合用，共奏祛风活血、化痰通络之功。

中药处方：熟地黄 10g、麦冬 10g、当归 10g，川芎 12g、赤芍 10g、全蝎 4g、蜈蚣 2 条、白芍 15g、丹参 20g、女贞子 15g、旱莲草 15g、茯神 10g、炒酸枣仁 20g、蝉蜕 6g、甘草 6g。7 剂，水煎服，每日 1 剂，早晚分服。方中当归、川芎、赤芍、丹参行气、活血、通络；熟地黄、麦冬、女贞子、旱莲草滋阴、填精、益髓；白芍养血敛阴；全蝎、蜈蚣息风止痉；茯神、炒酸枣仁安神宁心；蝉蜕疏风通络；甘草调和诸药。诸药合用，共奏祛风活血、化痰通络之功。

治疗 7 日后，患者面部抽动减轻，抽搐次数减少，舌淡红，苔薄白，脉弦细。上方（临证加减）治疗 2 个多月，患者痊愈出院。

第十四节　慢惊风

慢惊风多见于小儿，是指来势缓慢，以习惯性抽筋，或手足搐搦，或瘫痪，或神志不清为主要临床表现的疾病。

现代医学中的代谢性疾病、水电解质紊乱、损伤、颅脑发育不全、出血、缺氧，以及各种脑炎、脑膜炎、中毒性脑病恢复期出现惊厥者，均可参照本节辨证论治。

一、诊断依据

（一）诊断标准

根据笔者临床经验，确定慢惊风的诊断标准如下：①具有急惊风、呕吐、泄泻、佝偻病等病史；②具有抽、搐、颤、掣、反、引、窜、视等惊风八候表现之一；③多起病缓慢，病程较长；④多表现为虚证、寒证。

（二）鉴别诊断

1. 不典型之痫证　不典型之痫证临床表现为四肢抽搐或肌肉抽动，与维生素 D 缺乏性佝偻病之手足搐搦（慢惊风）相似，但前者脑电图多异常，而后者脑电图正常，血钙多可降低。

2. 急惊风　急惊风起病暴急，病程短，神志多不清，抽搐剧烈，发热多骤起而高，病性属阳、实、热。慢惊风起病多缓慢，病程较长，神志不清或尚清楚，抽搐微弱或较剧，无发热或低热，病性属阴、虚、寒。

二、病因、病机

（一）病因

1. 脾胃受损　由于暴吐暴泻、久吐久泻，或他病妄用汗法、下法，或禀赋不足，喂养不当，皆可导致中焦受损，脾胃虚弱。中土既虚，则土虚木贼，肝亢风动，发生慢惊风。

2. 脾肾阳虚　若胎禀不足，脾胃素虚，复因吐泻日久，或误服寒凉，伐伤阳气，以致脾阳微弱，阴寒内盛，不能温煦筋脉而致时时搐动之慢惊风。

3. 肝肾阴亏　急惊风迁延失治，或温热病后期，阴液亏耗，肝肾精血不足，筋脉失于濡养，以致阴虚阳亢，虚风内动而成慢惊风。

（二）病机

1. **发病** 慢惊风发病多缓，但发于温热病所致的急惊风后者。虽然病情缓慢，但也往往遗留终身残疾。

2. **病情分析** 总体而言，慢惊风属阴属虚。多由于患儿体质素虚，素有脾胃虚弱或脾肾阳虚，而致土虚木亢或虚极生风；此外，急惊风后祛邪未尽，而致肝肾阴虚，虚风内动，均属虚证。慢惊风病位在肝、脾、肾。就预后与发展态势而言，慢惊风发病较缓，但可反复发作，抽搐不止，影响肢体功能，甚至造成残疾。

3. **病机转化** 慢惊风多因素体脾胃虚弱，或惊风日久肝肾阴虚，由土虚木亢或水不涵木所致，惊风日久可进一步损伤正气，致抽搐不已。抽搐日久，致痰阻经络，则肢体屈伸不利，甚则瘫痪；痰迷心窍，则成痫失语。

三、辨证论治

（一）辨证思路

慢惊风临床多属虚证，需分清阳虚或阴虚，还要区分是脾阳虚还是肾阳虚，但临床也有虚中夹实者。

（二）辨证要点

1. **辨急慢** 急惊风多发病急骤，病史较短，常伴高热、神昏等。而慢惊风多发病较缓，病史较长，常不伴发热或伴低热，神昏较轻或神志清楚。

2. **辨病位** 凡素体脾胃虚弱，久吐久泻，症见面色萎黄、嗜睡露睛，继而抽搐，时作时止，抽搐无力，多属脾虚肝旺；暴吐、暴泻后出现手足蠕动、四肢冰冷多属脾肾阳虚；急惊风后，久热伤阴，出现肢体拘挛或强直，多属肝肾阴虚。

四、治则治法

（一）治疗思路

慢惊风临床具有抽搐、手足蠕动、肢体拘挛等风证的表现，但其风已是虚风，因此临床应以补虚柔肝为要。由于抽搐日久，息风镇惊之品已无显效，需虫类药物以搜剔络中之风。

（二）治疗原则

慢惊风一般属于虚证，有虚寒、虚热的区别，因此治则应以补虚为本，常用的治法有温中健脾、温阳逐寒、育阴潜阳等。

五、分证论治

（一）针灸疗法

1. 脾胃虚弱

症状：精神萎靡，嗜睡露睛，面色萎黄，不欲饮食，大便稀溏，色带青绿，时有腹鸣，四肢不温，抽搐无力，时作时止。舌淡，苔白，脉沉弱。

病机分析：久吐久泻，脾胃受损，土虚则木旺而乘之，虚风内动，故见抽搐无力之肝旺之象，以及精神萎靡、嗜睡露睛、面色萎黄、不欲饮食、便溏、腹泻等一系列脾胃虚弱之症。

治则：温中健脾、扶土抑木。

针灸取穴：脾俞、胃俞、中脘、天枢、气海、足三里、太冲。

操作：太冲施捻转泻法，余穴皆用补法。

方义：胃之背俞穴胃俞与胃之募穴中脘、下合穴足三里补益胃气；脾之背俞穴脾俞加气海可健脾益气、补中和胃；天枢为大肠募穴，可通调大肠府气；太冲为肝之原穴，泻太冲可通行气血、息风镇惊。诸穴合用，共奏温中健脾、扶土抑木之功。

2. 脾肾阳衰

症状：精神委顿，昏睡露睛，面色㿠白或灰滞，口鼻气冷，额汗不温，四肢厥冷，溲清便溏，手足时时抽搐。舌质淡，苔薄白，脉沉微。

病机分析：本证多发生在暴泻、久泻之后，体内阳气衰竭之时，脾胃阳气衰败，不能温煦筋脉而手足时时抽搐；精神委顿、昏睡露睛、面色㿠白、口鼻气冷、额汗不温、四肢厥冷均为脾肾阳虚之象。

治则：温补脾肾、回阳救逆。

针灸取穴：脾俞、肾俞、章门、关元、印堂、三阴交。

操作：诸穴均用补法。

方义：脾俞为脾之背俞穴，肾俞为肾之背俞穴，两穴配伍温补脾肾；关元大补元气；章门为脾之募穴，健脾益气，主要治疗脾之脏病；印堂可调神；三阴交为三条阴经的交会穴，可调理三经气血。诸穴合用，共奏温补脾胃、回阳救逆之功。

3. 肝肾阴虚

症状：精神疲惫，形体憔悴，面色时有潮红，虚烦低热，手足心热，易出汗，大便干结，肢体拘挛或强直，抽搐时轻时重。舌绛少津，苔少或无苔，脉细数。

病机分析：本病多发于急惊风之后，痰热炼灼阴津，筋脉失养，阴虚风动，故临床见有肢体拘挛或强直、抽搐时轻时重、低热、舌红、少苔、脉细数等一系列症状。

治则：育阴潜阳、滋水涵木。

针灸取穴：百会、关元、肝俞、肾俞、曲泉、三阴交、太溪、太冲。

操作：诸穴均用补法。

方义：百会位于巅顶，入络于脑，可清头目并与肝经相通，平肝降火；关元可大补元气；取肾俞、太溪以益肾滋阴、增液润燥；肝俞为肝之背俞穴、太冲为肝之原穴、曲泉为肝之合穴，3 穴相配可平肝潜阳；三阴交调理三阴经气血。诸穴合用，共奏育阴潜阳、滋水涵木之功。

（二）推拿疗法

治则：培补元气、息风止痉（急性发作时可按急惊风处理）。

取穴：脾经、肝经、肾经、百会、三关、曲池、腹部、足三里、脊柱。

手法：患者坐位，医师补脾经、清肝经、补肾经各 300～500 次；按揉百会 50～100 次；推三关 200～300 次；拿曲池 50～100 次；仰卧位，掌摩法摩腹 5 分钟（重点在中脘、气海、关元），按揉足三里 50～100 次；患儿俯卧位，捏脊 3～5 遍。

（三）其他疗法

1. 中成药

（1）猴枣散（天黄猴枣散）　口服，每次取猴枣散 0.5～1 支，每日一二次。除痰、镇惊、开窍。适用于慢惊风之痰涎较盛者。

（2）参麦注射液　参麦注射液 20～40ml 加入到 5% 葡萄糖注射液 250ml 中，静脉滴注，每日 1 次，7 日为 1 个疗程。益气固脱、养阴生津。适用于慢惊风之气阴两虚者。

2. 单验方　生晒人参 6g，炙黄芪 15g，炮附子、炒白术、钩藤、炒枣仁、枸杞各 4.5g，茯苓、赤石脂各 10g，干姜、丁香、全蝎、炙甘草各 3g，肉桂、白豆蔻各 1.5g，水煎服。适用于慢惊风之脾胃虚弱及脾肾阳虚者。

3. 药物外治 取白头颈蚯蚓（韭菜田中的最好）7 条、冰片 1.5g，将蚯蚓捣烂，入冰片调和，贴于患儿颅囟上半小时。适用于各种类型的慢惊风。

六、临床心得

慢惊风的发生常由先天禀赋不足或后天脾胃虚弱，筋肉失养所致。因此，在临证中医治疗时常以培补脾肾、益精填髓、养血定惊为主，选方常用归脾汤、左归丸结合保和丸等治疗；针刺以头部督脉腧穴及脾胃经脉腧穴为主（由于该病常见于小儿，因此头部腧穴更便于操作及留针）；推拿宜手法轻柔，健脾为主，捏脊疗法更适合该病治疗。此外，本病病程较长，治疗应坚持进行。

七、转归与预后

慢惊风的预后、转归主要取决于慢惊风的发病原因，因维生素 D 缺乏引起的，经过正确的治疗一般无严重后遗症；因温热疾病所致的急惊风转化而来的，预后不佳，后期往往伴有偏瘫、失语等后遗症，部分患者甚至终身残疾。

八、护理与调摄

慢惊风的护理与调摄主要从抽搐时和抽搐后的生活起居入手。

抽搐时避免用力强制按压患儿，以防骨折。保持患儿呼吸道通畅，患儿痰涎壅盛者，随时吸痰。以流质饮食为主。注意观察患儿的生命体征。

要帮助长期昏迷、抽搐的患儿经常变换体位，防止发生褥疮。患儿出现后遗症后，要帮助患儿尽可能锻炼，以最大限度恢复运动功能，并做好心理方面的护理。

九、预防与康复

预防感染，及时降温。按时接种预防疫苗，防止温热疾病的发生。合理喂养，适当户外活动。有高热惊厥病史的患儿积极采用药物预防。急惊风患儿积极控制惊风发作，避免转为慢惊风。

慢惊风患者在频繁抽搐时，应积极治疗原发病，控制抽搐，除辨证用药外，还应积极配合应用现代医学的治疗手段。除药物治疗外，还可积极配合针灸、推拿、功能训练等康复治疗。

十、医论提要

惊风一证在唐代以前，多与痫证混称，宋代《太平圣惠方》始将惊风与痫证区别开来，并创慢惊风之病名。宋·钱乙《小儿药证直诀》明确提出了慢惊风的临床表现、病机及治疗，指出："因病后，或吐泻，脾胃虚损，遍身冷，口鼻气出亦冷，手足时瘛，昏睡，睡露睛，此无阳也，栝楼汤主之。"

《景岳全书·小儿则·惊风》说："慢惊者阴证也、虚证也，此脾肺俱虚，肝邪无制，因而侮脾生风，无阳之证也，故其形气、病气俱不足者是为慢惊，此当专顾脾胃以救元气。"明确指出了脾在慢惊风中的作用。

十一、医案选粹

病案（一）

患儿，女，25 个月。2015 年 3 月 10 日就诊。患儿面色萎黄，形神疲惫，嗜睡露睛，四肢不温，阵阵抽搐，大便稀水样。舌质淡，苔白，脉沉弱。

中医诊断：慢惊风（脾虚肝旺）。

治则：健脾养血、息风定惊。

针灸取穴：印堂、筋缩、脑户、神阙、气海，双侧脑空、肾俞、足三里、太冲、脾俞。

操作：印堂、筋缩、太冲毫针泻法；脑空、脑户、气海、神阙、肾俞、脾俞、足三里用补法。选取印堂醒脑调神；气海、神阙（用灸法）益气培元；足三里补脾健胃；脾俞、肾俞补益脾肾；太冲平肝息风；筋缩舒筋止搐；脑空、脑户补脑定惊。

中药处方：黄芪 9g、党参 9g、桂枝 6g、黄精 6g、白术 9g、茯苓 6g、白芍 9g、山药 9g、僵蚕 6g、钩藤 9g、山茱萸 12g、甘草 6g。7 剂，水煎服，每日 1 剂，早晚温服。方中黄芪、党参、茯苓、白术、山药健脾益气；桂枝、白芍调和营卫；黄精健脾补肾；山茱萸补益肾精；僵蚕、钩藤息风止痉；甘草调和诸药。诸药合用，标本同治，共奏健脾补肾养血、息风定惊之功。

治疗 2 个月（临证加减）后，患儿症状改善明显，四肢渐暖，睡眠可，二便正常。

病案（二）

患儿，男，18 个月。2017 年 3 月 18 日来诊。患儿面色㿠白，前囟未闭，手足发凉，有时有不自主地运动，动作缓慢，无两手握固、牙关紧闭症状，形体消瘦，刺激时哭声低、声短，进食差，大便清稀，常有不消化的食物。舌淡，脉弱。

中医诊断：慢惊风（脾肾阳虚）。

治则：健脾补肾、温阳定惊。

针灸取穴：百会、四神聪、神庭、印堂，双侧本神、头维、合谷、足三里、太溪、太冲。

操作：印堂毫针泻法，足三里、太溪用补法，余穴平补平泻。选取百会、四神聪、神庭、本神、头维醒脑安神；印堂息风止痉；足三里补脾健胃；太溪补益肾气；合谷、太冲开关启闭、平肝息风。诸穴合用，共奏健脾补肾、温阳定惊之功。全方以头部及肘膝关节以下腧穴为主，远近结合，便于操作。

中药处方：黄芪9g、红参5g、肉桂3g、白术9g、茯苓6g、白芍9g、山药9g、制附子2g、炮姜9g、甘草6g。7剂，水煎服，每日1剂，早晚温服。方中黄芪、红参、茯苓、白术、山药健脾补气；附子、肉桂、炮姜温肾助阳；白芍柔肝缓急；甘草调和诸药。诸药合用，共奏健脾补肾、温阳定惊之功。

治疗3个月（临证加减）后，患儿前囟闭合，手足渐温，体重较前增加2.7kg，纳食可，二便正常。随访半年，患儿无复发。

第十五节　急惊风

急惊风是指来势急速，以高热伴抽风、昏迷为特征的疾病。急惊风可发生于任何年龄，尤多见于5岁以下的儿童。急惊风往往是许多危重病的临床表现，若不及时寻找病因，治疗原发病，则后果严重，甚至危及生命。

现代医学中的高热惊厥、急性中毒性脑病、各种颅内感染等引起的抽搐均可参照本节辨证论治。

一、诊断依据

（一）诊断标准

依据汪受传《中医药学高级丛书·中医儿科学》急惊风诊断标准，确定急惊风的诊断标准如下：①以3岁以下婴幼儿为多，5岁以上则逐渐减少；②以四肢抽搐、颈项强直、角弓反张、神志昏迷为主要临床表现；③有明显的原发

287

疾病，如感冒、发热、小儿肺炎、麻疹、猩红热、乙型脑炎、慢性腹泻、中毒等；④惊、风、痰、热俱备。

（二）鉴别诊断

1. **痫证**　痫证发作多有突然仆倒、不省人事、四肢抽搐、须臾自止等特点，与外感六淫而致的急惊风颇为相似，临床须仔细鉴别。其要点为：①急惊风多发生在 3 岁以下的婴幼儿，5 岁以上的儿童出现抽风多为痫证；②急惊风患儿发作前常伴有高热，体温在 38.5℃ 以上，痫证患儿发作前体温多正常，亦有发作后体温升高者；③急惊风患儿的发作，多在体温骤升时；④急惊风在一次发热中，大多只抽搐 1 次，很少有发作两次以上者，痫证儿童可有反复多次发作；⑤急惊风的患儿脑电图无癫痫波或无明显异常，痫证患儿脑电图多有棘波、尖波，棘慢波等痫性放电。

2. **脐风、破伤风**　脐风以唇青口撮、牙关紧闭、苦笑面容，甚至四肢抽搐、角弓反张为主症，与急惊风有相近之处。但脐风多出现在出生后 4～7 日，因断脐时处理不当，秽邪风毒侵入所致，根据病史、发病年龄、典型症状等不难鉴别。但需指出的是，任何年龄均可因外伤等出现与脐风相同的破伤风，也需与急惊风加以鉴别。

3. **厥证**　厥证是由于阴阳失调，气机逆乱而引起，以突然昏倒、不省人事、四肢厥冷为主要表现的一种病证。其鉴别要点在于厥证多出现四肢厥冷而无肢体抽搐或强直等表现。

二、病因、病机

（一）病因

1. **外感时邪**　小儿肌肤薄弱，卫外不固，冬春之交，寒温不调，气候骤变，感受风寒或风热之邪，加之小儿脏腑娇嫩，形气未充，肝常有余，则肝风易动而抽搐；夏秋之季，暑热熏蒸，风暑之邪，迅即化火，火极生风；若感疫疬之气，则起病急骤，由表入里，内陷厥阴，逆传心包则神昏惊厥。

2. **积滞痰热**　饮食不节，暴饮暴食，致使乳食积滞，阻塞气机，生湿酿痰，痰浊蒙蔽心包，引动肝风；或饮食不洁，误食污秽或毒物，湿热疫毒蕴结。

3. **暴受惊恐**　小儿元气未充，神气怯弱，若猝见异物，乍闻异声，或不慎跌仆，暴受惊恐，惊则气乱，恐则气下，致使心失守舍，神无所依，轻者神志不宁，惊惕不安；重者痰涎上涌，引动肝风，发为惊厥。

（二）病机

急惊风多由外感风邪，或染温热疫毒，从热化火，热陷厥阴，痰蒙心窍，引动肝风，而出现热、痰、惊、风四证。急惊风的病位主要在心、肝二经。

三、辨证论治

（一）辨证思路

急惊风发作时，往往热、痰、惊、风四证俱备，临床上难以截然区分。

（二）辨证要点

1. **辨表热、里热** 昏迷、抽搐为一过性，热退后抽搐自止，为表热；高热持续，反复抽搐，昏迷，为里热。

2. **辨痰热、痰火、痰浊** 神志昏迷，高热痰鸣，为痰热上蒙清窍；妄言谵语，狂躁不宁，为痰火上扰清空；深度昏迷，嗜睡不动，为痰浊内蒙心包，阻蔽心神。

3. **辨外风、内风** 外风邪在肌表，清透宣解即愈，若见高热惊厥，为一过性证候，热退惊风可止；内风病在心、肝，热、痰、惊、风四证俱全，反复抽搐，神志不清，病情严重。

4. **辨外感惊风，区别时令、季节与原发疾病** 六淫致病，春季以春温伏气为主，兼夹火热，症见高热、抽风、昏迷，伴吐衄、发斑；夏季以暑热为主，暑必挟湿，暑喜归心，其症以高热、昏迷为主，兼见抽风；若痰、热、惊、风四证俱全，伴下痢脓血，则为湿热疫毒，内陷厥阴。

四、治则治法

（一）治疗思路

痰盛者必须豁痰，惊盛者必须镇惊，风盛者必须息风，然热盛者皆必先解热。由于痰有痰火和痰浊的区别，热有表里的不同，风有外风、内风的差异，惊证既可出现惊跳、嚎叫的实证，亦可出现恐惧、惊惕的虚证。因此，豁痰有芳香开窍、清火化痰、涤痰通腑的区分；清热有解肌透表、清气泄热、清营凉血的不同；治风有疏风、息风的类别；镇惊有清心定惊、养心平惊的差异。

（二）治疗原则

以清热、豁痰、镇惊、息风为主，根据病情配以清热、豁痰、镇惊等法。

五、分证论治

（一）针灸疗法

1. 感受风邪

症状：惊厥、神昏、发热、咳嗽、咽痛、头痛、烦躁、惊惕。舌苔薄白或薄黄，脉浮数。

病机分析：风邪外袭，入里化热，热极生风而惊厥；热扰于心，扰乱神明，则神昏、烦躁；余证为外感风邪之象。

治则：疏风清热、息风镇惊。

针灸取穴：水沟、合谷、太冲、手十二井、十宣、大椎。

操作：合谷、太冲、大椎，施行捻转泻法，强刺激。针刺水沟时，针尖向上斜刺，用雀啄法。手十二井（少商、商阳、中冲、关冲、少冲、少泽）、十宣点刺放血。

方义：水沟为督脉腧穴，可开窍镇惊、醒神启闭；合谷、太冲两穴合用，可通行气血、息风镇惊；十二井穴点刺出血，可接通十二经气，调和阴阳；十宣点刺出血，开窍醒神；大椎可息风、通络、止痉。诸穴合用，共奏疏风清热、息风镇惊之功。

2. 感受暑邪

症状：多见于盛夏之季，起病较急，壮热，头痛项强，恶心呕吐，烦躁，嗜睡，抽搐，口渴，便秘，舌红苔黄，脉弦数。病情严重者高热不退，反复抽搐，神志不清，舌苔厚，质红起刺，脉滑数，指纹紫滞，或出现深度昏迷、狂躁不安、呼吸困难等危象。

病机分析：暑邪入里，暑热动风扰心则头痛、抽搐、嗜睡；内陷厥阴，则昏迷抽搐，病情严重。

治则：清热祛暑、开窍息风。

针灸取穴：水沟、合谷、太冲、十宣。

操作：合谷、太冲施行捻转泻法，强刺激。针刺水沟时，针尖向上斜刺，用雀啄法。十宣点刺放血。壮热者配合曲池、大椎；痰多者配合列缺；口噤不开者配合颊车。

方义：督脉总督诸阳，取水沟可开窍镇惊、醒神启闭；合谷为手阳明经原穴，有祛风之功；太冲为肝经原穴，有平肝、息风、止痉的作用，与合谷相配，可通行气血、息风镇惊；十宣点刺出血，清热、开窍、醒神。壮热者取曲池、大椎泄热止痉；痰多者用列缺，可化痰止痉；口噤不开用颊车舒筋活络。诸穴合用，共奏清热祛暑、开窍息风之功。

3. 感受疫邪

症状：常见于夏秋之季，起病急骤，突然高热，持续不退，神志昏迷，反复抽搐，烦躁谵语，呕吐腹痛，大便腥臭或夹脓血。舌红，苔黄腻，脉滑数。

病机分析：疫毒之邪从口鼻而入，毒盛疫甚，内窜营血，直犯神明，故初起见持续高热，继而出现神昏，反复抽搐不已，脓血便等。

治则：清热化湿、解毒息风。

针灸取穴：水沟、合谷、太冲、曲池、涌泉、丰隆。

操作：水沟刺向鼻中隔，强刺激；其余均用泻法。

方义：督脉总督诸阳，取水沟可开窍镇惊、醒神启闭；合谷为手阳明经原穴，有祛风之功；太冲为肝经原穴，有平肝息风止痉的作用，与合谷配合使用可通行气血、息风镇惊；涌泉可息风止痉、解除抽搐；丰隆为祛痰要穴；曲池泄热。诸穴合用，共奏清热化湿、解毒息风之功。

4. 痰食惊风

症状：纳呆，腹痛，呕吐，便秘，继而出现发热，神昏惊厥，喉中痰鸣，口中气秽。舌苔厚腻，或白或黄，脉滑数。

病机分析：食滞痰热，或秽浊之邪蒙蔽心窍，引动肝风，故见纳呆、腹痛、呕吐、便秘、神昏、惊厥等。

治则：消食导滞、涤痰息风。

针灸取穴：水沟、中脘、丰隆、合谷、内关、神门、太冲、曲池。

操作：以上诸穴施以提插捻转泻法。

方义：督脉总督诸阳，取水沟可开窍镇惊、醒神启闭；合谷为手阳明经原穴，有祛风之功；太冲为肝经原穴，有平肝息风、止痉的作用，可通行气血，息风镇惊；丰隆、曲池合用清热涤痰；内关、神门相配，安神定惊；中脘消食导滞。诸穴合用，共奏消食导滞、涤痰息风之功。

5. 惊恐惊风

症状：面色时青时赤，惊惕不安，喜投母怀，甚至惊厥，偶有发热，大便色青，脉数。

病机分析：本证因惊恐所致，惊则气乱，恐则气下，气机逆乱，神无所主，

291

故见惊惕不安、面色时青时赤等，重者痰涎上涌，蒙蔽清窍，发为抽搐。

治则：镇惊安神、益气健脾。

针灸取穴：印堂、内关、神门、阳陵泉、四神聪、百会。

操作：毫针刺，施捻转泻法。

方义：督脉总督诸阳，取印堂、百会开窍镇惊、醒神启闭；神门、四神聪安神定志；阳陵泉舒筋活络、通利关节；内关益气健脾。诸穴合用，共奏镇惊安神、益气健脾之功。

（二）推拿疗法

治则：开窍镇惊。急则治其标，先予开窍镇惊，而后分别予以清热、导痰、消食以治其本。

取穴：水沟、合谷、端正、老龙、十宣、曲池、风池、肩井、百虫窝、承山、天柱骨、脊柱、阳陵泉、肺经、膻中、中脘、丰隆、脾经、大肠、板门、天枢、足三里、下七节骨、肝经、大肠、六腑、三关、天河水、劳宫、二扇门、一窝风、膊阳池等。

手法：患儿仰卧于治疗床上，医师掐水沟、拿合谷、掐端正、掐老龙、掐十宣3～5次，至小儿苏醒为止（以开窍醒神）；拿曲池、拿风池、拿肩井、拿百虫窝、拿承山各5次；推天柱骨（用食指和中指指腹端自上而下直推天柱骨至皮下有轻度瘀血为度）、推脊（自上而下）200～300次；按阳陵泉50～100次（以止抽搐为重）；清肺经300～500次，推膻中、揉中脘、揉丰隆各50～100次（以导痰化痰）；补脾经300～500次，清大肠、揉板门各200～300次，揉天枢、揉足三里各50～100次，推下七节骨200～300次（以消食导滞）；清肝经300～500次，清大肠、退六腑、推三关、清天河水各200～300次（以清泻里热）；中指指腹端揉劳宫、二扇门、一窝风、膊阳池各1分钟。

（三）其他疗法

1. 中成药

（1）醒脑静注射液　小儿每次肌肉注射醒脑静注射液2～4ml，每日1～2次；或醒脑静10～20ml加入5%葡萄糖注射液100～250ml中，静脉滴注。5～7日为1个疗程。清热泻火、凉血解毒、开窍醒脑。适用于急惊风之抽搐或意识不清者。

（2）安宫牛黄丸　安宫牛黄丸，口服。小儿3岁以内每次1/4丸，4至6岁每次1/2丸，每日1～3次。清热解毒、镇惊开窍。适用于急惊风之高热抽搐者。

（3）牛黄清心丸 牛黄清心丸，口服。成人每次 1 丸，每日 1 次；小儿每次 1.5g，每日 1~3 次。清心化痰、镇惊祛风。适用于急惊风之高热、嗜睡或烦躁不安者。

（4）紫雪散 紫雪散，口服。1 岁 0.3g，5 岁以内每增 1 岁递增 0.3g，每日 1 次。5 岁以上酌情服用，不超过成人用量。清热解毒、止痉开窍。适用于急惊风之高热抽搐者。

2. 单验方 僵蚕 7 个，全蝎 3 个，朱砂 0.3g，共研末。母乳汁调服，用于惊恐惊风。

六、临床心得

急惊风的发生多起病急骤，诱因明显，初发时多因高热所致，其后即使热度不盛也易诱发。发作时"急则治其标"，解痉为先，可以配合现代医学治疗。针刺具有快捷优势，可使用点刺放血，或百会、水沟等强刺激缓解症状。发作过后，以清热泻火、养阴安神为主。中药更具特点，临证常用白虎汤、黄连解毒汤、犀角地黄汤等治疗，结合小儿特点，注意顾护脾胃及药物用量。此外，素日调养应以健脾养血、预防外感为主。

七、转归与预后

急惊风属于小儿四大急症之一，本病发生常由于外感六淫或疠气所致。小儿形体稚嫩，需积极治疗，一般而言，随着年龄的增长，治疗得当的情况下不会留有后遗症，否则往往转化为慢惊风或痫证。如由感受疠气所致，则病情较重，更应积极配合现代医学治疗，防止后遗症的发生。

八、护理与调摄

急惊风在发作时应该保持患儿呼吸道通畅，如有痰涎壅盛则应采用侧卧方法，随时吸痰；患儿惊厥抽搐时，不可用过强外力对抗，避免发生骨折或筋肉损伤现象。此外，病发过程中，应积极控制发热症状。喂养患儿时，应保持正确姿势，防止误吸。患儿难以顺畅服用中药，在药汁中可适当加入少量白糖或蜂蜜，少量频饮。

九、预防与康复

急惊风在感受外邪后易于反复，因此素日调养时，应加强锻炼，增加户外活动时间以增强患儿体质，也可以配合中药、推拿等方法健补脾胃。在外感流行期或气候变化剧烈时，应注意衣物增减，避免在人群聚集处活动。由于部分急惊风由外感疫气所致，因此小儿应及时接种预防疫苗。若留有后遗症，则应采取针灸、推拿、肢体训练等措施给予康复治疗。

十、医论提要

惊风一证，在唐代以前，多与痫证混称，宋代《太平圣惠方》始将惊风与痫证区别开来，并创急惊风之病名。宋·钱乙在《小儿药证直诀》中说："小儿急惊者，本因热生于心。身热面赤引饮，口中气热，大小便黄赤，剧则搐也。盖热盛则风生，风属肝，此阳盛阴虚也，故利惊丸主之。"指出了急惊风的病因、病机，并明确指出急惊风的病位在心、肝。《证治准绳·幼科·急慢惊风·总论》说："凡热盛生痰，痰盛生惊，惊盛生风，风盛发搐。治搐先于截风，治风先于利惊，治惊先于豁痰，治痰先于解热，其若四证俱有，又当兼施并理，一或有遗，必生他证。"指出了急惊风的治疗原则。《医宗金鉴·幼科杂病心法要诀·惊风门》指出急惊风多由感受外邪、暴受惊恐所致："急惊风一证，有因目触异物、耳闻异声，神散气乱而生者，有因心肝火盛，外为风寒郁闭，不得宣通而生者，有因痰盛热极而内动风者，然证多暴发壮热，烦急面红唇赤，痰壅气促，牙关紧急，二便秘涩。"

十一、医案选粹

病案（一）

患儿，男，26个月。2018年5月4日就诊。就诊1小时前患儿突然四肢抽搐，两目上吊，持续时间约3分钟，家属掐按水沟后缓解，伴发热，体温最高39.2℃，咳嗽咽红，鼻流清涕，乳蛾红肿，烦躁不安，哭啼不止，就诊于某儿童医院，邀余前往会诊。患儿舌苔薄黄，指纹显现于气关，色红。

中医诊断：急惊风（热邪炽盛）。

治则：清热解毒、息风止痉。

针灸取穴：大椎、水沟、印堂、十宣，双侧合谷、太冲、风池、外关、曲池。

操作：毫针泻法。大椎刺络拔罐、十宣放血。选取水沟、印堂开窍醒神；合谷、太冲息风止痉；风池、外关、曲池祛风镇惊；大椎、十宣泄热。诸穴合用，共奏清热解毒、息风止痉之功。

中药处方：银花 9g、连翘 4g、薄荷 5g、黄芩 4g、焦栀子 3g、板蓝根 9g、生石膏 15g、黄连 5g、野菊花 10g、水牛角 9g、知母 5g。7 剂，水煎服，每日 1 剂，早晚温服。方中银花、连翘、黄连、野菊花清热解毒；薄荷辛凉解表；水牛角镇惊息风；黄芩、板蓝根清热解毒；知母、生石膏、焦栀子泻火除烦、滋阴清热。诸穴合用，共奏清热解毒、息风止痉之功。

当晚，患儿体温降至 38.5℃。连续就诊 3 日，患儿体温逐渐降至正常，惊风症状未再发作。停止针灸，再服中药两剂，患儿痊愈。（此案患儿兼用西药治疗，余不敢贪功）

病案（二）

患儿，女，3 岁半。2015 年 8 月 4 日就诊。两日前，患儿突发高热，伴发作性两目上吊，颈项僵直，时间持续约 30 秒至 1 分钟，并可自行缓解。昨晚发作两次，家属予以退热、对症处理。患儿伴呕吐、腹痛、腹泻。大便呈稀糊状，臭秽，黄绿色。患儿精神倦怠，哭闹不止。舌苔黄厚，脉数。

中医诊断：急惊风（湿热内蕴）。

治则：清热利湿、息风定惊。

针灸取穴：百会、水沟、印堂、大椎、十宣，双侧太阳、合谷、太冲。

操作：大椎、十宣放血，余穴毫针泻法。大椎、十宣泄热；百会、水沟、太阳开窍醒神；合谷、太冲开关启闭；印堂息风止痉。诸穴合用，共奏清热利湿、息风定惊之功。

中药处方：黄连 6g、黄芩 6g、栀子 6g、白头翁 6g、水牛角 10g、野菊花 9g、甘草 2g。3 剂，水煎服，每日 1 剂，早晚温服。方中黄连、黄芩、栀子泻火解毒；野菊花、白头翁清热解毒；水牛角息风止痉；甘草调和诸药。诸药合用，共奏清热利湿、息风定惊之功。

经治疗，患儿当晚体温逐渐下降，惊厥未再发生。治疗 3 日，患儿精神可，体温正常，二便可，无明显不适。

第十六节　风痱

风痱是一种慢性虚损性疾病，以站立不稳、左右摇晃、行走不稳、步态蹒跚、易于跌倒、动作笨拙、辨距不良、手足震颤、取物或拿物不稳等运动失调症状为主要临床表现，也可伴有语言不清、发音难辨、思维迟钝、记忆力减退、计算力降低等言语障碍和神志障碍。

现代医学中的遗传性共济失调，尤其是遗传性小脑共济失调、脊髓结核等病，以及某些疾病在发展过程中出现有上述症状的，均可参照本节辨证论治。

一、诊断依据

（一）诊断标准

根据笔者临床经验，确定风痱的诊断标准如下：①运动失调出现肢体共济失调，多数患者先见于下肢，表现为站立不稳、左右摇晃、行走不稳、步态蹒跚、易于跌倒，继而发展到上肢，出现动作笨拙、辨距不良、取物或拿物不稳等。还可见到躯体的运动失调，表现为躯体晃动、坐立不稳等。不少患者还兼有手足颤动、躯体摇摆、动则加剧、静则减轻等症状。②语言障碍以构音困难为特征，表现为构音不清、发音难辨或爆发性语言，或急或缓，或高或低。语言障碍多发生在运动障碍之后。③智能障碍以智力低下为特征，表现为记忆力和计算力降低、思维迟钝等，无昏迷、嗜睡及癫证、狂证。风痱出现神志障碍者较少，即使出现亦多见于风痱病的晚期，并且大多出现在语言障碍之后。其他还可有视力、听力障碍。④神经电生理检查发现神经传导速度减慢，VEP（视觉诱发电位）、BAEP（脑干听觉诱发电位）、SEP（体感诱发电位）均有异常发现。CT 或 MRI 检查可见脊髓、小脑及脑干有不同程度的萎缩，其他检查可作为诊断参考依据。⑤隐袭而缓慢起病，逐渐发展，有家族遗传史。

（二）鉴别诊断

1. 风癔证 风癔证以猝发舌强语謇、语言不清或不能出声、不识事物及亲人，或神志恍惚为主要临床表现，可兼见中风病的半身不遂、偏身麻木、口舌㖞斜等症。而风痱病以站立不稳，左右摇晃，行走不稳，步态蹒跚，易于跌倒，动作笨拙，辨距不良，手足震颤，取物或拿物不稳等运动失调症状为主要临床表现。

2. 痿证 痿证是肢体的皮、肉、筋、骨、脉受到外邪的浸淫，或由五脏内伤而五体失荣引起的以筋脉弛缓、软弱无力、不能随意运动为特征的一种病证。风痱一般缓慢形成，轻者肢软无力，重者四肢萎废不用，以运动失调症状为特点。

3. 痴呆 痴呆以智力低下、呆傻愚笨为主要临床表现，可伴有相应的行为、心理等方面的表现，与风痱病先出现运动功能失调、病程晚期出现智力低下有明显不同。

二、病因、病机

（一）病因

1. **禀赋不足**　先天禀赋不足，生来肾元虚弱，或母亲怀孕期错服药物，或饮食不节，致胎儿营养不足，五脏虚损，或肾精匮乏，或家族有风痱疾患，从而将风痱的基因传之后代。既可在幼年发病，也可在成年或老年发病。

2. **年老体衰**　年龄与肾气有着密切的关系。一般中年以后肾气便开始衰竭，人到四五十岁以后肾气渐渐变弱，容易出现肾精亏损，从而导致或加重风痱。

3. **久病劳损**　无论外感还是内伤，患病日久，必然损耗人之阴阳，致使肾气亏虚。另外，房事不节、劳累过度也能直接耗伤肾元，引起肾元匮乏，从而导致或加重风痱。

4. **脾胃虚弱**　脾胃虚弱致使气血精微化生匮乏，致肾气不足；也可由肾元匮乏不足，不能温养脾土，导致脾气不足，造成后天乏源，反过来影响先天肾气，导致或加重风痱。

（二）病机

1. **发病**　风痱的发生一般隐袭缓慢，早期症状不典型者难以确诊。

2. **病情分析**　风痱病位在脑与肾，可及于脾。病性属虚，以肾精不足、元气亏虚为主。风痱具有逐渐加重的特点，但也可在一定的时期内暂时稳定在某一水平上，但很难有较大程度的缓解。总的趋势是逐渐加重，乃至丧失工作能力和生活自理能力。

3. **病机转化**　肾元不足是风痱的基本病机，突出表现为肾中精气不足，肾窍、肾府失养，故而上则耳鸣、耳聋，下则二便异常、阳痿遗精、月经量少或经闭、腰膝酸软或疼痛。由肾虚也可导致运动失调、构音困难、智力低下等。在肾元不足的基础上偏重于阳虚，肾中元阳不足，则不能振奋全身阳气，温煦肢体，故而除具有肾元不足的临床特点外，还可见到肢体发凉、精神萎靡、面色㿠白、大便溏泄等阳虚内寒的临床表现。在肾元不足的基础上偏重于阴亏，肾阴亏损，则虚火内生，故而除具有肾元不足的特点外，还可见到手足心热、咽干口燥、失眠多梦、两颧嫩红等阴虚内热的表现。在肾元不足的基础上合并肾气不固，可导致封藏失职；反之，封藏失职，精气漏泄，又可加重肾元不足，二者互相影响，形成恶性循环。除可见到肾元不足的基础证候之外，还可见到小便频数、余沥不尽、尿失禁、夜尿频多、遗精早泄等下元不固的表现。在肾元不足的基础上，可引起后天脾气虚弱；反之，脾气虚弱，化源不足，也可加重先天肾元不足，二者互相影响，形成恶性循环。除可见到肾元不足的基础证候之外，还可见到少气懒言、神疲乏力、自汗、纳呆食少等中气不足的表现。

总之，风痱的基本病机为肾元不足，在此基础上，随病理进展，又可出现肾气不固、脾气虚弱，而后者又可影响和加重肾元亏虚，同时由于脾肾俱虚，痰浊瘀血内生，阻滞脉络，形成恶性循环，病机复杂，病情加重。

三、辨证论治

（一）辨证思路

风痱为慢性虚损性疾病，在辨证论治时首先应明确病位，区别阴阳、气血的虚损主次，抓住病机本质，分清轻重缓急。风痱的证候表现比较复杂，应根据主要症状辨明不同病机，有针对性地施治：①始终重视肾元虚损在整个病情的主要地位，即以肾精失藏、气化失司为基本病变；②在疾病发展过程中，脏腑的阴阳、气血在某一阶段随着患者所处的环境、气候、饮食、情绪等方面的影响而变化，临证应有所侧重；③风痱以虚为主，但在病情发展中也兼见虚实夹杂的病理变化。

（二）辨证要点

风痱以肾元不足为主，但临证时不同情况又各有侧重：①以脑髓亏损为主要表现的，可见腰膝酸软或疼痛，站立不稳，步履不正，行走摇摆，两手笨拙，发音难辨，或急或缓，或高或低，甚则不能构音，耳鸣耳聋，阳痿遗精，经少经闭，二便异常，舌淡，两尺脉弱；②以肾阳虚损为主要表现的，可见腰膝酸软，肢体发凉，阳痿，泄泻，面色㿠白，精神萎靡，站立不稳，行走摇摆，两手笨拙，构言不清，舌质淡，苔白水滑，脉沉迟；③以肾阴亏损为主要表现的，可见腰膝酸软，手足心热，咽干口燥，构音不利，失眠多梦，站立不稳，行走摇摆，经少经闭，遗精遗尿，舌红少苔，脉细数；④以肾气不固为主要表现的，可见腰膝酸软，站立不稳，行走摇摆，构音不利，小便频数，余沥不尽，尿失禁，夜尿频多，遗精早泄，脉虚无力，舌淡；⑤以脾气虚弱为主要表现的，可见腰膝酸软，站立不稳，行走摇摆，双手笨拙，少气懒言，神疲乏力，纳呆食少，智力低下，发音难辨，脉弱舌淡。

四、治则治法

（一）治疗思路

风痱主要是由肾元不足所致的慢性虚损性疾患，治疗宜在补肾填精这一基本治法的基础上，根据不同情况，有所侧重：①宜注意滋补、温养、固摄、健脾。滋补主要是滋补肾之阴精；温养主要是温补肾之阳气；固摄主要是固摄下元，使肾之精气不致漏泻；健脾乃使后天脾胃化源充足，以滋养先天之肾。②在补虚扶正的基础上兼顾祛邪，以祛除在疾病发展过程中产生的痰浊和瘀血。③忌频繁更法调方、疗程过短。

（二）治疗原则

风痱为肾本亏虚，应根据标本缓急的治疗思想，平时宜补肾填精，先后天并重；在滋阴补阳方面，采取壮水制阳和益火消阴这一根本治法；遇有虚实夹杂症时，兼顾祛邪以护正。

五、分证论治

（一）针灸疗法

1. 肾元不足，脑髓亏损

症状：腰膝酸软或疼痛，站立不稳，步履不正，行走摇摆，两手笨拙，发音难辨，或急或缓，或高或低，甚则不能构音，耳鸣耳聋，阳痿遗精，经少经闭，二便异常。舌淡，两尺脉弱。

病机分析：肾精不足，不能生髓上盈脑海，脑窍失灵，故耳鸣耳聋、发音难辨；肾主二阴，肾气不足，故二便异常、阳痿、遗精、经少、经闭；腰为肾之府，肾精不足，失于濡养，故腰膝酸软或疼痛；肾虚不能作强，伎巧不出，不能维持人体精细动作，故站立不稳、步履不正、行走摇摆、两手笨拙、舌淡、两脉尺弱，皆为肾精不足之象。

治则：补肾培元、填精补髓。

针灸取穴：四神聪、百会、风池、风府、华佗夹脊穴、肝俞、脾俞、肾俞、足三里、三阴交、悬钟。

操作：每次选5~7个主穴，辨证选用配穴，针灸并用，7日为1个疗程。

方义：四神聪、百会为局部取穴，意在醒脑安神；风池、风府位于头部可祛风止颤；华佗夹脊穴与督脉及膀胱经关系密切，针之意在调整脏腑经气；肝俞、脾俞、肾俞为肝、脾、肾三脏之背俞穴，针用补法，可补益肝、脾、肾；足三里为补虚之要穴，可补益脾胃，以后天补益先天之肾元；三阴交为足三阴经交会穴，悬钟为八会穴之髓会，两穴内外相对，作用互补。诸穴合用，共奏补肾填髓、培固本元之功。

2. 肾阳虚损

症状：腰膝酸软，肢体发凉，遗精，阳痿，大便泄泻，面色㿠白，精神萎靡，站立不稳，行走摇摆，两手笨拙。舌质淡，苔白水滑，脉沉迟。

病机分析：腰为肾之府，督脉贯脊络肾而督诸阳，肾阳不足，失于温煦，故腰膝酸软、肢体发凉；阳气衰微，固摄不足，故遗精、阳痿、泄泻；肾气虚弱，不能温养脾阳，化源不足，故面色㿠白、精神萎靡、站立不稳、行走摇摆、两手笨拙；水湿内生，苔白水滑；舌质淡、脉沉迟，皆为阳虚之象。

治则：培补肾阳、温煦经脉。

针灸取穴：华佗夹脊穴、脾俞、肾俞、中脘、足三里、命门、中极、关元。

操作：每次选5~7个主穴，辨证选用配穴，针灸并用，7日为1个疗程。

方义：华佗夹脊穴与督脉相近，督脉为阳脉之海，针之激发一身之阳气；肾俞为肾之背俞穴，可补肾阳；脾俞为脾之背俞穴，中脘居于任脉，近脾胃，两穴合用可运化脾胃、补益气血，以后天资先天；足三里为补虚之要穴；命门属于督脉，中极、关元属于任脉，3穴合用，通调任、督二脉，意在温补元阳。诸穴合用，共奏培补肾阳、温煦经脉之功。

3. 肾阴亏损

症状：腰膝酸软，手足心热，咽干口燥，两颧嫩红，眩晕耳鸣，发音不利，失眠多梦，盗汗，站立不稳，行走摇摆，经少经闭，遗精遗尿。舌红少苔，脉细数。

病机分析：腰为肾之府，肾虚失养故感腰膝酸软；肾阴亏损，则虚火内生，故而除具有肾元不足的特点外，还可见到手足心热、失眠多梦等阴虚内热的表现；虚热迫津外出则盗汗；虚火内扰精室则遗精、遗尿；虚火上炎，则咽干口燥、两颧嫩红；肾阴匮乏，故经少、经闭；髓海不足，脑失所养，则眩晕耳鸣、发音不利；肾虚不能作强，伎巧不出，不能维持人体精细动作，故站立不稳、行走摇摆；舌红、少苔、脉细数为肾阴匮乏之象。

治则：滋阴、息风、舒筋。

针灸取穴：华佗夹脊穴、肝俞、肾俞、中脘、三阴交、太溪、复溜。

操作：每次选 5～7 个主穴，辨证选用配穴，针用补法，可加灸，7 日为 1 个疗程。

方义：华佗夹脊穴与膀胱经相邻，肾与膀胱相表里，针之可通调一身经络气血；中脘属于任脉，任脉为阴脉之海，三阴交为足三阴经交会穴，二者相配，可滋补一身之阴；肾俞为肾之背俞穴，肝俞为肝之背俞穴，精血同源，两穴合用可肝肾同补、滋阴潜阳；太溪、复溜为肾之五输穴，两穴合用可滋阴潜阳、息风止颤。诸穴合用，共奏滋阴、息风、舒筋之功。

4. 肾元不足，封藏失职

症状：腰膝酸软，站立不稳，行走摇摆，发音不利，小便频数，余沥不尽，遗尿，夜尿频多，遗精早泄，重者梦遗。舌淡，脉虚无力。

病机分析：肾虚精关不固，见遗精、早泄，重者梦遗；肾虚固摄不足，见小便频数，余沥不尽，遗尿，夜尿频多；腰为肾府，肾元不足，肾府失养故感腰膝酸软；肾虚不能作强，伎巧不出，故而站立不稳、行走摇摆、发音不利。

治则：补肾、培元、固脱。

针灸取穴：肾俞、命门、关元、气海、志室、三阴交。

操作：每次选 5～7 个主穴，辨证选用配穴，针灸并用，7 日为 1 个疗程。

方义：肾俞、志室、命门属于膀胱经及督脉，针之补益一身之元气；关元、气海为任脉穴，且居于下焦，针用补法，可固摄元气；三阴交为足三阴经交会穴，针之可通调肝、脾、肾三脏，意在大补元气、固摄下焦。诸穴合用，共奏补肾、培元、固脱之功。

5. 肾元不足，脾气虚弱

症状：腰膝酸软，站立不稳，行走摇摆，双手笨拙，少气懒言，神疲乏力，纳呆食少，智力低下，发音难辨。舌淡，脉弱。

病机分析：肾元不足，命门火衰，火不生土，不能助脾运化，致化源不足，以致不能充养先天之本，使肾元更亏，形成恶性循环。肾精不足，致脑髓失荣，清窍失养，故智力低下；肾虚不能作强，肾府失养，故而腰膝酸软、站立不稳、行走摇摆、双手笨拙、发音难辨；脾运不健，气血精微不能充养全身，故见少气懒言、神疲乏力、纳呆食少；舌淡、脉弱，均为脾肾虚弱的表现。

治则：滋补脾肾、益气养血。

针灸取穴：脾俞、肾俞、中脘、足三里、中极、关元。

操作：每次选 5～7 个主穴，辨证选用配穴，针灸并用，7 日为 1 个疗程。

方义：中极、关元为任脉之穴，针用补法，可补益元阴元阳；脾俞、肾俞为脾肾之背俞穴，意在调补先天与后天；脾俞、中脘、足三里3穴合用，可补益脾胃、益气养血、濡养经脉。诸穴合用，共奏滋补脾肾、益气养血之功。

（二）推拿疗法

治则：滋补肝肾、调理阴阳。

取穴：百会、四神聪、风池、风府、华佗夹脊穴、肝俞、肾俞、脾俞。

手法：按揉百会、四神聪等穴；拿揉风池、风府；掌推华佗夹脊穴；按揉肝俞、肾俞、脾俞等背俞穴。肾元不足，脑髓亏损者加揉三阴交、足三里、悬钟等穴，以填精补髓；肾阳虚损者加揉命门、中极、关元等穴，以温补肾阳；肾阴亏虚者加揉三阴交、太溪、复溜等穴，以滋补肾阴；肾元不足，封藏失职者加揉命门、关元、气海等穴，以补肾培元、固摄下焦；肾元不足，脾气虚弱者外加按揉中脘、足三里、关元等穴，以温补脾肾、益气养血。

（三）其他疗法

1. 中成药

（1）健步虎潜丸　每次1丸，每日3次，用温开水送服。适用于肝肾不足，筋骨痿软之风痱。

（2）金刚丸　每次1丸，每日2次，用温开水送服。适用于肝肾不足，语言謇涩、腰膝酸痛、四肢无力、行步艰难之风痱。

（3）温肾全鹿丸　每次9g，每日2次，用温开水送服。适用于肾阳虚弱、气血亏损引起的头晕健忘、目暗耳鸣、腰膝酸软、倦怠嗜卧、阳痿滑精之风痱。

（4）金匮肾气丸　每次9g，每日3次，用温开水送服。适用于肾阳虚之风痱。

（5）六味地黄丸　每次6g，每日3次，用温开水送服。适用于肾阴亏损之风痱。

2. 单验方

（1）附子桂归汤　熟附子20g、桂枝10g、当归10g、三七（研粉兑服）5g、全蝎10g、蜈蚣2条、黄芪30g、吴茱萸3g。水煎服，每日1剂，分两三次服。适用于阳虚之风痱。

（2）天麻钩藤汤　天麻、钩藤（后下）、僵蚕、怀牛膝、桑枝各10g，磁石（先煎）、珍珠母（先煎）各90g，桂枝、琥珀各6g。水煎服。适用于阴虚阳亢之风痱。

（3）黄芪活血汤　生黄芪、鸡血藤各 30g，当归、川芎各 12g，桃仁、地龙、川牛膝各 15g，红花 10g，甘草 6g。水煎服，每日 1 剂。适用于气血亏虚兼有瘀血阻络之风痱。

3. 食疗方

（1）猪肾核桃粥　猪肾 1 对，去膜切片，再用生晒人参、防风各 1.5g，葱白 2 根，核桃肉 2 枚，加粳米同煮为粥。适用于肾元不足之风痱。

（2）桑葚膏　鲜桑葚 1 000g，洗净，加水熬煮，30 分钟取煎液 1 次，共取煎液两次，再合并煎液，以文火煎至稠黏时，加蜂蜜 300g 至沸，停火，待凉后装瓶。每次服 1 汤匙，每日两次。适用于肾阴匮乏之风痱。

六、临床心得

风痱的四肢不收主要是协调运动障碍，表现为动作失准而肌力尚可，不伴肌肉萎缩。风痱的"其言微知"与"不能言"是指构音困难，或急或缓，或高或低，甚则不能构音。但无声音嘶哑，而是语言的协调困难。"智乱不甚"主要指智能低下、记忆力减退、计算力降低、思维迟钝。

风痱以肾元不足为主要病机，补肾填精为风痱的基本治法。在重视补肾的同时，还强调补护脾胃，以后天充养先天之本。在滋补肾阴和温补肾阳方面，应从壮水制阳、益火消阴、阳中求阴、阴中求阳的方法入手。在治疗过程中，要让患者常食用一些填髓补脑药物作为药膳，如大枣、山药、芝麻、核桃、人乳、荔核、牛骨髓、羊骨髓、猪骨髓、猪肾、熟地黄、生晒人参、枸杞子、山茱萸、肉苁蓉、何首乌、菟丝子等；还可用益智养心安神药物，如益智仁、桑葚子、茯苓、茯神、柏子仁、炒酸枣仁、五加皮、紫河车、远志、五味子、夜交藤、芡实、龙骨等。针刺治疗时选取脾俞、肾俞、肝俞、胃俞、足三里、三阴交、气海、关元、太溪、复溜等穴；语言不利可选用风府、完骨、翳风、风池、廉泉、旁廉泉；"智乱不甚"可配伍百会、四神聪、神庭、本神、内关、合谷、太冲、三阴交、太溪以益智开窍。

七、转归与预后

肾元不足、脑髓亏损可发生阴阳偏衰的情况，并向肾阳虚损或肾阴匮乏的证候转化；先天不足累及后天时，可向脾肾两亏、脑髓空虚的证候转化；肾阳虚损，阳损及阴时可向阴阳两虚的证候转化；肾阳不足累及后天脾胃时可与脾气虚弱的证候叠加；肾阴亏损，阴损及阳时可向阴阳两虚的证候转化，也可累及后天脾胃，与脾气虚弱的证候叠加。

八、护理与调摄

应根据风痱患者的自身情况给予患者适当的护理与照顾，并让患者注重自身生活调摄。

（一）护理

1. **心身锻炼** 鼓励和帮助患者进行适当的功能锻炼（包括肢体功能和语言功能），防止患者各种能力的进一步退化和丧失；鼓励患者参加各种活动，以进行智力方面的培养和训练；培养患者的兴趣和爱好，增强其对生活的信心。

2. **饮食调理** 在药物治疗的同时，合理调配食物，保证饮食易于消化而又富含营养，并配合饮食疗法，以补肾强身。

3. **防止跌倒** 对待患者应耐心和蔼。在鼓励患者积极锻炼的同时，要注意保护患者，以防止跌倒伤脑而加重病情。

（二）调摄

1. **不妄作劳** 劳逸适度，既要避免过度劳累，损耗脾肾两脏，又须适当活动身体，避免久卧伤气，同时还要节制性欲，以免房劳伤肾。

2. **调畅情志** 保持愉快情绪，不可抑郁，也勿思虑过度，以免损伤脾气，暗耗精血。

3. **合理饮食** 既勿嗜肥甘厚腻、嗜酒、刺激性食物，又要注意营养适度，并合理选择培补脾肾两脏的食物。

4. **顺应时令** 要注意适冷暖增减衣服，避免感受外邪引起外感之病，从而加重风痱病情。肾阳虚损者注意保暖，适时增加衣被；肾阴匮乏者注意保持凉爽环境，但要避免冷风直入。

九、预防与康复

风痱的预防方法，目前主要是及早发现。风痱的最早症状为逐渐发生的行走不稳，当发现患者有此征兆时，及时予以治疗，或可延迟本病的发展，对有遗传家谱的儿童，经常服用维生素 D 以营养神经或有所裨益。

对风痱患者尚无理想的康复方法，但功能锻炼对本病患者仍具有一定价值。

1. **肢体功能锻炼** 可采用各种方式进行肢体活动和锻炼，尽量保持正确姿势，目的在于训练肢体活动的准确性、灵活性和协调性。

2. 语言功能锻炼　可采取朗读和对话，尽量使语言准确，发音平稳、自然和连续，并且努力做到抑扬顿挫。

3. 智力训练　主要是积极参加各种活动，尤其是与智力有关的活动，如计算力的训练、记忆力的培养、定向力的锻炼，特别要加强抽象思维能力的培养和训练。

十、医论提要

风痱的最早论述见于《黄帝内经》。《灵枢·热病》："偏枯，身偏不用而痛，言不变，志不乱，病在分腠之间。巨针取之，益其不足，损其有余，乃可复也。痱之为病也，身无痛者，四肢不收，智乱不甚，其言微知，可治；甚则不能言，不可治也。"把偏枯与风痱放在一起提出，并加以比较论述，是古人认为二者属于中风病的两个类型。隋·巢元方首次提出风痱的病名，他根据《黄帝内经》的论述，结合临床实际，认为风痱没有神志障碍，且语言障碍在风痱病程的某一阶段也可没有。《诸病源候论》说："风痱之状，身体无痛，四肢不收，神智不乱，一臂不随者，风痱也。时能言者可治，不能言者不可治。"从此，风痱的病名便见于历代医书中。巢氏对风痱病的贡献，主要是疾病的命名和症状的鉴别两个方面。唐·孙思邈在《备急千金要方》中第一次明确提出风痱属于中风的一个类型，书中说："中风大法有四：一曰偏枯，二曰风痱，三曰风懿，四曰风痹。夫诸急卒病多是风。"此观点对后世影响很大。

东汉·张仲景提出用发汗法治疗风痱。金·刘河间在《宣明论方》中强调肾虚的病因，创立温养补肾的治法和名方地黄饮子，使风痱的治法和方药得到进一步完善。《古今验录》说："续命汤治中风痱，身体不能自收，口不能言，冒昧不知疼处，或拘急不得转侧。麻黄、桂枝、当归、人参、石膏、干姜、甘草各二两，川芎一两，杏仁十四枚。上九味以水一斗，煮取四升，温服一升，当小汗，薄覆脊。凭几坐，汗出则愈。不汗，更服。无所禁，勿当风。并治但伏不得卧，咳逆上气，面目浮肿。"

十一、医案选粹

病案（一）

张某，男，67 岁。2017 年 8 月 15 日就诊。主因"语言含糊、饮水呛咳进行性加重 1 年余"入院。患者 2016 年 7 月 6 日无明显诱因出现语言不利，饮水呛咳，无意识障碍及肢体活动障碍，就诊于晋城市人民医院，诊断为"腔隙性脑梗死"，予以口服"丁苯酞软胶囊"治疗，症状进行性加重。2017 年 2 月 14 日就诊于北京宣武医院，诊断为"肌萎缩侧索硬化综合征"，先后两次住院予以"人血丙种球蛋白"冲击治疗，并口服"硫唑嘌呤片"，症状未明显改善，仍在进行性加重。为进一步治疗，入住我科。症见：神志清楚，语言含糊，饮水呛咳，精神尚可，进食较前减少，需进食软质、糊状食物，睡眠可，二便调，面色无华。舌质红，苔黄厚，脉弦细。

中医诊断：风痱（脾肾两虚）。

治则：补脾益肾、填精降逆。

针灸取穴：百会、哑门、廉泉、神庭；双侧本神、翳风、风池、完骨、旁廉泉、合谷、内关、足三里、三阴交、悬钟、太溪、照海。

操作：针用补法。哑门针刺时针尖指向咽喉，以改善语言及吞咽功能。选取百会、神庭、本神、照海镇静安神；内关、合谷行气通络；足三里、三阴交、悬钟、太溪补益脾肾、益精填髓；翳风、风池、完骨、廉泉、旁廉泉、哑门属颈项部腧穴。诸穴合用，共奏补脾益肾、填精降逆之功。

中药处方：熟地黄 15g、山药 12g、枸杞 15g、山萸肉 12g、姜竹茹 10g、麸炒枳壳 10g、清半夏 9g、菟丝子 9g、鹿角胶 9g、龟板胶 9g、川牛膝 9g、女贞子 15g、旱莲草 15g、甘草 6g。7 剂，水煎服，每日 1 剂，早晚温服。方中熟地黄滋肾益精；山萸肉、女贞子、旱莲草养肝滋肾；山药补脾益阴；枸杞补肾益精；鹿、龟二胶峻补精髓；菟丝子、川牛膝补肝肾、强筋骨；麸炒枳壳、清半夏、姜竹茹降逆止呛；甘草调和诸药。诸药合用，共奏补脾益肾、填精降逆之功。

治疗 1 个月（临证加减），患者语言较前流利，饮水呛咳症状基本消失，四肢力量改善，无头晕目眩，夜寐尚可，后继续治疗 2 个月（临证加减），生活质量改善，精神较前明显好转。

病案（二）

白某，男，79 岁。2016 年 7 月 5 日就诊。主因"双下肢活动不利、语言不利 1 年余"入院。患者 2015 年 4 月 26 日无明显诱因双下肢活动不利、语言不利，可自行迈步，但不能长时间行走，无头痛、头晕等。就诊于山西医科大学第一医院行头颅 MRI 示：多发脑梗死。给予改善循环、营养神经等对症治疗略有好转。2016 年 7 月，患者出现双下肢无力症状渐进性加重，右侧明显，伴沉重感，并出现口角向右侧歪斜，无头痛、头晕，后就诊于我院门诊部行针灸康复治疗后可自行缓慢行走。为求进一步治疗，入住我科。入院时患者神志清楚、语言不利，双下肢活动不利，右侧明显，伴沉重感，口角向右侧歪斜，偶有饮水呛咳，自发病以来精神、饮食可，睡眠欠佳，大小便调。

中医诊断：风痱（肾精不足）。

治则：滋补肾精。

针灸取穴：百会、四神聪、风府、哑门，右侧肩髃、曲池、足三里、梁丘、丰隆，双侧内关、合谷、照海、风池、翳风、完骨、通里、太冲、太溪。

操作：毫针补法。选取百会、四神聪、内关、照海镇静调神；风府、哑门、风池、翳风、完骨针尖指向咽喉，再配以通里解语利窍、利咽止呛；由于患者右侧肢体无力明显，与中风有关，故取右侧手足阳明经之肩髃、曲池、梁丘、丰隆、足三里等以疏通经络，加强右侧肢体运动功能；合谷、太冲开关通络，以利关节；太溪补益肾精。诸穴合用，共奏滋补肾精之功。

中药处方：熟地黄10g、山茱萸15g、炒山药15g、枸杞子15g、怀牛膝10g、菟丝子10g、沙苑子10g、补骨脂10g、女贞子15g、旱莲草15g、茯神10g、炒酸枣仁20g、龟板9g、甘草6g。7剂，水煎服，每日1剂，早晚温服。本方以左归丸化裁而来，加用茯神、炒酸枣仁以安神养精；加女贞子、旱莲草以补益肝血，由于肝肾同源，间接补益肾精。诸药合用，共奏滋补肾精之功。

治疗1个月（临证加减），患者精神好转，步态较前平稳，饮水呛咳症状减轻，口水减少，语言较前流利。

第十七节　昏迷

昏迷是时行温病、伤寒、中风、厥证、痫证、瘴疟、臌胀、急黄、消渴、喘促、痰证及疫毒痢等许多脏腑杂病发展到严重阶段，出现的清窍闭塞，神明失守的危急病证，也是头部外伤病中易出现的危急状态。以神志昏迷、不省人事为特征，又称为"神昏""昏蒙""昏厥""昏聩""谵妄"等。现代医学中导致昏迷的疾病可分为如下四类：①各类感染性疾病，如细菌感染引起的流行性脑脊髓膜炎、结核性脑膜炎、中毒性菌痢、中毒性肺炎、败血症、脑脓疡等，病毒感染引起的乙型脑炎、疱疹性脑炎、病毒性脑炎，其他感染引起的斑疹伤寒、钩端螺旋体病、疟疾等；②颅脑疾病，如中风及颅内占位性病变；③其他内科疾病发展到危重阶段，如尿毒症、肝昏迷、肺性脑病、低血糖、糖尿病性昏迷等代谢障碍和内分泌疾病；④中毒和外伤等。这些疾病如出现昏迷均可参照本节内容辨证论治。

一、诊断依据

（一）诊断标准

昏迷的诊断标准如下：①有神志不清症状，轻者如烦躁、谵语，或嗜睡、昏蒙，神志昏沉，时明时昧；重者昏不知人，呼之不应；②多由外感热性病或内伤杂病或中毒外伤发展而成，具有原发病病情加重的症状、体征；③轻者可有脉数、多汗、瞳孔扩大、体温升高、大小便潴留或失禁；重者可见肌肉松弛，对各种刺激均无反应，肌腱、吞咽、咳嗽、角膜及瞳孔反射等均消失，呼吸不规则，血压下降等。

具备第1项，参考第2、第3项，可以确定昏迷诊断。

（二）鉴别诊断

1. **厥证** 厥证以突然昏倒、不省人事、四肢厥冷、欲呕欲便、脉微欲绝或散乱、神情淡漠或烦躁为特点。轻者移时苏醒，醒后如常；严重者也可见猝然昏倒，不省人事，甚或一厥不复而死亡。昏迷是疾病发展到严重阶段的危急状态，以神志昏迷、不省人事为特征。

2. **痫证** 痫证以突然仆倒，两目上视，四肢抽搐，口吐白沫，作猪羊叫声，醒后如常人，常有多次发作病史，每次发作时间不等，可每日数发或数日、数月一发。昏迷是病变严重状态，无反复发作性。

3. **脏躁** 脏躁多发于青壮年，女性多见，常由于明显的精神刺激而发病，症见突然失语、失明、昏睡、手足痉挛、身体僵直，但意识存在，且经常反复发作，暗示性强。昏迷是疾病的危重阶段，无反复发作性，无暗示性。

4. **痉证** 痉证多因外感风寒湿邪或热邪炽盛而引起，但气血亏虚、痰瘀内阻、汗出伤津等也可诱发，临床以项背强直、四肢抽搐，甚至角弓反张为特征。因外感发病者，治疗得当可以较快好转，治疗不当，热毒内陷，则可痉厥互见，危及生命。痉证发作常常神志清楚。昏迷以神志昏迷、不省人事为特征，治疗不易，多预后不佳，甚则危及生命。

5. **惊厥** 惊厥指四肢、躯干及颜面部的骨骼肌发生的强直性与阵挛性抽搐，可伴有或不伴有意识丧失。发作极为短暂，大多半分钟左右即可自行停止，但发作时常伴有呼吸不规则、发绀、尿便失禁。昏迷是危急重症，无发作性，以神志昏迷为特征。

二、病因、病机

（一）病因

1. **外感时邪**　热为阳邪，其性炎上，最易耗气伤津，生风动血，故热邪、疫毒、暑热等时邪及秽浊之气扰乱神明或直陷心包是引起昏迷的常见病因。外感时邪蕴结化热，热毒炽盛，传变入里，由气及营，内陷心包，扰及神明而发生神昏谵语；或温热之邪，由肺卫逆传心包；或热结胃肠，因胃络通于心，邪热炽盛，扰及神明；温热之邪内陷营血，热灼营阴，营血受热，煎熬而成瘀，瘀阻心窍。此外，暑热内扰，郁闭清窍，或卒冒秽浊之气，闭阻气机，清窍失利，均可导致昏迷。

2. **脏腑内伤**　年老体弱、心营素虚、肝肾阴虚、脾肾阳虚及饮食不节、情志失节、久病失治误治等，是本病的内在病因。年老体弱者，腠理不固，正气已虚，时邪、痰湿、痰火、秽浊之气更易犯心蒙神，诱发昏迷；肝肾阴虚可诱发心火偏盛、肝阳暴亢，令神明瞀乱；或因肝阳素旺，横逆伐脾，脾运失司，内生痰浊，痰郁化热，肝火挟痰，横窜经络，蒙蔽清窍，发为昏迷；或久病脾肾阳虚，可致运化失职而诱发浊阴上犯，蒙蔽清窍；饮食不节、嗜食肥甘酒酪，又易酿湿生痰，诱发痰湿蒙蔽清窍；或由于肝肾阴虚，肝阳上亢，肝风内动，挟痰火上逆闭阻心窍，热闭心包，则清窍被阻，神明失用而为昏迷；或脏腑衰败，使元气虚惫，气血津液耗伤，阴阳不相维系而诱发昏迷。

3. **外伤**　脑为元神之府，以统全身，人的一切活动受大脑支配。头部受到暴力作用后，脑络损伤，导致气血逆乱，周流不畅，瘀血闭阻于脑窍，脑之神明失其奉养，故见伤后昏迷深长；气血瘀阻，津聚不行则痰浊自生，痰浊内阻上逆于清窍而加重昏迷。

（二）病机

1. **发病**　可分为缓发与速发两类：一为外感时邪，由表入里，由卫及气，热结阳明，上扰清窍，或痰湿、湿浊之邪上蒙清窍，因时邪、湿浊对心神的损害尚轻，故神志症状轻浅，发病较缓。一为温热疫毒炽盛，传变入里，由气及营，内陷心包，或温热之邪由肺卫逆传心包，亦有因肝肾阴虚，肝阳上亢，肝风内动挟痰火上逆闭阻心窍者，属邪气直犯心营，神志症状发展极快，甚至突发昏仆。

2. 病情分析 病位主要在心、脑，又与中、下两焦之脾胃或肝肾有密切关系。因于外感者，多以热为主，可兼挟湿热、瘀热、痰火及湿痰，早期多实证，晚期以虚证为主，或虚实夹杂；因于内伤者，早期多见虚实夹杂，晚期以虚证多见。本病以邪热扰乱神明或闭阻心窍为主，故病势易于向上。昏迷为心神间接受损或直接受损，心为身之大主，故呈重笃、危急的病变趋势，且常由实证向虚实夹杂发展，再向虚证发展。

3. 病机转化 昏迷的患者，发病早期，皆以风、火、痰、湿、瘀、毒实邪内闭为主，其证或为热邪炽盛，蕴结胃肠，扰乱神明，或湿热、痰浊损伤脾胃，郁闭气机，上蒙清窍。此时，病邪对心神的损害尚轻，如正气尚足，治疗及时，邪可由气分而解，不致进一步传里。如阳明热邪蕴久不衰，或湿邪痰浊从热化、燥化，又可由气及营，使病变转化为热闭心包或肝风挟痰，痰火闭阻心窍。此外，年老体弱或心营素虚者，或因失治、误治而热邪由肺胃经传入心包，成逆传心包证。热入心营，逆传心包，肝风挟痰火内闭导致心神受损，多病情危笃。如心神闭阻时间不长，心胃之气仍存，此心营之热尚可经气分透达于外，使病情转轻；但若热闭心包之势不能得以解除，进而阴竭阳亡，阴阳不相维系，又可转化为阴阳离决，心神耗散之候。此时，患者昏迷程度极深，很难复苏，最终可因神无所依而死亡。若脏腑亏虚，脾肾阳虚，水液不运，浊阴上犯，常病情缠绵，昏迷时轻时重。

三、辨证论治

（一）辨证思路

1. 要详细询问病史 根据昏迷发生的缓急，首辨轻重、闭脱和虚实。

2. 要注意昏迷特点 根据昏迷的特点，辨别昏迷的性质，区分是外感温热的逆传变证，还是内科杂病变化而发生的急证。

3. 详察昏迷的兼症和舌脉 确定昏迷的病机，辨清虚实和病势，因证救治。

（二）辨证要点

1. 辨外感热病昏迷和内伤杂病昏迷 昏迷的病因，有外感、内伤之分。热陷心营、阳明腑实和痰瘀交阻之昏迷，多属温病逆传变证；喘促痰蒙和肝阳暴张之昏迷，多属内伤杂病变化而致的急证；湿热上蒸之昏迷，外感及内伤变证都可见，但其理则一，皆属心脑闭塞不用或神明失守所致。临床应及早确定昏迷的性质，采取针对性治疗，以免贻误治疗时机。

2. 要详察昏迷的特点 温病热陷心营，多表现为高热灼手、神昏谵语，或昏睡不醒，呼之不应，舌绛鲜泽；湿热痰蒙，多表现为身热不扬，神志呆滞，时昏时睡，或半明半昧状态，苔白腻或黄腻垢浊；阳明腑实之神昏，多表现为日晡潮热，谵语，烦躁不已，舌质红，苔黄厚糙老，甚如沉香色，或焦黑起刺；瘀热交阻，多表现为壮热夜甚，神昏狂躁，舌质紫绛，脉多沉弦而细；卒冒秽浊，多表现为猝然闷乱，昏不知人，面青肢冷，呕吐恶心，舌紫，苔白如积粉，脉沉细而微；浊阴上逆，多表现为嗜睡昏蒙，头晕呕恶，肢冷，尿少浮肿，舌胖，苔白腻，脉沉缓；阴枯阳竭，神无所倚，多见于各种急慢性疾病的极期。亡阴证以神昏、面红身热、汗出、舌干红、脉虚数为特征；亡阳证以面苍白肢厥、汗出淋漓、二便失禁、舌淡、脉微欲绝为特征。

3. 辨内闭、外脱 闭证以突然昏倒、不省人事、牙关紧闭、两手握固、大小便闭、肢体强痉为特点，若见面赤身热、气粗口臭、骚动不宁、舌红苔黄、脉弦滑数者为阳闭；若见面白唇暗、静卧不烦、四肢不温、苔白腻、脉沉缓者为阴闭。突然昏倒、不省人事、目合口张、鼻鼾息微、手撒肢冷、汗多遗尿、脉细弱或脉微欲绝者，为脱证。

四、治则治法

（一）治疗思路

昏迷是内科疾病的危症、重症、急症，一旦发生昏迷，早期要以治标为主，迅速采取措施，开窍醒神，必要时采用中西医结合综合治疗。病情转稳后，要谨守病机，随证施治。

（二）治疗原则

急则治标。开窍、固脱是治疗昏迷的两大法则。针对热扰、湿蒙、窍闭的病机，通过清热解毒、清营凉血、通腑豁痰、芳香泄浊、化瘀理气等具体治法得以开窍；针对心神耗散的病机，通过救阴敛阳或回阳救逆以固其根本。

五、分证论治

（一）针灸疗法

1. 温热在卫

症状：发热，微恶风寒，头痛，时有神昏，小儿多见。舌边尖红，苔薄白且干，脉浮数。

病机分析：邪在肺卫，肺失宣降，邪正相争，卫表失和，故见发热、微恶风寒、头痛；郁闭益甚，郁热无外达之机，势必内迫而扰心神，神志遂致不清，或时清时昧；郁热内闭，初伤气津，故舌边尖红、苔薄白且干。

治则：清利头目、透邪开窍。

针灸取穴：水沟、合谷、太冲、阳陵泉、大椎、曲池、十宣。

操作：十宣三棱针点刺出血，余穴毫针浅刺，急出不留针。

方义：水沟属督脉穴，督脉入脑上巅，针取水沟有开窍醒神的作用；合谷、太冲，有息风清热的功效，可调节人体阴阳气机；阳陵泉配水沟、合谷、太冲等穴有祛风、镇静、解痉的作用；大椎属督脉，为诸阳之会，总督一身之阳；十宣在十指末端，为阴阳经交接之处，点刺放血具有明显的退热作用；曲池清泻肺热。诸穴合用，共奏清利头目、透邪开窍之功。

2. 阳明热炽

症状：壮热，口渴引饮，头痛有汗，烦躁不安，神志不清，甚则昏迷不醒。舌红，苔黄糙老而干，脉洪数。

病机分析：若气分之热不能外达而内迫入里，或因素体阴虚，气分之热未罢，营中之热复起，波及营分，热盛伤津，故见壮热、口渴引饮；气营两燔，甚至迫津外泄，故头痛有汗，见舌红、苔黄糙老而干；无形之热熏蒸心包，神明受扰而见烦躁不安、神志不清，甚至昏迷不醒。

治则：清热生津。

针灸取穴：大椎、十二井、十宣、曲池、合谷。

操作：十二井、十宣点刺放血，余穴用泻法。

方义：大椎属督脉，为诸阳之会，总督一身之阳；十二井、十宣皆在指（趾）末端，为阴阳经交接之处，点刺均具有明显的退热作用；曲池为手阳明大肠经的合穴，合谷为手阳明大肠经的原穴，二者合用治疗阳明热炽效果明显。诸穴合用，共奏清热生津之功。

3. 阳明腑实

症状：烦躁，恍惚，谵语，甚则昏迷。身热，气粗喘满，面红目赤，口舌干燥，腹胀满且按之坚硬，便秘或下利臭水。舌红，苔黄燥或燥裂，脉洪数有力。

病机分析：系因外感时邪，由表入里，由卫及气，蕴结胃肠，由于"胃络通心"，热邪上扰清窍，则躁扰不宁、恍惚、谵语，神明失用而致昏迷；里热炽盛，伤津灼液，故口舌干燥；胃肠热结，传导失职，故发热，大便不通，腹胀满且按之坚硬；肺气随热邪上逆，故气粗喘满，面红目赤；热结旁流，则下利臭水；舌红、苔黄燥或焦黑燥裂、脉洪数有力均为里热炽盛之象。

治则：泄热、通腑、开窍。

针灸取穴：水沟、合谷、太冲、大椎、十二井、十宣、足三里、上巨虚、曲池。

操作：十二井、十宣点刺出血，余穴用泻法，留针 20～30 分钟。

方义：水沟属督脉穴，督脉入脑上巅，针取水沟有开窍醒神的作用；合谷、太冲，可调节人体阴阳气机；大椎属督脉，为诸阳之会，总督一身之阳；十二井、十宣在指（趾）末端，为阴阳经交接之处，点刺均具有明显的退热作用；足三里、上巨虚分属胃、大肠的下合穴，"合治内腑"，可以起到行滞通腑泄热的作用；曲池为手阳明大肠经的合穴，治疗肠胃病证效果明显。诸穴合用，共奏泄热、通腑、开窍之功。

4. 热灼营阴

症状：身热夜甚，口干不渴，心烦不寐或时有谵语，斑疹隐隐。舌红绛少苔而干，脉细数。

病机分析：邪热阻闭心窍，热扰心神，则心烦不寐，时有谵语；热窜血络，斑疹隐隐；邪热燔灼营阴，营阴被耗，则身热夜甚，脉细数；津亏液乏，则舌绛而干；蒸腾营气上升，故口干不渴。

治则：清营开窍、透热养阴。

针灸取穴：大椎、内关、曲池、陷谷、委中、中渚。

操作：用泻法，留针 30 分钟。

方义：大椎属督脉，为诸阳之会，总督一身之阳，具有明显的退热作用；内关属于手厥阴心包经的络穴，"心胸寻内关"，内关治疗心烦不寐或时有谵语等胸部症状效果显著；曲池、陷谷、委中、中渚 4 穴清热效果显著，起到泄热护阴的作用。诸穴合用，共奏清营开窍、透热养阴之功。

5. 热陷心包

症状：身热灼手，四肢厥冷，神昏谵语或昏聩不语，舌謇短缩。舌质红绛，苔黄燥，脉细滑数。

病机分析：邪热由肺卫不经气分而逆传心包，邪热内陷，灼液为痰，痰热闭阻心窍，则神昏谵语或昏聩不语；热邪遏闭于内，则身热灼手、四肢厥冷；舌为心苗，心包痰热闭阻脉络，则舌謇短缩；痰热壅遏，则苔黄燥、脉滑；或营分热盛伤阴，则舌质红绛、脉细数。

治则：清心凉营、豁痰开窍。

针灸取穴：百会、风门、外关、合谷、丰隆、尺泽、少商。

操作：用泻法，留针30分钟。缓解后，每日1次。

方义：百会为督脉穴，督脉入络脑，起到通督脉、调脑神的作用；风门、外关祛风止痉；合谷可治疗热病，"面口合谷收"，对昏聩不语、舌謇短缩有一定的疗效；丰隆化痰作用明显，与尺泽、少商等泄热作用明显的穴位相配，共同起到清热化痰的功效。诸穴合用，共奏清心凉营、豁痰开窍之功。

6. 痰浊蒙窍

症状：初见嗜睡、懒言，继则神志模糊，语言错乱，甚则渐至昏不识人。面色晦滞，喉有痰声，胸闷腹胀，食欲减退，静而不烦。舌苔白腻，脉沉滑或濡缓。

病机分析：忧思过度，气结于中，痰湿内生，或饮食不节，损伤脾胃，脾失健运，酿湿生痰，痰浊蒙蔽清窍，则嗜睡、懒言、神志模糊、语言错乱或昏不识人；痰湿郁遏气机，清阳不升，则面色晦滞；痰湿壅塞中焦，则胸闷腹胀、食欲减退；邪未化热，故静而不烦；痰气结于咽喉，则喉有痰声；舌苔白腻、脉沉滑或濡缓均属痰湿之候。

治则：化痰、开窍、醒神。

针灸取穴：百会、内关、合谷、丰隆、中脘、脾俞、足三里。

操作：用平补平泻法留针30分钟。缓解后，每日1次。

方义：百会为督脉穴，督脉入络脑，开窍醒神作用明显；内关属于手厥阴心包经的络穴，有宽胸利气的作用，可治疗胸闷腹胀等内伤病；合谷对懒言、语言错乱有一定疗效；脾胃为生痰之源，脾胃气虚，水液运化失常，聚而为痰，丰隆利湿化痰；中脘为胃之募穴、脾俞为脾之背俞穴，足三里则为胃的下合穴，3穴配伍健脾、利湿、化痰。诸穴合用，共奏化痰、开窍、醒神之功。

7. 浊阴上逆

症状：面色晦滞，头晕头痛，恶心呕吐，不思饮食、胸闷腹胀，肢冷畏寒，尿少浮肿，大便不爽，由嗜睡迷蒙渐转昏迷。舌淡体胖，苔白腻，脉沉缓或沉迟。

病机分析：脾肾阳虚，湿浊内阻，清阳不升，则面色晦滞、头晕头痛；浊气上逆，清阳被蒙，则嗜睡、昏迷；湿浊郁阻脾胃，则呕吐恶心、不思饮食，胸闷腹胀、大便不爽；水湿停聚，运化无权，则尿少浮肿；阳虚无以温煦，故肢冷畏寒；舌淡体胖、苔白腻、脉沉缓或沉迟均为浊阴阻遏之象。

治则：温补脾肾、降浊开窍。

针灸取穴：至阳、脾俞、肾俞、中脘、足三里、阳陵泉、气海、中极。

操作：平补平泻法，留针 30 分钟。缓解后，每日 1 次。

方义：至阳属督脉穴，督脉为阳脉，至阳为阳之极，脾俞、肾俞分别为脾、肾的背俞穴，三者同用可助脾肾之阳气，除湿气；中脘为胃之募穴、足三里则为胃的下合穴，两穴合用可助脾胃阳气，阳气恢复则湿浊可消、清阳得升；阳陵泉为胆经合穴，起清热化湿的作用；气海、中极属任脉穴，补气以助水行。诸穴合用，共奏温补脾肾、降浊开窍之功。

8. 卒冒秽浊

症状：猝然闷乱，昏不知人，面青肢冷，腹部胀满，呕恶吐逆，口噤。舌紫暗，苔白如积粉，脉沉细而微，或忽大忽小。

病机分析：骤感秽浊之气，郁闭气机，清阳受阻，故猝然闷乱；浊邪害清，清窍被蒙，则昏不知人；气郁不通，则面青肢冷；清浊升降失常，故腹部胀满、呕恶吐逆；口噤、舌紫暗、苔白如积粉、脉沉细而微或忽大忽小，均为浊邪闭阻气机之征。

治则：行气化湿、泄浊开窍。

针灸取穴：水沟、百会、十宣、足三里、天枢、气海、上巨虚、曲池。

操作：十宣点刺出血，余穴用平补平泻法，留针 30 分钟。缓解后去水沟、百会、十宣，每日 1 次。

方义：水沟、百会属督脉穴，督脉入脑上巅，取之有开窍醒神的作用；十宣在十指末端，为阴阳经交接之处，点刺治疗猝然昏仆；气郁不通，清浊升降失常，选用足三里、天枢调理中焦；选气海、上巨虚调理气机，气机通畅则清阳得升；曲池祛外感秽浊。诸穴合用，共奏行气化湿、泄浊开窍之功。

9. 瘀热闭阻

症状：周身灼热，神志不清，或谵妄，或下焦蓄血，其人如狂，少腹硬满急痛，大便秘结，或自利酱粪；热入血室，谵狂不止，或神志时清时乱，壮热，口烦渴。舌紫绛而润或舌质深绛，脉沉涩。

病机分析：邪热炽盛，内陷心营，多与痰浊、瘀血交阻，闭阻心窍，或瘀热相合，堵塞心窍，或热入血室，瘀热结于下焦，均可致昏迷。瘀热闭阻，故见上述各症。

治则：行气化湿、泄浊开窍。

针灸取穴：水沟、百会、十宣、足三里、天枢、气海、上巨虚、曲池。

操作：十宣点刺出血，余穴用平补平泻法，留针30分钟。缓解后去水沟、百会、十宣，每日1次。

方义：水沟、百会属督脉穴，督脉入脑上巅，取之有开窍醒神的作用；十宣在十指末端，为阴阳经交接之处，点刺治疗猝然昏仆；气郁不通，清浊升降失常，选用足三里、天枢调理中焦；选气海、上巨虚调理气机，气机通畅则清阳得升；曲池祛外感秽浊。诸穴合用，共奏行气化湿、泄浊开窍之功。

10. 阴闭

症状：突然昏仆，不省人事，牙关紧闭，口噤不开，两手握固，四肢不温，面白唇暗。苔白腻，脉滑缓。

病机分析：痰湿偏盛，风挟痰湿，上蒙清窍，内闭经络，故见突然昏仆、不省人事、牙关紧闭、口噤不开、两手握固等症；痰湿阻滞阳气，不得温煦，故四肢不温、面白唇暗；苔白腻、脉沉滑缓等均为湿痰内盛之象。

治则：化瘀泄热、开窍醒神。

针灸取穴：水沟、太冲、十二井、丰隆、劳宫、中脘、足三里。

操作：十二井、劳宫点刺出血，余穴用平补平泻法，留针30分钟。

方义：水沟属督脉穴，督脉入脑上巅，取之有开窍醒神的作用；太冲有清热活血的作用；十二井在四末，为阴阳经交接之处，点刺均具有明显的退热作用；丰隆化痰利湿；劳宫为手厥阴心包经的荥穴，点刺劳宫具有泻火醒神的作用；中脘、足三里调理中焦，可起到化痰散瘀的作用。诸穴合用，共奏化瘀泻热、开窍醒神之功。

11. 亡阴

症状：昏迷，面红身热，汗出。唇舌干红，脉虚数。

病机分析：高热稽留不退，或大汗、大吐、大泻、大失血等，致真阴耗竭，心阴大亏，神无所依，心神耗散则昏迷；阴不敛阳，虚阳外越，则面红、身热、汗出；阴亏火旺则唇舌干红；阴液枯竭则脉虚数。

治则：救阴、敛阳、醒神。

针灸取穴：素髎、水沟、内关、关元、足三里、气海。

操作：关元、足三里、气海点刺，余穴用补法，可适当留针。或加灸百会、膻中、神阙；或加耳针刺皮质下、升压沟、肾上腺、内分泌。

方义：素髎、水沟皆为督脉穴，有开窍醒神的作用；内关属于手厥阴心包经的络穴，急刺可敛心神；关元、足三里、气海为三大补穴，点刺可恢复人体正气。诸穴合用，共奏救阴、敛阳、醒神之功。

12. 亡阳

症状：昏聩不语，呼吸微弱，面色苍白，四肢厥冷，大汗淋漓，二便失禁，口唇青紫。唇色淡，脉微欲绝。

病机分析：素体虚弱，病久不愈，或热邪极盛，致阴精耗竭，阴损及阳，导致阳气衰惫。心神耗散，故见昏聩不语、呼吸微弱；阳气虚极，气不摄津，故大汗淋漓；阳气欲脱，温煦无力，则面色苍白、四肢厥冷；摄纳不固，则二便失禁；阳气不布，血运失畅，血络瘀滞，则口唇青紫；唇舌淡、脉微欲绝，均为阳气暴脱之征。

治则：回阳救逆、开窍醒神。

针灸取穴：急刺素髎、水沟、内关。

操作：诸穴急刺，用补法，可适当留针。或加灸百会、气海、关元、神阙，或加针刺耳穴，如心、升压沟、肾上腺、内分泌等。

方义：素髎、水沟属督脉腧穴，内关属手厥阴心包经腧穴，诸穴急刺共奏回阳救逆、开窍醒神之功。加灸百会、气海、关元、神阙或针刺耳穴（心、升压沟、肾上腺、内分泌），可以增强益气、温阳、救逆的功效。

（二）推拿疗法

治则：息风豁痰、醒神开窍。

取穴：百会、神庭、本神、印堂、水沟、素髎、承浆、内关、神门、通里、膻中、涌泉。

手法：水沟、素髎用掐法；印堂、神庭用一指禅推法；百会、本神、承浆、内关、神门、通里、膻中、涌泉用点压法。

（三）其他疗法

1. 中成药

（1）安宫牛黄丸　安宫牛黄丸每次1丸，每日1～2次。清热解毒、开窍醒神。适用于高热神昏。

（2）清开灵注射液　清开灵注射液 30ml 加入到 0.9% 氯化钠注射液 150ml 中，静脉滴注，每日 1～2 次。清热解毒、开窍醒神。适用于高热神昏。

（3）紫雪散　紫雪散每次 1.5～3g，每日 2 次。清心豁痰、开窍醒神。适用于热盛昏迷兼见抽搐的病证。

2. 单验方

（1）七叶一枝花合剂　七叶一枝花（干）15g、路边荆 7g、鸭跖草（鲜）400g，水煎服，每日两次。清热开窍。适用于流行性乙型脑炎昏迷。

（2）三味汤　旱莲草、小蓟、仙鹤草各适量，水煎服，每日两次。凉血止血。适用于脑血管意外昏迷。

六、临床心得

昏迷之病因有外感与内伤之分。发于外感者，多因四时变化，六淫过极，风、火、痰实邪内闭或感疫疠之气，温毒邪热炽盛，热邪干扰上焦而出现神志改变；或由于外伤脑络损伤，导致气血逆乱，周流不畅，瘀血闭阻于脑窍，脑之神明失其奉养，故见伤后昏迷深长，津聚不行则痰浊自生，痰浊内阻必上逆于清窍而加重昏迷；或术后病理性产物痰浊、瘀血、邪热蕴结成毒，以致出现血涩气滞，浊气上扬，蒙塞心神之危象。内伤者多因平时饮食不节，嗜食肥甘，痰湿内盛或素体痰盛，感受热邪，热毒炽盛，内陷心营与痰胶结而蒙蔽心包；或劳倦内伤，脏腑亏虚，或因肝阳素旺，横逆伐脾，脾运失司，内生痰浊，或痰郁化热，肝火挟痰火，横窜经络，蒙蔽清窍；或因五志过极，心火暴盛，暴怒伤肝，肝阳暴动，引动心火，风火相煽，气热郁逆，气血并走于上，心神被扰而发为神昏；或脾肾阳虚，湿浊内阻，清阳不升，浊气上逆，清阳被蒙；或湿浊郁阻脾胃，运化无权，水湿停聚，或脏腑衰败，浊阴阻遏。

昏迷出现之后，必须分辨闭证与脱证。闭证，为邪气闭阻，蒙蔽清窍而发昏迷，或风，或痰，或热，或寒，总以邪实为主。闭证昏迷时以牙关紧闭、两手紧握、呼吸气粗、痰涎壅盛为特点。闭证之中，又分热闭（阳闭）与寒闭（阴闭）。热闭证，以火热之邪为主，症见两手握固、牙关紧闭、呼吸气粗、面赤、舌苔黄腻、脉弦数，治用清热开窍法，取凉开之剂，如安宫牛黄丸、至宝丹、紫雪丹、神犀丹及牛黄清心丸之类；寒闭证，以寒湿痰浊为主，症见两手握固、牙关紧闭、喉中痰声响鸣、静而不烦、面白、舌苔白滑、脉沉细，治用芳香开窍法，取温开之剂，如苏合香丸、通关散之类。脱证，属津液气血衰竭，导致阴竭阳脱而发昏迷，以正气虚脱为主。昏迷时以口开目合、撒手遗尿、鼻鼾息微、汗出淋漓为特点。脱证之中，又分阴脱（亡阴）与阳脱（亡阳）。阴脱证，以津血衰脱为主，用生脉散之类；阳脱证，以阳气衰脱为主，用参附汤之类。阳脱较之阴脱更危。

昏迷是许多疾病发展演变而成的一种危急证候，其临床表现必然具有明显不同的兼症，详察不同的兼症，才能明确疾病的诊断。最常见的有：昏迷而见偏瘫，属中风病；昏迷而见黄疸，属急黄病；昏迷而见口吐白沫，属痰痫证；昏迷而见四肢厥冷，属厥证；昏迷而见高热烦躁，属热陷心包；昏迷而见高热抽搐，属热盛动风；昏迷而见日晡潮热，腹胀不大便，属阳明腑实；昏迷而见壮热夜甚、谵妄躁狂，属瘀热互结。

七、转归与预后

昏迷是一种严重的病证，如不及时有效地抢救，一般患者预后不良。昏迷重证、危证，病情进一步恶化，多采用西药或中西医结合进行抢救。

热扰心神、痰湿蒙蔽清窍所致昏迷者，因心神尚未受到直接损害，预后相对较好；热扰心神证之胃肠结热如能很快得到清除，则津液自复，心神得安，昏迷症状短则一两天，多则三五天便可消除；痰湿蒙蔽清窍者，经治疗后，如湿热痰浊及时得以清利，昏迷可望解除，但症状消除时间较热扰心神者缓慢，如治疗不力，或患者脾肾阳虚太甚，致湿热、痰浊化火化燥，伤津灼液，则可恶化成痉厥等肝风煽动、邪入心包诸证，预后不良。

八、护理与调摄

昏迷患者必须给予特别护理。密切观察患者的神志、血压、呼吸、脉搏；保持病室空气流通；除去义齿；加床栏保护，以防患者坠床；对长期昏迷病患，应经常帮助其变换体位，以防肺部感染及褥疮；早期及时进行按摩，帮助患者活动肢体，以防止肌肉萎缩和关节强直；鼻饲流质饮食；保持气道通畅，特别是对肝风挟痰火证牙关紧闭者，必要时使用开口器；注意皮肤、眼、鼻、口腔等的清洁，预防并发症的发生；密切观察病情。

九、预防与康复

加强锻炼，培固正气。不论是卒中外邪或内伤杂病，正气不足的患者最易发生昏迷，故锻炼身体，养护正气，对预防昏迷有重要意义。此外，调畅情志，顺应四时气候，注意防暑降温，以及防止食物、药物中毒，不过量饮酒等，对预防昏迷也有积极意义。

发生外感热病或内伤杂病后，应及时就医，及早治疗，采取有力措施，阻断病势向昏迷发展。注意昏迷的发作先兆，及早防范。

经治疗，患者昏迷症状解除后，一般尚有原发病证存在，因此，须进一步辨证治疗，以求完全康复。此时，在不影响原发病治疗的同时，可酌情进行康复治疗。热扰心神，热邪闭阻心包之昏迷解除后，大多数患者以体虚未复、功能不调及余邪未清为主要表现。对气血亏损未复者，宜调补气血；如属气阴两虚者，宜益气养阴；如气阴虽虚而余热未清者，宜清热养阴。对痰湿蒙蔽清窍之昏迷解除者，如胃气未醒，余邪未解，宜芳香醒胃、清除余邪；如脾胃气虚，内湿复生者，宜益气扶脾、健脾利湿。

十、医论提要

早在《黄帝内经》《伤寒论》中，就已论及昏迷。《素问·厥论》说："厥或令人腹满，或令人暴不知人。"并指出"不知人"是阴阳之气逆乱所致。东汉·张仲景认为神志昏迷是伤寒热病的症状，对外感病神昏证治有比较详细的认识，他在《伤寒论》中写道："伤寒若吐、若下后，不解，不大便五六日，上至十余日，日晡所发潮热，不恶寒，独语如见鬼状。若剧者，发则不识人，循衣摸床，惕而不安。"

仲景创清热、攻下两大治法，对后世治疗热病神昏有很大的影响。晋·葛洪《肘后备急方》论神志昏迷，分外感、内伤两类，重灸治，说："若不识人者，灸季胁、头各七壮。"隋·巢元方认为神志昏迷系伤寒后引起，说："伤寒四五日，脉沉而喘满者……重发其汗，亡阳谵语。"《诸病源候论·伤寒心痞候》说："若热毒乘心，心下痞满，面赤目黄，狂言恍惚者，此为有实，宜速吐下之。"明确指出昏迷的病位在心，当以吐、下法攻其热毒。唐·孙思邈在《备急千金要方·消渴门》中对消渴病昏迷的前驱症状作了较详细的论述："内消之为病，当由热中所作也……四体羸惙，不能起止，精神恍惚，口舌焦干而卒。"宋·陈言在《三因极一病证方论·四时兼中证论》中记述了七情内忤与中风昏不知人的鉴别："七情内忤，亦能涎潮昏塞，手足弛曳，一如中风，不可作六淫气治，其致夭枉。及素蓄痰涎，随气上厥，使人眩晕，昏不知人，半身不遂，口眼㖞斜，手足驰曳者，故有中气中痰之别。"金·成无己在《伤寒明理论·郁冒》中说："郁为郁结而气不舒也，冒为昏冒而神不清也，世谓之昏迷者是也。"首用"昏迷"一词，其含义是"真气昏乱，神志不清""昏识不知所以然"。明代对神昏的病因证治已有进一步发展。明·秦景明在《症因脉治·外感口噤不语》中说："内有积热，外中风邪，经络不通，发热自盛，热极生痰，上熏心肺，神志昏迷，则不语之症作矣。"指出神志昏迷，为热病的临床症状。原因系外感风邪，内有积热所致。此外，《症因脉治》载有治方，提倡辨证施治。陶华对瘀血昏迷病机已有所阐发。《伤寒六书》说："凡见眼闭目红，神昏语短，眩冒迷妄，烦躁漱水，惊狂谵语……皆瘀血证也。"对后世颇多启发。张景岳撰《景岳全书》，对昏迷有了更全面的认识，认为内伤昏迷脱证的病理机制为"营卫气脱""太阴脏气之脱""肝脾之气败"和"冲任气脱"，并列出辨昏迷寒热虚实的指征，如辨气虚与气实，"气虚卒倒者，必其形气索然，色清白，身微冷，脉微弱……气实而厥者，其形气愤然、勃然，脉沉弦而滑，胸膈喘满"；对治疗方法提出"凡治卒倒昏沉等症，若无痰气阻塞"，应以补气阴为主的治法。清代，温病学的发展，对热病神志昏迷认识水平逐渐提高，经验趋于丰富。叶天士将热灼营阴、心神被扰、热盛迫血、躁扰昏狂等作为温病营血辨证的重要标志，叶氏"外热一陷，里络就闭，非石菖蒲、郁金等所能开，须用牛黄丸、至宝丹之类以开其闭""湿热熏蒸，将成浊痰蒙蔽心包""夏令受热，昏迷若惊，此为暑厥"及"瘀血与热为伍"阻遏窍机而致神昏的论述，对温病昏迷证治有重要指导意义。薛生白《湿热病篇》对温病由气入营、心包受灼、神昏谵妄，提出以清热救阴、泄邪平肝为治；湿热蕴结胸膈而致神昏者，用凉膈散；热结胃肠，用承气汤。余师愚《疫病篇》对疫证昏聩，力主清瘟败毒饮。吴鞠通系统总结叶氏经验，对热病神昏颇多发挥。俞根初《通俗伤寒论》对热病昏迷创立多种方剂，大大丰富了治疗手段，如邪热内陷包络，用玳瑁郁金汤清宣包络痰火；瘀热互阻清窍，用犀地清络饮清宣包络瘀热；痰瘀阻塞心包，用犀羚三汁饮等。

十一、医案选粹

病案（一）

刘某，男，49 岁。2017 年 10 月 9 日就诊。患者平时饮酒较多，每饮必醉，性情急暴。7 年前，曾患急性黄疸型肝炎，于某院住院治疗，病情好转后出院。

后自觉疲乏无力，无精力做事，每次劳累后脸面及双下肢浮肿。2017年1月25日因周围邻居发现患者眼珠及皮肤发黄，就诊于当地医院，诊断为"肝硬化"。2017年8月18日曾大呕血一次。近1月两腿酸困，不能长时间行走，全身疲倦，情志抑郁，时时欲睡，食欲可。最近1周患者出现神志不清，呼之不应，上腹部痞满，5日未大便，眼珠及皮肤发黄较前加重，就诊于当地医院，予以输液治疗，生命体征平稳。为求进一步治疗入住我科。症见：面色萎黄，舌质淡红，舌体胖，苔黄腻，脉沉。

中医诊断：昏迷（湿热蒙窍）。

治则：通腑醒神、清热利湿。

针灸取穴：百会、四神聪、水沟（朝鼻尖方向雀啄刺，强刺激致眼睛湿润）、脊中，双侧风池、内关、合谷、胆俞、日月、阴陵泉、天枢、上巨虚、三阴交、太冲。

操作：方中百会、四神聪醒脑安神；风池疏风通络；内关、水沟、合谷醒脑通络；太冲疏肝行气；天枢、上巨虚、阴陵泉行气利湿；三阴交行气活血；脊中、胆俞点刺放血后拔罐5分钟，清热化湿、利胆退黄；日月与胆俞相配，为俞募配穴，取清利肝胆湿热之功。诸穴合用，共奏通腑醒神、清热利湿之功。

中药处方：白术15g、薏苡仁20g、焦栀子10g、厚朴10g、茵陈15g、黄柏12g、猪苓12g、泽泻12g、大黄10g。7剂，水煎服，每日1剂，早晚温服。方中白术、薏苡仁、厚朴、猪苓、泽泻行气利湿；黄柏、大黄泻火解毒；茵陈、焦栀子、大黄相配为茵陈蒿汤，取利湿退黄之效。诸药合用，共奏通腑醒神、清热利湿之功。

治疗半个月后，患者呈嗜睡状态，呼之可应，能正确回答问题，但很快又入睡，眼珠及皮肤发黄较前减轻。继续治疗（临证加减）1个月后，患者神志清楚，精神好转，眼珠及皮肤发黄好转，大便正常。

病案（二）

时某，男，42岁。2016年8月1日就诊。主因"意识模糊伴巩膜、皮肤黄染，腹水形成2月余"入院。患者5月4日出现饮食不能、巩膜黄染、无食欲、小便黄，同时出现左侧肢体间断抽搐（下肢开始，可发展到上肢），约5~10分钟可缓解，发作频繁。后患者经休息不缓解，口服抗癫痫药物症状控制不理想，于8月8日入住我科。症见：巩膜黄染，全身乏力，双下肢无力，小便黄染。入院后检查：腹部彩超示，肝大、胆囊张力增大、胆囊内泥沙样结石、胆总管上段增宽、胰头增大；腹部螺旋 CT 示，胰头增大（建议增强扫描），慢性胰腺炎，腹水形成，肝硬化，脾大，慢性胆囊炎，胆囊、胆总管扩张。给予抗感染稳定内环境；营养支持；（患者大量腹水）补充蛋白、利尿；（重度贫血）给予输注去白细胞添加红细胞治疗。给予穿刺引流等对症综合治疗两月余，后转入山西省人民医院治疗 20 余日。目前患者生命体征相对平稳，意识模糊，为继续维持治疗，再次入住我科。症见：面色晦暗，舌质暗，苔白腻，脉沉。

中医诊断：昏迷（气血不足、湿热内蕴）。

治则：益气养血、利湿退热。

针灸取穴：百会、四神聪、水沟，双侧风池、内关、合谷、脾俞、肾俞、肝俞、血海、阴陵泉、足三里、三阴交、太冲。

操作：针刺以补法为主，以治其本。方中百会、四神聪、水沟醒脑调神；风池疏风通络；内关、合谷、血海、足三里、三阴交、阴陵泉、太冲益气活血；脾俞、肝俞、肾俞补益肝、脾、肾三脏。诸穴合用，共奏益气养血、利湿退热之功。

中药处方：陈皮 10g、枳壳 6g、生黄芪 20g、党参 15g、当归 20g、炒白术 16g、茯苓 16g、泽泻 16g、路路通 16g、炙甘草 10g、怀山药 30g、枸杞子 30g、白花蛇舌草 30g、菟丝子 20g、肉苁蓉 20g、五味子 15g、蚤休 15g、玉竹 10g、大腹皮 6g。方中陈皮、生黄芪、枳壳、当归、党参、怀山药行气活血；炒白术、茯苓、泽泻健脾利湿；枸杞子、肉苁蓉、菟丝子、五味子、玉竹补益肝肾气血；蚤休、白花蛇舌草、大腹皮清热解毒利湿；路路通舒筋活络、疏通气血，炙甘草调和诸药。诸药合用，共奏益气养血、利湿退热之功。

治疗 1 个月（临证加减）后，患者意识、精神好转，可以正常回答问题，纳食增加而出院。随访发现，患者出院 1 个月后，由于家属放弃治疗而死亡。

第十八节　厥证

厥证是因阴阳失调，气机逆乱而引起的以突然昏仆、不省人事，或伴四肢逆冷、颜面苍白、汗出为主要临床表现的一种病证。病情轻者可较快苏醒，不遗留后遗症，病情重者昏厥时间长，甚至会导致死亡。

现代医学中多种原因所致之晕厥，如癔病、高血压脑病、脑血管痉挛、低血糖、出血性或心源性休克及排尿性晕厥等，均可参照本节进行辨证论治。

一、诊断依据

（一）诊断标准

依据王永炎主编的《临床中医内科学》，确定厥证的诊断标准如下：①突然昏仆、不省人事，或伴四肢逆冷，一般短时苏醒，醒后无口眼㖞斜、肢体偏瘫等后遗症的临床表现；②发病前常有头晕、视物模糊、面色苍白、出汗等先兆症状；③进行血压、血糖、颅脑 CT 及 MRI、脑血流图、脑电图、脑干诱发电位、心电图、胸部 X 线照片等检查，有助于明确诊断。

（二）鉴别诊断

1. 中风之中脏腑证　中风之中脏腑证，发病群体以中老年人为主，常突然出现昏仆，神昏时间较长，并伴有神经功能缺损症状。厥证可发生于任何年龄，神昏时间较短，醒后无后遗症。但血厥之实证重者可发展为中风。

2. 痫证　痫证以青少年为主要发病群体，常有家族史。发作时可出现突然昏仆，不省人事，常伴有嚎叫、抽搐等，持续时间较短，醒后如常人。厥证之神昏，仅表现为四肢厥冷，无吼叫、抽搐等症。可进行脑电图检查，以资鉴别。

3. 昏迷　昏迷多为其他疾病发展到一定阶段所出现的危重证候，发生较为缓慢，病势常表现为先轻后重，由嗜睡、谵语渐次发展，昏迷发生后常持续较长时间，恢复较难。厥证则发病快，昏倒时间较短。

二、病因、病机

厥证是由于阴阳失调，气机逆乱，阴阳之气不相顺接所致，内伤七情、外感六淫、气血痰食等因素均可致病。

（一）病因

1. 情志内伤　七情刺激，而致气机逆乱或阻遏，阴阳之气不相顺接而发生厥证。

2. 外邪侵袭　外感六淫或秽浊邪气，邪毒内犯，郁闭气机，使阴阳之气不相顺接，发为昏厥。以中寒、中暑多见，常与气候环境有关。

3. 饮食劳倦　饮食不节，积滞内停，气机升降受阻，则可骤发为厥证。体质素虚者，复加过劳过饥，导致气血不足，脑髓失养，亦可引发厥证。

4. 亡血失津　因邪气伤津，或因失治、误治而致津血耗伤，或因内外伤导致失血等，以致气随血脱，均可发生厥证。

5. 剧痛 跌打创伤，或烫伤、烧伤，皆可因剧痛伤气导致气机逆乱而发生厥证。

6. 痰饮 形盛气虚之人，脾失运化，痰饮内生，气机被阻，痰愈多则气愈阻，气愈阻则痰更盛，时日稍长，若遇内外刺激使痰浊上壅，气机升降受阻，则可发为昏厥。

（二）病机

1. 发病 起病急骤，以一过性昏厥为特征，多在短时间内苏醒，亦有病重者，一厥不复而亡。

2. 病情分析 厥证与肝的关系尤为密切，涉及心、脾、肾三脏。厥证复杂，寒热虚实均可发而为厥。若素体强健之人，骤遇恼怒惊骇，气逆上冲，血随气逆，或挟痰浊上升壅滞清窍，发而为厥，为厥之实证；若素体虚弱，偶遇恐吓，气陷于下，或大量失血，气随血脱，血不上达，气血一时不相顺接，以致神明失养，不知人事，为厥之虚证。气为阳，血为阴。邪气在血者，或瘀滞于脉，或闭阻于心，或殃及他脏。邪之所害，虽有所偏，但气为血帅，血为气母，故邪气闭阻，必致气血不能正常布达，脏腑失其所养。属虚者，正气耗脱，或以阴亏为甚，或以阳脱为重，然阴阳互根，故阴阳耗伤必然同时存在，但以阳气耗脱，不能达于四末、周身为病机重点。正气耗脱必致气血不畅，邪气闭阻，亦可耗损气阴，所以本病为虚实兼夹，以虚为主之候。厥之轻者，若救治及时，多可复原；若失治、误治，伤阴损阳，则会遗留后遗症，甚则邪闭气脱，一厥不醒。实者易闭、厥同现；虚者易出现厥、脱证候。

3. 病机转化 厥证的病机转化决定于致厥病因和人体正气盛衰、救治及时与否等。

一般厥证初发，或厥证轻者，或救治及时，气机复畅，阴阳调顺，则移时苏醒；若失治、误治，伤阴损阳，耗伤正气，亦可转化为虚证而出现厥脱危候。由于邪毒炽盛，痰热交阻心窍，可突然出现阳气暴脱之危候，待用回阳固脱法救治后，元阳之气恢复，又可出现实热闭厥之证候。厥证之病机转化可因阴阳气血相失，阴阳离决，发展为一厥不复之死证。亦可出现阴阳气血失常，或为气血上逆，或为中气下陷，或气血痰浊内闭，虽气机逆乱而阴阳尚未离决，此类厥证之生死，取决于正气来复与否及治疗措施是否及时、得当。若治疗得当，正气来复，则气返而生，反之，则气不返而死。

三、辨证论治

（一）辨证思路

厥证属危急病证，辨证思路首先要鉴别是否是厥证，要根据临床征象和辅助检查确诊，注意与昏迷、痫证、中风闭证等鉴别。确诊厥证后，要辨别厥之深浅虚实，分清寒热气血。

（二）辨证要点

1. 辨虚实 虚实是厥证辨证之关键，虚者多表现为气血亏虚，实者多表现为气滞、血瘀、痰阻。

2. 分气血 厥证以气厥、血厥为多见，其中尤以气厥实证及血厥实证两者易于混淆，应注意区别。

3. 辨病因 厥证的发生，常有明显的病因。实证者如气厥、血厥实证，多形体壮实，而发作多与精神刺激密切相关；气厥虚证，多平时体质虚弱，发病前有过度疲劳、睡眠不足、饥饿受寒等诱因，血厥虚证则与失血有关。食厥多发于暴食之后，酒厥发生于酗酒之后，痰厥好发于恣食肥甘、体丰湿盛之人，暑厥多在夏季久曝烈日或高温作业之时出现，寒厥多在冬季酷寒受冻时发病，色厥发生于纵欲无节，秽厥多因步入险恶之所，冒犯不正之气而发病。

四、治则治法

（一）治疗思路

厥证属危急之候，救治要及时得当，以醒神回厥为首要原则。厥证病情复杂多变，临床应抓紧救治，分秒必争。厥证以气机逆乱，升降失常，阴阳之气不相顺接为主要病机，故治疗应以调和阴阳、疏理气机、交通上下为大法。而在临床具体应用时，又当根据轻重缓急及各类证候的病机、病势、病位等，施以不同的治厥方法。

（二）治疗原则

1. 发作时急宜回厥醒神 实证者，开窍、化痰、辟秽而醒神；虚证者，益气、回阳、救逆而醒神。本法系急救治标之法，苏醒后应按病情辨证治疗。

2. 细查病因，综合救治 厥证系多种原因引起的内科急症，审明病因对治疗至关重要。救治原则应综合救治，迅速醒神回厥。

3. 病情缓解后调治气血 经应急处理神志清醒后，还应辨证论治，调治气血，以图根本。

五、分证论治

（一）针灸疗法

1. 实（闭）证

症状：突然昏仆，不省人事，呼吸急促，牙关紧闭，面赤息粗，肢痉握拳，脉伏或沉弦。

治则：醒神回厥、化痰通络以救急，以督脉、手厥阴心包经穴为主。

针灸取穴：水沟、内关、百会、劳宫、合谷、太冲、中冲、十二井。

操作：针用泻法。先急刺水沟、内关、劳宫、百会、中冲或十二井（可点刺出血），再"开四关"（合谷向后溪透刺，太冲向涌泉透刺）。

方义：水沟为督脉穴，督脉络脑，脑为元神之府，故水沟有醒神开窍之功，是治疗昏厥、卒中的首选要穴；内关为心包络穴，可理气宽胸以醒神；百会为督脉穴，功擅开窍醒神，降冲逆之气，使阴阳清浊升降有常；合谷、太冲可疏肝理气、息风止痉；十二井配中冲、劳宫可泄热、开窍醒神。诸穴合用，共奏醒神回厥、化痰通络之功。

2. 虚（脱）证

症状：素体虚弱，疲劳惊恐而致昏仆，面色苍白，汗出肢冷，气短息微。舌淡，脉细弱无力。

治则：回阳救逆、醒神回厥。以任、督二脉腧穴为主。

针灸取穴：水沟、神阙、百会、素髎、足三里、气海、关元。

操作：针灸并用，针用补法，重用灸法。百会、神阙、气海、关元均可施行隔盐灸，不拘壮数，以患者苏醒为度。

方义：水沟、神阙开窍醒神；百会、素髎升阳举陷、开窍醒神；足三里、气海、关元回阳救逆、补益气血。诸穴合用，共奏回阳救逆、醒神回厥之功。

（二）其他疗法

1. 参麦注射液或生脉注射液 参麦注射液或生脉注射液 10～30ml 加入到 50% 葡萄糖液 30～50ml 中，静脉推注，每隔 15～30 分钟 1 次，连续 3 次。益气养阴、生津固脱。适用于气阴两虚之厥证。

2. 醒脑静注射液 醒脑静注射液 30ml 加入到 5% 葡萄糖水 200～500ml 中，

静脉滴注，每日 1 次。开窍醒脑、清热解毒。适用于高热之厥证。

3. 清开灵注射液 清开灵注射液 20～40ml 加入到 10% 葡萄糖液 250ml 中，静脉滴注，每日 1 次。清热解毒、镇静安神。适用于高热之厥证。

六、临床心得

厥证和脱证临床常并见，故临床上厥、脱并治。厥脱证并非古代单纯的厥证与脱证相加，而是指邪毒内陷，或内伤脏气，或亡津失血等原因所致的气血运行不畅，正气耗脱的一类病证。以脉微欲绝、神志淡漠或烦躁不安、四肢厥冷为主症。相当于现代医学中各种原因引起的休克。中药治疗以中成药为主，如参麦注射液、生脉注射液、醒脑静注射液、清开灵注射液等；针刺可急选水沟行雀啄手法，十宣、十二井、气端行放血疗法。

七、转归与预后

（一）转归

厥证的各类证候之间可相互转化或虚实转化，形成厥脱之证。气厥和血厥之实证，常可转化为气滞血瘀之证。失血致厥，常可转化为气随血脱之证，气血痰瘀等郁闭至极虽可致厥，但亦可转化为内闭外脱之证。邪气内闭，气血逆乱尚未离决者，若治疗及时得当，正气来复，则气复返而生。若气血逆乱甚，升降出入废，进而阴阳离决，则可发展为一厥不复之死证。

（二）预后

厥证患者的预后与抢救治疗及时得当与否及邪气盛衰、患者正气强弱等密切相关。发病后，患者呼吸平稳，脉象有根，正气尚强，预后良好。若气息微弱，呼吸难续，此乃肺气已绝；或昏聩不语，厥而无脉，或见怪脉者，显示心气已绝；或手冷过肘、足冷过膝、口唇指甲青紫者，显示病情危重，预后不佳。

八、护理与调摄

（一）护理

厥证患者应尽量平卧，不要妄加翻动，监测呼吸、脉搏、血压、体温，注意观察瞳孔变化。对于气息微弱、呼吸困难者，应给氧治疗，病情危重者应予特护。对喉中痰鸣者，要及时吸痰，保持呼吸道通畅，防止窒息死亡。对于暑厥高热者，可冷敷或以酒精擦浴头胸部、腋下及大腿根部。对于虚寒诸厥证者则宜采取保暖措施。

（二）调摄

对厥证患者首先要强调精神调摄，特别是脾气暴躁、感情容易激动者，要宁心淡志，勿为七情所伤。患者苏醒后，要继续针对病因施治，不宜马上起床，以防复厥。保证患者充足睡眠，必要时给予镇静剂。病室宜保持空气流畅，对于暑厥者要保持凉爽，对于虚寒性厥证者应保持室内温暖。饮食方面，避免过度饥饿和暴食，不宜食辛辣刺激之品。如暑厥者宜给予清凉素淡饮食，并多进食新鲜水果或果汁，如西瓜汁、梨汁、橘汁等；食厥、酒厥者宜清淡柔软饮食，以利消化吸收；凡诸厥证发病伤及阳气阴精者，饮食宜高营养、高能量，可酌情加入精瘦肉、猪羊肝、鲜鱼肉等血肉有情之品。对于气厥、痰厥、血厥、酒厥、暑厥的患者应严禁饮酒、吸烟及嗜食辛辣之品，以免助热生痰，加重病情。应适当加强体育锻炼，可做气功疗法以辅助治疗，有益于气机调畅。

九、预防与康复

注意劳逸结合，加强营养，保持充足睡眠；对于精神亏虚、感情脆弱者，避免吊唁问丧、入庙登冢，以防精神受刺激而发病；对于素有痰饮或瘀血积蓄日久者，要尽早采用消痰化瘀法治疗，以防痰瘀随逆乱之气上逆而发病；对于在高温或严寒环境长时间作业的劳动者，要采取有效的降温或保暖措施，以防中暑或中寒致厥。要饮食有节，饮酒适度，合理控制房事频度。此外，易发尿厥者，最好采取蹲位排尿，以防不测。若需深入矿井暗窖作业，必须先探明其内有无秽浊瘴气，不可贸然进入。

患者厥回神清后，应针对不同病因分别施以康复疗法。

十、医论提要

厥证之名，在现存的文字资料中，首见于《黄帝内经》，《素问·厥论》为论厥专篇。厥证之病因，既有体质、精神等内在发病基础，又有外中邪毒之气的诱发因素。而对于厥证之病机，《黄帝内经》认为是气机逆乱，升降乖戾，气血运行失常，影响神志而昏不知人，气血不达四末而逆冷。《灵枢·五乱》说："乱于臂胫，则为四厥，乱于头，则为厥逆，头重眩仆。"对于厥证各种常见类型的病机，《素问·生气通天论》说："大怒则形气绝，而血菀于上，使人薄厥。"为后世对血厥实证认识之始。《素问·生气通天论》说："阳气者，烦劳则张,精绝,辟积于夏,使人煎厥。"此为暑厥认识之开端。后世对厥证的形成原因和发病机制有较大发展,如隋·巢元方《诸病源候论·中恶病诸候》以中恶统括诸多厥证之候,论述颇为翔实,认为某些厥证与精神因素密切相关。"中恶者,是人精神衰弱,为鬼神之气卒中之也。夫人阴阳顺理,营卫调平,神守则强,邪不干正。若将摄失宜,精神衰弱,便中鬼毒之气",认识到内外因结合致厥的重要性。《丹溪心法·厥》则指出痰厥之病机在于"寒痰迷闷"。另外,在厥证的病机中,有的医家突出强调了肝的重要性。清·林珮琴将厥证责之于肝,林氏在《类证治裁·厥证》中说:"而仲景以厥隶厥阴,《活人》亦谓'诸手足逆冷,皆属厥阴',以肝脏风火,为厥逆之主。"对厥证之病因、病机概括最为精辟者,当属清·李用粹,他在《证治汇补·厥》中说:"人身气血,灌注经脉,刻刻流行,绵绵不绝,凡一昼夜,当五十营于身。或外因六淫,内因七情,气血痰食,皆能阻遏运行之机,致阴阳二气不相接续,而厥作焉。"

东汉·张仲景继承了《黄帝内经》寒厥、热厥的理论,对四肢逆冷之厥逆,在辨证论治方面得到了丰富和发展,对后世影响很大。《伤寒论》和《金匮要略》论厥,以四肢逆冷为主要表现,而以外感发厥为主,其中对寒厥证的论述与《黄帝内经》大致相同,而对热厥证的论述则较《黄帝内经》有所发展。《素问·热论》认为热厥为手足热,而《伤寒论》之热厥为手足冷,认为"热深厥亦深,热微厥亦微",热邪阻遏于里,不能外达四肢,故手足逆冷。《伤寒论》最大的贡献在于补充了寒厥和热厥的治法,提出寒厥用四逆汤、当归四逆汤、通脉四逆加猪胆汁汤等,热厥用白虎汤等,并提出热厥可用下法。

金元医家张子和、朱丹溪等,则补充了痰厥、酒厥之证,丰富了厥证的辨证论治内容。随着临床实践的发展和历代医家的充实,到了明清,对厥证的辨证论治已趋向系统和完善。这个时期,人们首先明确区分了外感发厥和内伤杂病致厥。明·李梴在《医学入门·外感寒暑》中说:"凡外感发热者,宜解散药中加姜汁。"《医学入门·内伤七情》说:"内伤痰火发厥,脉弦滑者,二陈汤加竹沥,挟寒加生附子,挟火加芩、连、山栀、竹沥,肥人加生晒人参、姜汁。凡厥证为癫,为(峋)仆,为妄见,或腹胀,二便不利,或呕或心痛,皆痰火郁气病也。"其次,以张景岳为代表的医家,系统总结了前人对厥证的认识。张景岳提出以虚实论治厥证,切中临床实际。《景岳全书·杂证谟·厥逆》指出:"气厥之证有二,以气虚、气实皆能厥也。气虚猝倒者……宜参、芪、归、术、地黄、枸杞、大补元煎之属,甚至以回阳饮、独参汤之类主之。气实而厥者……治宜以排气饮，或四磨饮，或八味顺气散、苏合香丸之类先顺其气，然后随其虚实而调理之。"同时，对于血厥、痰厥等，也皆从理法方药等方面一脉贯通加以阐发。

十一、医案选粹

病案（一）

王某，女，83岁。2015年4月1日就诊。以"重度贫血、重度营养不良"收住入院。患者2年前无明显诱因出现全身乏力，伴饮食差，逐渐消瘦，头晕，无头痛、恶心、呕吐，无耳鸣、耳聋症状，于山西医科大学第二医院诊断为"贫血"，对症治疗（具体用药患者表述不详）后症状好转出院。此后，患者仍有全身乏力、头晕等症状，活动后明显，休息可缓解，曾多次在我院输血治疗，经治疗病情好转出院。近3日来，患者全身乏力症状有所加重，晕厥两次，并出现喘憋，进食量极少，为求系统诊治，遂就诊于我科。症见：头晕、全身乏力，喘憋，稍活动则症状加重，极重度贫血貌，极度消瘦，纳眠差，大小便尚正常。患者面色、唇甲淡白无华，舌淡白，苔薄微黄，脉细数。

中医诊断：厥证（气血两虚）。

治则：补益气血。

针灸取穴：百会、四神聪、神庭、风府，双侧本神、风池、内关、合谷、神门、丰隆、膈俞、脾俞、足三里、三阴交、太冲。

操作：针用补法。方中百会、四神聪、神庭、本神、神门醒脑安神；风池、风府疏风通络；内关、合谷、太冲行气通络；丰隆为化痰要穴；足三里、三阴交行气活血、健脾益气；膈俞、脾俞益气健脾、行气活血。诸穴合用，共奏补益气血之功。

中药处方：当归10g、川芎12g、白芍15g、阿胶10g、熟地黄10g、黄芪60g、炒白术10g、木香10g、龙眼肉15g、生晒人参10g、茯苓10g、生麦芽15g、炒麦芽15g。7剂，水煎服，每日1剂，早晚温服。方中当归养血活血；阿胶是为血肉有情之品，为补血佳品；鉴于患者气血亏虚严重，故用黄芪、生晒人参、茯苓、炒白术健脾益气、生血养血；白芍、熟地黄、当归、川芎为四物汤组成，可治"血家百病"；龙眼肉益心脾；木香健脾消食；炒麦芽、生麦芽健脾和胃。诸药合用，共奏补益气血之功。

治疗1个月（临证加减），患者精神较前好转，纳食增加，未再发生晕厥现象。

病案（二）

闫某，女，43 岁。2017 年 5 月 3 日就诊。患者近日因家中亲人过世，过度悲伤，哭泣过程中突然晕厥，四肢厥冷，呼吸较弱，牙关紧闭，面色苍白，无冷汗出及四肢抽搐、口吐白沫等症状。立即送我院治疗。入院途中，亲友掐按水沟、合谷约 5 分钟后患者意识转醒。入院时症见：患者精神倦怠、语声低微、面色少华、舌质淡、脉细数无力。

中医诊断：厥证（气厥）。

治则：益气疏肝。

针灸取穴：百会、四神聪、神庭、水沟、关元（艾灸）、气海（艾灸），双侧本神、风池、间使、合谷、神门、足三里（艾灸）、三阴交、太冲。

操作：针用补法。方中百会、四神聪、神庭、本神、神门、水沟安神养气；风池疏风通络；足三里、关元、气海用温针灸益气温阳、养血安神；三阴交行气活血；间使宽胸理气；合谷、太冲疏肝行气。诸穴合用，共奏益气疏肝之功。

中药处方：黄芪 60g、党参 15g、炒白术 12g、茯苓 12g、柴胡 15g、当归 15g、生白芍 12g、川芎 12g。7 剂，水煎服，每日 1 剂，早晚温服。方中党参、黄芪、当归、炒白术补气活血；生白芍养血柔肝；茯苓利水渗湿、健脾宁心；柴胡、川芎疏肝行气解郁。诸药合用，共奏益气疏肝之功。

治疗 1 周，患者未再出现昏厥，面色好转。嘱患者调控情绪，适当锻炼。

第十九节　耳鸣、耳聋

耳鸣、耳聋都是患者自觉听觉异常的一种症状。耳鸣是指无外界声源刺激而耳内主观上有声音鸣响，或如蝉鸣，或如潮声，其声或细或暴，静时尤甚，妨碍听觉的一种症状；耳聋是指听力减弱，妨碍交谈，甚至听觉丧失，不闻外声，影响日常生活的一种症状。耳鸣可单独出现，或与耳聋同时并见，二者症状虽有不同，但病位同在耳，病因、病机亦有相似之处，故合并介绍。

现代医学中的外耳道炎、鼓膜病变（鼓膜穿孔、破裂等）、各种病毒感染（流感病毒、病毒性腮腺炎、脑膜炎等）、药物中毒（新霉素、链霉素、庆大霉素等）引起内耳听神经损害，以及各种突发原因引起的内耳迷路供血障碍（外伤、爆震、精神紧张或高血压、动脉硬化、中风病、颈椎病、肿瘤等引起血循环障碍）、癫病等疾病出现以耳鸣、耳聋为主要表现者，可参照本节辨证论治。

一、诊断依据

（一）耳鸣诊断标准

耳鸣的诊断标准如下：①主症为自觉耳内鸣响，如闻潮声，或细或暴，妨碍听觉；②多见于中老年人，女性患者常于经期或绝经期耳鸣加重；③因外伤、药物中毒所致者，多有明确的外伤或用药史；④耳鸣可伴有不同程度的听力减退。

（二）耳聋诊断标准

1. **暴聋的诊断标准如下：**①听力突然下降，一两天内下降到低谷，多为单耳发病，或伴耳鸣、眩晕；②常有恼怒、劳累、感寒等诱因；③耳部检查，鼓膜多无明显变化，或鼓膜混浊；④听力检查呈感音神经性聋；⑤应与耳眩晕、耳胀相鉴别。

2. **久聋的诊断标准如下：**①以持续日久的听力下降为主要症状，或伴耳鸣，或轻度眩晕；②起病缓慢，耳聋程度逐渐加重，部分患者因暴聋后长期不恢复而成久聋；③常因使用耳毒性药物、年老体衰、营养不良等因素致病；④耳部检查，鼓膜少光泽，或有内陷、增厚、粘连、钙质沉着等表现；⑤听力检查，呈感音神经性耳聋；⑥应与耳胀、耳闭、听神经瘤相鉴别。

（三）鉴别诊断

1. **聋哑** 聋哑多发生于小儿，多因温热病后遗，或药毒所害，或先天所致。一般先有耳聋而后口哑，口哑必有耳聋，常聋、哑二症并存。患者的听觉功能在日常生活中不起作用，即使使用助听器也无济于事。耳鸣、耳聋多发生于成年人，多为后天所患，耳虽聋但口无哑，语言如常，在大声讲话或借助听器的情况下能与对方进行语言交流，藉以鉴别。

2. **幻听** 幻听是一种精神性症状，多为语言或声音的复合异常感觉，以语言幻听居多。幻听声音多来自外部或说不清方位。有时患者谈吐、思维、行为也不正常。耳鸣是指自觉耳内鸣响，属单纯性声调感觉异常，无语声，精神思维均正常。

3. **外耳道疾患** 有些外耳道病变有耳鸣、耳聋症状呈现，但兼有外耳道疼痛、流脓、鼓膜穿孔，或有耳菌、耳痔等，大多由于上述病变阻塞耳道而致耳鸣、耳聋。一般内科脑系疾病引起的耳鸣、耳聋多由脏腑功能失调导致精气亏损、脑神失聪所致。做听力检查，外耳道疾患所致耳鸣、耳聋者，表现为气导＜骨导；脑性耳聋者，表现为气导＞骨导。

二、病因、病机

（一）病因

内伤、外感邪毒，或者耳部本身受到外伤、药毒、噪音刺激导致耳部气血瘀滞，耳脉闭塞，耳窍失养，都有可能会影响到耳的司听功能，产生耳鸣、耳聋。

1. **外邪侵袭**　外感六淫和瘟疫之邪均可引起耳鸣、耳聋。耳为清窍、清阳之会，宗脉之所附，与手太阴肺经相络。若风邪挟他邪袭人，肺卫被遏，肺失清肃，手太阴之络阻塞，郁闭耳窍，耳脉堵塞可致耳鸣、耳聋。

2. **肝火上扰**　暴怒伤肝，情志不畅，气郁化火，使肝胆气火上逆，肝胆互为表里，足少阳胆经上循于耳，下络于肝，因厥气相搏，风火相煽，循经上窜于耳络，耳脉痹塞不通可致耳鸣、耳聋。

3. **痰瘀上扰**　饮食不节，素食炙煿，脾胃受伤，运化无权，水湿内停，聚而为痰，痰浊阻滞，清阳不升，浊阴上蒙耳窍，病久痰浊注于血脉，壅塞脉道，血流受碍，瘀血遂生，痰瘀交结化火，壅塞耳窍，功能失司可致耳鸣、耳聋。

4. **脾胃虚弱**　脾胃为后天之本，为精气生化之所，素体脾虚，饮食不化或劳逸过度，思虑太甚，劳倦伤脾，精气生化不足，经脉空虚，不能上奉于耳则耳窍失养，导致耳鸣、耳聋。

5. **肾元亏损**　房劳过度、年老、大病之后肾精亏损或先天肾精不足，精气衰弱，皆能导致精气不能上通于耳，耳脉空虚，导致耳鸣、耳聋。

6. **瘀阻宗脉**　由于爆震、外伤、噪音刺激、污水灌耳等原因致脏腑失调，气血不和，运行不畅，瘀血阻于耳道，引起耳窍脉络不畅，耳失去精气濡养造成耳内鸣响、听力减退，甚至失听。禀赋不足，不胜药毒，以致药邪内蓄于脏腑，累及经络，邪毒壅盛，循经上扰耳络血脉，耳窍闭阻而致耳鸣、耳聋。

（二）病机

1. **发病**　耳鸣、耳聋可突然发生，亦可逐渐形成。大多外感、爆震、噪声、污水灌耳、外伤者多致暴鸣、暴聋；体虚内伤、药物中毒等多起病缓慢；耳鸣、耳聋而又突然加重者，多为外感或饮酒过度、饮食不节、劳欲所诱发。

2. **病情分析**　耳鸣、耳聋病位在肾，表现于耳，但与肝、脾关系密切。本虚标实，肾虚是本，风火痰瘀是标，久治不愈则为虚实夹杂，相互为患。耳鸣、耳聋发展比较缓慢，变证较少，一般新病，如不是药邪毒害所致则调治较易；若久病体虚发病，则往往缠绵不愈。

3. **病机转化**　耳鸣、耳聋由于病邪的性质、病程的迁移或正气的强弱不同可出现病机的转化，主要表现在虚实之间、证类之间的病机转化。如起病急，患者体壮者感受风邪或药邪毒害所致者初期表现以实证为主；若久治不愈，则精血渐亏，脉络空虚，呈虚实夹杂证或虚证。当外邪壅塞清道，经脉瘀阻，不仅耳失所养且并见瘀阻宗脉之虚实夹杂证。体弱者很易感受外邪，病之初期即表现为虚实夹杂证。肝火上扰、痰瘀互结的初期为实证，日久灼伤肾水，由初期实证而转为虚实夹杂证。耳鸣、耳聋发病时脾胃虚弱，中气不足，脾失健运，然日久不愈，湿浊不化，痰浊壅塞清窍，气血运行不畅，络脉瘀阻，呈现脾虚、痰浊、瘀阻之虚实夹杂证。

三、辨证论治

（一）辨证思路

1. **详细询问病史**　探明发病诱因，了解起病的急暴或缓慢、耳鸣音调的高低、耳聋持续时间的久暂，以明虚实。

2. **重视脏腑归属**　肾气通于耳，耳为肾之外窍，故耳鸣、耳聋的病位主要在肾；足少阳胆经环走耳前后，肝与胆相表里，因此，耳病与肝、胆经也有密切关系。一般来说，凡属于虚证者，多责之于肾；凡属于实证者，多责之于肝、胆。

（二）辨证要点

1. **辨外感与内伤**　外感致病多起病急骤，初期多有耳堵闷窒及头痛，常见有发热、恶寒、鼻塞、咳嗽等肺卫症状；内伤所致者，多有脏腑虚损病史，病程较长，常于劳累后耳鸣、耳聋症状加重，伴有倦怠乏力、腰膝酸软、纳呆、便溏等。

2. **辨虚实**　暴聋者多实，起病缓慢者多虚。发病由于六淫之邪侵袭、肝火上扰、痰瘀上扰、药毒、爆震、外伤等致气滞血瘀者多为实证，致肾元亏损、脾胃虚弱者多为虚证。实证耳鸣其声洪大如潮涌，或如雷鸣；虚证耳鸣、耳聋，声音低细而持久，脉象尺濡多肾虚，尺脉细数多虚火。

3. **注意标本缓急**　一般而论，耳鸣、耳聋暴起者以标实为主，病久不愈者以本虚为主；久鸣、久聋而又突然加重，则多属本虚标实。耳鸣、耳聋以肾虚为本，风、火、痰、瘀、药毒为标实，还应注意标本互见。肾精不足、肝肾亏虚可见腰膝酸软又兼有面部潮红、心烦易怒等肝阳偏亢之证候，故辨证时既要分辨是否兼夹肝火、痰火、血瘀，又要分辨本虚，辨清是肾元虚损还是脾胃虚弱，或是肝肾两虚、脾肾两虚。

四、治则治法

（一）治疗思路

耳鸣、耳聋的治疗要抓住发病早期的时机，采用综合治疗（中药、针灸、穴位注射、推拿）的方法争取及早治愈。中老年患者如果有高血压、高脂血症、糖尿病及脑肿瘤等疾病，应及时配合现代医学治疗原发疾病，方可稳定病情，改善症状。治疗中还应预防外感，调摄精神，勿使病情加重。

（二）治疗原则

耳鸣、耳聋的基本病理变化是肾虚为本，治本以治肾为主；风、火、痰、瘀为标，邪实则以治标为主，邪去则以治本为主。若肾虚兼风、火、痰、瘀，则标本同治。《仁斋直指》说："风为之疏散，热为之清利，虚为之调养，邪气屏（并）退，然后以通耳、调气、安肾之剂主之。"明确指出耳鸣、耳聋的治疗准则。

五、分证论治

（一）针灸疗法

1. 风热侵袭

症状：耳鸣或耳聋，起病急骤，自觉耳窍憋胀，或耳根连及牙龈肿痛，伴见头痛、恶寒、发热、咳嗽、咯痰、口干等全身症状。局部检查可见鼓膜轻度潮红及内陷。舌质偏红，苔薄白或薄黄腻，脉浮数或濡数。

病机分析：耳为清窍、清阳之会、宗脉之所附，耳又与手太阴肺经相络，风热之邪侵犯人体上部器官，耳窍为外邪所蒙，司理听觉功能失职，故卒发耳鸣、耳聋，自觉耳窍憋胀；风热袭于阳明、少阳两经，致耳根连及牙龈肿痛；恶寒、发热、头痛、咳嗽、咯痰、口干均为外邪袭表、正邪相搏、肺失清肃之症；鼓膜轻度潮红及内陷，舌质偏红，苔薄白或薄黄腻，脉浮数或濡数均为外感风热之象。

治则：疏风清热、疏通耳窍。

针灸取穴：风池、耳门、听会、翳风、外关。高热者，加大椎、合谷、曲池、偏历；头痛甚者，加太阳。

操作：针用泻法。

方义：手、足少阳两经脉均入于耳中，因此取手少阳之耳门、外关、翳风，足少阳之听会、风池疏通少阳经络、疏风清热。诸穴合用，共奏疏风清热、疏通耳窍之功。

2. 肝火上扰

症状：耳鸣如潮声，或如风雷声，耳聋时轻时重，恼怒则加重。伴见耳胀耳痛，头痛眩晕，面红目赤，口苦咽干，烦躁难眠，或有胁痛，大便秘结，小便黄。舌红，苔黄腻，脉弦数有力。

病机分析：耳为少阳经循行之处，肝与胆相表里，若情志不遂，气机失畅，肝胆气郁，气郁化火，或暴怒伤肝，肝火上扰，清窍被蒙，可致耳鸣、耳聋；耳胀、耳痛、头痛、眩晕、面红目赤、口渴咽干、口苦、烦躁难眠、胁痛、大便秘结、小便黄、舌红、苔黄腻、脉弦数有力均为肝火旺、经脉气血不畅、津伤之象。

治则：清肝泻火、疏通耳窍。

针灸取穴：行间、侠溪、中渚、听宫、听会、耳门。胸闷、纳呆、眩晕，加丰隆、足三里、阴陵泉。

操作：针用泻法。

方义：手、足少阳两经脉均入于耳中，因此取手少阳之中渚，足少阳之侠溪、听会疏通少阳经络、清泻肝胆火、清利耳窍；行间为足厥阴肝经的荥穴，以清泻肝火；耳门为手少阳三焦经出入耳窍之门户，以宣通耳窍；听宫为手、足少阳经与手太阳经之会，是治疗耳部疾患的要穴。诸穴合用，共奏清肝泻火、疏通耳窍之功。

3. 痰瘀上扰

症状：耳鸣如蝉，或呼呼作响，闭塞胀痛，甚则耳聋或听音不清。伴见头重胸闷，咳嗽痰多，口黏，烦躁失眠，二便不畅。舌质暗红或紫暗，苔滑腻或黄腻，脉弦滑。

病机分析：痰浊阻滞，清阳不升，络脉瘀阻不能上奉于耳，故耳鸣、耳聋、闭塞胀痛；痰浊瘀阻，津液输布失常，故口黏；痰瘀交阻，气机不利，致胸闷、二便不畅；木火刑金，痰湿犯肺，则咳嗽痰多；痰火瘀阻，内扰心神故烦躁失眠；舌质暗红或紫暗、苔滑腻或黄腻浊厚、脉弦滑均为痰浊瘀阻之象。

治则：化痰通络、疏通耳窍。

针灸取穴：足三里、丰隆、阴陵泉、血海、丘墟、听宫、听会。心烦易怒加神门、劳宫。

操作：针用泻法。

方义：手、足少阳两经脉均入于耳中，因此取足少阳之听会、足少阳之丘墟疏通少阳经络、清利耳窍；听宫为手、足少阳经与手太阳经之会，是治疗耳部疾患的要穴；丰隆、阴陵泉祛痰化瘀；足三里、血海疏通气血、祛瘀通络。诸穴合用，共奏化痰通络、疏通耳窍之功。

4. 脾胃虚弱

症状：耳鸣，鸣声细小，持续不息；耳聋，思虑或劳累加重。伴见神疲乏力，纳呆腹胀，大便溏薄。舌质淡或胖大有齿痕，苔薄腻，脉细弱。

病机分析：脾胃虚弱，运化失健，气血生化之源不足，经脉空虚，清气不升，耳窍失养，而发生耳鸣、耳聋；劳则耗气，故劳累、思虑则加重；神疲乏力、纳呆腹胀、大便溏薄、舌质淡或胖大有齿痕、苔薄腻、脉细弱均为脾胃虚弱之象。

治则：健脾益气、升清通窍。

针灸取穴：足三里、公孙、气海、脾俞、耳门、听会、听宫、阴陵泉。食少无味者加中脘。

操作：针用补法，加灸。

方义：足三里、公孙、气海、脾俞、阴陵泉以调理脾胃、益气健脾；手、足少阳两经脉均入于耳中，因此取手少阳之耳门、足少阳之听会疏通少阳经络，清利耳窍；听宫为手、足少阳经与手太阳经之会，是治疗耳部疾患的要穴。诸穴合用，共奏健脾益气、升清通窍之功。

5. 肾元亏损

症状：耳内常为蝉鸣之声，持续不止，夜间较甚，听力下降。伴见头晕健忘，腰膝酸软，五心烦热，口渴。苔薄或舌红，脉细弱或细数。

病机分析：肾精亏耗、髓海空虚则耳失聪而见耳内常闻蝉鸣之声，持续不止，夜间较甚，听力下降，久致耳聋；肾精不足，髓海空虚则头晕健忘；腰为肾之府，腰府失养则腰膝酸软；肾气不固则遗精、自淫；肾阴不足，内热生，故五心烦热、口渴、舌红、脉细数。

治则：益精补肾、通利耳窍。

针灸取穴：肾俞、太溪、关元、耳门、听会、听宫。眩晕者加百会、头窍阴；遗精早泄者加志室。

操作：针用补法，并灸。

方义：手、足少阳两经脉均入于耳中，因此取手少阳之耳门、足少阳之听会疏通少阳经络、清利耳窍；听宫为手、足少阳经与手太阳经之会，是治疗耳部疾患的要穴；关元为元气所藏，肾间动气所发，培本固元；肾俞、太溪为俞原配穴，功能滋补肾阴、温补肾阳。诸穴合用，共奏益精补肾、通利耳窍之功。

6. 瘀阻宗脉

症状：耳鸣、耳聋如塞，常有明显外伤史，或耳毒性药物服用史；耳鸣、耳聋可暴作也可缓慢发作。伴见头晕作胀。舌质暗或有瘀点，苔薄，脉沉细或涩。

病机分析：瘀血阻滞清窍，耳失清空，故可见耳鸣、耳聋如塞；舌质暗，或有瘀点，脉沉细或涩皆为瘀血之象。

治则：活血化瘀、开窍通络。

针灸取穴：听宫、翳风、听会、耳门、合谷、三阴交、太冲。

操作：针用泻法。

方义：手、足少阳两经脉均入于耳中，因此取手少阳之耳门，足少阳之听会、翳风疏通少阳经络、清利耳窍；听宫为手、足少阳经与手太阳经之会，是治疗耳部疾患的要穴；合谷、太冲理气调血、通络开窍；三阴交为足厥阴、足太阴、足少阴三经交会之穴，以滋补肝肾、调和气血。诸穴合用，共奏活血化瘀、开窍通络之功。

（二）推拿疗法

治则：补虚泄实。

取穴：耳门、听宫、听会、翳风、外关、风池、颈夹脊穴、肾俞、大肠俞等。

手法：一指禅推颈部两侧，以风池、颈夹脊穴为主。拇、食、中指按揉耳周围及后项部数次，点按耳门、听宫、听会、翳风、外关等穴；拇指和食指捏住耳郭做牵抖法数次；手掌擦腰骶部，以皮肤微红发热为宜，重点按揉肾俞、大肠俞。风邪外袭者，加按揉大椎、合谷穴；肝胆火盛者，加按揉肝俞、足窍阴；痰火郁结者，加按揉丰隆、足三里；瘀阻宗脉者，加按揉足三里、翳风；中气不足者，加按揉脾俞、胃俞；阴血亏虚者，加按揉脾俞、血海；肝肾亏虚者，加按揉肝俞、肾俞。

（三）其他疗法

1. 中成药

（1）防风通圣丸　每次 6～10g，每日 3 次。适用于外寒内热，表里俱实，头身痛，猝然耳鸣、耳聋，大便秘结，小便黄赤，苔腻，脉滑实而数。

（2）川芎茶调散　每次 6g，每日 3 次。适用于耳鸣、耳聋之风寒袭络者。

（3）龙胆泻肝丸　每次 6g，每日 2～3 次。适用于耳鸣、耳聋之肝火挟湿者。

（4）丹栀逍遥丸　每次 6g，每日 2～3 次。适用于耳鸣、耳聋之肝郁化热者。

2. 单验方

（1）菖蒲汤　石菖蒲 18g、路路通 12g，水煎，连服 2～3 剂。

（2）全蝎散　全蝎为末，每次 2g，每日 2 次，和酒服，连服 3 日。

（3）通气散　柴胡、香附各 30g，川芎 15g，共研细末，早晚各冲服 15g，连服 5 日。

3. 食疗方

（1）生吃核桃　每日临睡前吃两三个生核桃，坚持 1 年，甚至更长，有补肾助聪作用。适用于病后虚弱，肾亏耳聋患者（对脑神经有益）。

（2）黑芝麻　黑芝麻炒熟研碎，加适量白糖，早晚各服 2～4g。

六、临床心得

耳鸣、耳聋暴起者实证为多，缓慢起病或经久不愈则以本虚为主，久鸣、久聋突然加重则多属本虚标实。一般来说，肾虚为本，风火痰瘀为标，但往往标本互见，如肝肾不足，阴虚阳亢，既有头晕、腰膝酸软、遗精等本虚之象，又有面部潮红、五心烦热、口渴等标实之象。因此，对耳鸣、耳聋的中老年患者来说，既要注意肾虚之本为主，又要辨清是否挟有肝火、痰湿、痰火，或瘀阻或痰瘀互阻的标实证。临床治疗时无论何种证型，均可配伍炒酸枣仁、远志、龙齿、茯神等安神定志药物。针刺治疗时可选用百会、四神聪、听宫、听会、耳门、曲鬓、率谷、中渚为主穴。肝阳上亢可配伍太溪、复溜；肝火上炎可配伍太冲、行间、侠溪；气血不足，可配伍足三里、三阴交及背部夹脊穴。可予以梅花针行头部循经叩刺，以促进气血运行。

七、转归与预后

耳鸣往往是耳聋的先兆症状，亦可为眩晕的先兆症状，还有一些疾病，一开始即与耳聋、眩晕并见。耳鸣可逐渐发展为耳聋，若治疗不当可引起永久性的耳鸣、耳聋。风热耳聋耳内流脓，亦可发展为疠病，预后较差。老年人出现耳鸣，常是生理性衰退之表现。一侧长期耳鸣不愈，尤其年老患者，要警惕肿瘤为患，必须做相应检查，明确诊断。总之，耳鸣应及早查找病因，如治疗得当，耳鸣可减轻或消失，但有 1/3 左右患者的耳鸣难以治愈。暴聋患者如能在发病 1 周之内即开始正确治疗，70%～80% 患者可以痊愈，或提高听力；病程超过 1 个月者，也不应放弃治疗，因此时可能仍在恢复过程中，若放弃治疗则可导致终身耳聋。

八、护理与调摄

应进行适当体育锻炼，增强体质，调适温度，谨防虚邪贼风侵袭。受邪后要及早治疗，以防传变。保持心情舒畅，告诉患者勿过度忧郁或发怒；已有耳鸣、耳聋者，更要注意精神调理，以免加重病情。注意饮食调理，减少肥甘饮食，发病期间饮食宜清淡，忌辛辣炙煿饮食。尤忌房劳过度。耳鸣患者夜间可用热水泡脚，这对引导入睡有所帮助。睡前忌饮浓茶、咖啡、可可、酒等刺激性饮料，戒除吸烟习惯。对于重度耳聋者，要注意交通安全，以免发生意外。

九、预防与康复

可采用综合性康复措施。患者除口服药物治疗外，还应当重视针灸疗法、气功疗法、食物疗法和体育疗法。患者应多参加力所能及的体育锻炼，增强体质；劳逸结合，勿过度疲劳；饮食有节制，少食膏粱厚味之品；注意情志的调畅，增强治病的信心。这些都是预防耳鸣、耳聋病证的措施。

十、医论提要

早在《黄帝内经》即有暴聋、耳鸣的记载。《素问·厥论》说："少阳之厥则暴聋。"《素问·脉解》说："太阳所谓耳鸣者，阳气万物盛上而跃，故耳鸣也。"耳鸣、耳聋的发病机理、治疗方法和预后等历代医家均有阐明。《灵枢·决气》指出:"髓海不足,则脑转耳鸣。"《诸病源候论·耳病诸候》认为"风邪乘虚随脉入耳,与气相击",又提出"耳鸣不足则成耳聋"的理论。痰火上扰致病在《明医杂著·卷三》中已有记载:"耳鸣证⋯⋯世人多作肾虚治不效,殊不知此是痰火上升,郁于耳中而为鸣,郁甚则壅闭也。""平昔饮酒厚味,上焦素有痰火。"《景岳全书》指出耳鸣、耳聋的预后:"暴聋者多易治,久聋者最难为力。"《仁斋直指·耳聋》提出耳鸣、耳聋的具体治疗方法:"风为之疏散,热为之清利,虚为之调养。邪气屏(并)退,然后以通耳、调气、安肾之剂主之。"《古今医鉴》亦说:"因有所忿怒过度则动少阳胆火⋯⋯以龙荟丸主之⋯⋯因有所色欲过度⋯⋯以六味地黄丸主之⋯⋯因有所醇酒厚味过度⋯⋯以通圣散、滚痰丸主之。"《医林改错》对瘀血致耳聋有明确记载:"耳孔内小管通脑,管外有瘀血,靠挤管闭,故耳聋。晚服此方(通窍活血汤),早服通气散,一日两服,三二十年耳聋可愈。"

《针灸甲乙经》提出了具体的针刺方法:"聋而不痛,取足少阳;聋而痛,取手阳明。""耳聋鸣,下关及阳溪、关冲、液门、阳谷主之。""卒气聋,四渎主之。"《景岳全书》记载有耳膜按摩术:"凡耳窍或损、或塞、或震伤,以致暴聋或鸣不止者,以手中指于耳窍中轻轻按捺,随捺随放,或轻轻摇动,以引其气,捺之数次其气必至,气至则窍自通。"

十一、医案选粹

病案(一)

牛某,男,67岁。2018年6月15日,因右耳耳鸣5月余,加重伴听力下降2个月前来我科就诊。患者2018年1月20日无明显诱因出现右耳耳鸣,为持续性蝉鸣音,不伴耳内红肿疼痛,外耳道无分泌物,未予重视。2个月前,患者自觉右耳耳鸣加重,同时伴有右耳听力下降,就诊于中国人民解放军264医院,行右耳内镜检查示:右耳鼓膜内陷,左耳未见明显异常。建议口服"银杏叶胶囊、醋酸泼尼松片、甲钴胺分散片"治疗,患者未购买药物治疗。为进一步治疗,入住我科。症见:神志清楚,右耳间断耳鸣,右耳听力下降,精神尚可,饮食可,睡眠差,二便正常。舌质红,苔黄腻,脉弦。

中医诊断:耳鸣(肝阳上亢)。

治则:平肝潜阳。

针灸取穴：百会、四神聪、神庭，右侧听会、翳风，双侧本神、神门、申脉、照海、内关、合谷、中渚、阳陵泉、太冲、太溪。

操作：太冲、阳陵泉用泻法；内关、太溪、神门、照海、神庭用补法；余穴平补平泻。选取百会、四神聪、神庭、本神、申脉、照海、神门安神；内关、合谷行气通络；翳风、听会循经近取，为治疗耳病常用腧穴；中渚为治耳鸣的经验要穴；阳陵泉、太冲疏泄肝阳；太溪补益肾精。笔者以为，耳鸣与精神情志因素有关，故常用安神、疏肝之法。诸穴合用，共奏平肝潜阳之功。

中药处方：天麻 10g、钩藤 15g、石决明 20g、石菖蒲 10g、郁金 10g、益母草 15g、丹参 20g、白芍 15g、菊花 15g、夏枯草 15g、茯神 10g、焦栀子 10g、炒杜仲 15g、桑叶 12g、炒酸枣仁 20g、桑寄生 15g、川牛膝 10g、甘草 6g。7 剂，水煎服，每日 1 剂，早晚温服。方为天麻钩藤饮加减使用，具有平肝息风、潜阳安神之功效；方中另加桑叶以疏泄浮阳，炒酸枣仁养心安神。诸药合用，共奏平肝潜阳之功。

治疗 10 日后，患者耳鸣减轻，后继续治疗 2 周（临证加减），患者食欲渐复，耳鸣消失，头闷明显改善。

病案（二）

袁某，男，45 岁，2018 年 4 月 20 日就诊。主因右耳耳鸣 20 日入院。患者 2018 年 3 月 30 日无明显诱因出现右耳耳鸣，为低音调嗡嗡声，昼轻夜重，影响睡眠，无发热、耳内疼痛、外耳道异常分泌物等症状。就诊于山西省煤炭中心医院，行头颅 MRI，未见异常；行听神经诱发电位检查示，双侧听神经正常。诊断为"神经性耳鸣"，予以静脉滴注"银杏叶提取物注射液、纤溶酶注射液"，肌肉注射"维生素 B_1 注射液、甲钴胺注射液"治疗，症状未明显改善。为求进一步治疗，入住我科。症见：神志清楚，右耳耳鸣，影响夜间睡眠，精神尚可，饮食可，睡眠差，二便正常。舌质红，苔薄黄，脉弦。

中医诊断：耳鸣（肝胆湿热）。

治则：清利肝胆湿热。

针灸取穴：百会、神庭，右侧听会、翳风，双侧本神、神门、阳陵泉、内关、合谷、申脉、照海、行间、侠溪。

操作：百会、神庭、本神、神门、申脉、照海平补平泻；余穴用泻法。选取百会、神庭、本神、神门、申脉、照海镇静调神；内关、合谷行气通络；翳风、听会疏通少阳经气，泻肝火；行间、侠溪分别为肝胆经脉之荥穴，针用泻法具有泻肝胆火热之效。诸穴合用，共奏清利肝胆湿热之功。

中药处方：龙胆草 9g、大黄 9g、焦栀子 6g、黄芩 9g、柴胡 15g、木通 6g、泽泻 6g、石菖蒲 10g、远志 15g、郁金 10g、炒酸枣仁 15g、甘草 6g。7 剂，水煎服，每日 1 剂，早晚温服。方中龙胆草、黄芩、焦栀子清肝胆实火；石菖蒲化湿开胃；郁金清利肝热湿热；柴胡疏理气机；泽泻、木通、大黄清热利湿；远志、炒酸枣仁宁心安神；甘草调和诸药。诸药合用，共奏清利肝胆湿热之功。

治疗 1 周，患者耳鸣症状减轻，睡眠改善。继续治疗 3 周（临证加减），患者耳鸣消失，听力恢复正常。

第二十节　梅核气

梅核气是情志内伤所致咽部感觉异常的疾病，以自觉咽中不适，如有异物梗阻，状如梅核，咯之不出，咽之不下，无碍饮食为临床表现，常伴有心烦、心悸、怔忡、健忘、不寐、善惊、胸部闷塞、胸胁胀满、周身不适等症。男女均可患及此病，女性多于男性。

现代医学中的咽部异感症、咽神经官能症，均可参照本节辨证论治，而其他病证中出现吞咽受阻者，均不属本节讨论范围。值得注意的是，临床中需首先排除颈椎病、胃病、下咽部肿瘤、食道肿瘤等器质性病变引起的咽中不适、吞咽受阻症状，以防误诊，延误病情。

一、诊断依据

（一）诊断标准

梅核气是因情志波动、气机不畅所致，以咽中似有梅核阻塞感为特征的疾病。相当于咽神经症。中华人民共和国中医药行业标准《中医病证诊断疗效标准》中梅核气的诊断标准如下：①以咽中似有梅核或炙脔或其他异物梗塞感，并随情志波动而发作为主要症状；②一般见于成人，多见于女性；③咽喉、食道及其他有关器官检查，均无器质性病变。

（二）鉴别诊断

1. **虚火喉痹**　临床上，虚火喉痹与梅核气均有咽中不适，似有异物，吐之不出，咽之不下等自觉症状，极易混淆。虚火喉痹多见于青中年男性，常因感冒、长期吸烟嗜酒、过食辛辣食物或从事嗓音工作过度而发病，其症状除咽部有异物感外，尚觉咽干、灼热、咽痒、咳出藕粉样痰块、声音嘶哑或有"清嗓子"的习惯，咽部症状与情绪波动无关，但过度劳累或感受外邪后，则易加剧，咽部检查可见局部轻度充血或略有增厚等变化。梅核气则以青中年女性发病较多，因情绪抑郁而起病，自觉咽中似有物梗塞，但无咽痛及吞咽困难等症，咽中梗塞的感觉与情绪波动有关，在心情愉快、工作繁忙时，症状可减轻或消失，而当心情抑郁或注意力集中于咽部时，则梗塞感觉加重，咽部检查无充血及其他异常改变。

2. 噎膈　噎膈多发于中老年人，男性居多，梗塞的感觉主要在胸骨后的部位，逐渐加重，日久则影响进食，进而形体消瘦，行食管检查常有异常发现。与梅核气不难鉴别，辅助检查有助于明确诊断。

3. 乳蛾　乳蛾与梅核气皆有咽部阻塞不适感。乳蛾起病较急，病程较短，多因外感邪气发病，伴有发热、恶风、咽喉肿痛、口干微渴等风热症状。检查时可见扁桃体红肿，表面有黄白脓点，甚或连成伪膜，颌下淋巴结肿大，有压痛，其病情轻重与情绪波动无关。梅核气多起病缓慢，病程迁延，因情志不遂、精神刺激等因素发病，检查时咽喉未见异常，症状轻重与情绪波动有关。

二、病因、病机

（一）病因

梅核气的起病，主要由情志不遂，肝气郁结，逐渐引起脏腑气机不畅所致。肝主疏泄而喜条达，情志不遂则肝失条达，肝气郁结，循经上逆，结于咽喉；或因肝病乘脾，致肝郁脾滞，运化失调，津液不能输布，积聚成痰，痰气互结于咽喉而成。亦有因妇人绝经前后肝失疏泄条达之常，气机不利，气滞痰凝而患梅核气者。此外，尚与患者体质关系甚密。

（二）病机

1. 发病　梅核气多发生于性格内向之女性，常在抑郁恼怒之后发生，也可起于不知不觉之中，但追溯病史，也常有情志方面的诱因。

2. 病情分析　梅核气的病位在咽喉，多责于肝、脾，尚可涉及胃、肾、脑等脏腑，其中与肝的关系最为密切。梅核气始发于肝，继而肝病及脾，久则及肾。初期多以实证为主，肝郁气滞，痰气交阻；中期则多虚实夹杂，常在气滞、痰浊基础上或伴阴虚，或伴气虚，痰气交结咽部；后期则以虚为主，多为肾阴亏损，阴虚火旺。因梅核气多由气逆痰结、肝气上逆或虚火上炎而为病，且与情志变化有关，易迁延反复。

3. **病机转化** 梅核气的病机转化主要决定于肝、脾等脏在病理上的相互影响，若肝失疏泄，肝气郁结，横逆犯脾，可致肝郁脾虚；若脾虚失运，痰湿内生，也会影响肝的疏泄功能而出现痰凝气滞。此外，气郁化火，日久则阴液耗伤，可出现阴虚火旺等病理机转。梅核气发病之初以邪实为主，多由情志不遂，导致肝气郁滞，疏泄失常，木不疏土，脾失健运，痰湿内生，痰气交结，上阻于咽，上扰于脑，而致情志抑郁，心烦不宁，咽中如有物梗阻。因人体质不同，有以气郁为重者，有以痰阻为重者。肝气郁结日久不愈，由气及血，可致血行不畅，导致气滞血瘀；脾脏功能受损，不能运化水湿，以致痰湿内停加重；肝郁化火，火邪上扰，则使疾病更加复杂。肝郁不得疏泄，久而伤阴，致肝肾阴津受损，或平时阴亏，一遇怫郁，则肝郁化火，阴虚火旺，灼津成痰，循经上扰，而致梅核气；肝肾阴亏，脾脏不化生血液，肝脏贮藏血液的功能受损，久则脏腑、阴阳、气血失调加重，若不能得到及时有效的调治，则转为慢性虚性证候。梅核气由气及血，阴损及阳，缠绵难愈。

三、辨证论治

（一）辨证思路

1. **分辨虚实病位** 梅核气多由七情郁结，气阻中脘，与痰火搏结上逆咽喉而成。日久不愈，耗伤阴津，多呈阴虚之证。早期病在肝、脾，晚期则伤及肾之阴精。临床中应根据病程的长短及临床表现，分辨虚实病位。

2. **重视病理机制** 痰气交结于咽喉是本病的主要病理机制。

3. **重视发病及加重的关键因素** 梅核气以情志所伤为主因，每因思虑、自疑而加重，故情志因素是梅核气发病及病情加重的关键因素。

（二）辨证要点

1. **辨病性** 根据病程的长短及临床表现，分辨虚实。属于实证者多为肝气上逆或气滞痰凝。属于虚实夹杂者，则为阴虚火旺。

2. **辨病位** 梅核气的病位虽在咽喉，但有病在肝、在脾及在肾之不同，应根据具体病情辨别。在肝者，多伴有胸胁胀满、心烦易怒、口苦咽干或面红目赤等；在脾者，多伴有胸膈闷塞、胃脘痞满、纳少、精神抑郁、少寐多梦或便溏、困倦，妇女也可见月经不调，痰多色白等；在肾者，多伴有头晕眼花、耳鸣耳聋、腰膝酸软、形体消瘦、心烦少寐、手足心热等。

3. 掌握病机的转化 梅核气初期多以实证为主，肝郁气滞，痰气交阻；中期则多虚实夹杂，或伴阴虚，或伴气虚，痰气交结于咽部；晚期则以虚证为主，伴有咽部不舒，多为肾阴亏损、阴虚火旺。按气血论，初期病多在气分，日久则及血分；按脏腑论，早期多在肝、脾，晚期则伤及肾之阴精。

四、治则治法

（一）治疗思路

根据梅核气发生、发展、变化的全过程，因势利导，急则治标，缓则治本。在调整脏腑的寒热虚实的同时，要注重利咽。梅核气的病位在咽喉，根据"治上焦如羽"的用药原则，对所用方药的选择，以质轻上达者为宜。这种标本兼顾，以治本为主的方法，能够缓解患者的不适，同时可以加强患者战胜疾病的信心。治疗重点在疏调肝气使其恢复正常功能，从而达到气运、血行、痰化、升降出入有序的目的。另外，应加强患者的心理治疗，解除患者的思想顾虑，增强患者的治疗信心。

（二）治疗原则

梅核气临床证候多为虚实夹杂，治疗时应注意理气而不伤气，化痰而不伤阴，补虚而不留邪，泻实而不伤正。以疏肝解郁、行气化痰为基本治疗原则，并贯穿于整个辨证论治过程中。

五、分证论治

（一）针灸疗法

1. 肝气上逆

症状：多突然发病，常见于暴怒、悲愤等刺激以后。情志抑郁，咽部梗塞感明显，如有物阻，吐之不出，咽之不下，每遇情绪不畅而加重。伴有胸胁胀满、心烦易怒、口苦咽干、面红目赤。舌红，苔薄白，脉弦数。

病机分析：肝主疏泄，性喜条达，其经脉上行于咽喉，若因恚怒伤肝，肝气循经上逆直冲咽喉，壅聚不散则见明显咽部梗塞感，吐之不出，咽之不下；肝失条达，气郁不畅，则见情志抑郁、胸胁胀满，以长息为快，情绪不畅时加重；肝气上逆，郁而化火则见心烦易怒、口苦咽干、面红目赤；舌红、苔薄白、脉弦数，皆为肝气上逆之象。

治则：疏肝降逆。

针灸取穴：天突、内关（双）、足三里、行间。

操作：泻法，以提插为主，留针。天突针刺 5 分钟后，针尖向下进入 1.5 寸许，稍加提插，不留针；内关进针后，左右两穴同时提插；足三里先施泻法，病情好转后可用补法；行间进针后，提插捻转，用泻法。

方义：天突属任脉，位于咽喉，具有通利气道、降痰宣肺的功效；内关通阴维脉，且为手厥阴心包经的络穴，可通调三焦气机，为宽胸降逆要穴；足三里属胃经穴，足阳明胃经循喉咙，可以疏导咽部气血；行间属肝经穴，可疏通肝气、调畅气血。诸穴合用，共奏疏肝降逆之功。

2. 气滞痰凝

症状：咽部异物梗塞感，状若梅核或如枣皮、芒刺，吐之不出，咽之不下，无疼痛，常随情志波动而变化，休息时梗塞感较重，进食吞咽时反无不适。伴有胸膈闷塞、胃脘痞满、纳少、精神抑郁、少寐多梦或便溏、困倦，妇女可见月经不调，痰多色白。舌胖，苔腻，脉弦滑。

病机分析：多因情志抑郁伤肝，肝气郁结，木不疏土，脾运不健，聚湿生痰或肝气郁滞，津液不布，凝聚成痰，痰气互结，逆于咽喉，故见咽中如有物阻塞，吐之不出，咽之不下；痰气互结，阻于胸膈，气机不得升降，则见胸膈闷塞、胃脘痞满；情志不畅，肝郁不舒，则见情志抑郁；脾不健运，则见纳少、便溏、困倦；舌胖、苔腻、脉弦滑，皆为气滞痰凝之证。

治则：行气、散结、祛痰。

针灸取穴：天突、神门、丰隆、合谷、太冲。

操作：毫针泻法。留针 30 分钟。

方义：天突属任脉，位于咽喉，具有通利气道、降痰宣肺的功效；神门为手少阴心经的原穴，取之有安神、调神的作用；丰隆祛湿化痰；合谷、太冲合用可调节气机，起行气散结、疏肝理气的功效。诸穴合用，共奏行气、散结、祛痰之功。

3. 阴虚火旺

症状：咽喉干燥，如有物阻塞，吐之不出，咽之不下，每遇情绪不畅而加重。伴有咽喉干燥、头晕眼花、耳鸣耳聋、腰膝酸软、形体消瘦、心烦少寐、手足心热。舌红，苔少而干，脉细弦数。

病机分析：肝郁不得疏泄，久则郁而化火，阴液耗伤，虚火循经上炎，灼津为痰，阻塞咽喉，则见咽喉如有物阻塞，吐之不出，咽之不下，每遇情绪不畅而加重；咽喉失于濡润，则见咽喉干燥；肾阴亏损，精髓不足，则见腰膝酸软、形体消瘦；精气不得上承，故见头晕眼花、耳鸣耳聋；肝肾阴虚，虚火内扰，故心烦少寐、手足心热；舌红、苔少而干、脉细数，皆为肝肾阴虚之象。

治则：滋阴降火。

针灸取穴：天突、廉泉、太溪、照海、丰隆。

操作：天突、廉泉、丰隆用泻法，太溪、照海用补法。

方义：天突、廉泉局部选穴，可疏导咽部气血；太溪是足少阴经原穴，照海为足少阴经和阴跷脉的交会穴，足少阴经和阴跷脉均循行于喉咙，取之能调两经经气，又可以起到滋补肾阴的作用；丰隆为化痰要穴。诸穴合用，共奏滋阴降火之功。

（二）推拿疗法

治则：行气开郁、化痰降逆、清利咽喉。

取穴：天突、廉泉、内关、合谷、中脘、足三里、阳陵泉、阳辅、太冲等。

手法：拇指点按天突、廉泉、内关、合谷、中脘、足三里、阳陵泉、阳辅、太冲等穴位；用拇指平推法在颈部两侧操作，搓摩患者胁肋部。痰气互结者，加按揉阴陵泉、丰隆；肝郁气滞者，加按揉肝俞、期门；心脾气虚者，加按揉心俞、脾俞。

（三）其他疗法

1. 单验方

（1）四花汤　玳玳花 6g、厚朴花 6g、玫瑰花 10g、旋覆花（后下）10g、陈皮 10g、白术 10g、清半夏 20g、白茯苓 12g、炒麦芽 15g。水煎，早晚分服。适用于梅核气之气滞痰凝者。

（2）三花汤　绿萼梅、玫瑰花、佛手花、厚朴花各 6g，姜半夏 5g，白茯苓、远志肉、白芍各 10g，生甘草 3g，水煎服。适用于梅核气之气滞痰凝者。

（3）佛手汤　佛手 30g，水煎顿服。适用于梅核气之痰气交阻者。

（4）青苏桔梗汤　青果、苏子、桔梗各 10g，香附 12g，炒葶苈子 6g，丹参 20g，水煎服。适用于梅核气之痰气互结者。

2. 食疗方

（1）合欢花蒸猪肝　合欢花（干品）10～12g，放碟中，加清水少许，泡浸 4～6 小时，再将猪肝 100～150g 切片，同放碟中，加食盐少许调味，隔水蒸熟，食猪肝。

（2）玫瑰花茶　玫瑰花瓣（干品）6～10g，放茶盅内，冲入沸水，加盖焖片刻，代茶饮。

六、临床心得

梅核气是因情志不遂，气机不畅，痰气交结于咽喉所致，以咽中似有梅核阻塞感为特征，病情随情志变化而波动。初期多以肝郁气滞、痰气交阻为主；中期则多虚实夹杂，可伴见阴虚、气虚；晚期则多为肾阴亏损、阴虚火旺。

疏肝解郁、行气化痰为基本治疗原则，贯穿于整个辨证论治过程。中药治疗时，据"治上焦如羽"的用药原则，可适当增入质轻上达利咽之品。治疗时应注意理气而不伤气，化痰而不伤阴，补虚而不留邪，泻实而不伤正。针刺治疗时，除根据证型选穴外，还可局部选穴，如人迎、旁廉泉、廉泉。咽部感觉较明显时，可配合吞咽动作行少商放血疗法。

七、转归与预后

梅核气患者如治疗、调护得当，可很快痊愈。如情志因素不除、治疗不当可使病情迁延反复，甚至并生郁证、脏躁、不寐等。初期多以肝郁痰凝为主，日久则多见阴虚之证。梅核气不具危险性，患者预后多较好。在消除精神因素的基础上，进行适当的治疗，一般能够很快治愈，不会产生精神障碍，生活、学习、社会交往能力一般不受影响。若精神因素持续存在，患者又不能学会调控自己的情绪，加之治疗失宜，则易缠绵反复。

八、护理与调摄

避免精神刺激，保持心情舒畅。心理疗法对防止梅核气的复发具有较重要的作用，如对自疑生"癌瘤"的"恐癌症"患者，更应注意精神治疗，使之正确认识和对待疾病。护理方法如下：一是帮助患者舒畅情怀，解除患病之因；二是引导患者多参加体育锻炼，增强体质，消除痰湿之体；三是给有文化素养的患者讲解，梅核气是由食道逆蠕动引起，咽喉部无器质性病变可寻，以解除患者疑虑；四是引导患者转移注意力，不要将注意力停留在咽喉部，防止在大脑皮层形成惰性兴奋灶，造成长期的异物感。

九、预防与康复

对梅核气患者，应细心开导，帮助患者认识本病的性质，了解患者自己心理方面存在的问题，解除思想顾虑，增强治疗信心，对于预防再发具有重要意义。另外，梅核气患者尚可加强体育锻炼，增强体质，或用咽喉部的导引法进行锻炼。药物及饮食对本病的预防不起主要作用。

梅核气患者的体质、人格基础、情志，以及环境气候的变化影响对于梅核气的康复至关重要。梅核气患者若能做到精神愉快、心胸开阔，并且能够调控情志，一般不会复发。故梅核气患者应学会合理安排生活、工作和学习，做到脑力劳动、体力劳动和体育锻炼有机结合，使心、身都得到锻炼。

十、医论提要

有关梅核气的记载始于《黄帝内经》，书中虽无梅核气的病名，但对梅核气的病因、病证已经有了明确的认识。《素问·血气形志》说："形苦志苦，病生咽嗌。"咽嗌即咽，又称喉嗌。意思是，身形劳苦或思虑忧郁苦闷，可引起脏腑经络的气血失调，发生咽嗌病变。《素问·咳论》说："喉中介介如梗状。"《灵枢·邪气脏腑病形》说："脉之大甚为喉介。"《脉经》作"喉介"。介、芥古通，乃"芥蒂"之"芥"，喉间有物，有妨碍之谓。东汉·张仲景最早论述了梅核气的辨证论治方法，《金匮要略·妇人杂病脉证并治》说："妇人咽中如有炙脔，半夏厚朴汤主之。"书中虽无梅核气的病名，但对梅核气的证治叙述较为详细，并正确地观察到这种病证多发于女性，所提出的治疗方药一直沿用至今。隋·巢元方《诸病源候论·妇人杂病诸候》指出："咽中如炙脔者，此是胸膈痰结，与气相搏逆上，咽喉之间结聚，状如炙肉之脔也。"首先论述了本病的病机是胸膈痰结，痰气相搏，结聚于咽喉所致。宋·杨士瀛《仁斋直指》首次将本病命名为梅核气，并对梅核气病因、病机、证治原则进行了较详尽的论述，指出："梅核气者，窒碍于咽喉之间，咯之不出，咽之不下，如梅核之状也……七情气郁，结成痰涎，随气积聚，坚大如块，在心腹间或塞咽喉，如梅核，粉絮样，咯不出，咽不下，每发欲绝，逆害饮食……始因恚怒太过，积热蕴隆，乃成厉痰郁结，致有斯痰疾耳。治宜导痰开郁，清热顺气。"清楚地认识到梅核气男女均可罹患，并指出："男女或有胸喉间梅核作恙者，触事勿怒，饮食勿冷。"宋·朱肱《南阳活人书》亦采用梅核气作为本病名称："梅核气……塞咽喉，如梅核絮样，咯不出，咽不下。"正确地描述了梅核气的主要临床特征。清·何梦瑶《医碥·卷四》在总结梅核气的症状特点时说："咽喉中有物，不能吞吐，如毛刺，如絮，如膜，如梅核，如肉脔，均名梅核气。"

有关梅核气的病因、病机及治法方药，自宋代以后，论述渐丰。宋·赵佶《圣济总录》说："咽中妨闷，如有物者，乃肺胃壅滞，风热客搏，结于咽喉使然，故圣惠谓忧愁思虑，气逆痰结，皆生是疾。"至于气逆、痰结的形成，宋·杨士瀛《仁斋直指》说："七情气郁，结成痰涎，随气积聚，坚大如块，在心腹间……始因恚怒太过，积热蕴隆，乃成历痰郁结，致有斯痰疾耳。"明·龚信《古今医鉴》说："梅核气者，窒碍于咽喉之间，咯不出，咽不下，如梅核之状是也。始因喜怒太过，积热蕴酿，乃成痰涎壅结，致斯疾耳。"明·龚廷贤《万病回春》说："梅核为病，大抵因七情之气郁结而成，或因饮食之时触犯恼怒，遂成此症，唯妇人女子患此最多。治宜开郁顺气，利膈化痰清肺为主。"清·吴谦《医宗金鉴》说："梅核气，盖因内伤七情，外伤寒冷所致。"

综上诸说，历代医家多认为梅核气的主要病因、病机为七情内伤，气郁痰结，上逆咽喉所致。此外，尚有认为"风热客搏""外伤寒冷"者。在治法上多以开郁顺气、利膈化痰为主。近代学者张锡纯在《医学衷中参西录》中说："此证注疏家谓系痰气阻塞咽喉之中，然此证实兼有冲气之冲也。"为后世梅核气平冲降逆论治另辟蹊径。

十一、医案选粹

病案（一）

肖某，女，45岁。2017年2月15日就诊。患者平时急躁易怒，两年前出现咽干不适，咽部异物感。在山西省中医院耳鼻喉科检查示，咽部慢性充血、咽喉壁淋巴滤泡增生、双侧扁桃体Ⅱ度肿大、表面有脓栓，诊断为"慢性咽炎、慢性扁桃体炎"，给予中西医治疗2个月后症状改善，仍有咽部异物感。为求进一步治疗，入住我科。症见：患者自觉咽干灼热，咽部异物感，咳之不出，咽之不下，心烦，纳食欠佳，失眠。舌质红，苔薄而少，脉沉细。

中医诊断：梅核气（肝肾阴虚）。

治则：补肝益肾。

针灸取穴：百会、四神聪、天突、膻中，双侧少商、神门、内关、合谷、复溜、照海、太冲。

操作：百会、四神聪、神门针刺补法以安神；内关、合谷、天突平补平泻以行气通络利咽；太冲泻法行气疏肝；膻中为气会，针刺泻法以宽中行气；少商三棱针点刺放血，放血过程中嘱患者做吞咽动作（3日1次）；复溜为足少阴肾经经穴，为循经远取；照海为治疗咽喉疾病的常用腧穴。诸穴合用，共奏补肝益肾之功。

中药处方：生地黄 12g、麦冬 10g、知母 10g、天冬 10g、芍药 9g、当归 15g、薄荷 9g、茯苓 15g、生山药 20g、远志 15g、炒酸枣仁 9g、甘草 6g。7 剂，水煎服，每日 1 剂，早晚温服。方中当归、芍药养肝血、柔肝阴；茯苓益气健脾、助气血生化；薄荷解郁利咽；远志、炒酸枣仁宁心安神；生地黄、天冬、麦冬、知母滋阴清热；生山药益气养阴；甘草调和诸药。诸药合用，共奏补肝益肾之功。

治疗 1 月余（临证加减），患者咽中异物感消失，自觉心情舒畅，纳寐渐复。后巩固治疗 2 周，复查咽部无充血肿大，嘱患者调控情绪，适当锻炼。

病案（二）

张某，男，36 岁。2018 年 7 月 18 日就诊。患者素日嗜烟、酒。2018 年 2 月出现咽部异物感、咽干，自行服用"黄连解毒片、板蓝根冲剂"，症状未改善。2018 年 7 月饮酒后，咽干、咽部异物感症状明显加重，就诊于山西省人民医院，行喉镜、胃镜未见明显异常，建议中医治疗。症见：患者自觉咽干，咽部异物感，咳之不出，咽之不下，胸闷，精神可，纳食可，寐多，二便尚可。舌淡，舌体胖，苔黄厚腻，脉弦滑。

中医诊断：梅核气（痰热互结）。

治则：清热化痰、活血通络。

针灸取穴：百会、四神聪、天突、膻中，双侧三阴交、期门、丰隆、太冲。

操作：针刺以泻法为主。选取百会、四神聪安神；天突行气利咽；膻中宽中行气；三阴交为足三阴经之交会穴，针刺以调和气血、通经活络；期门为肝经募穴，针刺以行气疏肝；泻太冲疏肝行气；丰隆为祛痰要穴。诸穴合用，共奏清热化痰、活血通络之功。

中药处方：半夏 9g、陈皮 10g、茯苓 10g、浙贝母 10g、全栝楼 15g、丹参 15g、当归 10g、胆南星 10、苏梗 10g、荷梗 10g、玫瑰花 10g、薄荷 10g、川芎 12g、厚朴 10g。7 剂，水煎服，每日 1 剂，早晚温服。方中半夏、陈皮、茯苓、浙贝母、全栝楼、胆南星、厚朴清热燥湿化痰；丹参、当归行气活血；苏梗、荷梗、玫瑰花、川芎行气解郁；薄荷行气利咽。诸药合用，共奏清热化痰、活血通络之功。

治疗 3 周后（临证加减），患者自觉咽中异物感减轻，咽干症状明显缓解，后继续治疗两周，咽中异物感消失，无胸闷、咽干症状。

第二十一节　五迟

五迟是以立、行、发、齿、语的发育迟于正常为特征的病证，多见于婴幼儿。五迟患儿如果不进行积极的治疗和护理，患儿的致残率将明显升高，甚至导致死亡。

现代医学中的佝偻病、脑性瘫痪、大脑发育不全及其他系统疾病出现五迟表现者，均可参照本节辨证论治。

一、诊断依据

（一）诊断标准

五迟的诊断标准如下：①可有孕期调护失宜、药物损害、产伤、窒息、早产及喂养不当史，或有家族史，父母为近亲结婚者；②生后月龄达 11 个月，甚至 1 周岁时，尚不能站立者，为立迟；小儿到 2 周岁还不能开步行走者，为行迟；足月婴儿出生时，如见头发稀而疏，色不黑而枯，且月龄至 3 个月时，仍不见改善者，为发迟；婴儿于生后逾 10 个月不见牙齿长出者，为齿迟；小儿 16 个月，甚至 2 周岁时，仍不能讲出单句者，为语迟；③五迟不一定悉俱，但见一迟者便可做出诊断。临床应根据小儿生长发育规律，及早发现生长发育迟缓的情况。

（二）鉴别诊断

痿证　指肢体筋脉迟缓，软弱无力，日久因不能随意运动而致肌肉萎缩的一类病证。以软弱无力，不能随意运动为主要表现，可发生于任何年龄。痿证与五迟多见于婴幼儿的立、行、发、齿、语发育迟缓不同。

二、病因、病机

（一）病因

1. **先天不足**　先天精血有亏、肾气失充而致肾精不足，骨髓不充而发为齿迟；精血不足、肝脏血虚而致筋骨失养，发为立迟、行迟。

2. **后天失养**　后天生化乏源、气血虚弱导致脾胃运化功能减退，心失所养，心血不足，而为发迟；心气不足，神窍不利，发为语迟。

（二）病机

1. **发病**　病因不同，发病缓急也不同。因于先天精血不足而致的，一般在小儿出生后即发病；因于乳食不节，脾胃失调，五脏失养而致的，发病较缓，小儿一般在 1 岁左右才发病。

2. **病情分析**　五迟的病位在脾、肾，与心、肝、肺均有关系，以虚证为主。虚者多为肝肾精亏、脾肾虚弱、气血虚弱、髓海不足。因先天肾气失充，则婴儿出生后即可见有五脏不坚之候；因后天调摄失宜，则在生后不久即发病。首先出现的是发迟的症候，继之出现其他四迟的症候。

3. **病机转化**　五迟的发生主要在于先天肾气不足，髓海不充再加上乳食不节，营养不良，后天调护失宜，脾胃损伤，进而导致脾肾亏虚。脾胃虚弱，气血不足，肝失所养而导致肝肾不足；肾精不足，无以濡养心、肺二脏，心开窍于舌，肺主宗气，心肺不足则致语迟。因五脏亏损程度不同，所以在病机转化上，既可以五脏亏虚为主，也可一二脏，以及数脏亏虚为主，故临床症状既有五迟之候俱见，也有仅见一二者。

三、辨证论治

（一）辨证思路

1. **分辨五迟与五软**　五迟与五软常并见，临床上五迟以发育迟缓为特征，而五软则以痿软无力为特征。二者均为生长发育障碍所致。

2. **重视先后天之本**　五迟的病因多属于先天胎禀不足，后天调护失养，气血虚弱所致。

3. **分辨虚实**　五迟以虚实交错为主，虚多属先天不足，实以痰饮、瘀血为主。

（二）辨证要点

1. **辨病位与时间**　五迟是生长发育过程中的迟缓现象，临床辨证应辨病位。由于五脏各自所属的组织器官不同，因而五迟各自归属部位亦异。一般认为心主血，心之声为语，发为血之余，故语迟、发迟者多为心病；肝藏血、主筋，行赖筋所用，故行迟者多为肝病；肾主骨，为作强之官，齿为骨之余，故齿迟、立迟者多为肾病。

2. **辨兼证**　五迟发自五脏，五脏亏虚发生五迟之候外，尚可伴有五脏病变的其他反映，如肾不足，伴有形体虚弱，御邪力低，易患疾病；脾不足则肌肉松而不坚，运化常有失调，致使大便多稀；肝不足则乏力易倦；心不足易惊惕。所以，辨证时对患儿的精神、饮食、面色、肌肤、汗出、乏力等症状应加以注意。

3. 辨轻重 临证见行走不稳，囟门闭合较晚，出牙较迟，心烦易惊，汗多而运动功能障碍者多属轻证；若筋骨痿软，不能站立，头发稀疏萎黄，不能言语，身体瘦弱，精神萎靡不振，伴神思迟钝，甚至痴呆者多属重证。

四、治则治法

（一）治疗思路

五迟是以正气不足为病理特征的一类病证，以填精、益髓、补脑为主，治疗时既按先后天之因分别补益肝肾，又当随五迟之别分而论治。

（二）治疗原则

五迟之治，以扶正补虚为治则，以培补肝肾、益气补血、养心通窍为治法。

五、分证论治

（一）针灸疗法

1. 肾脾气虚

症状：头发稀疏，色黄或枯，牙齿生长迟缓，不依期而生，生而牙质不良。囟门常宽大，面色萎黄，肌肉不坚，不思乳食，夜卧欠安，大便不调，小便清长。舌淡，苔薄白，脉沉无力，指纹色淡不显。

病机分析：肾主骨，齿为骨之余，肾气亏虚故牙齿生长迟缓，不依期而生，生而牙质不良，囟门常宽大；脾主运化，为气血生化之源，发为血之余，脾气亏虚，运化失健，而致面色萎黄、肌肉不坚、不思乳食、夜卧不安、大便不调；气血生化乏源则头发稀疏、色黄或枯；小便清长、舌淡、苔薄白、脉沉无力均为脾肾气虚所致。

治则：健脾补肾、醒脑益智。

针灸取穴：四神聪、神门、照海、足三里。

操作：手法以补法为主，每日1次，每次留针30分钟。

方义：方中四神聪为经外奇穴，有健脑益智之功；神门是心经的原穴，善治心性痴呆；照海为肾经之穴，也是八脉交会穴，通阴跷脉，可滋肾阴、宁心神；足三里培补后天之本，可健脾益气，化生血气，滋养筋骨、脑髓。诸穴合用，共奏健脾补肾、醒脑益智之功。

2. 肝肾亏损

症状：坐起、站立、行走、生齿均迟于正常同龄小儿，甚至四五岁尚不能行走，亦有 10 岁左右行而不稳者。有的患儿伴有发和齿的异常，头形多呈方大，肢体无力，喜卧懒动，动则易汗，乳食减少，睡眠不良，易受惊吓，大小便自调，形体瘦弱，面色不华，口唇干淡。舌质淡，舌苔薄白，脉细无力，指纹色淡。

病机分析：肝肾精血不足，不能营于筋骨而致立迟、行迟、齿迟，甚至头形方大；肾精不足，气血虚弱，而致肢体无力、喜卧懒动、动则易汗、乳食减少；睡眠不良、易受惊吓、面色不华、口唇干淡为肝血虚衰，不能上荣于面所致；舌质淡、舌苔薄白、脉细无力、指纹色淡为肾肝亏损之象。

治则：补益肝肾、调神益智。

针灸取穴：百会、四神聪、三阴交。

操作：手法以补法为主，每日 1 次，每次留针 30 分钟。

方义：方中百会为诸阳之会，为督脉穴，督脉入络脑，故能健脑调神；四神聪为经外奇穴，有健脑益智之功；三阴交为足三阴经交会穴，可滋补肝脾肾，濡养筋脉。诸穴合用，共奏补益肝肾、调神益智之功。

（二）推拿疗法

治则：补肝脾肾、疏通经络。

取穴：肾经、脾经、肝经、气海、命门、关元、百会、四神聪、悬钟、大椎、脾俞、胃俞、肾俞、督脉及膀胱经第一侧线、华佗夹脊穴。

手法：补肾经、补脾经、补肝经各 300 次；揉气海、命门、关元、百会、四神聪、悬钟等各 200 次；擦督脉及膀胱经第一侧线至皮肤微红为止；捏脊由下到上（从龟尾到大椎穴）20 次；自上而下点按华佗夹脊穴及背俞穴 3~5 遍，重点点按大椎以通督健脑，脾俞、胃俞以补益后天之本，肾俞以补益先天之本。每日治疗 1 次，两周为 1 个疗程，连续治疗 3 个疗程。

（三）其他疗法

1. 中成药 六味地黄丸，每次 6~9g，每日 3 次，滋阴补肾，适用于肝肾亏损之五迟。

2. 单验方

（1）河车粉 醋炒鱼骨 50g、紫河车 7g、炒鸡蛋壳 20g、白糖 25g，共研为细粉，每次 0.5g，每日 3 次，连服 1~3 个月。适用于肝肾亏损之五迟。

（2）山药粉　当归 10g，山药、熟地黄、防风各 6g，石菖蒲 3g，研粉、煎汁均可，适量口服。适用于肝肾亏损之行迟。

（3）当归地黄丸　肉苁蓉、当归、生地黄、白芍各 30g，轻粉 15g，蜜丸粟米大，每次 10 丸，黑豆汤送下；也可制成药饼，外敷头部。适用于发久不生。

3. 食疗方

（1）桑葚子　每次 1g，每日两次。久服可黑发、健步、利关节。

（2）龙眼肉　每次 1g，每日两次。适用于语迟。

（3）公鸡骨架　公鸡骨架 1 具，用净黄土焙黄，加入东北生晒人参 9g，共研细末，按患儿年龄酌用，红枣煎汤送服。适用于立迟、行迟。

六、临床心得

五迟的治疗以扶正补虚为主。若五迟兼见颅囟迟闭，甚至颅缝开裂者，是禀赋不足，肾气虚所致，治以补肾壮骨，可用河车八味丸加减；若五迟兼见夜惊、夜啼，症见入夜烦躁不安，啼哭不歇，哭声不扬，面色㿠白，舌质红嫩，脉细数，是阴血亏虚，脑失所充，神气怯弱，脑气惊乱所致，宜养心镇惊，可合用镇惊丸。

针灸治疗时患儿如配合，可酌情配伍背俞穴，如脾俞、胃俞、肝俞、肾俞、胆俞等，以增加补益之功。认知功能减退，髓海亏虚，可配伍悬钟。

由于五迟缺乏有效的治疗，因而本病的预防尤为重要，应早期治疗，还应持之以恒，长期综合治疗，并需要患者和家属的积极配合。

七、转归与预后

由先天因素所致者，较难根治，部分患儿经适当的早期治疗并采取综合性的康复措施，可使病情有所改善，减少致残程度；因后天调护失宜所致者，在致病因素解除后配以良好的护理措施，可使病情有较大程度的改善，部分患儿亦有恢复之可能。

八、护理与调摄

五迟乃虚弱之证，加强护理与调摄十分重要。对五迟患儿的护理与调摄，应从生活起居和功能锻炼两方面着手，同时加强智力训练教育。饮食以富有营养和易消化的食物为主，定时定量；配合利关节或补气之药，如木瓜、人参、黄芪等；重视功能锻炼，用推拿疗法按摩痿软肢体，防止肌肉萎缩。

九、预防与康复

大力宣传优生优育知识，在受孕成胎前 3 个月，双亲节制饮酒、吸烟及其他有碍于优生的不良因素。怀孕期间，多注意保护。要求孕母保持精神舒畅，营养丰富，多接触阳光，慎用有害药物，以保护胎儿的先天之气。婴儿出生后宜加强调护，乳食营养要全面合理，尽量提倡母乳喂养，日光要充足，及时添加辅食，保证营养均衡，并适当进行体格锻炼，如洗浴、肢体活动、空气浴等，以使肌肤致密，气血旺盛，增强抵抗外邪能力。

五迟患儿一般均采取综合性的康复措施，对先天禀赋不足、发育迟缓者，除辨证用药外，可配合食疗康复，坚持服用填补肾精、益智健脑之品，也可采用针灸、推拿等其他康复性措施。此外，还可对患儿进行早期教育，以促进患儿智能的开发与改善。

十、医论提要

五迟一证，隋代《诸病源候论》中有"齿不生候""数岁不能行候""头发不生候""四五岁不能语候"的记载。宋代《小儿药证直诀》中也有类似五迟的论述，如"长大不行，行则脚软；齿久不生，生则不固；发久不生，生则不黑"，但未明确提出五迟的病名。《小儿卫生总微论方》提及"心气怯者，则性痴而语迟，发久不生，生则不黑。心主血，发为血之余，怯则久不生也。心系舌之本，怯则语迟也"，指出了语迟、发迟与心之气血怯弱有关。明代《保婴撮要》认为小儿语迟与妊母受惊有关，书中说："心之声为言，小儿四五岁不能言者，由妊母卒有惊动，邪乘儿心，致心气不足，故不能言也。"清代《医宗金鉴·幼科心法要诀》将古代分述的各类迟证归纳在一起，冠以"五迟"之称，并提出了菖胜丸和石菖蒲丸分别适用于发迟和语迟，迄今对指导临床实践仍有一定的意义。

十一、医案选粹

病案（一）

王某，男，19 个月。2016 年 3 月 18 日就诊。患儿尚不能行走，不会说

"爸、妈"以外的字，坐、立、行走明显迟于同龄小儿，前囟闭合不全，面容痴呆，舌淡。

中医诊断：五迟（肝肾不足）。

治则：补益肝肾。

针灸取穴：第一组，前神聪、脑户，双侧枕下旁线、脑空、头维、曲鬓、悬厘、合谷、足三里、太溪、悬钟；第二组，双侧华佗夹脊穴（2，4，6，8，10，12）、肝俞、肾俞。

操作：两组腧穴隔日交替使用。

第一组腧穴头部留针，肢体以 1.5 寸毫针速刺，行补法，不留针。方中枕下旁线调节平衡；脑空、脑户、头维、曲鬓、悬厘为头部腧穴，针刺后快速捻针，悬厘指向前神聪方向以改善患儿运动功能；合谷、足三里、太溪、悬钟健脾补肾、益精填髓。

第二组腧穴以 1 寸毫针浅刺，不留针。该组腧穴主要以通调督脉、补益肝肾为主，并能改善患儿腰背部肌肉力量。

诸穴合用，共奏补益肝肾之功。

中药处方：生晒人参 5g、山茱萸 6g、熟地黄 3g、山药 9g、茯苓 3g。3 剂，水煎服，每日 1 剂，水煎频饮。全方以健脑补肾为主。诸药合用，共奏健脑补肾之功。

治疗 3 个月余（临证加减），患儿吐字较前清晰，面部呆容有所减退，四肢较前有力，但仍不可行走。后持续治疗 1 年余，患儿智力逐步改善，仍与同龄孩童有差距，可扶持行走数十米。嘱患儿家属注意陪护，帮助患儿勤锻炼，注意营养均衡。后患儿转至北京某医院行康复治疗。

病案（二）

刘某，女，26 个月。2015 年 4 月 14 日就诊。患儿面黄肌瘦，语言迟钝，四肢萎软，肌肉松弛，步态不稳，食欲不佳，口角流涎，头发稀疏枯槁。舌淡少苔，脉细弱。

中医诊断：五迟（心脾亏虚）。

治则：补益心脾。

针灸处方：百会、四神聪、神庭，双侧华佗夹脊穴（2，4，6，8，10，12）、本神、合谷、脾俞、心俞、足三里、悬钟。

操作：针刺补法为主。选取百会、四神聪、神庭、本神健脑调神；悬钟益精填髓；足三里培补后天之本；合谷调理气血；华佗夹脊穴通阳活络、强脊；心俞、脾俞补益心脾。诸穴合用，共奏补益心脾之功。

中药处方：党参9g、黄芪15g、茯苓9g、白术12g、当归6g、川芎6g、白芍9g、熟地黄9g、石菖蒲6g、甘草6g。7剂，水煎服，每日1剂，早晚温服。方中党参、黄芪、白术、茯苓、甘草益气健脾；当归、川芎、熟地黄、白芍补血养心；石菖蒲开窍益智。诸药合用，共奏补益心脾之功。

治疗3个月余（临证加减），患儿纳食改善，面部神色明显好转，四肢肌肉较前有力。后持续治疗2年余，患儿发育较同龄人无明显差别。嘱患儿家属注意患儿饮食营养，加强锻炼，若有异常继续诊治。

第二十二节　五软

五软是指头项、口、手、足和肌肉五个部位所发生的软弱无力，为小儿时期生长发育障碍的疾病，多见于五六岁以内的幼儿。

现代医学中的进行性肌营养不良、脑性瘫痪出现五软表现者，可参照本节辨证论治。

一、诊断依据

（一）诊断标准

五软的诊断标准如下：①以头项、口、手、足和肌肉5个部位软弱无力为特征，如头项软而无力，不能支持，东倒西歪；两手无力，不能握举；两脚痿弱，不能步行；口齿软弱，唇薄无力，不能咀嚼；皮肉宽松，瘦削无力等。②五软不一定悉俱，也可见一二者，或仅见于局部，唇齿俱软，唇薄乏力，咀嚼困难，手软无力下垂，而懒于握举，足软无力，而难于步行，皮宽肉弛，全身衰弱，属脾乏不足。

（二）鉴别诊断

五软当与五迟中立迟、行迟相鉴别。立迟是生后月龄达11个月，甚至1周岁时，尚不能站立；行迟是小儿到两岁还不能开步行走。五软是头项、口、手、足和肌肉5个部位所发生的软弱无力，发育迟缓，多见于五六岁以内的幼儿。

二、病因、病机

（一）病因

五软的病因主要有先天禀赋不足或后天失于调养，以及患儿有难产窒息史、药害史等因素。

1. 肾精不足 肾藏精，主发育与生殖，为先天之本，主骨生髓。若小儿先天禀赋不足，后天失于调养或难产损伤髓海，导致小儿生长发育迟缓，脑神支配功能下降，从而出现肢软无力。

2. 脾气虚弱 脾主运化，化生水谷精微，在体合肌肉主四肢。若先天禀赋虚弱或后天喂养失当，导致脾胃虚弱，精微气血化生不足，肌肉失养，从而出现五软症状。

（二）病机

1. 辨病位 五软多见于五六岁以内的幼儿，常由于先天禀赋不足或后天失养所致。肾主藏精，在体合骨；肝主藏血，在体合筋；脾主生血，在体合肌肉。五软主要表现为筋肉软弱无力，因此病位一般在肾、肝、脾三脏。

2. 辨病情 五软常与五迟相兼发病，若五迟、五软同时出现，则病情较重，若仅见五软则病情相对较轻。另外，五软虽属于慢性疾病，但一般不会进一步发展。

3. 病机转化 五软虽有先天禀赋不足及产伤因素，但通过后天调理、健脾益肾、益精养血，可以使病情逐步好转。

三、辨证论治

（一）辨证思路

五软的发生多见于小儿，疾病以精、气、血不足为主，病位多在肾、脾、肝。临证时，应根据精、气、血的功能特点，再结合患儿症状和体征，确定病位及证候倾向。

（二）辨证原则

1. 辨气虚与血虚 气虚者除五软症状外，伴有身体消瘦、面色㿠白、语言低微、四肢无力、自汗便溏、饮食不思、舌淡、苔薄白、脉象虚弱无力；血虚者除五软症状外，还伴有肌肤燥热、面色萎黄、口干烦渴、盗汗便秘、舌淡、苔光、脉象细数无力。

2. **辨兼证** 兼肾虚者可见发育迟缓、精神萎靡；兼肝阴亏者可见烦躁不安；兼脾弱者可见纳差便溏、形体消瘦、倦怠乏力。

四、治则治法

（一）治疗思路

五软为小儿时期的软弱证之一，病程较长，有早、中、晚期之别，早期轻证是治疗的关键阶段，本期治疗的好坏决定着本病的预后。

（二）治疗原则

五软重在健脾益气、培补脾肾。五软病久而有气血虚衰之候者，则兼以益气养血。

五、分证论治

（一）针灸疗法

1. 脾肾两亏

症状：头项软弱，不能抬举，口软唇弛，咀嚼无力，手足弛缓活动无力，肌肉松软，不能握举，足软迟缓，不能站立，手软下垂，按压失去弹性，发育较差，神乏无欲，面色萎黄。舌淡，苔薄白，脉沉无力，指纹色淡。

病机分析：头为诸阳之会，骨为肾所主，肾中元阳、精气不能营注，则头项软弱，不能抬举，天柱软弱；唇口属脾，脾开窍于口，脾虚则口唇软薄，而咀嚼无力；脾主四肢、肌肉，脾虚则四肢肌肉无力，手不能举，足不能立；面色萎黄、舌淡、苔薄白、脉沉无力均为脾肾两亏之象。

治则：健脾补肾、强筋壮骨。

针灸取穴：大椎、百会、足三里、肾俞、脾俞。下肢瘫痪加环跳、秩边、阳陵泉；腕下垂加外关、阳池。

操作：针用补法或平补平泻法，不留针。每日3次，3个月为1个疗程。

方义：大椎通阳活络，百会为诸阳之会，二者同为督脉之穴，督脉入络脑，能健脑调神；足三里能培补元气、健脾养心；肾俞、脾俞可补益脾肾、健脑益智、强壮筋骨。诸穴合用，共奏健脾补肾、强筋壮骨之功。

2. 气血虚弱

症状：肢体软弱，四肢关节柔软，可任意攀翻，肌萎肤糙，神情呆滞，智力迟钝，面色苍白，肢末不温，发育落后，喜卧身倦，饮食懒进，夜卧不安，大便秘结，小便短少，口开不合，舌伸口外而流涎，食少不化，唇白，苔光。

病机分析：脾虚则气血不足，不能荣养四肢肌肉，则致肢体软弱，四肢关节柔软；气血不足，不能生精，脑髓不充，清窍失养而致神情呆滞、智力迟钝、肌萎肤糙；脾气虚弱，运化无力，气血不达四肢末端致使肢末不温、喜卧身倦、饮食懒进、食少不化；肌体营血不足，血不上荣则致面色苍白；脾气虚弱，不能收摄津液则发为口开不合；舌伸口外而流涎、唇白、苔光为气血虚弱之证。

治则：宁神益气、醒脑开窍。

针灸取穴：关元、内关、合谷、百会、印堂。

操作：针用补法或平补平泻法，不留针，每日 1 次，2 个月为 1 个疗程。

方义：关元能益气培元；心主血脉藏神，内关为心包经络穴，可疏通气血、调理心神；合谷调理气血，化瘀通络；百会为督脉穴，督脉入络脑，故能健脑调神；印堂可开窍醒神。诸穴合用，共奏宁神益气、醒脑开窍之功。

3. 肝肾阴虚

症状：头项乏力，挺而不坚，口唇松软，舌舒缓动，手握无力，坐不持久，起立艰难，步履蹒跚，容易跌倒，肌肉萎缩，酸软无力，心烦不寐，潮热盗汗。舌红少苔，脉沉细数。

病机分析：肾阴亏虚，骨为肾所主，肾中元阴不能营注，则头项乏力，挺而不坚；肝为罢极之本，肝主筋，肝阴亏虚，阴血不能滋养四肢肌肉，而致四肢肌肉活动无力，出现肌肉松软萎缩，肢体运动障碍；心烦不寐、潮热盗汗、舌红少苔、脉沉细数均为肝肾阴虚之象。

治则：补益肝肾、填精益髓。

针灸取穴：百会、四神聪、肝俞、肾俞、悬钟。

操作：针用补法，每日 1 次，每次留针 30 分钟。

方义：百会为诸阳之会，为督脉穴，督脉入络脑，故能健脑调神；四神聪为经外奇穴，有健脑益智之功；肝俞、肾俞补益肝肾、健脑益智；悬钟为髓会，可益髓补脑、强壮筋骨。诸穴合用，共奏补益肝肾、填精益髓之功。

（二）推拿疗法

治则：补益脾肾、益气健脑。

取穴：脾经、肾经、三关、中脘、足三里、百会、四神聪、委中、曲池、合谷、环跳、承扶、阳陵泉、悬钟、昆仑、督脉及膀胱经第一侧线。

手法：补脾经、补肾经、推三关、揉中脘、按揉足三里各 300 次；按揉百会、四神聪、委中、曲池、合谷、环跳、承扶、阳陵泉、悬钟、昆仑等穴各 200 次；捏脊由下到上（从龟尾到大椎穴）20 次；擦督脉及膀胱经第一侧线至皮肤微红为止。每日治疗 1 次，两周为 1 个疗程，连续治疗 3 个疗程。

（三）其他疗法

1. 中成药

（1）十全大补丸　每次 3g，每日 3 次。温补气血。适用于五软之心脾两虚、气血不足者。

（2）河车大造丸　每次 3g，每日 3 次。补肾养阴。用于五软之精血不足、髓海空虚者。

（3）杞菊地黄丸　每次 3g，每日 3 次。滋肾养肝。适用于五软之肝肾亏损者。

2. 单验方　白僵蚕、薄荷各适量。先煎薄荷取其汁，浸泡白僵蚕 8 小时，将僵蚕汁分为 3 份，每日 3 次分服。适用于五软。

六、临床心得

随着人们优生优育知识的提高，五软的发病率已大为降低，但在临床上仍能见到五软中的一二软，五软悉俱者不常见。临证时要注意五软出现的部位和范围，五软部位多、范围广者，病情多重，相反者则轻；注意观察患儿精神状态，如神乏无欲则病情多重，如神情呆滞则病情深重，预后多不佳。

七、转归与预后

因于先天禀赋不足而致者，部分较轻的患儿适当早期治疗可使病情有所好转。因后天感受外邪，护理不当所致者，经积极的治疗和精心的护理，病情可有不同程度改善或部分恢复。

八、护理与调摄

重视功能锻炼及智力训练；加强营养，科学喂养，平时可食用芡实、山药，有补脾充肌功效；按摩痿软肢体，防止肌肉萎缩。

九、预防与康复

大力宣传优生优育知识，禁止近亲结婚，婚前进行健康检查，以免发生遗传性疾病；孕前 3 个月，双亲应节制饮酒、吸烟等不利于优生的因素；孕妇注意养胎、护胎，加强营养，不乱服药物；婴儿应合理喂养，防治各种急慢性疾病。

对五软的患儿一般采取综合性的康复措施。主要采用中药、针灸、推拿并配合食疗、康复等，特别是要加强对患儿的护理，经常对患处进行按摩，以促使肌肉功能的恢复。另外，还要对患儿加强肢体功能锻炼，积极开展早期智力教育，促进患儿早期功能的康复。

十、医论提要

有关五软的描述最早见于宋代的《幼幼新书》。《幼幼新书》引《家宝》一书说："治小儿久患疳积，体虚，久不进食，患来已久，诸候退，只是天柱倒，医者不识，谓之五软候。"并且指出，五软候与疳积、营养缺乏和脾虚等均有密切关系。《幼幼新书》还引《石壁经》对五软的论述，说："或伤寒，或吐或泻，乘虚邪毒透入肝脉，热邪所侵，致筋软长，或手足软，或颈项软，需凉膈。"此论对五软的描述又有进展。至元代，曾世荣所撰的《活幼新书》论述五软更为全面，书中说："五软证，因母血海久冷，用药强补而孕者，有受胎而母多疾者，或其父好色贪酒，气体虚弱，或年事已迈，而后见子，有日月不足而生者，或服堕胎之剂不去，而竟成孕者徒尔耗伤真气……自降生之后，精髓不充，筋骨痿弱，肌肉虚瘦，神色昏慢，才为六淫所侵，便致头项手足身软，是名五软。"可见五软之因与先天胎禀不足和后天为邪毒所染有关。治疗以《保婴撮要·五软》的经验为善，书中认为，治疗五软以健脾胃为主，用补中益气汤以滋化源；头项、手、足三软，兼服地黄丸。五软的病程较长，若能及早治疗，预后尚可，但《婴童百问·五软》还告诫道："又有口软则虚，舌出口阳盛，更须提防……唇青气喘，则难调治也。"

十一、医案选粹

病案（一）

吴某，女，4 岁。2015 年 4 月 26 日就诊。患儿出生 3 月余，因高热未及时治疗，后发生神昏、抽搐，家人送至当地医院后诊断为"脑瘫"，辗转求治于多家综合性医院治疗，未见改善。为求进一步治疗，入住我科。症见：面容痴呆，行为异常，不能行走，无语言，只有咿呀声，智力低下，纳食可，需家属按时喂食，二便不自知。舌诊不满意，脉沉。

中医诊断：五软（髓海空虚）。

治则：益精填髓。

针灸处方：第一组，百会、前神聪、后神聪、脑户、神庭、哑门、水沟，双侧顶颞前斜线、脑空、风池、合谷、太溪、悬钟、足三里、太冲；第二组，哑门、脑户、百会、神庭，双侧脑空、本神、华佗夹脊穴（3，5，9，10，11，12，14）。

操作：每日针刺1次，每周5次。两组腧穴两周交替1次。

第一组，百会、前神聪、后神聪、神庭、水沟、脑户、脑空醒脑开窍；双侧顶颞前斜线改善肢体运动功能；哑门改善语言功能；风池祛风醒脑；合谷、太冲开窍启闭；太溪、悬钟滋补肝肾之精气；足三里调补气血。

第二组，以通调督脉、健脑补肾为主。方中以头部督脉腧穴（哑门、脑户、百会、神庭）及华佗夹脊穴为主，且所取华佗夹脊穴与肺俞、心俞、肝俞、胆俞、脾俞、胃俞、肾俞相平，以通调督脉、调整脏腑；脑空、本神疏调脑部经络气血。针刺得气后，拇指向前单搓留针。

诸穴合用，共奏益精填髓之功。

中药处方：生晒人参9g、白术6g、茯苓6g、熟地黄6g、山药15g、山茱萸9g、生麦芽9g、补骨脂6g、怀牛膝6g、枸杞子6g、沙苑子6g、女贞子6g、菟丝子6g。7剂，水煎服，每日1剂，早晚温服。全方以健脾补肾为主。方中生晒人参、白术、茯苓、山药、生麦芽健脾益气；熟地黄、山茱萸、补骨脂、怀牛膝、沙苑子、女贞子、菟丝子、枸杞子滋补肝肾、益精填髓。诸药合用，共奏益精填髓之功。

治疗半年余（临证加减），患儿可扶持行走，但认知功能及语言无明显改善，家属大喜，放弃其他治疗。

病案（二）

王某，男，4岁。2015年9月19日就诊。患儿主因四肢疲软3年余就诊于我科门诊。自2013年以来，家人发现患儿走路较慢，步履不稳，以为营养不良，自行给予补钙等治疗，效果不佳。于当地医院治疗（具体治疗方法不详），效果不佳。10日前外出游玩劳累后症状加重，遂求诊于我科门诊。患儿自发病以来精神可，纳眠可，二便正常。舌胖，苔白，脉沉弱。

中医诊断：五软（脾肾两虚）。

治则：补脾益肾、益精填髓。

针灸取穴：风府，双侧风池、内关、合谷、足三里、三阴交、悬钟、太溪。

操作：悬钟、太溪、三阴交、足三里毫针补法；余穴平补平泻。安静状态下留针30分钟。选取三阴交、悬钟、太溪益精填髓；内关、合谷行气通络；风池、风府疏风通络；足三里益气健脾。诸穴合用，共奏补脾益肾、益精填髓之功。

中药处方：山茱萸10g、熟地黄15g、山药10g、牡丹皮10g、泽泻10g、茯苓10g、补骨脂10g、巴戟天10g、肉苁蓉10g、怀牛膝10g、桑寄生10g、炙甘草6g。7剂，水煎服，每日1剂，早晚温服。本方以六味地黄丸加补骨脂、巴戟天、肉苁蓉、怀牛膝、桑寄生等补益肝肾之药而成，补中有泻，补药用量重于泻药，以补为主；肝、脾、肾三阴并补，以补肾阴为主，益精填髓。诸药合用，共奏补脾益肾、益精填髓之功。

患儿治疗半年（临证加减），肢体力量明显加强。继续之前治疗，巩固疗效。

第二十三节　五硬

五硬是以小儿头项硬、口硬、手硬、足硬和肌肉僵硬、屈伸不利为特征的一种病证。多见于新生儿和年长儿。患儿常在出生后不久，或1周之内发病，预后较差。

五硬可由多种疾病引起，尤以新生儿硬肿症多见。凡疾病发展过程中，患儿出现五硬症状者，均可参照本节辨证论治。

一、诊断依据

（一）诊断标准

五硬的诊断标准如下：①发病处于寒冷季节，有环境温度过低或保暖不当史；严重感染史；早产儿或足月小婴儿；窒息、产伤等所致的摄入不足或能量供给低下。②临床表现为全身发凉，局部皮肤僵硬，不能用手捏起，体力衰惫，气息微弱，哭声细小无力，动作少，反应低下，昏昏多睡，严重者面颊肌肤僵硬，关节强直，活动受限，不能吮吸。

（二）鉴别诊断

1. 脐风　脐风和五硬均可见项强、口硬、四肢强直等症状。脐风乃风毒之邪，由脐带创口入侵经络，流注五脏所致，多发于小儿出生 7 日以内，其项强、口硬、四肢强直系为阵阵发作之抽搐所为，可伴有汗出淋漓、发热等症。五硬则表现为头项、口、手、足和肌肉持续性僵硬，兼有全身冰凉等症。

2. **痉证** 痉证发作时虽亦可见于头项强、口噤、手足强直而有似于五硬，但此系阵阵发作之抽搐所致，常发于他病之后，多为外受风寒湿邪，壅阻脉络，或热盛、汗、吐、下伤津亡液，以致筋脉失濡而拘急，可见于任何年龄。而五硬则表现为持续性头项、口、手、足和肌肉持续性僵硬，兼见全身冰凉，乃因肢体失于阳气温煦所致，多见于新生儿。

二、病因、病机

（一）病因

1. **先天因素** 初生小儿，稚阴、稚阳之体。早产儿、体弱儿先天禀赋不足，气血未充，元阳不振，卫气不固，为发病之内因。

2. **后天因素** 小儿出生之后护理保暖不当，寒邪侵袭，直中脏腑为发病的主要原因，亦有部分患儿由于感受温热之邪而发病。感受风寒者，多见于寒冷季节，感受温热之邪则无明显季节性。

（二）病机

1. **发病** 因于先天禀赋不足，气血未充，元阳不振，阳气虚衰者可在生后即出现五硬的表现。因出生之后护理保暖不当，寒热之邪侵袭直中脏腑，伤及脾肾之阳者，可在感邪后四五天出现症状。

2. **病情分析** 五硬的病位在肝、脾、肾，尤与脾、肾关系密切，以虚及虚实夹杂为主。虚者为禀赋不足，脾肾亏虚；实者常见寒热、气滞、瘀血。因于先天因素所致者，病势一般比较急，多在生后发病。因于后天调护失宜所致者，病势一般比较缓。在病情进展过程中，正虚邪实相互影响，互为因果。

3. **病机转化** 先天不足、气血未充所致者主要见于早产儿或未成熟的婴儿，以虚为主；若在生后即感受寒热，内有气滞血瘀，伤及脾、肾者则以虚实夹杂为主；若发病后未采取及时的补救措施，且五硬的病变广泛，元阳衰惫，进一步累及其他脏腑，则全身还可出现阳虚阴盛的证候；若病变有转机，则阳气渐复，寒邪渐退，疾病痊愈。

三、辨证论治

（一）辨证思路

1. **重视好发季节及人群** 五硬在寒冷季节发病率较高，好发于早产体弱或伴有其他疾患之小儿。

2. **认清发病病因** 五硬的病因多由于先天体质较弱或生后受寒，以致阳气不运，肌肤失其温煦而成。

3. **分辨虚实** 五硬属虚实夹杂，虚证以先天肾气亏虚为主，实证以体虚感寒为主。

4. **重视疾病起因** 五硬可由多种疾病引起，但以"新生儿硬肿症"多见。

（二）辨证要点

1. **辨寒热** 若见身凉皮硬、四肢少动、哭声低微、尿少水肿，则为寒证；若见二便不通或不利、呕吐、面赤、舌红苔厚，则为寒中夹热；若见发热面红，肌肤硬肿紫红、尿短赤、苔黄，则为热证。

2. **辨阳虚和血瘀** 阳虚者全身冰凉，僵卧少动，皮肤苍白，肿硬范围较广，哭声低怯无力，唇色淡白；血瘀者全身发冷，皮肤失去柔软状态，僵硬不能捏起，肤色紫暗，唇色暗红。

3. **辨别危症** 若患儿面青发搐，心腹硬急或口鼻流出鲜血，常可危及生命。

四、治则治法

（一）治疗思路

五硬为小儿特殊疾患之一，预后较差，必须及早服药治疗，并配合复温保暖等措施，可使病情渐趋好转。若失治或误治，则会使病情加重，患儿会出现面青发搐、胸腹硬急等急危重症，必须及时抢救治疗。对于其他疾病出现五硬证候者，则要积极治疗原发病，防止发生急危重症。

（二）治疗原则

五硬治疗以温阳益气、活血化瘀为基本法则。根据临床表现不同，阳虚者宜温补脾肾；寒甚者宜散寒通阳；血瘀者宜行气活血；热毒壅结者宜清热解毒、散瘀。

五、分证论治

（一）针灸疗法

1. 阳气虚弱

症状：患儿体质虚弱，全身冰凉，僵卧少动，昏昏多睡，气息微弱，哭声低怯无力，仰头取气，关节不利，吸吮困难，头身难以动摇。局部皮肤板硬如木，苍白肿亮，按之凹陷，硬肿范围较广。唇舌淡白，指纹淡红或隐伏不现。

病机分析：患儿由于禀赋薄弱，先天不足故体质虚弱；阳气虚衰，元阳不充故昏昏多睡，气息微弱，哭声低怯无力；阳气不振，气血运行失常，不能温煦肌肤则全身冰凉，皮肤板硬如木，头身难以动摇；阳气虚衰，风寒凝滞，经脉不得宣通而致皮肤苍白肿亮，按之凹陷；唇舌淡白、指纹淡红或隐伏不现亦属阳气虚衰、气血不和之证。

治则：补肾益气、温阳通络。

针灸取穴：关元、气海、足三里。

操作：针后加灸，每日1次，1个月为1个疗程。

方义：关元为任脉与足三阴经交会穴，可补肾培元，振奋肾气；气海同为任脉穴，可益气温阳；足三里为足阳明胃经穴，可健脾胃而化生气血，是人体强健之要穴。诸穴合用，共奏补肾益气、温阳通络之功。

2. 寒凝血涩

症状：四肢发凉，全身欠温，皮肤失去柔软常态，僵硬不能提起，多见于小腿、臀、臂、面颊等部位，皮肤不易捏起，患处皮肤色暗发紫，或红肿如冻伤，面色晦暗。唇舌暗红，指纹紫滞或不显。

病机分析：寒邪内侵，气血运化失常，不能温煦肌肤，血得热则行，得寒则凝，故四肢发凉，全身欠温，皮肤失去柔软常态，僵硬不能提起；因寒邪凝滞，血涩瘀阻，小腿、臀、臂为血运较差部位，故上述部位皮肤硬肿较为明显或红肿如冻伤；面色晦暗，唇舌暗红，指纹紫滞或不显，均为寒凝血涩之象。

治则：通阳活血、开窍醒神。

针灸取穴：百会、风池、风府、大椎、合谷。

操作：针刺得气后行捻转泻法，局部配合艾条温灸。

方义：百会为督脉穴，可醒神开窍、安神定志；风池为足少阳经与阳维脉的交会穴，风府为督脉与阳维脉交会穴，二者相配，可镇肝潜阳；大椎通阳活络；合谷为手阳明经原穴，擅开泄，可调理气血、化瘀通络、疏散寒邪。诸穴合用，共奏通阳活血、开窍醒神之功。

3. 脾肾亏虚

症状：硬处肌肤呈粗糙状，形体瘦弱，发育不佳，气虚多汗，精神不振，面色苍白，肢末欠温，乳食乏味，夜卧不安，大便不调，小便清长。口唇淡白，舌淡、苔薄，脉沉缓无力，指纹色淡或隐伏不现。

病机分析：本证多见于五硬的恢复期，临床以脾肾亏虚的证候多见。脾气亏虚，运化无力，肌肤失去水谷精微的营养，故硬处肌肤呈粗糙状，形体瘦弱，发育不佳；脾气亏虚，气虚不能固摄，故多汗、肢末欠温、精神不振、大便不调；肾气亏虚，不能蒸化水液，小便不能正常排泄而致小便清长；脾气亏虚，饮食失调，则夜卧不安；口唇淡白、舌淡、苔薄、脉沉缓无力均为脾肾亏虚之象。

治则：温补脾肾、益气养血。

针灸取穴：关元、气海、阳陵泉、合谷。

操作：针刺得气后，局部用艾条温灸。每日1次，1个月为1个疗程。

方义：关元为任脉与足三阴经交会穴，为元气所存之处，补之能使真元得充，振奋肾气；气海同为任脉穴，可益气温阳；阳陵泉为足少阳胆经之合穴，也属八会穴之筋会，可强壮筋骨；合谷调理气血。诸穴合用，共奏温补脾肾、益气养血之功。

（二）推拿疗法

治则：补益脾肾、益气温阳。

取穴：脾经、肾经、三关、足三里、关元、气海、命门、肾俞、百会、四神聪、督脉及膀胱经第一侧线。

手法：补脾经、补肾经、推三关、摩腹、按揉足三里各300次；按揉关元、气海、命门、肾俞、百会、四神聪等穴各200次；捏脊由下到上（从龟尾到大椎穴）20次；擦督脉及膀胱经第一侧线至皮肤发红为止。根据硬肿部位及大小，选择用拇指或鱼际或掌根进行揉法、擦法，使患部有微热感。每日治疗1次，每次20～30分钟，两周为1个疗程，连续治疗3个疗程。

（三）其他疗法

1. 中成药

（1）参附注射液　将参附注射液 20ml 加入 5％葡萄糖注射液 250ml 中静脉滴注，每日 1 次。扶阳救逆、益气固脱。适用于五硬之阳气虚衰者。

（2）复方丹参注射液　将复方丹参注射液 5～10ml 加入 5％葡萄糖注射液 250ml 中静脉滴注。每日 1 次，7～15 日为 1 个疗程。活血祛瘀、理气止痛。适用于五硬之气滞血瘀、胸阳不振者。

（3）黄芪注射液　将黄芪注射液 10～20ml 加入 0.9％氯化钠 250ml 中静脉滴注，每日 1 次，15 日为 1 个疗程。益气养元、健脾通脉。适用于五硬之虚损不足者。

2. 单验方

（1）外用方　生葱 30g、生姜 30g、淡豆豉 30g，捣碎混匀，酒炒，热敷于局部。适用于五硬之寒凝血涩者。

（2）外敷方　当归 15g、红花 15g、川芎 15g、赤芍 15g、透骨草 15g、丁香 9g、川乌 5g、草乌 5g、乳香 5g、没药 5g、肉桂 6g。研末，加羊毛脂 100g、凡士林 900g，拌匀成膏。油膏均匀涂于纱布上，加温后，敷于患处。每日 1 次。适用于五硬之阳气虚衰者。

六、临床心得

随着人们优生优育知识的提高，五硬的发病率较过去大为降低，五硬在临床中多见脾肾阳虚证，毒热蕴郁证较少见。由于新生儿为稚阴、稚阳之体，易寒、易热、易传变，故须注意从寒转热、从热转寒。由于新生儿气血未充，脏腑娇嫩，故需注意扶正祛邪。

针灸治疗以补益脾肾、益气温阳散寒为主，小儿针刺以轻浅为主，可酌情配伍艾灸，以增加温补之效。

七、转归与预后

一般来说，由先天禀赋不足所致的五硬证，较难治愈，部分较轻的患儿适当地早期治疗可使病情有所好转。因后天因素所致的，在致病因素解除后，并配以良好的护理，病情可有不同程度的改善，而且可有部分恢复之可能。

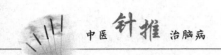

八、护理与调摄

对肌肤硬肿的部位要加强保温，避免寒冷再刺激，用热水袋、炒热的食盐袋局部热敷；注意消毒隔离，防止交叉感染；患儿的衣被、尿布应清洁、柔软、干燥，睡卧姿势需勤更换；应给足够热量，促进疾病的恢复；对于口硬影响进食者，可用滴管喂奶或静脉滴注葡萄糖液等以加强能量供给。

九、预防与康复

做好孕妇保健，避免早产儿的发生，同时防止产伤、窒息、感受寒冷；严冬季节出生的新生儿要保暖；出生后1周的新生儿，应经常检查皮肤及皮下脂肪的软硬情况。

五硬一般采用综合性的康复措施。除中药内服外，还可采用针灸、推拿、药浴、食疗等方法。在硬肿部位给予局部按摩，促进血液循环。另外，对患儿要加强护理，促进患儿康复。

十、医论提要

五硬病证，首见于明·鲁伯嗣《婴童百问》，书中说："五硬则仰头取气，难以动摇，气壅疼痛连胸膈间，脚手心如冰冷而硬，此为风证难治。肚大青筋，急而不宽……恐面青心腹硬者，此症性命难保。"指出了本病的严重性，并且比较难治，能够危及婴儿的生命。五硬症状，表现强直，所以又称"风证"。《医学纲目》说："小儿胎中有寒，生下不能将护，再伤于风，其候面色青白，四肢逆冷，手足颤动，口噤不开，乃胎寒之故。"指出"胎中有寒""再伤于风"是五硬发生的因素。《医宗金鉴》则对五硬的病理作了简明阐述，认为"阳气不营成五硬"，指出五硬的发生是由阳气不能运行敷布所造成。《医林改错》提到"血受寒则凝结成块，血受热则煎熬成块"，从而提出了寒热均可致血瘀硬块的理论。

十一、医案选粹

（略）

图书在版编目（CIP）数据

中医针推治脑病/王维峰，薛聆主编. —太原：
山西科学技术出版社，2019.10
ISBN 978 - 7 - 5377 - 5854 - 3

Ⅰ. ①中… Ⅱ. ①王… ②薛… Ⅲ. ①脑病—针灸疗
法 ②脑病—推拿 Ⅳ. ①R246.6 ②R244.15

中国版本图书馆 CIP 数据核字（2019）第 094125 号

中医针推治脑病

出　版　人：赵建伟
主　　　编：王维峰　薛　聆
策 划 编 辑：张延河
责 任 编 辑：张延河
封 面 设 计：吕雁军

出 版 发 行：山西出版传媒集团·山西科学技术出版社
　　　　　　地址：太原市建设南路 21 号　邮编：030012
编辑部电话：0351 - 4922135　4922072
发 行 电 话：0351 - 4922121
经　　　销：各地新华书店
印　　　刷：山西人民印刷有限责任公司
网　　　址：www. sxkxjscbs. com
微　　　信：sxkjcbs

开　　　本：787mm×1092mm　1/16　印张：24.5
字　　　数：419 千字
版　　　次：2019 年 10 月第 1 版　2019 年 10 月太原第 1 次印刷
印　　　数：1—4000 册

书　　　号：ISBN 978 - 7 - 5377 - 5854 - 3
定　　　价：80.00 元

本社常年法律顾问：王葆柯

如发现印、装质量问题，影响阅读，请与发行部联系调换。